国家出版基金项目
NATIONAL PUBLICATION FOUNDATION

平乐正骨系列丛书

总主编 郭艳幸 杜天信

郭艳幸 鲍铁周 主编

平乐正骨筋伤学

10

PINGLE GUO'S
ORTHOPAEDIC

中国中医药出版社
·北京·

图书在版编目（CIP）数据

平乐正骨筋伤学/郭艳幸，鲍铁周主编．—北京：中国中医药出版社，2018.12
（平乐正骨系列丛书）

ISBN 978-7-5132-5080-1

Ⅰ．①平… Ⅱ．①郭… ②鲍… Ⅲ．①筋膜疾病-中医伤科学 Ⅳ．①R274.3

中国版本图书馆 CIP 数据核字（2018）第 145892 号

中国中医药出版社出版

北京市朝阳区北三环东路 28 号易亨大厦 16 层
邮政编码　100013
传真　010-64405750
保定市中画美凯印刷有限公司印刷
各地新华书店经销

开本 787×1092　1/16　印张 25.5　字数 507 千字
2018 年 12 月第 1 版　2018 年 12 月第 1 次印刷
书号　ISBN 978-7-5132-5080-1

定价　159.00 元
网址　www.cptcm.com

社 长 热 线　010-64405720
购 书 热 线　010-89535836
维 权 打 假　010-64405753

微信服务号　zgzyycbs
微商城网址　https://kdt.im/LIdUGr
官 方 微 博　http://e.weibo.com/cptcm
天猫旗舰店网址　https://zgzyycbs.tmall.com

如有印装质量问题请与本社出版部联系（010-64405510）

正骨医学瑰宝　造福社会民生（陈序）

　　平乐郭氏正骨，享誉海内外，是我国中医正骨学科的光辉榜样，救治了大量骨伤患者，功德无量，是我国中医药界的骄傲。追溯平乐正骨脉络，实源于清代嘉庆年间，世代相传，医术精湛，医德高尚，励学育人，服务社会，迄今已有220余年历史。中华人民共和国成立以后，平乐正骨第五代传人高云峰先生将其家传秘方及医理技术传于天下，著书立说，服务民众。在先生的引领下，1958年创建河南省平乐正骨学院，打破以往中医骨伤靠门内传授之模式，中医骨伤医疗技术首次作为一门学科进入大学及科学研究部门之殿堂，学子遍布祖国各地，形成平乐正骨系统科学理论与实践体系，在推动中医骨伤学科的传承与发展方面做出了重大的贡献。以平乐正骨第六代传人、著名骨伤科专家郭维淮教授为代表的平乐正骨人，更是不断创新、发展和完善，使"平乐正骨"进一步成为以理论架构完整、学术内涵丰富、诊疗经验独特、治疗效果显著等为优势的中医骨伤科重要的学术流派，确立其在中医骨伤科界的重要学术地位。由于平乐郭氏正骨的历史性贡献与影响，"平乐郭氏正骨法"于2008年6月被国务院列入国家第一批非物质文化遗产保护名录；2012年，"平乐郭氏正骨流派"被国家中医药管理局批准为国家第一批中医学术流派传承工作室建设单位。

　　《平乐正骨系列丛书》从介绍平乐正骨的历史渊源、流派传承等发展经历入手，分别论述了平乐正骨理论体系、学术思想、学术特色及诊疗特色，包括伤科"七原则""六方法"，平乐正骨固定法、药物疗法、功能锻炼法等。此外，还生动论述了平乐正骨防治结合的养骨法、药膳法，以及平衡思想等新理念、新思路和新方法，囊括了平乐正骨骨伤科疾病护理法及诊疗规范，自成一体，独具特色。从传统的平乐正骨治伤经典入手，由点及面，把平乐正骨的预防规范、诊疗规范、护理规范、康复规范等立体而全面地呈献给社会，极具实用性及科学性。该书集我国著名的骨伤科学术流派——平乐正骨之大成，临床资料翔实、丰富、可靠，汇聚了几代平乐正骨人的心血，弥足珍贵。

该书系从预防入手，防治结合，宗气血之总纲，守平衡之大法，一些可贵的理论或理念第一次呈献给大家，进一步丰富、发展了平乐正骨理论体系，集理、法、方、药于一体，具有较强的系统性、创新性、实用性和科学性，丰富和完善了中医骨伤疾病诊疗体系，体现了平乐正骨中西并重、兼收并蓄、与时俱进的时代性和先进性。该书既可供同行参考学习，寓教于学，也可作为本学科的优秀教材。

随着世界医学的发展、人类疾病谱的变化，以及医学科学技术的进步，人们更加关注心理因素和社会因素对于疾病的影响，更加关注单纯医疗模式向"医疗、保健、预防"综合服务模式的转变。在为人民健康服务的过程中，平乐正骨始终坚持以患者需求为本，疗效为先，紧紧围绕健康需求，不断探索、创新与发展。今天，以杜天信院长及平乐正骨第七代传人郭艳幸教授为代表的平乐正骨人，秉承慎、廉、诚之医道医德，弘扬严谨勤勉之学风，继承发扬，严谨求实，博采众长，大胆创新，在总结、继承、更新以往学术理论和临床经验的基础上，对平乐正骨进行了更深层次的挖掘、创新，使得平乐正骨从理论到实践都进一步取得了重大突破。

纵观此系列丛书，内涵丰富，结构严谨，重点突出，实用性强，体现了"古为今用，西为中用"和中医药学辨证论治的特点，可以为中医骨伤科学提供重要文献，为临床医师提供骨伤科临床诊疗技术操作指南，为管理部门提供医疗质量管理的范例与方法，为从业者提供理论参考标准和规范，为人民大众提供防治疾病与养生的重要指导。

我深信此套丛书的出版，必将对中医骨伤科学乃至中医药学整体学术的继承与发展，做出新的贡献，是以为序。

陈可冀

中国科学院资深院士

中国中医科学院首席研究员

2018 年元月于北京西苑

继往开来绽新花（韦序）

受平乐郭氏正骨第 7 代传人、国家级非物质文化遗产项目中医正骨疗法（平乐郭氏正骨法）代表性传承人郭艳幸主任医师之邀，为其及杜天信教授为总主编的《平乐正骨系列丛书》做序，不由得使我想到了我的母校——河南平乐正骨学院，如果不是受三年自然灾害影响，今年就是她的"花甲之年"。

1955 年冬天，平乐郭氏正骨第 5 代传人高云峰先生到北京参加全国政协会议，当毛泽东主席见到高云峰时，指着自己的胳膊向她说："就是这里折了，你能接起来吗？现在公开了，要好好培养徒弟，好好为人民服务！"毛主席的教导，给予高云峰先生多么大的鼓舞啊。她回到洛阳孟津平乐家中，不久就参加了工作，立下了要带好徒弟，使祖传平乐郭氏正骨技术惠及更多患者的决心。

在党和政府的关怀、支持下，于 1956 年 9 月成立了河南省平乐正骨医院（河南省洛阳正骨医院的前身），这是我国最早的一家中医骨伤专科医院，高云峰先生为首任院长。平乐郭氏正骨也因其技术优势与特色在全国产生了巨大影响，《河南日报》《健康报》《人民日报》为此做了相继报道，平乐郭氏正骨医术被誉为祖国医学宝库中的珍珠（见 1959 年 10 月 17 日《健康报》）。

1958 年，为进一步满足广大人民群众对医疗保健事业日益增长的需求，把中医正骨医术提高到新的水平，经国家教育部和河南省政府有关部门批准，在平乐正骨医院的基础上，由高云峰先生主持成立了我的母校河南平乐正骨学院——全国第一所中医骨科大学，高云峰先生任院长。平乐正骨学院的成立，开辟了中医骨伤现代教育的先河，为中医骨伤科掀开了光辉灿烂的历史篇章，使中医骨伤由专有技术步入了科学的殿堂。高云峰先生是我国中医骨伤高等教育当之无愧的开拓者和奠基人。新中国成立后，中医骨伤的骨干力量由此源源不断地输送到祖国各地，成为各省公立医院骨伤科或学院骨伤系的创始人及学术带头人。因此，河南平乐正骨学院被学术界誉为中医骨伤的"黄埔军校"。同时，在学术界还有"平乐正骨半天下"的美誉。

1960 年 9 月上旬，我第一次乘火车，在经过两天两夜的旅程后，来到了位于洛阳市白马寺附近的河南平乐正骨学院，被分在本科甲二班，这个班虽然仅有 19 名学生，却是来自国内 14 个省、市、自治区的考生或保送生。日月如梭，50 多年前的那段珍贵的经历令我终生难忘，我带着中医骨伤事业的梦想从平乐正骨学院启航，直到如今荣获"国医大师"殊荣。

经过几代平乐正骨人的不懈努力，平乐正骨弟子遍及海内外，在世界各地生根、发芽、开花、结果，为无数患者带来福祉。如今的平乐正骨流派已成为枝繁叶茂的全国最大最具影响力的学术流派之一，河南省洛阳正骨医院也已成为一所集医疗、教学、科研、产业、康复、文化于一体的具有 3000 多张床位的三级甲等省级中医骨伤专科医院。站在新时代的起点，发展和创新平乐正骨、恢复高等教育是新一代平乐正骨人的肩负使命，也是我和其他获得平乐郭氏正骨"阳光雨露"者的梦想和愿望。

《平乐正骨系列丛书》共约 700 余万字，含 18 个分册，包含《平乐正骨发展简史》《平乐正骨史话》《平乐正骨基础理论》《平乐正骨平衡学》《平乐正骨常见病诊疗规范》《平乐正骨诊断学》《平乐正骨影像学》《平乐正骨骨伤学》《平乐正骨筋伤学》《平乐正骨骨病学》《平乐正骨手法学》《平乐正骨外固定法》《平乐正骨药物治疗学》《平乐正骨养骨学》《平乐正骨康复药膳》《平乐正骨康复法》《平乐正骨护理法》《平乐正骨骨伤常见疾病健康教育》等，是对 220 余年平乐正骨发展成果与临床经验的客观总结，具有鲜明的科学性、时代性和实用性。此套丛书图文并茂，特色突出，从平乐正骨学术思想到临床应用等，具体翔实地介绍了平乐正骨的诊疗方法和诊疗特色。平乐正骨有高等院校教育的过去和今天的辉煌，将来也必然能使这段光荣的历史发扬光大，结出累累硕果。《平乐正骨系列丛书》是中医骨伤从业者难得的一套好书，也是中医骨伤教学的好书，特别适用于高等医药院校各层次的本科生、研究生阅读。

特为此序！

韦贵康

国医大师

世界手法医学联合会主席

广西中医药大学终身教授

2018 年 6 月

百年正骨　承古拓新（孙序）

在河洛文化的发祥地、十三朝古都洛阳，这块有着厚重历史文化底蕴的沃土上，孕育成长着一株杏林奇葩，这就是有着220余年历史、享誉中外的平乐郭氏正骨。自郭祥泰于清嘉庆元年（1796）在平乐村创立平乐正骨以来，其后人秉承祖训，致力于家学的发展与创新，医术名闻一方。1956年，平乐正骨第五代传人高云峰女士，在毛泽东主席的亲切勉励下，带领众弟子创办了洛阳专区正骨医院，1958年创建平乐正骨学院，1959年创建平乐正骨研究所，并自制药物为广大患者服务，使平乐正骨于20世纪50年代末即实现了医、教、研、产一体化，学子遍及华夏及亚、欧、美洲等地区和国家，成为当地学科的带头人和骨干力量，平乐正骨医术随之载誉国内外，实现了由医家向中医著名学术流派的完美转型。平乐郭氏正骨第六代传人郭维淮，作为首届国家级非物质文化遗产传承人，带领平乐正骨人，将平乐郭氏正骨传统医术与现代科学技术结合，走创新发展之路，使平乐郭氏正骨以特色鲜明、内涵丰富、理论系统、疗效独特等为优势，为"平乐正骨"理论体系的形成奠定了坚实的基础，为中医骨伤科学的发展做出了重要贡献。

《平乐正骨系列丛书》全面介绍了国家非物质文化遗产——平乐郭氏正骨的内容，全方位展现了平乐正骨的学术思想和特色。丛书包含18个分册，从介绍平乐正骨的历史渊源、流派传承等情况入手，分别论述了平乐正骨学术思想、学术特色、理论体系及诊疗特色，尤其是近年理论与方法的创新，如"平衡思想""七原则""六方法"等。丛书集220余年平乐正骨学术之精华，除骨伤、骨病、筋伤等诊疗系列外，还涵盖了平乐正骨发展史、基础理论、平衡学、正骨手法、固定法、康复法、护理法等，尤其是体现平乐郭氏正骨防治结合思想的养骨法、药膳法和健康教育等，具有鲜明的时代特点，符合现代医学的预防－医学－社会－心理之新医学模式，为广大患者带来了福音。

统观此丛书，博涉知病、多诊识脉、屡用达药，继承我国传统中医骨伤科学之精华，结合现代医学之先进理念，承古拓新，内容丰富，实用性强，对骨伤医生及研究者有很好的指导作用。全书自成一体，独具特色，是一套难能可贵的好书。

《平乐正骨系列丛书》由洛阳正骨医院、郑州骨科医院、深圳平乐骨伤科医院等平乐正骨主要基地的百余名专家共同撰著，参编专家均为长期工作在医、教、研一线，临床经验丰富的平乐正骨人；临床资料翔实、丰富、可靠，汇聚了几代平乐正骨人的心血，弥足珍贵。

叹正骨医术之精妙，殊未逊于西人，虽器械之用未备，而手法四诊之法既精，则亦足以赅括之矣。愿此书泽被百姓，惠及后世。

中华中医药学会副会长

中华中医药学会骨伤专业委员会主任委员

中国中医科学院首席专家

2018 年 3 月

施 序

　　"平乐正骨"是我国中医骨伤学科著名流派之一，被列为国家级非物质文化遗产，发祥于我国河南省洛阳市孟津县平乐村，先祖郭祥泰自清代创始迄今已历七代，相传220余年，被民众誉为"大国医""神医"，翘楚中华，饮誉海内外。中医药学是一个伟大宝库，积聚了历代医家深邃的创新智慧、理论发明和丰富的临证经验。在如此灿若星河的中医药发展历史画卷中，"平乐正骨"俨然是一颗熠熠生辉的明珠。"洛阳春色擅中州，檀晕鞓红总胜流。"近220余年来，西学东进，加之列强欺凌，包括中医药在内的我国优秀民族传统文化屡遭打压。然而，"平乐正骨"面对腥风血雨依然挺立，诚为奇葩。我国中医骨伤同道在引以为傲的同时每每发之深省，激励今日之前行。

　　"平乐正骨"自先祖郭祥泰始，后经郭树楷、郭树信相传不辍，代有建树，遂形成"人和堂""益元堂"两大支系。郭氏家族素以"大医精诚"自励，崇尚"医乃仁术"之宗旨，坚持德高济世、术优惠民为己任之价值取向和行为规范，弘扬"咬定青山不放松，立根原在破岩中。千磨万击还坚劲，任尔东西南北风"的创业精神，起废除伤、病愈膏肓、妙手回春等众多轶事传闻誉溢乡里域外，不绝于耳。"平乐正骨"植根民众，形成"南星""北斗"之盛况经久不衰。中华人民共和国成立后的60多年来，在中国共产党的中医政策指引下，更是蓬勃发展。在第五代传人高云峰女士和第六代传人郭维淮教授的推进下日臻完善，先后建立了公立洛阳正骨医院、平乐正骨学院、河南省平乐正骨研究所。河南省洛阳正骨医院以三级甲等医院的规模和医疗品质，每年吸引省内外乃至海外数以百万计的骨伤患者，为提升医院综合服务能力，他们积极开展中西医结合诊疗建设，不断扩大中医骨伤治疗范围和疗效水平。平乐正骨学院及以后的培训班为国家培育了数千名优秀骨伤高级人才，时至今日，他们中的大多数已成为我国中医骨伤科事业的学科带头人、领军人才或著名学者。改革开放以来，在总结临床经验的同时，引入现代科技和研究方法，河南省洛阳正骨研究所获得多项省和国家重大项目资助，也获得多项省和国家科技奖项，在诸多方面为我国当代中医骨伤事业发展做出了重大贡献，河南省洛阳正骨医院也被国家列为部级重点专科和全国四大基地之一。"天行健，君子以自强不息"，郭氏门人始终在逆境中搏击，在成功中开拓。以"平乐正骨"为品牌的洛阳正骨医院，在高云峰等历届院长的带领下，成功地将"平乐正骨"由民间医术转向中医现代化的诊疗体系，由传统医技转向科技创新的高端平台，由单纯口授身传的师承育人模式转向现代学校教育制度的我国高等中医骨伤人才培养的摇篮，从而实现了难能可贵的历史跨越。中医药事业的发展应以"机构建设为基础，人才培养为关键，学术发展为根本，科学管理为保障"，这是 20 世纪 80 年代国家中医药管理局向全国提出的指导方针，河南省洛阳正骨医院的实践和成功无疑证实了其正确性，而且是一个先进的范例。

牡丹为我国特产名贵花卉，唐盛于长安，至宋已有"洛阳牡丹甲天下"之说，世颂为"花王"。刘禹锡《赏牡丹》诗曰："庭前芍药妖无格，池上芙蕖净少情。唯有牡丹真国色，花开时节动京城。""平乐正骨"正是我国中医药百花园中一株盛开不衰的灿烂花朵，谨借此诗为之欢呼！

继承创新是中医药事业振兴的永恒主题。在流派的整理与传承中，继承是前提、是基础。"平乐正骨"以光辉灿烂的传统文化为底蕴，有着丰富的学术内涵和独具特色的临证经验。其崇尚"平衡为纲，整体辨证，筋骨并重，内外兼治，动静互补"的学术思想，不仅是数代郭氏传人的经验总结，而且也充分反映了其哲学智慧，从整体上阐明了中医药特色优势在"平乐正骨"防治疾病中的运用。整体辨证是中医学的基本观点，强调人与自然的统一，人自身也是一个统一的整体。中医学理论体系的形成渊数于中国古典哲学，现代意义上的"自然"来自拉丁语 Nature（被生育、被创造者），最初含义是指独立存在，是一种本能地在事物中起作用的力量。中国文人的自然观远在春秋时期即已形成，闪烁着哲学睿智。《道德经》曰："人法地，地法天，天法道，道法自然。"后人阮籍曰："道即自然。"《老子》还强调"柔弱胜刚强""天下莫柔弱于水，而攻坚强者莫之能胜，以其无以易之。弱之胜强，柔之胜刚，天下莫不知，莫能行"。相传出于孔子之手的《周易大传》提出刚柔的全面观点，认为"刚柔者，昼夜之象也""君子知微知彰，知柔知刚，万夫之望""刚柔相推而生变化""一阴一阳之谓道"。《素问·阴阳应象大论》进一步明确提出："阴阳者，天地之道也；万物之纲纪，变化之父母，生杀之本始，神明之府也。"天人相应的理念，加之四诊八纲观察分析疾病的中医学独有方法，不仅使整体辨证有可能实施，而且彰显了其优势。"平乐正骨"将这些深厚的哲理与骨伤临床结合，充分显示其文化底蕴和中医学的理论造诣。"骨为干，肉为墙"，无论从生理或病理角度，中医学总是将筋骨密切联系，宗筋束骨，在运动中筋骨是一个统一的整体，只有在动静力平衡的状态下才能达到最佳功能。"肝主筋""肾主骨""脾主肌肉"，"平乐正骨"提出的"筋骨并重，内外兼治"正是其学术思想的灵活应用。在我看来，"动静互补"比"动静结合"有着更显明的理论特征和实用价值。在骨伤疾病的防治中，动和静各有其正面和负面的作用，因而要发挥各自的正能量以避免消极影响，这样便需要以互补为目的形成两相结合的科学方法，如果违背了这一目的，动和静失去量的限制，结合仅是一种形式，甚至不利于损伤的修复。科学的思维，其延续往往不受光阴的限制，甚至有异曲同工之妙。现代研究证实，骨膜中的骨祖细胞对骨折愈合起着重要作用，肌肉是仅次于骨膜最接近骨表面的软组织，适当的肌肉收缩应力可以促进骨的发育和损伤愈合，肌肉中的丰富血管为骨提供了营养供应，肌肉的异常（包括功能异常）也会影响骨量和骨质。临床研究表明，即使不剥离骨膜，肌肉横断损伤也会延迟骨折愈合。因此，除骨膜和骨髓间充质的干细胞外，肌肉成为影响骨折愈合的又一重要组织，其中肌肉微环境的改变则是研究的重要方面。220多年前的"平乐正骨"已在实践中体现了这种思维，并探索其规律。

基于上述的理论和实践，"平乐正骨"形成了一整套独具特色的诊疗方法，包括手法、内外药物治疗、练功导引等，将骨伤疾病的防治、康复、养生一体化。早在20世纪50年代，高云峰、郭维淮等前辈已将众多家传秘方和技术公诸于世。"平乐正骨"手到病除的技艺来自于郭氏历代传人的精心研究和积累，也与其注重学术交流、博采众长密切相关。"平乐正骨"的发源地也是少林寺伤科的发祥地。相传北魏孝文帝（495）时，少林寺始建于河南登封市北少室山五乳峰下。印度佛教徒菩提达摩曾在该寺面壁9年，传有"达摩十八手""心意拳"等。隋末少林寺僧助秦王李世民有功受封，寺院得到发展，逐渐形成与武术相结合的伤科技法，称为"少林寺武术伤科"，在唐代军营中推广应用，少林寺秘传内外损伤方亦得以流传。作为文化渊源，对"平乐正骨"不无影响。

洛阳之称首见于《战国策·苏秦以连横说秦》。早在距今六七千年前，该地区已发展到母系氏族繁荣阶段，著名的仰韶文化即发现于此。自周以来相继千年，成为中原地区历史上重要的政治、文化、经济、商贸、科技中心。在我国历史上有着重要地位的大批经典名著、科技发明多发迹于此。如《说文解字》《汉书》《白虎通义》《三国志》《博物志》《水经注》《新唐书》《资治通鉴》，以及"蔡侯纸""龙门石窟""唐三彩"等均为光灿千古之遗存。此外，如"建安七子"、三曹父子、"竹林七贤"、"金谷二十四友"、李白杜甫相会、程氏兄弟理学宣讲，以及白居易以香山居士自号，晚年居洛城18年等群贤毕至、人才荟萃。唐·卢照邻曾曰："洛阳富才雄。"北宋·司马光有诗曰："若问古今兴废事，请君只看洛阳城。"在如此人文资源丰富的地域诞生"德才兼高、方技超群"的"平乐正骨"应是历史的必然。以"平乐正骨"第七代传人杜天信教授、郭艳幸教授为首的团队肩负历史责任和时代使命，率领河南省洛阳正骨医院和河南省正骨研究院，在继承、创新、现代化、国际化的大道上快速发展，为我国中医骨伤学科建设和全面拓展提供了宝贵经验，做出了重大贡献，他们不负众望，成为"平乐正骨"的后继者、兴旺的新一代。汇积多年经验，经过认真谋划，杜天信教授、郭艳幸教授主编的《平乐正骨系列丛书》共18册即将出版，该套书图文并茂，洋洋大观，可敬可贺。当年西晋大文豪左思移居洛阳，筹构10年，遂著《三都赋》而轰动京城，转相录抄以致难觅一纸，遂有"洛阳纸贵"之典故脍炙人口，千年相传。本书问世，亦当赞誉有加，再现"洛阳纸贵"，为世人目睹"平乐正骨"百年光彩而呈献宝鉴。

不揣才疏，斯为序。

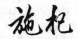

中医药高校教学名师

上海中医药大学脊柱病研究所名誉所长、终身教授

中华中医药学会骨伤分会名誉主任委员

乙未夏月

总前言

发源于河洛大地的平乐郭氏正骨医术是中医药学伟大宝库中的一颗明珠，起源于1796年，经过220余年的发展，平乐正骨以其特色鲜明、内涵丰富、理论系统、疗效独特、技术领先的优势及其所秉承的"医者父母心"的医德、医风，受到海内外学术界的广泛关注，并成为国内业界所公认的骨伤科重要学术流派。2008年6月，平乐郭氏正骨法被载入国务院公布的第二批国家级非物质文化遗产名录和第一批国家级非物质文化遗产扩展项目名录。平乐正骨理论体系完整，并随着时代进步和科学发展而不断丰富，其整体性体现在理、法、方、药各具特色，诊、疗、养、护自成体系等方面。但从时代发展和科学进步的角度看，平乐正骨理论一方面需要系统总结与提炼，进一步规范化、系统化，删繁就简；另一方面需要创新与发展，突出其实用性及科学性。在国家大力倡导发展中医药事业的背景下，总结和全面展示平乐正骨这一宝贵的非物质文化遗产，使其造福更多患者，《平乐正骨系列丛书》应运而生。

发掘与继承、发展与创新是平乐正骨理论的显著特征。平乐正骨在中医及中西医结合治疗骨伤科疑难疾患方面，形成了自己的学术特色。其学术特征主要表现为"平衡为纲、整体辨证、筋骨并重、内外兼治、动静互补、防治结合、医患合作"七原则和"诊断方法、治伤手法、固定方法、药物疗法、功能疗法、养骨方法"六方法及"破瘀、活血、补气"等用药原则。这些原则和方法是平乐正骨的"法"和"纲"，指导着平乐正骨的临床研究与实践，为众多患者解除了痛苦。在不断传承发展过程中，平乐正骨理论体系更加系统、完善。

在新的医学模式背景下，平乐正骨的传承者重视生物、心理、社会因素对人体健康和疾病的综合作用和影响，从生物学和社会学多方面来理解人的生命，认识人的健康和疾病，探寻健康与疾病及其相互转化的机制，以及预防、诊断、治疗、康复的方法。作者结合中医养生理论及祖国传统文化，审视现代人生活、疾病变化特点，根据人类生、长、壮、老、已的规律，探索人类健康与疾病的本质，不断提高平乐正骨对筋骨系统的健康与疾病及其预防和治疗的理性认识水平，提出了平乐正骨的平衡思想，并将平乐正骨原"三原则""四方法"承扬和发展为"七原则""六方法"，形成了平乐正骨理论体系的基本构架。

作为平乐正骨医术的传承主体，河南省洛阳正骨医院（河南省骨科医院）及平乐正骨的传承者在挖掘、继承、创新平乐郭氏正骨医术的基础上，采取临床研究与基础研究相结合的方法，通过挖掘、创新平乐正骨医术及理论，并对现有临床实践及科学技术进行提炼总结、研究汇总，整理成《平乐正骨系列丛书》，包含 18 个分册，全面介绍国家级非物质文化遗产——平乐郭氏正骨法的内容，全方位展现平乐正骨的学术思想、学术特色，集中体现平乐正骨的学术价值及其研究进展，集 220 余年尤其是近 70 年的理论与实践研究之精粹，以期更好地造福众患，提携后学，为骨伤学科的发展及现代化尽绵薄之力。

最后，感谢为平乐正骨医术做出巨大贡献的老一辈平乐正骨专家！感谢为平乐正骨医术的创新和发展努力工作的传承者！感谢一直以来关注和支持平乐正骨事业发展的各级领导和学术界朋友！感谢丛书撰稿者多年来的辛勤耕耘！同时也恳请各界同仁对本丛书中的不足给予批评指正。再次感谢！

《平乐正骨系列丛书》编委会

2017 年 12 月 18 日

主编简介

郭艳幸 女，平乐正骨第七代传人，国家二级主任医师，教授，硕士、博士生导师，博士后指导老师，享受国务院政府特殊津贴专家，河南省名中医，河南省骨关节病防治创新型科技团队首席专家与负责人。国家名老中医郭维淮学术经验继承人，国家非物质文化遗产中医正骨法（平乐郭氏正骨法）代表性传承人，平乐郭氏正骨流派学术带头人，国家"十二五"临床重点专科学术带头人，河南省中医临床学科领军人才培育对象、洛阳市科技创新领军人才、洛阳市特级名医。现任河南省洛阳正骨医院河南省骨科医院业务副院长，兼任中华中医药学会理事会理事，中华中医药学会骨伤专业委员会副主任委员，中华中医药学会治未病专业委员会副主任委员，中国中西医结合学会骨伤科专业委员会常务委员，世界中医药联合会骨伤专业委员会副会长，世界手法医学联合会常务副主席，国际数字医学会中医药分会常务委员，河南省中西医结合学会理事会常务理事，河南省中西医结合循证医学专业委员会常务委员等，《中医正骨》与《中国中医骨伤科杂志》副主编。从事骨伤临床、科研、教学工作40年，发表学术论文140余篇，出版专著9部。现主持承担地厅级以上科研项目6项，获得省部级科技成果5项，地厅级科技成果23项，国家发明专利6项，实用新型专利10项。

鲍铁周 主任医师，硕士生导师，首批"河南省名中医"。河南省洛阳正骨医院颈腰痛疾病研治中心主任，国家"十一五"重点专科颈肩腰腿痛科学术带头人。擅长运用中医传统疗法治疗颈肩腰腿痛疾患，特别是在平乐手法治疗颈椎病、腰椎间盘突出症及脊柱相关疾病方面有独到之处。完成课题多项，其中"牵弹三步法治疗腰椎间盘突出症"于2009年被河南省人民政府授予河南省科技进步二等奖，并被国家中医药管理局确定为适宜推广的全国首批百项中医诊疗项目。撰写论文20余篇，其中《优值牵引法治疗颈型颈椎病》发表于《中国骨伤》杂志。编写专著4部，其中主编《颈肩腰腿痛》一书，于2007年由人民卫生出版社出版，并参与编写由人民卫生出版社出版的《洛阳平乐正骨》一书。曾先后在 CCTV-4《中华医药》、CCTV-2《健康之路》栏目做专题报道。曾担任电视剧《大国医》的医学顾问。现为中国针灸学会理事，中华中医药学会整脊分会常务委员，河南省非物质文化遗产平乐正骨代表性传承人，洛阳市优秀专家。

前　言

因各种外伤或慢性劳损等原因所造成的筋的损伤，统称筋伤。俗语中常将"伤筋"与"动骨"连在一起，可见筋伤与骨伤之间联系密切。洛阳平乐正骨有220余年的历史，内涵丰富，自成体系，独树一帜，在临证中筋骨并重。由资深专家编写并出版的《平乐正骨》《洛阳平乐正骨》等著作，对促进我国中医骨伤科事业的发展产生了深远的影响。当今社会，由于电脑的普及和生活方式的改变，各种疼痛等筋伤疾病愈发增多，越来越受到人们的关注和重视。进一步挖掘平乐正骨流派中有关筋伤的精华和要旨，将其整理成册，势在必行。本书遂应运而生。

在编写过程中，我们注重突出洛阳平乐正骨体系中治筋疗法的特色，努力与现代医学理论相结合。在治疗上，着重介绍运用平乐正骨手法，辅以平乐传统药物内服、外用，并结合针灸、理疗等治疗特色，使之尽可能简明实用。本书精选中医骨伤科临床常见疾病，分总论和各论上下两篇，共14章96个病种，每个病种分为概述、中医病因病机及西医病因病理、临床表现、辅助检查、诊断及鉴别诊断、治疗几个部分进行阐述。在病因病机部分，重点突出平乐正骨学说，以阐明编者对该病的认识和见解。

本书病种收集较全面，重视实际操作，结合理论探讨平乐正骨流派的特色经验。本书的编者均为从事平乐正骨多年、临床经验丰富的骨伤科医师，书稿经过反复修改而成。希望本书的出版为广大中医骨伤科医师及临床从事筋伤疼痛治疗的医师提供参考。

本书在撰写过程中，得到了河南省洛阳正骨医院、河南省骨科医院有关领导及洛阳平乐正骨流派有关专家的指导和支持，并得到各位编委的鼎力合作，在此一并表示诚挚的感谢。

由于水平所限，本书若有不妥之处，敬希读者提出宝贵意见，以便再版时修订提高。

《平乐正骨筋伤学》编委会

2018年3月于洛阳

目　录

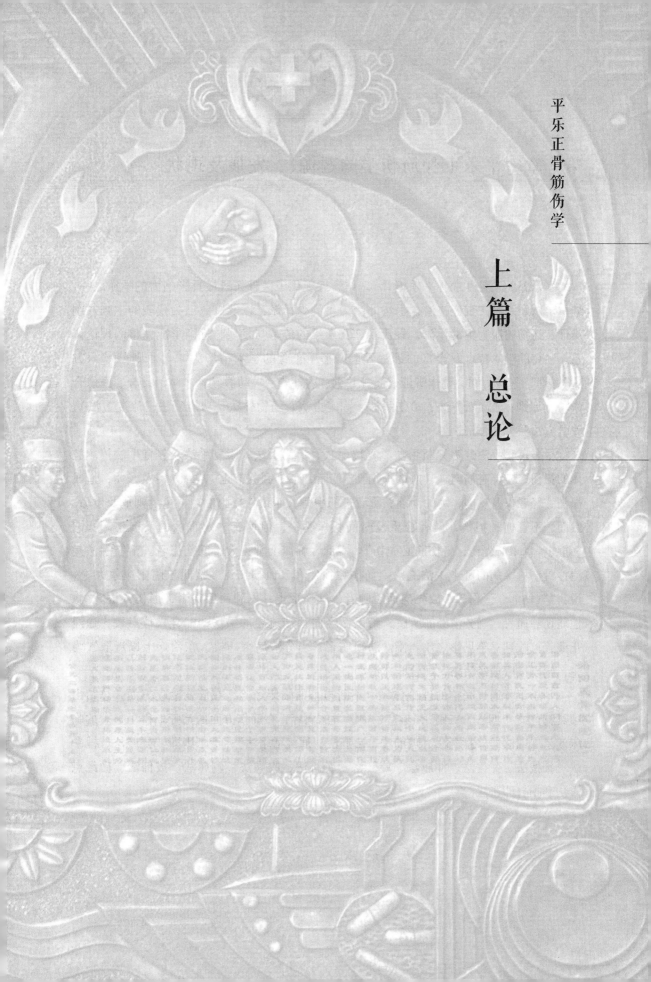

平乐正骨筋伤学

上篇 总论

第一章 平乐正骨筋伤学的起源、发展及现状

平乐郭氏正骨（简称平乐正骨），作为近现代中医骨伤科最具影响力的学派之一，继承了以经络腧穴辨证施治、手法外治为主的少林派，以及以薛己为代表的主张八纲辨证、药物内服为主的学派，经历了220余年的传承与发展，逐渐形成完整的理论体系、独特的学术特点及丰富的诊治经验。平乐正骨的学术精华为"七原则""六方法"，即"平衡为纲、整体辨证、筋骨并重、内外兼治、动静互补、防治结合、医患合作"七原则；"诊断方法、治伤手法、固定方法、药物疗法、功能疗法（康复方法）、养骨方法"六方法。

平乐正骨手法分为诊断手法、复位手法、治筋手法、康复手法、养骨手法等。肢体的损伤，常伴有筋肉、气血的损伤。"筋者，束骨利关节也"，外力侵及人体，造成损伤，轻者仅及皮肉，为肿为痛；重者过筋中骨，而致骨折脱位；再重者则危及生命。然而，不管何种损伤，虽有轻重及时间长短不一，但均有一定程度的筋肉伤，所谓"筋伤，骨未必先伤，骨伤筋必先伤"。因此，临床上常见大量筋伤患者。治筋手法是治疗骨伤科疾病的基本手法之一。筋伤往往伴有气血损伤，《素问·阴阳应象大论》说："气伤痛，形伤肿，故先痛而后肿者，气伤形也；先肿而后痛者，形伤气也。"急性筋伤肿痛者，当分清经筋所属，给以循经向远端疏导的手法，配合穴位点按，通经止痛，可收到立竿见影之效。慢性筋损伤者，当分清病因病机，在治疗上以近取穴为主，给以按摩通经活络，配合肢体活动。

平乐正骨通过完整的理论体系，不断丰富的临床经验，在筋伤治疗方面，总结出独具特色的"四法十二则"，丰富了中医学的内容，在筋伤方面的治疗取得了显著的临床效果。四法即"揉药法、理筋法、活筋法、通经活络法"；十二则即"揉摩法、捏拿法、推按法、弹拨法、伸屈法、旋转法、牵抖法、收展法、侧屈法、拔伸法、循经点穴法和拍打叩击法"。

第二章　筋伤的概念及其发展

　　凡因各种急性外伤或慢性劳损，以及风寒湿邪侵袭等原因造成的人体筋的伤害，统称为"筋伤"，西医学统称为软组织损伤。

　　筋的范围比较广泛，包括皮肤、皮下组织、肌肉、筋膜、肌腱、关节囊、韧带、关节软骨、腱鞘、滑液囊，以及周围神经、血管等组织。因此，凡是人体各关节、筋络、肌肉等软组织遭受外来暴力撞击、强力扭转、牵拉压迫、跌仆闪挫及经久疲劳等原因引起的损伤，而无骨折、脱位的，均称"筋伤"。

　　中医学对筋伤的认识很早，早在公元前13世纪的甲骨文卜辞中就有手病、臂病、关节病、足病、趾病的记载。公元前11世纪《周礼·天官》有"以酸养骨、以辛养筋、以咸养脉、以甘养肉"等论述，提出治疗筋肉损伤疾病的方法。《内经》不仅阐述了筋伤的病因病理和治疗大法，而且还将属于筋伤范畴的"痹"和"腰痛"列为专篇论述。《素问·长刺节论》说："病在筋，筋挛节痛，不可以行，名曰筋痹。"《灵枢·经筋》说："经筋之病，寒则反折筋急，热则筋弛纵不收，阴痿不用。阳急则反折，阴急则俯不伸。"《素问·刺要论》说："骨伤则内动肾，肾动则冬病胀腰痛。"指出了腰痛的病理机制。隋代巢元方《诸病源候论·风四肢拘挛不得屈伸候》说："邪客关机，则使筋挛；邪客于足太阳之络，令人肩背拘急也。足厥阴之经也……其经络虚，遇风邪则伤于筋，使四肢拘挛，不得屈伸。诊其脉，急细如弦者，筋急足挛也。"阐明了筋伤后，风寒湿邪乘虚而入所发生的临床表现。蔺道人《仙授理伤续断秘方》说："手足久损，筋骨差驳，举动不得，损后伤风湿，肢节挛缩，遂成偏废。劳伤筋骨，肩背疼痛……或劳役所损，背肩四肢疼痛。损后中风，手足痿痹，不能举动，筋骨乖纵，挛缩不舒。"指出了筋骨损伤后的病理变化及其证候。在宋代，针灸有了很大的发展，治疗筋伤广泛运用了针灸疗法。《圣济总录·治法》指出："其病挛痹，其治宜微针。"元代朱丹溪认为筋骨痹痛主要是风湿与痰饮两大病因。《丹溪心法》说："肥人肢节痛，多是风湿与痰饮，流注经络而痛。"清代张璐总结前人经验，详细描述了痰饮导致筋骨痹痛的病因病理与治疗方法。《张氏医通》说："痰属湿热，乃津液所化，因风寒湿热之感，或七情饮食所伤，以致气逆痰浊，变为痰饮……或客于四肢，随气升降，遍身上下，无处不到……或四肢麻痹不仁，皆痰所致……凡人身中有块，不痒不痛，或作麻木，名败痰失道。宜随处用药消之，如忽患手足胸背头项腰膝疼痛不可忍，及连筋骨牵引吊痛，坐卧不安，走易不定，头痛困倦，手足重坠痹冷，脉伏，此乃涎饮顽痰……发为此痰，非风非毒，导痰汤加羌、防、白芷、姜、竹沥。"上述痰饮之说，与软组织损伤疾患中常见的滑囊炎、腱鞘囊肿、炎性肿物有相似之处。由此可见，中医学对筋伤这类疾患有独特的理性认识，并有丰富的治疗经验，可以作为后世对筋伤诊治的借鉴。

第三章　筋伤的病因

　　筋伤的病因，系指引起筋伤的发病因素。所谓"筋"，系指损伤的对象；"伤"，系指伤损因素而言。所以，筋伤的病因主要是指筋伤因素而言。因其比较复杂，中医学对此论述颇多，如《内经》中分为"坠落""击仆""举重用力""五劳所伤"等。《金匮要略·脏腑经络先后病脉证第一》中提出："千般疢难，不越三条：一者，经络受邪，入脏腑，为内所因也；二者，四肢九窍，血脉相传，壅塞不通，为外皮肤所中也；三者，房室、金刃、虫兽所伤……"虽然历代医家对筋伤病因的分类有所不同，归纳起来亦不外外因和内因两大类。但是外因和内因是相互作用的，外因发病常常以内因为基础，内因发病亦常须外因为诱导，故内因和外因不可偏废。

一、外因

　　外因是指从外界作用于人体引起筋伤疾病的因素，主要是指外力伤害，但与外感六淫之邪也有密切关系。

（一）外力伤害

　　外力伤害是指外界力的作用下，所发生的筋伤因素，如跌仆、坠落、撞击、闪挫、扭捩或压轧等。根据外力的性质不同，一般可分为直接暴力、间接暴力和持续劳损3种。

　　1. 直接暴力　是指直接作用于人体而引起筋损伤的暴力，如棍棒打击、撞压碾轧等，多引起筋的挫伤。

　　2. 间接暴力　是指远离作用部位，因传导而引起筋损伤的暴力，如因肌肉急骤、强烈而不协调地收缩和牵拉，造成肌肉、肌腱、韧带的撕裂或断裂，多引起筋的扭伤。

　　3. 持续劳损　是指因反复、长期地作用于人体某一部位的较小的外力作用所致，为引起慢性原发性筋伤的病因之一。例如，长期弯腰工作而致的腰肌劳损、反复的伸腕用力而致的网球肘等，就属于这一类筋伤。中医学对劳损筋伤有"久视伤血，久卧伤气，久坐伤肉，久立伤骨，久行伤筋"的描述，认为久行、久坐、久卧、久立，或长期以不正确姿势劳动、工作，或不良生活习惯而使人体某一部位长时间过度用力等积累外力，可以造成筋伤。

（二） 六淫邪气侵袭

外感风、寒、湿邪与筋伤关系密切，如损伤后受六淫之邪侵袭，可使急性筋伤日久难愈，使慢性筋伤症状加重。《诸病源候论·腰背病诸候》指出："夫劳伤之人，肾气虚损。而肾主腰脚，其经贯肾络脊，风邪乘虚，卒入肾经，故卒然而患腰痛。"《仙授理伤续断秘方》曰："损后中风，手足痿痹，不能举动，筋骨乖张，挛缩不伸。"说明六淫之邪乘虚侵袭，经络阻塞，气机不得宣畅，引起肌肉挛缩或松弛无力，而致关节活动不利，肢体功能障碍。感受六淫之邪还可致落枕等疾患，《伤科补要》说："感冒风寒，以患失颈，头不能转。"六淫之邪侵袭是筋伤中比较常见的病因，故在辨证论治中应特别注意这一特点。

二、 内因

内因是指受人体内部因素影响而致筋伤的因素。无论是急性损伤还是慢性劳损，都与外力作用因素有着密切关系，但是一般都有相应的各种内在因素和对应的发病规律。《素问·评热病论》指出："邪之所凑，其气必虚。"《灵枢·百病始生》说得更为透彻："风雨寒热，不得虚，邪不能独伤人……此必因虚邪之风，与其身形，两虚相得，乃客其形。"说明外在因素和人体内在因素的密切关系。这不仅对外感六淫和内伤七情病症的发病而言，对筋伤的发病也不例外。因此，在研究病因时不能忽视机体内在因素对疾病的影响，必须注意内因在发病学上的重要作用。筋伤常与年龄、体质、局部解剖结构等内在因素有十分密切的关系，与从事的职业有直接联系。下面从年龄、体质、局部解剖结构和职业4个方面来说明内在因素对筋伤的影响。

（一） 年龄

不同的年龄，筋伤的好发部位和发生率也不一样。《灵枢·天年》说："人生十岁，五脏始定，血气已通，其气在下，故好走。二十岁，血气始盛，肌肉方长，故好趋。三十岁，五脏大定，肌肉坚固，血脉盛满，故好步……六十岁，心气始衰，苦忧悲，血气懈惰，故好卧。七十岁，脾气虚，皮肤枯。"由于年龄的差异，气血、脏腑的盛衰，动静各别，筋伤不一。例如，少儿气血未盛，筋骨发育不全，多易发生扭伤、错缝、桡骨头半脱位或先天性髋关节脱位等。青壮年活动能力强，肌肉的撕裂、断裂伤较为常见。老年人气虚血衰，少动而好静，则劳损和关节、筋膜、肌肉粘连或活动功能障碍的疾病较为多见，故有"年过半百，筋骨自痛"之说，如肩周炎、颈椎病、腰肌劳损等在老年人中发病率较高。

（二） 体质

体质的强弱与筋伤的发生有密切关系。《素问·经脉别论》在论述病因中指出："当是之时，勇者气行则已，怯者则着而为病也。"体质因素每与先天因素和后天摄养、锻炼有关。《灵枢·寿夭刚柔》曰："人之生也，有刚有柔，有弱有强。"说明先天禀赋不同，可以形成个体差异。先天禀赋不足或后天失养、气血虚弱、肝气虚损者，体质较弱，举动无力，稍过劳累，即感筋骨酸痛，易发劳损。先天充盛、又善摄养、经常参加体育锻炼者，气血充沛，体力健壮，则不易损伤，即使遇有损伤，一般恢复也较快。

（三）　局部解剖结构

局部解剖结构对筋伤的影响表现在两个方面：一是解剖结构的正常与否与筋伤的影响，解剖结构正常，承受外力的能力就强，因而也就不易造成筋伤；反之，解剖结构异常，承受外力的能力相应减弱，也就容易发生筋伤。例如，腰骶部如有先天性畸形，这种局部解剖结构的先天异常就容易造成腰部扭伤。二是局部解剖结构本身的强弱对筋伤的影响，人体解剖结构有强弱之分，有些部位的解剖结构较强，不易造成损伤，有些部位的解剖结构较弱，就容易损伤。例如，髋关节骨质结构和周围的韧带等组织都较强大，若不是较强大的暴力就不易造成髋关节部位的筋伤。而肩关节是全身活动范围最大的关节，其关节盂浅而窄，关节周围韧带也较薄弱，故损伤的机会也就比其他部位多。位于多动关节骨突或骨沟内的肌腱和腱鞘，也常容易发生肌腱炎或腱鞘炎。

（四）　职业

职业虽然不属于人体本身的内在因素，但它对机体的影响及与筋伤的关系都比较密切。职业不同，所处的工作环境和工作性质不同，常见的筋伤疾病也不同。例如，网球运动员易患网球肘；手部各种软组织的损伤多发生在手部劳动频繁或缺乏必要防护设备的机械工人、编织工人，如扳机指、腕管综合征等；腰部慢性劳损多发生在建筑工人、煤矿工人等；长期伏案工作的人容易发生颈部肌肉劳损和颈椎病；运动员、舞蹈演员或杂技演员则易发生扭挫伤。因此，从某种意义上讲，职业也可以说是筋伤的一种致病因素。

三、　内因与外因的关系

筋伤的病因比较复杂，内因和外因互为因果，同时工作环境、安全条件、技术熟练程度等均与筋伤有一定关系。因此，造成筋伤的因素是多方面的，其中外力伤害和慢性劳损为主要的致病因素。不同的外因可以引起不同的筋伤疾患，但由于内因的影响，在同一外因情况下，筋伤的种类、性质和程度都可有所不同。所以，筋伤疾病的发生，外因虽然是重要的，但亦不能忽视内在因素。必须正确处理外因和内因的辩证关系，通过分析疾病的症状、体征来推理病因，从而提供治疗依据，即要做到"辨证求因""审因论治"。

第四章 筋伤的病机

所谓病机，就是疾病发生发展转变机理，也就是各种致病因素作用于机体，引起正邪相争，导致阴阳盛衰，而表现这一过程的基本机制和一般规律。

中医学认为，人体是由脏腑、经络、皮肉、筋骨、气血、津液等共同组成的一个有机整体。这个整体是依靠水谷的补充、气血的奉养、经络的协调、脏腑的功能来维持的，而气血、经络、脏腑、津液在整体结构上是密不可分的，在生理功能上是相互为用、相互协调的。因此，筋伤可导致脏腑、经络、气血的功能紊乱，除了出现局部的症状之外，常可引起一系列的全身反应。"肢体损于外，则气血伤于内，营卫有所不贯，脏腑由之不和"（《正体类要》）。这段话明确地指出了外伤与内损、局部与整体之间的相互关系，辩证地说明了损伤的病理机制和发展变化的规律。这对于正确指导临床诊断、治疗和判断预后，具有现实指导意义。

一、气血病机

气是人体生命活动的源泉，是维持人体生命活动的最基本力量。它一方面来源于与生俱来的肾之精气，另一方面来源于从肺吸入的自然界之精气和由脾胃所化生的水谷之精气。气血相辅相成，循环脉中，周流不息，运行全身，外而充养皮肉筋骨，内而灌溉五脏六腑，气血与人体一切生理活动和各种病理变化密切相关。所以，气血与损伤的关系是筋伤病机的核心内容。当人体受到外力损伤后，常可导致气血运行紊乱而产生一系列的病理变化。《素问·调经论》指出："五脏之道，皆出于经隧，以行血气，血气不和，百病乃变化而生，是故守经隧焉。"《杂病源流犀烛·跌仆闪挫源流》说："跌仆闪挫，卒然身受，由外及内，气血俱伤病也。"又说："忽然闪挫，必气为之震，震则激，激则壅，壅则气之周流一身者，忽因所壅而凝聚一处……是气失其所以为气矣。气运乎血，血本随气以周流，气凝则血亦凝矣，气凝在何处，则血亦凝在何处矣。夫至气滞血瘀，则作肿作痛，诸变百出。"详细阐明了损伤与气血的关系。因此，跌仆、闪挫、卒然身受，虽为皮肉筋络损伤，但亦必损及气血，形成气滞、血瘀。《洞天奥旨》说："气血旺则外邪不能感，气血衰则内正不能拒。"说明了气血的盛衰与筋伤的关系。筋肉正常的生理活动赖气煦之，亦赖血濡之。若气血虚弱之人，筋肉失养，失养则虚，虚则不耐疲劳，虽为较小的外力，或单一姿势的长期操作，或为风寒湿邪侵袭，皆可致筋的损伤。疲劳则筋伤，气血运行阻滞，局部代谢障碍，气血不通则痛，故常表现为局部酸痛，且常与气候变化关系密切。筋赖气血的濡养，气血虚弱可为筋伤的内因，单外伤所致的筋伤也必然造成气血的损伤，损伤日久，亦可导致气血虚弱。因此，筋伤和气血有着密切的关系。

二、　津液病机

津液是人体一切水液的总称，其清而稀者为津，浊而稠者为液。津液相互转化，有充盈空窍、滑利关节、润泽肌肤、濡养脑髓的功能。津液的代谢正常与否与筋伤疾患的发生、发展有着密切的关系。当严重的筋伤发生时，除气血的损伤外，常有津液的损伤。伤筋而致血瘀时，由于积瘀生热，热邪灼伤津液，可使津液出现一时性消耗过多，而其滋润作用不能很好地发挥，出现口渴、咽燥、大便干结、小便短少、舌苔黄而干糙等症。由于重伤久病，常能严重耗伤阴液，除了可见较重的伤津证候之外，还可见全身情况差、舌色红绛而干燥、舌体瘦瘪、舌苔光剥、口干而不甚欲饮等症。津液与气有密切的关系，损伤而致津液亏损时，气亦随之受损，津液大量丢失，甚至可导致"气随液脱"。而气虚不能固摄，又可致津液损伤。伤筋后如果有关脏腑的气机失调，必然会影响"三焦气化"，妨碍津液的正常运行而导致病变。人体水液代谢调节，虽然是肺、脾、肾、三焦等脏器共同的职能，但起主要作用的是肾。这是因为三焦气化生于肾气、脾阳根源于肾阳、膀胱的排尿功能依赖于肾的气化作用之故。肾气虚衰时可见小溲清长或水液积聚的表现，如局部或下肢浮肿；关节滑液停积时，可积聚为肿胀。

三、　脏腑病机

脏腑是化生气血、通调经络、濡养皮肉筋骨、主持人体生命活动的主要器官。《杂病源流犀烛·跌仆闪挫源流》指出："虽受跌仆闪挫者，为一身之皮肉筋骨，而气既滞，血既瘀，其损伤之患，必由外侵内，而经络脏腑并与俱伤……其治之法，亦必于经络脏腑间求之。"说明了跌仆筋伤与脏腑的密切关系。

（一）　筋伤与肝肾的关系

《内经》指出，五脏各有所主，如"肝主筋""肾主骨""肝肾同源"，说明肝、肾与筋的密切关系很早就广泛地运用于伤科临床中。

1. 肝主筋　《素问·五脏生成》说："肝之合筋也，其荣在爪也。"《素问·六节藏象论》说："其华在爪，其充在筋。""肝主筋"，也就是认为全身的筋肉功能与肝有着密切的关系，运动属筋，而筋为肝所主，肝血充盈才能使肢体的筋得到充分的濡养，以维持正常的生理功能。若年过半百，肝肾虚衰，或先天不足，后天失养，肝肾不足，肝血亏损，则血不养筋。筋失荣养则常成为筋伤疾患的内因。

2. 肾主骨、藏精生髓　由于筋附于骨，故筋伤疾病与肾有着密切关系，肾虚亦常为筋伤疾患的内因。《灵枢·五癃津液别》曰："阴阳不和，则使液溢而下流于阴，髓液皆减而下，下过度则虚，虚故腰背痛而胫酸。"阐明了房劳伤肾、肾虚筋伤、腰痛胫酸的病机。《素问·痹论》说："肾痹者，善胀，尻以代踵，脊以代头。"特别是慢性腰痛与肾虚的关系更为密切。前人认为，腰为肾之府，肾虚则腰痛。如《诸病源候论·腰背病诸候》认为"肾主腰脚"，"劳损于肾，动伤经络，又为风冷所侵，血气击搏，故腰痛也"。《医宗必读》认为腰痛的病因"有寒有湿，有风热，有挫伤，有瘀血，有滞气，有积痰，皆标也，肾虚其本也"。同样，筋伤疾病亦可导致肾虚，如强力举重、闪挫日久等。《素问·痹论》说："五脏皆有合，病久而不去者，内舍于其合也。"

（二）　筋伤与脾胃的关系

脾主肌肉、四肢，主运化；胃主受纳、腐熟水谷，为"水谷之海""六腑之大源"。脾胃功能协调，受纳五谷，转输水谷精微，以养五脏之气，对于气血的生成、维持人体正常的生命活动所必需的营养起着重要的作用。人体的筋肉等组织亦皆赖脾胃的营养，才能发达丰满。胃受纳失权，脾运化失司，则清阳不布，气血亏虚，常致筋肉失养，筋肉萎缩，甚则可发为筋痿、肉痿等。《素问·痿论》说："阳明者，五脏六腑之海，主润宗筋，宗筋主束骨而利机关也……阳明虚，则宗筋纵，带脉不引，故足痿不用也。"因此，古人有治痿独取阳明之说，说明四肢功能的正常与否，与脾胃有着密切的关系。

（三）　筋伤与心肺的关系

肺主气，心主血脉。心肺功能的正常与否直接影响人体气血的循环和营养的输布。《素问·经脉别论》说："肺朝百脉，输精于皮毛……行气于府……留于四脏。"说明了肺有输布水谷精微的功能。心血与肺气相互依存，血的运行有赖于气之推动，而气的输布也需要血的运载。心肺功能协调，气血才能发挥温煦濡养周身的作用，筋骨损伤才能得到痊愈。在病理情况下，若肺气虚弱，宗气不足，则运血无力，循环瘀阻；反之若心气不足，或心阳不振，血脉运行不畅，也会影响肺的输布宣降功能，而心肺疾病也会诱发筋伤疾病。

四、经络病机

经络是运行气血、联络脏腑、沟通表里上下及调节各部功能的通路。《灵枢·本脏》说："经脉者，所以行血气而营阴阳、濡筋骨、利关节者也。"指出了经络有运行气血、营运阴阳、濡养筋骨、滑利关节的作用。《灵枢·经别》又说："夫十二经脉者，人之所以生，病之所以成，人之所以治，病之所以起。"也可以说人体的生命活动、疾病的发生发展都是通过经络来实现的。临床跌仆闪挫所致筋伤常与经络有密切关系，如《圣济总录·伤折门》说："若因伤折，内动经络，血行之道不得宣通，瘀积不散，则为肿为痛，治宜除去恶瘀，使气血流通，则可以复元也。"指出了跌仆筋伤使经络受损，经络阻塞，气血之道不得宣通，导致气滞血瘀，为肿为痛的病机。同样，如经络为病，气血瘀阻不通，又可导致筋肉失养而发生筋伤疾患，其发病也常累及经络循行所过部位。例如，腰为肾之府，肾之经络入脊内，贯脊至腰，络膀胱；膀胱经夹脊，抵腰，络肾，并下行臀及股后外侧，沿小腿后行于足背外侧，止于足小趾至阴穴。因此，肾与膀胱经脉的病变常可引起腰、臀部向下肢放射性疼痛，并可在承扶、委中、承山、昆仑穴找到压痛点。在治疗方面，经络病机与筋伤病的辨证论治亦有着密切关系。如《伤科真传秘抄》说："若为伤科而不知此十二经脉之系统，则虽有良药，安能见效，而用药、用手法，亦非遵循于此不可也。"所以，治疗的方法亦必于经络、脏腑间求之。

五、 筋骨病机

《素问·五脏生成》说："诸筋者，皆属于节。"说明人体之筋多附着于骨，联络于节，其主要功能为连属关节，络缀形体，主司关节运动。《灵枢·经脉》说："筋为刚。"言筋应坚韧刚强，才能发挥其束骨而利关节的功能。《杂病源流犀烛·筋骨皮肉毛发病源流》中对于筋的功能论述更为详细透彻，其指出："筋也者，所以束节络骨，绊肉绷皮，为一身之关纽，利全体之运动者也，其主则属于肝。故曰：'筋者，肝之合。'按人身之筋，到处皆有，纵横无算。"骨为奇恒之腑，为肾所主，《灵枢·经脉》说："骨为干。"《素问·脉要精微论》说："骨者，髓之腑，不能久立，行则振掉，骨将惫矣。"扼要地指出了骨的作用，不但为立身之骨干，还内藏骨髓，与人的站立、行走等功能有着密切关系。

第五章 筋伤的分类

一、 古代分类方法

中医学对筋伤的分类相当精细，在古代文献中有筋断、筋走、筋强、筋粗、筋结、筋缩、筋痿、筋柔等具体描述。

1. 筋断 是指筋伤后全部或部分断裂而言。

2. 筋走 是指筋扭伤后偏离原来正常的解剖位置，又称筋歪、筋翻、筋转等。

3. 筋强 是指筋伤后僵硬强直，多见于陈伤瘀结不化。

4. 筋粗 是指筋脉受伤后较正常为粗，多因瘀血阻滞，组织增生变性或痉挛所致。

5. 筋结 是指筋伤后气血凝滞，出现囊肿状的局限性肿块而言。

6. 筋缩 是指筋伤后出现短缩现象，多见于损伤后关节固定时间较长，发生粘连或因固定于外翻或内翻位置上，出现外侧或内侧筋挛缩，造成关节活动受限、功能障碍。

7. 筋痿 是指筋伤后筋腱功能减弱，痿软无力。

8. 筋柔 是指筋伤后关节松弛乏力。

二、 现代分类方法

上述分类方法实际上是古代中医对筋伤病因、病理及临床症状的概括，但目前临床中像这样精细的分类方法已不常用。现代临床上常见的分类方法主要有以下几种。

（一） 根据伤筋后的时间分类

1. 急性筋伤 亦称为新伤，是突然暴力造成的损伤，一般指伤后不超过 2 周的新鲜损伤。急性筋伤的特点是：一般有明显的外伤史，局部疼痛、肿胀，血肿及瘀斑、功能障碍等症状较明显。

2. 慢性伤筋 中医学称为陈伤、久伤、劳伤等，凡受伤后无论已经治疗或未经治疗，而超过 2 周以上未愈者，均属于慢性筋伤。慢性筋伤的特点是外伤史不一定很清楚，临床症状及体征不如急性损伤明显，但与七情、六淫及劳累关系密切。

（二） 根据伤筋的病因分类

1. 扭伤 任何关节（包括可动关节和微动关节）由于旋转、牵拉或肌肉猛烈而不协调地收缩等间接暴力，使其突然发生超出正常生理范围的活动时，会使肌肉、肌腱、韧带、筋膜或关节囊被过度扭曲、牵拉，或引起撕裂、断裂或移位，也可能引起关节的错缝。例如，踝关节因行走或奔跑于不平坦的道路上，或由高处跌下，或因踏入凹陷处，使足突然发生内翻或外翻，引起踝关节侧副韧带的损伤，即属于扭伤。

2. 挫伤 指因直接暴力、跌仆撞击、重物挤压等作用于人体而引起的闭合性损伤，以外力直接作用的局部皮下或深部组织损伤为主。轻则局部出现血肿、瘀血，重则肌肉、肌腱断裂，关节错缝或血管、神经严重损伤，可伤及气血、经脉，甚至伤及脏腑而造成内伤。如棍棒直接打击胸部或胸部受重物挤压而造成的胸壁软组织损伤，即属于挫伤。

3. 碾挫伤 由于钝性物体的推移挤压与旋转挤压直接作用于肢体，造成以皮下及深部组织为主的严重损伤，往往形成皮下组织的挫伤及肢体皮肤的撕脱伤。如上肢被绞入机器传动皮带内或被慢行的汽车轮挤压等造成的损伤，即属于碾挫伤，常伴有不同程度的皮肤撕脱或皮肤套式撕脱等严重损伤。

4. 劳损筋伤 关节、肌肉、肌腱、筋膜等组织因过度活动或体位不正因素所引起的慢性积累性损伤。劳损多瘀、多虚，易感受风寒湿邪而发生瘀阻痹痛。劳损实质上为一种慢性无菌性炎症的病理改变。

5. 气虚筋弛 由于各种原因导致的气虚无力约束肌肉，出现肌肉痿软、筋弛缓、收缩无力。

6. 气激筋挛 因出血，瘀结不化，或关节固定时间较长，而发生粘连、筋膜挛缩、关节屈伸受限、舒转不能自如。

7. 痹阻筋胀 因外感风寒湿邪，导致瘀血阻滞，组织增生变性，肌腱较正常粗，称为筋胀（筋粗、筋聚）。阳气已衰，内风自动，阴寒加之，阳气不得布达，而见麻木筋胀；阳气虚馁，不能灌注四肢，最易偏废不用；脉微色痿，为元阳亏虚，阴寒盘踞。

（三） 根据筋伤的程度分类

根据筋伤的程度可分为筋伤血瘀、筋位异常、筋撕裂伤、筋断裂伤、筋挛、筋痿、筋胀、骨错缝 8 种。

1. 筋伤血瘀 指软组织受损后，未发生完全断裂成筋位明显异常者。由于损伤，血离经隧，小血管前撕裂，浆液渗出，形成反应性肿胀，使气血循行不畅，血瘀不通，经络阻滞，但一般不致引起严重的功能障碍。

2. 筋位异常 指肌腱、韧带、关节软骨盘等组织由于损伤发生位置改变，亦即筋歪、筋走、筋翻错缝等。临床如桡骨小头半脱位、腓骨肌腱滑脱等。由于筋位改变，每致关节功能发生障碍，若仔细触摸，可发现肌腱、韧带等组织有位置改变。

3. 筋撕裂伤 指由于扭、挫、牵拉等强大外力造成的某一部位的筋部分撕裂损伤，一般腰部、腕部、踝部及指骨间关节的扭伤多导致不同程度的撕裂伤。由于致伤外力的大小、作用方向和致伤的部位不同，导致筋伤程度也各异。例如，肌腱周围的筋膜被撕裂，使肌腱失去维系的组织，肌腱发生移位，即所谓的筋走、筋歪、筋离等。又如，肌肉、滑膜、关节囊撕裂，可因组织坏死、变性、瘢痕化而导致肌肉、筋膜的挛缩僵硬、痿软无力，即所谓的筋硬、筋缩、筋软、筋痿等。

4. 筋断裂伤　断裂伤的机制与撕裂伤相同，只是体质、部位及致伤外力大小有别而造成了某些筋的全部断裂损伤。一般来说，造成断裂伤所受的外力要比造成撕裂伤所受的外力大，可导致严重的功能障碍和明显的局部疼痛、肿胀、瘀斑、畸形等临床表现。例如，从高处跳下者，如配合失调，足尖着地后跟腱仍强力收缩或起跑弹跳，腓肠肌收缩过猛造成的跟腱断裂，除足的跖屈功能丧失外，筋断而致的腓肠肌挛缩及跟腱断裂处的凹陷空虚更为明显。

5. 筋挛　可分为外感筋挛与内伤筋挛。出血，瘀结不化，或关节固定时间较长，而发生粘连、筋膜挛缩、关节屈伸受限，显示筋短（筋急、筋挛、筋卷、筋强）。多因感受外邪，或血少津亏，筋脉失于荣养所致。

6. 筋痿　以肢体挛急、屈不能伸，渐至痿弱不用为主要表现的一种病症，类似于西医学中重症肌无力、阳痿等。筋有关脏腑的病变也可导致筋的损伤。脾胃为后天之本，人体的筋肉等组织亦皆依赖脾胃的营养才能发达丰满。如胃受纳失权，脾运化失司，则清阳不布，气血亏虚，常致筋肉失养，临床可表现为肌肉萎缩、四肢倦怠、举动无力。

7. 筋胀　因瘀血阻滞，组织增生变性，肌腱较正常粗，而出现筋聚。

8. 骨错缝　指可动关节和微动关节在外力作用下发生的微细离位，也称为关节骨缝错开，多因扭伤、挫伤而发生。骨错缝可引起关节功能活动障碍和局部疼痛、肿胀等。

（四）　根据损伤后皮肤、黏膜的完整性是否受到破坏分类

1. 开放性筋伤　由于钝性物体的碾挫或锐性器械的外力，造成肢体皮肤移开，皮下及深部组织与外界相通，称为开放性筋伤。如切割、爆炸等所致者，容易并发感染。

2. 闭合性筋伤　外力作用于肢体，造成伤筋，但皮肤保持其完整性，称为闭合性筋伤。如扭挫及撕裂所致者，多属于闭合性筋伤。

第六章 筋伤的表现

全面系统地掌握筋伤的表现是筋伤诊断的重要环节，对所收集的临床资料加以正确地分析、归纳是做出正确诊断的基础。筋伤的临床表现主要有疼痛、肿胀和功能障碍等，但因致伤外力的大小、性质和程度的不同，也各不相同。筋伤的表现多与损伤的程度和部位有关。一般急性筋伤发病突然，大都有较明显的外伤史，临床症状也较典型，诊断比较容易，但要注意是否有骨折、脱位等并发症。慢性筋伤一般没有明显的外伤史，起病缓慢，发病原因也多种多样，症状逐渐出现，常易漏诊、误诊，要注意鉴别诊断。

一、 全身症状

（一） 休克

创伤引起的休克有两种情况：一种是损伤并不严重，由于惊吓、恐惧、精神极度紧张，患者出现暂时性的昏愦，中医学称为昏厥或气闭，西医学称为神经源性休克。表现为面色苍白、恶心呕吐、心率缓慢、血压下降等。但需要结合伤因全面检查，以排除颅脑损伤和其他原因引起的昏迷。另一种是大范围或多处软组织损伤，或严重的开放性软组织损伤，或有活动性内出血等原因引起的低血容量性休克，患者表现为血压下降、面色苍白、脉搏细数、躁动不安等。若休克加重则血压继续下降，症见皮肤湿冷、脉搏迟缓微弱，甚至表情淡漠以至昏迷。

（二） 发烧

发烧是创伤患者伤后初期的共有症状，一般体温多在 38.5℃ 左右。这是由于损伤组织分解产物的排泄吸收所引起，随着肿胀消退，体温也就逐渐恢复到正常。这种体温变化，临床称为"瘀血作热"，也叫"吸收热"。如果出现 39～40℃ 的高热，可能是急性感染，或是"脂肪栓塞综合征"的先期症状，应结合其他症状、体征立即做相关的物理、实验检查。

（三） 少尿

创伤患者无论内外失血，都会引起血容量减少，为了保持一定的循环血量，体内水分需要重新分配，由于细胞内的水进入血管内，从而引起细胞脱水。给予必要的输液、输血，或随着消化功能的恢复，尿量也就随之恢复到正常。如果筋伤严重，或原为挤压伤解除外部压迫后日尿量不足 400mL 者，要警惕挤压综合征的发生，应立即检查肾功能和进行肌红蛋白尿检查。同时要采取保护肾功能的措施，预防肾功能衰竭。

（四） 纳呆

人体受到损伤后，由于各种原因影响了胃的受纳和脾的运化，使伤者获取饮食的欲望和能力不同程度下降，甚至不能进食，胸腹胀满疼痛，心烦易怒，胃脘冷，面黄少华，少气懒言，干呕时作，大便干燥。

二、 局部症状

（一） 疼痛

疼痛是筋伤后局部表现的常有症状。疼痛的程度、范围和性质与伤因、时间和部位有着密切关系。一般来说，急性损伤疼痛较重，表现为刺痛、锐痛；慢性劳损疼痛较轻，表现为酸痛、困痛，或与被动体位有关。浅层筋伤疼痛较轻，深部筋伤疼痛较重；周围神经急性受压缺血出现远端肢体剧烈疼痛；急性损伤出现灼热痛；慢性损伤出现麻木蚁行感。

（二） 肿胀

肿胀要分清原因和性质。急性损伤引起的肿胀，多是经脉损伤后，离经之血瘀于局部而形成。若瘀血表浅，可见到青紫色瘀斑。瘀血凝滞肿胀严重者，可出现水疱。局部炎症引起的肿胀，皮肤泛红灼热；若触摸有光滑波动感，表示有脓液形成。慢性劳损引起的肿胀，起病缓慢，多为无菌性炎症刺激而引起。创伤晚期肢体远端或局部出现的肿胀，若按之陷指休息后即轻者，为虚肿；按之陷指休息后不减者为实肿，原因是气血流通不畅，也称末梢循环障碍。虚肿经过锻炼和治疗可以痊愈；实肿者多同时合并筋肉挛缩，日后多遗留不同程度的功能障碍。

（三） 畸形

筋伤后出现的畸形，因所处不同时间和不同部位，则有着不同的特点。如急性期关节部位的损伤多是因为关节囊、韧带、肌腱等的撕裂而引起，发生在微动关节畸形可不明显；发生在踝关节，可见到内翻或外翻畸形；发生在肩髋关节，多是合并脱位。非关节部位的筋伤，多是皮肤、皮下组织、肌膜、肌肉等的损伤。若为开放伤，可见到伤口的大小、深浅，软组织挫伤的情况及出血等；闭合性损伤可见到局部血肿；肌腱断裂伤由于肌腹收缩，则出现局部隆起。筋伤的后期，由于肌肉、韧带、关节囊的挛缩、粘连，还可以引起关节畸形。长期姿势不良可引起脊柱侧弯、骨盆倾斜等。

（四） 功能障碍

筋伤后会出现不同程度的功能障碍，详细检查受伤肢体的生理功能和活动范围，对确定诊断很有帮助。轻度的牵拉伤或撕裂伤，功能障碍轻，由于疼痛反应，患者可表现出保护性或迁就性姿势，但被动活动可接近或达到正常范围；严重的撕裂伤或断裂伤，功能障碍严重，甚至功能完全丧失，如跟腱断裂则行走困难，髌腱断裂则不能伸膝，棘上、棘间韧带断裂则脊柱功能丧失。晚期肢体关节的功能障碍，多是因为肌肉、关节囊等挛缩、变性、粘连而引起。

（五）　肌肉萎缩

肌肉萎缩是慢性筋伤的常见症状，筋伤后由于气血瘀阻、疼痛及包扎固定，使肢体活动减少，肌肉的收缩能力降低，造成气血循环失常，日久导致局限性萎缩，一般称为失用性肌肉萎缩。另一种为营养不良性肌萎缩，其特点是病变与肌萎缩的范围比较广泛，回复慢，预后较差。

第七章　筋伤的并发症

筋伤除了可出现局部症状之外，常会引起一系列的反应和并发症。临床诊断、治疗时要全面、仔细地检查，注意筋伤并发症的发生，及时预防其发展。

一、早期并发症

1. 骨折　筋伤时在肌腱附着点可发生撕脱骨折。轻微、反复或持续的肌肉收缩，如长跑、长途行军等，应力集中作用于骨骼某一处而引起的骨折，称为疲劳性骨折。

2. 关节脱位　筋的主要功能是联属关节、络缀形体、主司关节运动。由于筋伤或断裂，或内分泌紊乱、炎症等因素，导致韧带松弛，在肌肉牵拉、肢体重力等外力作用下，关节稳定性遭到破坏，引起关节半脱位或全脱位，如膝关节十字韧带损伤可并发膝关节半脱位、颈部炎症并发寰枢椎半脱位、盆腔炎症并发骶髂关节骨错缝等。

3. 神经损伤　筋损伤同时可合并神经损伤，如坐骨神经损伤、臂丛神经损伤、腓总神经损伤等。根据肢体运动、感觉功能丧失范围，肌肉有无明显萎缩等，可判定神经损伤部位。

4. 血管损伤　筋损伤同时可合并血管损伤，如肱动脉损伤、腘动脉损伤等。

5. 休克　是指各种原因引起机体有效循环血量急剧减少，使组织血液灌流严重不足，导致组织细胞代谢和重要生命器官功能障碍的全身性病理过程。当血容量不足，超越代偿功能时，就会呈现休克综合病征，表现为心排出血量减少，尽管周围血管收缩，但血压下降；组织灌注减少，促使发生无氧代谢，导致血液乳酸含量增高和代谢性酸中毒，出现皮肤苍白、冰凉、湿冷（常有花斑），心动过速（或严重心动过缓），呼吸急促，外周静脉不充盈，颈静脉搏动减弱，尿量减少，神志改变。

二、晚期并发症

1. 肌肉萎缩　是慢性筋伤的并发症。筋伤后由于气血瘀阻、疼痛和包扎固定而使肢体活动减少，肌肉收缩能力减弱，造成血液循环障碍，日久导致不活动的肢体肌肉萎缩，称之为失用性肌萎缩。此外，营养不良性肌萎缩是指原因不明的肌肉变性疾病，特点是有遗传病变，多局限于肢体的某一肌群，萎缩程度较明显，恢复慢，预后较差。

下运动神经元或周围神经损伤，亦常见肌肉萎缩。

2. 关节强直　筋伤后由于失治、误治，常常引起筋的挛缩和粘连，使关节主动活动和被动活动受限而出现关节强直。特别是手部筋伤治疗要注意早期功能锻炼，以预防指骨间关节强直的发生。

3. 骨质疏松　筋骨与五脏六腑的关系密切，特别是肝肾两脏。肝主筋、主藏血，肾藏精、生髓、主骨，肝肾亏损加上筋伤表现出腰腿活动不灵。因肝血不足，血不养筋，甚则出现手足拘挛、肢体麻木、屈伸不利。骨的坚硬依赖肾精的濡养，肾精充足则骨髓生化有源，骨骼得到骨髓的滋养而坚固有力。如肾气衰弱，肾精不足，则骨髓空虚，化源不足，成骨功能减退而发生骨质疏松，表现为骨骼脆弱、两下肢疲软乏力、腰酸背痛、活动受限等。临床上筋伤患者长期卧床，肢体固定或失用后，亦可发生失用性骨质疏松。

4. 组织粘连　筋伤后血溢脉外，修复时纤维机化易致修复部位与周围组织粘连而影响关节活动，如膝关节侧副韧带的损伤、手部肌腱的损伤等。因此，治疗时要注意早期功能活动锻炼，预防筋伤修复过程中造成的粘连。

5. 肥厚增生与管腔狭窄　在慢性筋伤中，筋的损伤与修复同时并存，时间较久后筋会发生增生肥厚变性，如指屈肌腱、椎管内黄韧带等，这些筋又在管腔之中，若增生肥厚变性，势必造成管腔狭窄，产生临床症状。

6. 钙化、骨化和骨质增生　急性筋伤后局部出血，日久血肿机化，使受伤组织增生和钙化。此外，由于积累性劳损，亦可导致劳损的韧带产生钙化，劳损的关节边缘骨质增生，如颈部项韧带的钙化、腰椎和膝关节骨质增生等。

7. 关节游离体　伤筋时有软骨损伤，在后期可演变为小骨块，脱落而成游离体。

第八章 平乐正骨筋伤常用诊断方法

正确的诊断是合理治疗的基础，而正确诊断又来源于详细的临床检查。筋伤和其他疾病一样，必须做全面的检查，以免遗漏重要体征，从而为正确治疗打下基础。损伤肢体局部检查尤为重要，因为严重的局部损伤，往往又是全身反应的基础。平乐正骨强调在重视全面检查的同时，尤应注意损伤局部的仔细检查，以便综合分析，正确诊断。

检查时应注意以下几点：①整体观念：筋伤和其他疾病一样，首先要有整体观念。人是有机的整体，肢体的局部损伤必然要影响全身，切不要只注意局部的明显损伤，而忽略了全身的反应。②检查要行之有序，以免遗漏或不必要的重复检查。一般应在四诊的基础上，再进行创伤肢体的重点检查，检查应由远及近，由健康部位到病变部位，手法要轻柔，以免增加患者的痛苦或损伤。③检查应注意与健侧对比下进行，以发现伤肢的异常表现。若伤肢带有外固定，必要时应解除，以便详细检查损伤局部的情况。④检查既要充分利用现代科学仪器，以弥补四诊检查的不足，又不要过分依赖 X 线等现代科学仪器检查而忽略四诊的全面诊查。

第一节 中医四诊

一、望诊

人体外部和体内五脏六腑有着密切的联系，故筋伤望诊不但应重视对损伤局部的观察，而且应包括望全身的神色、形态及望舌，以推断体内的病情变化。

（一）望全身

1. 望神色 神色指神态和气色而言，神的存亡是推断病情轻重转归的根本。一般筋伤对神色影响不大，较严重的筋伤或筋伤日久体质虚弱者则可出现精神萎靡、肌肤晦暗、面容憔悴。如果筋伤后出现神志不清、呼吸微促、面色苍白或发绀，则表明精气衰亡，是危重的征象。

2. 望形态 主要包括形体的壮弱、肥瘦和动静姿态，以及与筋伤有关的体位。形态的强弱、肥瘦与筋伤的发生、发展及疾病痊愈的快慢有着一定的内在联系。如形体肥胖、肤白无华、精神不振，多为形盛气衰，阳气不足之证；形瘦肌消、面色苍黄、皮肤干焦，为阴血不足；若大肉已脱，多为精衰之证。这些人不仅易发筋伤疾病，而且也不利于病后恢复。

在筋伤发生的时候，由于局部病变，常累及肢体的功能，而出现特殊姿势和保护性体位。例如，急性腰扭伤患者身体多向患侧侧屈，且有用手支撑腰部等姿势；落枕患者颈部僵直，转头时常连同身体一起动；下肢筋伤时，常出现疼痛性跛行以减少患肢的负重时间，并且健侧跨步仓促或拄拐以支撑躯体。

（二）　望局部

望局部包括范围较广，在筋伤患者中，除了要对毛发、五官、皮肤、爪甲等一般情况进行认真观察以外，更重要的是认真仔细地观察损伤局部，以初步诊断疾病的部位、性质和严重程度。

1. 望畸形　筋伤可能引起肢体畸形，但筋伤畸形往往没有骨折、脱位时的畸形明显，故需要仔细观察。例如，髋部筋伤时下肢可出现假长，桡神经损伤时出现腕下垂畸形。

2. 望肿胀、肤色　肿胀是筋伤中常见的症状。筋伤早期的肿胀是局限性的，陈旧性损伤肿胀不明显。肿胀而有波动感，说明内有积血或积液。新伤出血肿胀，并有局部肤色青紫。陈伤瘀血被吸收时局部肤色变黄，范围扩大。局部肤色发红并且肤温增高，提示继发感染。肤色苍白而发凉，说明血液循环障碍。局部肤色变黑，则提示组织坏死。

3. 望萎缩　慢性筋伤，由于损伤日久或过度疲劳，致气血虚少，筋肉失养，或由于肌肉、肌腱等组织的运动减少，局部气血运行迟滞，常可造成肌肉失用性萎缩。所以，对于慢性筋伤，还应注意观察局部是否有肌肉萎缩现象。例如，肩周炎早期可有微肿，中后期由于肩关节功能活动减少还可出现三角肌萎缩；腰肌劳损者可见背棘高凸；半月板损伤者，常见股四头肌的萎缩。

4. 望肢体功能　注意观察肢体功能活动情况，如上肢能否上举、下肢能否行走等；再进一步检查关节能否屈伸、旋转等。例如，肩关节的正常活动有外展、内收、前屈、后伸、内旋和外旋6种。凡上肢外展不足90°，且外展时肩胛骨一并移动者，说明外展动作受限制。当肘关节屈曲、肩关节内收时，肘尖不能接近正中线，说明内收动作受限。若患者梳头动作受限制，说明有旋外功能障碍。若患者手背不能置于背部，说明旋内功能障碍。如有活动障碍时应进一步查明是何种活动障碍，此时往往与摸法、量法结合进行，通过对比方法以测定其主动与被动的功能活动度。

（三）　望舌

望舌包括望舌质和舌苔，亦包括望舌底脉络。望舌虽然不能直接判断筋伤的部位和性质，但舌为心之苗、脾胃之外候，与各脏腑均有密切联系。所以，舌能反映人体气血的盛衰、津液的盈亏、病情的进退、病邪的性质、病位的深浅和筋伤后的机体变化。望舌是筋伤辨证的重要内容。舌质和舌苔在反映筋伤病情方面各有侧重，大体上，反映在舌质上的以气血变化为重点，反映在舌苔上的以脾胃变化为重点，故观察舌质、舌苔可相互印证。

1. 望舌质　正常的舌质为淡红色，色泽鲜明滋润。舌质淡白，提示气血不足或气伤血脱。舌质胖嫩边有齿痕者，为脾虚湿滞。舌质红可见于实热或阴虚内热，严重损伤早期血瘀化热亦常见红舌。舌质深红为绛舌，主热证和阴虚火旺。舌质红中带青紫色或蓝色，称为青紫舌，主瘀血。全舌紫者表示全身血行不畅或瘀血程度较重；局部紫斑者表示局部瘀血或瘀血程度较轻。亦有热盛紫舌，但紫中带有绛色。

2. 望舌苔　望舌苔可分为望苔质和望苔色两个方面。

（1）望苔质　苔厚为邪盛，苔薄为邪衰。苔由薄变厚者为病情加重，由厚变薄者为病情减退，这在创伤感染者中常见。苔润泽者有津液，干燥者为津液不足。苔腻者，体内有湿，有痰邪滞留，或为食积。苔剥而光，为阴虚内热，津液不足，或津液耗伤。

（2）望苔色　苔色有白、黄、灰、黑4种：①白苔：主表证、寒湿证。薄苔净而润泽为正常舌苔或疾病初起在表，苔白而滑多为寒证，厚白而滑多为寒证中之寒痰或痰湿，薄白干燥为津液不足，厚白干燥为湿邪化热，白腻者为痰湿阻滞。②黄苔：主里证、热证。薄黄而干表示热邪伤津，黄腻多为湿热，老黄（深黄色）、焦黄（黑黄色）为里有湿热积聚，黄白相间表示病邪由表入里、由寒化热。③灰苔：主里证，既可见于里热，亦可见于里寒证。灰苔即浅色苔，可由白苔转化而来，也可与黄苔同时并见。苔灰白而润多为寒湿内阻或痰饮内停，灰苔白而干燥多为热炽伤阴或阴虚火旺。④黑苔：主里证，主热极而又主寒盛。黑苔多由灰苔或焦黄苔发展而来，黑而燥裂，甚至有芒刺多为热极津枯，黑而润滑多为阳虚寒盛。

3. 望舌底脉络　凡舌底脉络青紫发暗者表示筋伤疾病瘀血内停。

二、　闻诊

《难经》云："闻而知之者，闻其五音，以辨其病。"闻诊包括听声音和嗅气味两个方面。除注意听患者的语言、呼吸、咳嗽等声音，嗅呕吐物、伤口分泌物、二便或其他排泄物的气味等一般内容之外，筋伤的诊断中还应注意以下几点。

1. 关节弹响声　关节内有游离体的患者，活动关节时可有弹响。膝关节半月板损伤者，在做膝关节旋转伸屈活动时，可发生较清脆的弹响。患有指屈肌腱狭窄性腱鞘炎的患者在做伸屈运动时，可听到弹响声。

2. 腱鞘的摩擦音　患有肌腱周围炎的患者在检查时常可听到捻发音，一般常见于有渗出的腱鞘周围，好发于前臂的伸肌群、大腿的股四头肌和小腿的跟腱部。

3. 关节摩擦音　退行性关节炎的患者在活动关节时，常可听到关节摩擦音。患有髌骨软化症的患者在做髌骨研磨时，也常可听到摩擦音。

三、 问诊

筋伤疾病通过问诊，主要了解患者筋伤的部位、时间、经过、暴力性质、伤后处理和伤情变化等情况，通过分析，可对伤情有一个初步估计。问诊内容主要包括以下几方面。

（一） 一般情况

一般情况包括姓名、性别、年龄、职业、婚否、民族、籍贯、住址、工作单位、电话号码、邮政编码、身份证号码等。这些内容不但有利于诊断时参考，也有利于建立完整的病历记录，便于查询、联系和随访。

（二） 主诉

主诉是询问患者的主要症状和受伤时间，提示病变的性质和促使患者前来就诊的主要原因，也是患者最需要解决的问题。因此，主诉是辨证中的主要依据。主诉的内容要求简明扼要。

（三） 现病史

现病史是指发病后的全身和局部情况，其内容包括以下几方面。

1. 伤处　对于损伤部位的情况要仔细询问，如疼痛、肿胀情况，伤肢活动程度，有无异常活动等。

2. 伤势　询问患者的受伤部位，受伤过程中是否昏厥，昏厥的时间及醒后有无再次昏厥；还要询问抢救措施等，以了解患者伤势的轻重。

3. 受伤时间　询问患者何时受伤，要问清楚日期和时间，以判断是急性损伤还是慢性损伤。如果患者就医前已进行了其他治疗，还要问清楚治疗时间和经过。

4. 受伤原因和体位　造成受伤的原因是多种多样的，故在询问时要问清楚受伤的具体原因，包括所受暴力的性质、强度和患者受伤时的体位。对慢性损伤者还要询问其职业和生活环境是否潮湿、寒冷等。

5. 寒热　询问恶寒、发热的时间和程度，以及与损伤的关系。如损伤初期发热多为血瘀化热，体温一般不超过38℃；而高热多为伤口感染邪毒，热盛肉腐化脓，体温常在38℃以上。

6. 疼痛　筋伤患者多有疼痛，要详细询问疼痛的起始时间、部位、性质和程度。询问是剧痛、酸痛还是麻木；疼痛是持续性还是间歇性，是加重还是减轻，疼痛的范围是在扩大、缩小还是局限固定不移，是多发性还是游走性，有无放射痛，放射至何处，服止痛药物后能否减轻，不同动作（负重、咳嗽、喷嚏等）对疼痛有何影响，与天气变化有无关系，休息及白昼、黑夜对疼痛程度有无影响等。一般情况下，剧痛者伤重，疼痛较轻者伤势也较轻；隐痛者多属慢性损伤，胀痛多为气滞，刺痛多为血瘀，酸痛多属慢性筋伤，游走性疼痛多属风邪侵袭等。

7. 肢体功能　如有功能障碍，应问清楚是受伤后立即发生的，还是受伤后经过一段时间才发生的。一般骨折、脱位后活动功能多立即丧失，筋伤大多随着肿胀发展而症状逐步加重。有功能障碍者还要询问是长期存在的还是间歇出现的，长期存在者多为损伤后组织粘连，间歇出现者多提示有某些障碍因素存在。例如，关节内有游离体，当游离体嵌在关节腔内时就会出现关节交锁现象。

四、切诊

切诊分为脉诊和摸（触）诊两部分。脉诊主要是掌握人体内气血、虚实、寒热等的变化。摸（触）诊是通过对患者的肌肤、四肢、胸腹及其他部位的触摸按压，以鉴别外伤的轻重和部位深浅。切诊在筋伤的诊断中十分重要。

（一）脉诊

脉诊亦称切脉。筋伤中常见的脉象有如下几种。

1. 浮脉　轻按应指，重按稍减而不空，多见于新伤瘀肿、疼痛剧烈。若见于大出血和长期慢性病者，说明正气不足。

2. 沉脉　轻按不应，重按始得。主里证，多见于内伤气血，损伤疼痛。

3. 迟脉　脉搏缓慢，一呼一吸脉来不足 4 次。一般迟脉主寒，主阳虚，多见于伤筋挛缩，瘀血凝滞。

4. 数脉　脉搏加快，一呼一吸脉来超过 5 次以上。数而有力，多为热证，细数而无力属阴虚火旺证，多见于损伤发热期。

5. 滑脉　往来流利，如盘走珠，应指圆滑。多见于胸部挫伤、血实气壅和妊娠期。

6. 涩脉　脉形细而迟，往来艰涩，如轻刀刮竹。主血瘀、气滞。

7. 弦脉　脉形端直以长，如按琴弦，寸、关、尺三部直起直下。主诸痛、肝胆疾病、阴虚阳亢。多见于胸部损伤和各种损伤剧烈疼痛，以及肝胆疾病、高血压、动脉硬化者。

8. 濡脉　浮而细软，脉气无力，与弦脉相对。多见于劳损、气血两虚。

9. 洪脉　脉来如汹涌波涛，来盛去衰。多见于伤后血瘀化热者。

10. 细脉　脉细如线，应指显然。多见于气血不足，诸虚劳损或久病体弱者。

11. 芤脉　浮大中空，如按葱管。多见于损伤后的各种大出血。

12. 结、代脉　间歇脉的总称。脉来缓慢时而一止，止无定数为结脉；脉来动而中止，不能自还，良久复动，止有定数而为代脉。多见于筋伤疼痛剧烈，脉气不衔接时。

筋伤疾患中的脉法纲要，可归纳为以下几点：①瘀血停积者多系实证，脉应坚强而实，并非虚细而涩。洪大则顺，沉细则恶。②失血过多系虚证，脉应虚细而涩，并非坚强而实。沉小则顺，洪大则恶。③六脉模糊者，证虽轻，而预后恶。④外证虽重，而脉来缓和有神者，预后良好。⑤在重伤痛极时，脉多弦紧，偶尔出现结、代脉，系疼痛引起的暂时脉象，并非恶候。在《伤科补要》中进行了详细的论述："伤科之脉，须知确凿。蓄血之症，脉宜洪大；失血之脉，洪大难握。蓄血在中，牢大却宜。沉涩而微，速愈者稀。失血诸症，脉必现芤。缓小可喜，数大甚忧。浮芤缓涩，失血者宜。若数且大，邪胜难医。蓄血脉微，元气必虚。脉症相反，峻猛难施。左手三部，浮紧而弦，外感风寒。右手三部，洪大而实，内伤蓄血。或沉或浮，寒凝气束。乍疏乍数，传变莫度。沉滑而紧，痰瘀之作。浮滑且数，风痰之恶。六脉模糊，吉凶难摸。和缓有神，虽危不哭。重伤痛极，何妨代脉，可以医疗，不须惊愕。"

（二）摸（触）诊

摸（触）诊亦称摸法，是筋伤辨证诊断的重要方法之一。《医宗金鉴·正骨心法要旨》说："以手扣之，自悉其情。"又说："摸者，用手细细摸其所伤之处……筋强、筋柔、筋歪、筋正、筋断、筋走。"因此，通过摸（触）诊可以对损伤部位的情况有较明确的了解，尤其在缺少检查设备的情况下更具有重要意义。

筋伤的摸（触）诊的方法很多，可以通过对损伤局部的详细触摸、按压，做到"手摸心会"，以明确损伤局部的情况，也可以通过牵拉，或关节的屈伸、旋转运动等检查关节的活动功能及损伤的具体部位。

1. 摸疼痛　确定压痛点是寻找病灶的直接方法，筋伤疾病常根据压痛点的有无、部位、范围、程度、性质等来初步诊断疾病。摸疼痛的方法主要是用手指按压损伤局部，以了解疼痛的情况。在检查按压痛时应注意以下几点。

（1）压痛范围的大小及部位深浅　急性筋伤时压痛范围比较局限，痛点明确；慢性筋伤时压痛范围比较广泛，常须认真、反复触按方能找出压痛点或区域。另外，深压痛常表示损伤病灶较深；浅压痛常表示损伤病灶较浅。

（2）压痛的程度及性质　急性筋伤时，对压痛十分敏感，常为剧痛、撕裂样疼痛。慢性筋伤时，压痛较轻，且多为酸痛、钝痛。另外，在神经损伤时，常会出现沿神经干和神经分布区域的放射性疼痛。

2. 摸皮肤

（1）皮肤温度　采用手背测试患肢或损伤局部皮肤温度的方法。不仅要比较患肢和健肢之间皮肤温度的差别，亦须比较同一肢体上下不同部位的差异。临床常可从皮肤冷热程度辨识属寒证或热证，以及了解肢体血液循环状况。

（2）窦道　慢性长期不愈合的窦道，须用探针协助，以了解其深度、方向等。

（3）瘢痕　对创伤后所造成的瘢痕，应触摸其深度和硬度，以及和周围组织粘连的情况，从而估计与关节畸形及功能障碍的关系。

3. 摸肌肉　正常的肌肉，即使在静息状态下仍保持一定的生理性张力，故具有一定的柔韧性。若下神经元损害时，受累肌肉丧失其生理性张力，称为弛缓性麻痹，触诊时感觉肌肉异常松软；上神经元损害时，肌肉张力增强，称为痉挛性麻痹，触诊时，感觉肌肉异常紧张。关节的疼痛、炎症等，皆可引起邻近肌群发生保护性痉挛，尤其在关节进行被动运动时，痉挛更加明显。肌肉可因外力损害或损伤性炎症而发生变性，出现纤维化、肥厚等，使其柔韧性发生改变，在触摸时感到肌肉呈条索状硬结。

4. 摸肌腱　当肌肉做主动运动时需用手指测定相应的肌腱滑动是否正常，如主要肌腱断裂，相应关节的主动运动就无能力，只是被动运动正常。同时应注意腱鞘有无增厚、触痛、较硬的结节、波动感等。

5. 摸肿胀

（1）外伤性血肿　在触摸时要注意其范围，张力大小，是否有随心跳而搏动，以估计出血量和有无较大动脉出血。

（2）关节积液　表浅而较大的关节积液较多时，可以触得囊性感，表浅而小的关节（如指关节）有积液时亦能触得一种弹性感觉。在测定关节有无积液的同时，还需辨别关节囊是否增厚及增厚的程度。在慢性滑膜炎中，滑膜可因炎症浸润而增厚。

（3）滑囊肿　正常的滑囊不能触及，但滑囊炎时能触得滑囊增厚、积液及触痛。如尺骨鹰嘴滑囊炎，滑囊增厚，同时有积液。

6. 摸肿块　了解肿块的解剖层次，表面是否光滑，明确其质地、大小，了解形态、边界、活动度等。

7. 摸畸形　筋伤疾患中出现的畸形，常与周围软组织的状况如肌肉萎缩或痉挛、皮肤的瘢痕挛缩及神经损伤有密切的关系。因此，在触摸畸形时，应注意周围组织的疾患。

第二节　常用诊断手法

一、触摸法

触摸法是用手指细心地触摸伤处，从而辨明损伤局部的情况。

二、挤压法

挤压法是用手挤压患处上下、左右、前后，根据力的传导作用来诊断骨骼是否折断，以排除骨折。

三、叩击法

叩击法是利用对肢体远端纵向叩击所产生的冲击力来检查有无骨折、骨病。

四、 旋转法

旋转法是用手握住伤肢的下端，做轻轻地旋转动作，观察伤处有无疼痛、活动障碍或特殊响声等。

五、 屈伸法

屈伸法是用手握住邻近的关节做屈曲、伸展动作，根据屈伸的度数来测量关节活动的功能。

六、 抗阻法

抗阻法是选择适当的体位，医者一手固定患者肢体远端，嘱患者抗阻力运动，以检查肢体肌肉的肌力及损伤部位、疼痛情况。

七、 二辅法

二辅法是医者用两手相互辅助的一种检查方法。其一，医者一手持伤处，一手持伤肢远端，做前后或左右的轻柔摆动，以测定有无骨折和关节的异常活动，借以判定有无骨折和筋肉韧带损伤。其二，用于测定骨折愈合情况时，用两手分持近骨折处的上下部位，做相反方向的轻柔摆动，以测定有无骨折或异常活动，借以判定骨折的愈合情况。

八、 对比法

对比法是在进行各类诊断检查时，应注意与健侧对比，相互参照，以知常达变，有助于明确疾病的性质、程度，做出准确的诊断，避免误诊漏诊。例如，在进行摸（触）诊时，必须注意与健侧比较，因为先天畸形等因素可影响诊断的正确性。同时，治疗前后也应当进行对比。

第三节　常用肢体测量法

肢体关节的运动主要是依靠关节及周围肌肉相互协调来完成的，通过对关节活动范围、肢体周径和肢体长度的测量，分析和了解肢体损伤程度，对于诊断、治疗和疗效观察均是必不可少的。

一、关节活动范围的测量

全身各关节都有其正常的生理活动范围，在肢体发生疾病或损伤时，其活动范围可发生变化，活动度减小或增大，也可出现超越生理活动范围的异常活动度。目前，临床上较为常用的测量方法是以中立位为0°计算的，简称中立位0°法。在测量时应注意除去关节周围的附加活动，如测量肩关节活动时，应固定肩胛骨；测量髋关节活动时，应固定骨盆。还应注意正常人体关节活动范围的差异，必要时要进行两侧关节活动对比。对不易精确测量角度的部位，关节功能可用测量长度的方法以记录各骨的相对活动范围，如颈椎前屈可测下颏至胸骨柄的距离，腰椎前屈时测下垂的中指尖与地面的距离等（表1-1~1-3）。

表1-1 上肢关节活动度测定法

部位名称	运动方向	正常范围	角度计的用法		
			固定臂	移动臂	轴心
肩胛带	前屈	0°~20°	通过肩峰前额面投影线	头顶和肩峰的连线	头顶
	后伸	0°~20°			
	上举	0°~20°	两肩峰的连线	肩峰与胸骨上缘连线	胸骨上缘
	下降	0°~10°			
肩关节（包括肩胛骨的活动）	前屈	0°~180°	通过肩峰的垂直线（站立或坐位）	肱骨	肩峰
	后伸	0°~50°			
	外展	0°~180°			
	内收	0°			
	外旋	0°~90°	垂直地面	尺骨	鹰嘴
	内旋	0°~90°			
	水平屈曲	0°~135°	通过肩峰的额面投影线	外展90°后进行水平面移动的肱骨长轴	肩峰
	水平伸展	0°~30°			
肘关节	屈曲	0°~145°	肱骨	桡骨	肘关节
	伸展	0°~5°			
前臂	旋前	0°~90°	与地面垂直	包括伸展拇指的手掌面	中指尖
	旋后	0°~90°			
腕关节	背屈	0°~70°	桡骨	第2掌骨	腕关节
	掌屈	0°~90°			
	桡屈	0°~25°	前臂骨（前臂轴的中心）	第3掌骨	
	尺屈	0°~55°			

表1-2　下肢关节活动度测定法

部位名称	运动方向	正常范围	角度计的用法		
			固定臂	移动臂	轴心
髋关节	前屈	0°~90°，0°~125°（屈膝时）	与躯干平行	股骨	股骨大转子
	后伸	0°~15°			
	外展	0°~45°	髂前上棘连线的垂直线	股骨中心线（髂前上棘至髌骨中心）	髂前上棘
	内收	0°~20°			
	内、外旋	0°~45°	膝90°屈曲位，由髌骨向下的垂直线	小腿长轴	髌骨
膝关节	屈曲	0°~130°	股骨（大转子与股骨外侧髁中心）	小腿骨（腓骨小头至外踝）	膝关节
	伸展	0°			
小腿	外旋	0°~20°	膝屈曲90°小腿长轴自然所向的位置	移动的外腿长轴	跟部
	内旋	0°~10°			
踝关节	背伸	0°~20°	向小腿骨轴的垂直线（足底部）	第5跖骨	足底
	跖屈	0°~45°			
足	外翻	0°~20°		足跖面	无规定
	内翻	0°~30°			
	背伸	0°~45°	第1、2跖骨间的足轴	同左	前足部关节
	跖屈	30°~40°			

表1~3　脊柱关节活动度测定法

部位名称	运动方向	正常范围（度）	角度计的用法		
			固定臂	移动臂	轴心
颈部	前屈	0°~60°	前额面正中线	外耳道与头顶连线	肩关节中心（肩峰部）
	后伸	0°~50°	前额面正中线	外耳道与头顶连线	肩关节中心（肩峰部）
	旋转	0°~70°	背面	鼻梁与后头结节连线	头顶
	左右侧屈	0°~50°	第7颈椎棘突与第5腰椎棘突的连线	头顶与第7颈椎棘突的连线	第7颈椎棘突
胸腰段	前屈	0°~45°	通过第5腰椎棘突的垂线，侧卧位时为水平线	第7颈椎与第5腰椎棘突的连线	第5腰椎棘突
	后伸	0°~30°			
	左右旋转	0°~40°	椅背的垂直线	两肩胛部的切线	两肩胛部的切线与椅背延长线的交点
	左右侧屈	0°~50°	Jacoby线中点上的垂线	第7颈椎与第5腰椎棘突的连线	第5腰椎棘突

二、 肢体周径的测量

筋伤患者常表现出肢体肿胀或萎缩，测量其肿胀或萎缩的程度对于了解病情轻重、评定治疗效果很有帮助。一般常用软尺测量肢体周径，测量时取肿胀或萎缩最明显处，并测量健侧对称部位的周径，分别记录，以做对比。肿块测量时以其直径或体积记录。

三、 肢体长度的测量

肢体长度的测量是临床常用的检查方法，测量时可用软卷尺或钢卷尺进行，主要用于筋伤与骨折、脱位及先天或后天畸形的鉴别诊断。

1. 上肢总长度测量法 即由肩峰至桡骨茎突尖部或中指尖部。

（1）上臂长度测量法 即由肩峰至肱骨外上髁部。

（2）前臂长度测量方法①尺骨长度：即由尺骨鹰嘴至尺骨茎突。②桡骨长度：即由桡骨小头至桡骨茎突。

2. 下肢总长度测量方法 即由髂前上棘至内踝下缘；脐或剑突至内踝下缘（骨盆骨折或髋部病变时采用），表示下肢与骨盆的关系。

（1）大腿长度测量方法 即由髂前上棘至股骨内侧髁或股骨大粗隆顶点至股骨外侧髁。

（2）小腿长度测量方法①胫骨长度测量方法：由胫骨内侧髁顶点至胫骨内侧髁尖。②腓骨长度测量方法：由腓骨小头至外踝下缘。

四、 力线测量方法

肢体损伤后，力线正常与否，对负重的下肢尤为重要。因为力线不正，将导致关节负重的应力改变而引起病变。

1. 上肢力线 正常由肱骨头中心，经桡骨小头和尺骨小头三点位于一条直线上。

2. 下肢力线 正常由髂前上棘经髌骨中点通过足第1、2趾间呈一条直线。

第四节 常用神经系统检查方法

神经损伤是筋伤疾病中的重要内容，诊断或处理不当常会给患者带来不可挽回的后果。因此，准确判断有无神经损伤和损伤的部位尤为重要。临证时应了解损伤原因、受伤部位、麻痹发生时间（伤后立即发生或逐渐发生）和伤后有否恢复现象等。具体检查应包括感觉检查、运动检查和反射检查等方面。

一、感觉检查

1. 触觉　患者闭目，医者以棉絮或棉签轻轻触其皮肤，并比较不同部位的触觉变化。触觉强度可分为正常、敏感、迟钝和消失4级。

2. 痛觉　用针刺皮肤以检查痛觉。操作时应掌握刺激强度，可从无感觉区向正常区检查。检查要有系统性，自上而下，注意两侧对比。痛觉分为正常、敏感、迟钝和消失4级。

3. 温度觉　用玻璃试管盛5~10℃冷水或40~50℃的温水，检查皮肤温度觉。

4. 位置觉　患者闭目，医者将患者末节指（趾）关节做被动活动，并询问其所处位置。

5. 振动觉　用音叉柄端放在被检者骨突或骨面上，如踝骨、髌骨、髂嵴、棘突、胸骨或锁骨，检查振动感觉。检查时，患者应闭目。检查的感觉改变应做详细记录，并以图示标出区域。

二、运动检查

1. 肌容积　注意肌肉的外形有无萎缩和肿胀。测出肢体的周径，按部位与健侧对比。

2. 肌张力　张力增强的肌肉，静止时肌肉紧张，被动活动关节有阻力，可见于上运动神经元损伤。张力减低，肌肉松弛，肌力减退或消失，可见于下运动神经元损伤。

3. 肌力　检查肌力时，必须将神经损伤水平以下的主要肌肉一一检查，并与健侧或正常人做对比，以估计其肌力。通常将完全麻痹至正常的肌力分为6级。

（1）0级　肌肉完全麻痹，完全无收缩力者。

（2）1级　肌肉动力微小，不能带动关节活动者。

（3）2级　肌肉动力可带动水平方向关节的活动，但不能对抗地心引力。

（4）3级　能在抗肢体重力而无抗阻力的情况下使关节活动。

（5）4级　能抗较大阻力，但比正常者为弱。

（6）5级　正常肌力。

三、反射检查

检查时应使患者体位适当，肌肉放松，避免紧张。医者叩击位置要准确，用力均匀，并注意两侧的对比。

1. 浅反射　是刺激体表感受器引起的反射，若消失则表明体表感受器至中枢的反射弧中断。

（1）腹壁反射　用钝器或手指轻划腹壁两侧上、中、下部皮肤，可见到该处腹肌有收缩反应。上腹壁反射消失提示胸 7~8 损伤，中腹壁反射消失提示胸 9~11 损伤，下腹壁反射消失提示胸 11~腰 1 损伤。

（2）提睾反射　用钝器轻刮大腿内侧皮肤，引起提睾肌收缩，睾丸上升。反射消失提示腰 1~2 损伤。

（3）肛门反射　用钝器轻刮肛门周围皮肤，引起括约肌收缩。反射消失提示骶 1~5 损伤。

2. 深反射　是刺激肌肉、肌腱、关节内的本体感受器所产生的反射。

（1）肱二头肌反射　患者前臂置于旋前半屈位，医者将其拇指放在肱二头肌腱上，用叩诊锤叩击拇指，引起肱二头肌收缩，由颈 5~6 支配。

（2）肱三头肌反射　患者前臂置于旋前半屈位，医者以手握住其前臂，用叩诊锤叩击其肘后肱三头肌腱，引起肱三头肌收缩，由颈 6~7 支配。

（3）桡骨膜反射　患者肘关节半屈，前臂旋前，叩击其桡骨茎突，引起前臂屈曲和旋外动作，由颈 7~8 支配。

（4）膝反射　检查时应使患者放松肌肉，用叩诊锤叩击其髌韧带，引起伸膝动作，由腰 2~4 支配。

（5）跟腱反射　用叩诊锤叩击跟腱引起足的跖屈。检查时患者仰卧，膝关节半屈曲，足跟向内。医者左手持握足部（拇指在下，其余 4 指在足背部，使足呈背伸位），右手叩击跟腱引起小腿三头肌的收缩和足的跖屈，由骶 1~2 支配。

3. 病理反射

（1）霍夫曼（Hoffmann）征　医者左手托住患者手掌，右手的食指和中指夹住患者的中指，再用拇指轻弹患者中指指甲。如引起患者拇指及其余各指出现屈曲动作为阳性反应，提示上运动神经元损伤。

（2）巴宾斯基（Babinski）征　以钝器划患者足底外侧，引起跗伸直背屈，其他 4 趾扇形分开为阳性反应。这是锥体束损伤所表现的最重要的一个病理反射。

（3）髌阵挛　患者仰卧，下肢伸直。医者以手指按在髌骨上缘，骤然向下推动髌骨，并将推下的髌骨继续保持于这个位置。如股四头肌肌腱有节律地阵阵收缩而使髌骨急速阵阵上下移动，则为阳性。

（4）踝阵挛　患者仰卧，医者用右手握住其足部，使膝关节处于半屈曲位，猛力推足使踝关节背屈。若引起踝关节有节律地出现屈伸动作，则为阳性。

第五节　特殊检查方法

一、脊柱检查

1. 头顶叩击试验　患者端坐，医者一手平按患者头顶，用另一手握拳叩击按在患者头顶的手背。患者若感觉颈部疼痛不适或向上肢窜痛、麻木，即为阳性。该法用于颈椎病或脊柱损伤的检查。

2. 椎间孔挤压试验　患者端坐，头部略向患侧的侧后方倾斜，医者两手交叉，按住头顶向下施加压力。患者若感觉颈痛并向上肢放射，即为阳性。该法用于颈椎病的检查。

3. 臂丛神经牵拉试验　患者端坐，医者一手握患者病侧手腕，另一手按住患者头部，两手反方向推拉。若患者感到疼痛并向上肢放射，即为阳性。该法用于颈椎病的检查。

4. 直腿抬高试验　患者仰卧，两腿伸直。分别做直腿抬高动作，然后再被动抬高。正常时双下肢抬高幅度相等且无疼痛。若一侧抬高幅度降低，同时又有下肢放射性疼痛即为阳性，提示神经根有压迫现象。应记录两腿抬高的度数。该法用于腰椎间盘突出症、坐骨神经痛的检查。

5. 直腿抬高加强试验　又称足背屈试验，体位同直腿抬高试验。当患者抬高下肢发生疼痛后，略放低患者下肢使其不感疼痛。医者一手握住患者足部突然使其背屈，若患者突感疼痛加剧或引起患肢的放射性疼痛即为阳性。该法用于腰椎间盘突出症和坐骨神经痛的检查。

6. 屈髋伸膝试验　患者取仰卧位，医者使患者下肢尽量屈髋、屈膝，然后逐渐伸直膝关节。若在伸膝时出现下肢放射痛即为阳性。该法多用于坐骨神经痛的检查。

7. 髋膝屈曲试验　患者取仰卧位，医者用两手握住患者两膝部使其髋、膝关节尽量屈曲，并向头部推压，使臀部离开床面。若腰骶发生疼痛即为阳性。如果腰部筋伤、劳损，或腰椎间关节、腰骶关节、骶髂关节有病变，或腰椎结核等，均可以出现阳性，但腰椎间盘突出症做此试验常为阴性。

8. 骶髂关节分离试验　又称"4"字试验。患者取仰卧位，医者将患者伤肢屈膝后做盘腿状放于对侧膝上，然后一手扶住对侧髂嵴部，另一手将患膝向外侧按压。若骶髂关节发生疼痛即为阳性。用于骶髂关节病变的检查，但事先应排除髋关节本身病变。

9. 分腿试验　又称床边试验。患者仰卧于床边，健侧在床上，患侧垂于床边。医者一手握住健侧膝部使其屈膝、屈髋，另一手扶住患侧大腿用力下压，使髋关节尽量后伸，若骶髂关节发生疼痛即为阳性，说明骶髂关节有疾患。

二、上肢检查

1. 肩关节外展上举试验（疼痛弧试验） 患者上肢外展 0°~60°不痛，外展 60°~120°疼痛，再上举 120°~180°反而不痛即为阳性，提示冈上肌肌腱炎。

2. 冈上肌肌腱断裂试验 冈上肌肌腱断裂后，上肢不能维持良好的外展位。患侧越用力外展，肩就越高耸。

3. 网球肘试验 患者前臂在旋前位并将桡腕关节屈曲再伸肘时，由于桡侧腕伸肌张力增大引起肱骨外上髁处疼痛，即为阳性。

4. 握拳尺偏试验 患侧握拳，拇指握于掌心内。医者一手握患腕，一手将患腕向尺侧倾斜，如桡骨茎突部疼痛即为阳性。该法用于桡骨茎突腱鞘炎的检查。

5. 屈腕试验 医者将患者伤侧手腕屈曲，同时压迫正中神经 1~2 分钟。如掌侧麻木感加重，疼痛放射至食指、中指即为阳性。该法用于腕管综合征的检查。

三、下肢检查

1. 髋关节屈曲挛缩试验 又称托马斯征。患者取仰卧位，尽量屈曲健侧髋膝关节，使大腿贴近躯干，腰部紧贴于床面。如果患髋不能伸直平放于床面或虽能伸直但腰部出现前突即为阳性。该法用于髋关节僵硬、强直或髂腰肌痉挛的检查。

2. 单腿站立试验 又称臀中肌试验。患者健肢单足站立，抬起患肢，患侧骨盆及该侧臀皱褶上升，即为阴性。再令患者以患肢单足站立，健肢抬起，则健侧骨盆及臀皱褶下降，即为阳性。此试验检查髋关节脱位或臀中、小肌麻痹，任何使臀中、小肌无力的疾病，这一体征均可出现阳性。

3. 浮髌试验 患者取仰卧位，患侧膝关节伸直，令其放松股四头肌。医者一手在髌骨上方压挤，将髌上囊区的关节液挤压到髌骨下方，另一手食指向下压髌骨。若出现髌骨有浮动感即为阳性，说明膝关节内有积液。

4. 膝关节分离试验 又称膝关节侧副韧带牵拉试验。患侧膝关节伸直，医者一手握住小腿下端，将小腿外展，另一手压住膝关节外侧向内侧推压。如膝关节内侧发生疼痛和侧方活动即为阳性，说明胫侧副韧带损伤或断裂。检查腓侧副韧带时，方法与之相反。

5. 推拉试验 又称抽屉试验。患者取仰卧位，患膝屈曲。医者两手握住患侧膝部下方，向前后推拉。若小腿有过度前移，表示前十字韧带断裂或松弛，反之表示后十字韧带松弛或断裂。

6. 回旋挤压试验 又称麦氏征试验。患者取仰卧位，医者一手握膝，另一手握足。先使患肢尽量屈膝，然后使小腿充分外展、旋外或内收、旋内，并逐渐伸直。在伸直过程中患膝出现疼痛和弹响声即为阳性。检查时小腿外展、旋内伸膝出现疼痛和弹响者，多提示外侧半月板损伤；小腿内收、旋外伸膝出现疼痛和弹响者，多提示内侧半月板损伤，但临床中也可能有与之相反的结果。

7. 研磨试验 患者取俯卧位。医者两手握住患肢踝部，屈膝90°，然后用力沿小腿纵轴向下挤压膝关节，并做内、外旋转活动。如患侧膝关节内外侧疼痛即为阳性，说明内、外侧半月板损伤。此外，如将小腿向上牵拉，做内、外旋转活动引起疼痛，则说明膝胫、腓侧副韧带有损伤。

8. 半月板重力试验 又称膝伸屈试验。患者取侧卧位，患肢离开床面。令患者做膝关节伸屈活动，用小腿的重力挤压内、外侧半月板牵张侧副韧带。如出现响声或疼痛，提示半月板或侧副韧带损伤。

第六节 常用现代诊断检查方法

一、 X线检查

X线检查对筋伤诊断的临床价值有限，主要用于与骨折、脱位和骨病等的鉴别诊断，但有时对肌腱、韧带和软骨损伤的诊断有重要的参考价值。例如，软组织损伤伴关节脱位或半脱位时，可根据关节的异常改变间接诊断软组织损伤情况。另外，陈旧性软组织损伤后伴有异位钙化者，亦可根据异位钙化的情况诊断软组织损伤。

创伤后筋伤的X线表现主要有以下征象：①软组织肿胀、厚度增加，局部膨隆。②局部脂肪影像密度增高。③软组织结构层次混乱不清，皮下脂肪因水肿而呈网状结构。④关节内积液、积血致关节囊膨隆、关节腔密度增高，邻近脂肪结构受压移位或变窄。

X线检查除了X线平片以外，对于部分非负重状态下X线表现阴性的软组织病变，如关节松弛、关节脱位和韧带损伤等，应力下X线片检查尤其重要。其检查方法是将被检查肢体强迫放在负重、内翻、外翻、外展或内收等体位下进行摄片，从而观察应力状态下骨关节的改变，并与非负重状态下的X线片进行比较，从而达到诊断筋伤等病变的目的。

二、 造影检查

造影检查是在人体的关节、椎管等体腔内注入不同密度的对比剂，使其腔内结构显影或与邻近结构形成对比，从而根据对比剂的填充或受压形态进行病变诊断的成像方法。造影检查有助于某些筋伤的诊断，如椎管造影可以根据对比剂在蛛网膜下腔内的分布和受压情况，对椎管内的病变进行定位诊断和鉴别诊断；关节造影可清楚地显示关节内软骨、韧带、半月板等软组织结构，根据对比剂在关节腔内的分布情况对关节内软组织病变进行诊断和鉴别诊断。

三、CT 检查

CT 检查可有效避免组织重叠，密度分辨力高，图像清晰，方法简便、迅速、无创、无痛苦，在临床疾病诊断中应用广泛。尤其是近年来，随着 CT 设备软、硬件技术的进步，CT 检查可对扫描图像进行任意角度和层面的重组，后处理技术更加先进，广泛应用于人体各个系统疾病的诊断中，对部分疾病的诊断具有不可替代的作用。CT 由于具有较高的密度分辨力，在筋伤疾病的诊断中应用越来越广泛，如对腰椎间盘突出症、腰椎管狭窄症、韧带肥厚、钙化等众多筋伤疾病的诊断具有重要应用价值，并可准确判断筋伤病变的性质、程度和范围等。

四、MRI 检查

核磁共振成像（MRI）是随着计算机技术、电子电路技术、超导体技术的发展而迅速发展起来的一种生物磁学核自旋成像技术。其原理是利用磁场与射频脉冲使人体组织内进动的氢核产生射频信号，经计算机处理而成像的。

由于人体组织中含有大量的水和碳氢化合物，所以氢核的磁共振信号强，这是 MRI 技术能被广泛应用于医学诊断的基础。MRI 信号强度与组织中氢核的密度有关。人体各种组织间含水比例不同，所含氢核数就不同，则 MRI 信号强度就有差异。利用这种信号差异作为特征，即可把各种组织分开，这就是氢核（质子）密度的 MRI 图像。人体不同组织之间、正常组织与病变组织之间的氢核密度及弛豫时间 T_1、T_2 三个参数的差异，是 MRI 用于临床诊断最主要的物理基础。

MRI 具有多参数、多序列、任意角度成像的特点，其图像更加清晰精细，能更客观、更具体地显示人体内的解剖组织及其毗邻关系，对疾病能更好地进行定位和定性诊断，在全身各个系统疾病诊断中均有广泛应用。由于 MRI 较 X 线和 CT 具有更高的软组织密度分辨力，尤其对水、脂肪、软骨等组织具有典型的影像学特征，对水肿、出血等具有很高的敏感性，因此，在显示软组织病变时 MRI 具有明显的优势。对于筋伤疾病的诊断，MRI 应作为首选检查方法，并注意针对不同的筋伤病变应用不同的扫描参数和序列，如脂肪抑制序列、磁敏感加权成像、平面回波成像、灌注成像、波谱分析、增强扫描等，才能更好地显示软组织病变的组织病理学特征，提供更丰富的病变组织成分信息，从而提高筋伤病变诊断的敏感性和特异性，提升临床医师对筋伤的诊断和鉴别诊断效率。例如，MRI 对肌肉、韧带、肌腱、关节软骨、半月板、椎间盘、脊髓与神经等筋伤病变的诊断已经广泛应用于临床，并发挥着至关重要的作用。另外，由于 MRI 对软组织病变的敏感性较高，故在筋伤病变的临床随诊和疗效评估中，也具有重要的应用价值。

五、 超声检查

用于筋伤的超声检查主要是肌骨超声（MSKUS）检查，是使用高频（9～18mHz）超声技术诊断人体肌肉、肌腱、韧带、滑囊、周围神经、骨与软骨及关节系统病变的一种超声检查方法。肌骨关节系统的超声应用范围涉及骨科学、运动医学、康复医学、风湿病学、疼痛医学、麻醉学等诸多学科，在很多疾病的诊断中发挥了重要作用，其独特价值日益受到重视。

肌骨超声检查的优势有：①对于浅表软组织的疾病，超声较其他影像学手段（如MRI）拥有更高的空间分辨率，可以显示零点几毫米级别的组织结构和微小病变，如细微骨折、肌腱撕裂、肌腱病、周围神经病变等。②可以实时动态地进行功能分析，配合动作观察，可发现只有在运动或特殊体位才能发现的病变，如肌腱和神经脱位、不完全的肌肉肌腱撕裂等。③即使不进行超声造影，也可以通过彩色多普勒（CDFI）和能量多普勒（PDI）技术获得血流成像，提供病变区域的血供信息。④检查便捷，价格低廉，无射线损伤，可重复性强，随访利用价值高，可用于门诊筛查，患者接受度好。

肌骨超声临床应用：除某些部位因骨皮质反射阻挡超声波无法到达外，肌骨超声对肌骨关节系统大部分软组织，能够准确显示这些组织的解剖位置、毗邻关系、形态大小、结构纹理、血流分布及运动状态，并能对发生于这些组织的解剖变异、炎症、退行性变、创伤及肿瘤等病变进行准确评价。此外，肌骨超声也适用于介入操作，如积液抽吸，关节腔、肌腱、腱鞘、关节周围组织或肌肉内药物注射，靶向神经阻滞，穿刺活检等。通过现代超声影像技术与传统医学针刀治疗的结合应用，可提高治疗的准确性、安全性，减少并发症。此外，现阶段剪切波弹性成像技术在肌骨超声领域开始应用，可通过剪切波传播速度判断局部软组织的硬度，目前的研究方向主要有跟腱、肌腱、骨骼肌等部位。此外，超声造影技术的应用，可真实反映病变部位的血流灌注及微循环状态，可清晰显示病变大致范围、病变部位与周围正常组织的界限，有利于临床治疗方式的选择及术后评估。

肌骨超声的局限性：肌骨超声对操作者的手法依赖性较大。另外，关节部位的解剖结构复杂，容易出现各向异性伪像。所以，操作者要经过标准化培训，并且熟悉肌骨关节系统解剖，才能较好地应用这项技术。

六、 关节镜检查

目前，关节镜检查主要用于膝关节检查，正逐步用于其他关节如肩、肘、桡腕、膝或踝关节的检查。此外，还有经皮穿刺椎间盘镜等。关节镜的适应证及其应用价值主要有以下几点。

1. 明确诊断　对不能明确诊断的关节疾病，可行关节镜检查以确诊。对临床已做出诊断并决定手术治疗的关节疾病，可在手术前行关节镜检查，以进一步明确临床诊断，从而避免不必要的手术。

2. 确定病变部位和程度　　通过关节镜检查可了解关节内损伤的具体部位和损伤的程度，以确定治疗方法。

3. 直视下取活检　　可在关节镜直视下获取病变组织送病理检查，明确诊断。关节镜不但可用于检查诊断，也可用于某些关节疾病的治疗，如可以使用膝关节镜进行关节内半月板切除手术等。

关节镜检查目前已被公认为是一种有价值的辅助诊疗方法，准确率高，并发症少，在临床上的应用越来越广泛。但是，关节镜检查不能排除或代替其他诊断方法，在临床上应有选择地使用。

七、 肌电图检查

肌电图检查是记录骨骼肌生物电的一种方法，依据病理肌电图的形态、分布和范围，可以确定神经损伤的部位，判断神经肌肉损伤的程度和预后，进一步对上、下运动神经元的病变予以鉴别。肌电图检查的临床意义有以下几点。

1. 自发电位的出现是下运动神经元损伤的可靠征象。

2. 部分神经损伤的肌电图表现比较多样。肌肉轻收缩时则呈现正常的功能运动单位电位，肌肉重收缩时一般出现单纯相，但也可能出现干扰相。

3. 进行多块肌肉检查有助于定位诊断，从而可以肯定某一周围神经有无损伤。

4. 肌肉长时间失神经支配会发生完全纤维化，则各种病理电位均告消失、运动单位电位缺失，出现病理性电静息状态。

5. 原发性肌病和失用性肌萎缩由于没有神经损伤，肌肉松弛时表现一般情况下为电静息状态，肌肉轻收缩时出现低短波运动单位电位；肌肉强力收缩时可出现电压较低的病理干扰相。

6. 肌电图可区分神经源性肌萎缩、肌源性肌萎缩和其他原因所致的肌萎缩，还可区别脊髓前角细胞和周围神经病变。

7. 神经传导速度可反映神经的传导功能。周围神经疾病时，传导速度改变最明显。脊髓前角细胞疾病时，如不合并周围神经变性，其传导速度多属正常。因此，传导速度减慢是周围神经损伤的表现，也是区别病变是在脊髓前角细胞还是在周围神经的主要依据。

八、 实验室检查

实验室检查是筋伤诊断中不可缺少的一部分，但对一般筋伤诊断意义不大，主要用于严重筋伤患者的诊断与鉴别诊断，并作为对病情变化、发展的判断和指导治疗的重要指标。随着筋伤学基础研究的开展，实验室检查在临床上越来越重要。

第九章　平乐正骨的筋伤治疗原则

一、调衡为纲

平衡是宇宙万物生存的永恒法则。人体是一个内外平衡的有机体。机体内在的阴阳、脏腑、气血及气机升降出入的协调平衡构成了人体的内平衡；人与自然、社会关系的相互依赖、和谐统一构成人体的外平衡。平衡是人体生命健康的标志，衡则泰，失衡则疾；恢复平衡是伤科治疗的目标，衡则康，失衡则痼。平衡是平乐正骨理论体系的基础。在临床治疗及养骨实践过程中，平乐正骨以平衡思想为指导，以"守平衡、促平衡"为目的，理、法、方、药处处体现平衡思想。

二、整体辨证

平乐正骨强调人身是一个整体，为一个小天地，牵一发而动全身。外伤侵及人体，虽然是某一部分受损，但医者必须从患者的整体出发，看待这一损伤。另外，外伤侵及人体，有些是直接受伤，有些是间接受伤，医者必须分清主次、轻重，然后辨证论治。如骨折的早期，影响其修复的有瘀血（瘀不去则新不生）、骨折端出现的有害活动及受伤肢体和全身因长期制动而致的失用性改变等，医者都要全面地分析，在不同时期有所侧重地给予处理，才能修复损伤，早日康复。另外，因骨折愈合在不同时期，机体有不同变化，平乐正骨十分强调在早期用祛瘀接骨方药，中期用活血接骨方药，后期用补肝肾接骨方药，并应结合患者情况，进行辨证施治。

三、筋骨并重

人体筋与骨是相互依赖、相互为用的。《灵枢·经脉》载有"骨为干，脉为营，筋为刚，肉为墙"。骨骼是人体的支架，为筋提供了附着点和支干，筋有了骨的支撑才能收缩，才能产生力，才有运动。而骨正是有了筋的附着和收缩，才能显示其骨架作用，否则只是几根散乱无功能的骨骼。人体骨居其里，筋附其外，外力侵及人体，轻则伤筋，亦名软伤，重则过筋中骨，又名硬伤。不论其单一受伤，或者两者皆伤，都会出现两者的功能协同障碍。平乐正骨十分强调治伤要筋骨并重，即使单纯的筋伤，从治疗开始也应不断地维持和发挥骨的支撑和筋的运动作用，只有这样才能加速创伤的愈合，收到事半功倍之效。

四、 内外兼治

人体是统一的整体，"肢体损于外，则气血伤于内，营卫有所不贯，脏腑由之不和"。无论跌打损伤，还是外邪侵袭，损伤筋骨，经络受损，将使气血紊乱，严重消耗津液，伤及内脏。若脏腑气血受损，可导致经络失调，加重外伤病情。在筋伤治疗中需要把握"内外兼顾"的原则，既要外治筋骨、皮肉损伤，又要内治脏腑、气血的病变。临床上可根据损伤的病理变化，或以外治为主，或以内治为主，或内、外治并重，灵活运用。平乐正骨十分注重通过揉药、理筋、活筋、关节活动等手法对筋肉的治疗，以内服药物调理气血，以外敷药物消肿止痛。

五、 动静互补

《吕氏春秋·尽数》说："流水不腐，户枢不蠹，动也；形气亦然，形不动则精不流，精不流则气郁……"此种用进废退现象，是生物的一般特性，平乐正骨十分强调这一规律在临床中的应用。根据每个患者的情况，一定要尽可能地进行和坚持有利于气血通顺的各种活动；把必要的暂时制动，限制在最小范围和最短时间内，这就要根据不同时期的病情，实行不同的活动和制动。例如，骨折后患肢失去支撑作用，功能受到影响，在骨折未愈合之前，需要一个静止的环境，以防止骨折再错位；而骨折断端之间，却需要生理性嵌插刺激活动，以缩小两折端之间距，加速骨折愈合，但要防止影响骨折愈合的剪力活动和旋转力活动。总之，根据病情，以固定制动，限制和防止不利的活动，反过来亦可鼓励适当的、适时的、有利的活动，以促进气血循环，加速骨折愈合。

六、 防治结合

一部分筋伤是因人们缺乏足够的自我预防保健知识所引起的，特别是慢性筋伤，治疗过程中常出现功能恢复缓慢或留有后遗症。所以，应将治疗与预防、保健密切结合起来，其目的就是尽快促使组织愈合，功能恢复。保健应当是积极的，除避免过度疲劳、注意休息以外，还可采取药物调补和功能锻炼等方法。实践证明，功能锻炼对于筋伤恢复确有良效，《吕氏春秋》有"形不动则精不流，精不流则气郁"的记载。合理的肢体关节活动和全身锻炼，能推动气血流通，促进祛瘀生新，使筋骨关节得到滋养，有利于慢性筋伤的修复。平乐正骨通过鼓励筋伤患者进行传统功法自我身心锻炼，一定周期的训练可使人达到"筋膜腾起、骨节灵通"的内在体感境界。

第十章　平乐正骨常用的筋伤治疗方法

一、休克处理

筋伤常可发生原发性休克和失血性休克。原发性休克又称神经源性休克，是由创伤直接引发的急性神经冲动（疼痛、恐惧等）所致，只要给予镇痛保暖、包扎固定等一般处理，多能很快恢复。失血性休克属于低血容量性休克，处理重点是补充血容量和止血，在积极输血补液的同时，先使用暂时止血措施，待休克初步纠正后，再进行根本性止血措施。保守治疗不能止血者，应尽早施行手术。失血性休克应快速输入全血，有利于提高血液的带氧能力，改善组织的氧供应。失血性休克的患者由于乏氧代谢，必然导致代谢性酸中毒，故在补充血容量的同时，还要补充碱性药物，如果酸中毒得不到及时纠正，既可加重休克，还会影响其他治疗措施的效果。此外还需注意，在血容量没有得到补充之前，升压药物要慎用，否则容易导致心力衰竭。如果血容量已经补足，而血压仍不回升，是因为外周血管痉挛，可应用阿托品、654-2、多巴胺等药扩张周围血管。多巴胺目前最为常用，因其能兴奋心肌，收缩皮肤血管，扩张肾血管，故对肾功能有保护作用。

二、伤口处理

对开放伤口的处理，要根据伤后所在地点、伤后时间、伤口的性质及全身表现等不同情况，在救命第一的原则思想指导下，采取相应的有效措施。若在现场急救，无论伤口大小，都要先行止血。一般伤口用无菌纱布敷盖，绷带加压包扎即可。在紧急情况下没有纱布绷带，用新布料、新毛巾也行，切不可用烟末、破布块、烂棉絮等不洁之物敷盖包扎伤口。如果伤口出血较多，可能是有较大的血管损伤，紧急情况下，可用双手卡压伤口近心端肢体止血。若能看到或找到损伤的血管，用钳夹止血最为理想，否则用弹力绷带或止血带止血并包扎伤口。用止血带一定要记录时间，在转运途中要有医生护送，每隔1小时左右放松1次，3~5分钟后再重新缚上。要注意伤员的生命体征，严密观察神志和瞳孔的变化，争取及早到达目的医院。开放伤口有两种情况：一是新鲜开放伤口；二是慢性感染伤口。新鲜开放伤口，要及时清创，越早越好，一般来说以不超过 8 小时为宜。因为在此期间，细菌还来不及繁殖，清创后的伤口不容易感染。患者进手术室前要做好充分准备，包括纠正休克，有关物理和化验检查，有关药物过敏试验，生命体征测量，局部备皮，保持好一条或两条静脉输液通道，并考虑好合适的麻醉方式。

清创术虽然清理污染伤口，但要求和无菌手术一样严格。术者洗手后戴灭菌手套，用灭菌敷料先盖住伤口，以防刷洗伤口周围皮肤时污水流入创面。先用肥皂水刷洗皮肤，继用温开水冲洗，反复 2~3 遍。创面用无菌盐水和双氧水交替冲洗，尽一切可能除去伤口内隐藏的污物，冲洗越充分感染率越低。皮肤消毒用 2.5%~3% 碘液（儿童用 1.5% 碘液）和 70% 酒精，范围要足够。创面用 0.1% 新洁尔灭消毒。然后换手套，铺无菌单，要否穿手术衣，要看伤口的大小、清创的难易和清创时间的长短来确定。

先用牵开器拉开伤口，仔细查看伤口内各组织的损伤程度。若口小腔大，可在伤口两端沿肢体纵轴方向扩大切口，然后由外向内，由浅入深，逐层清除血块、污染物、组织碎片，并切除一切失去生机的坏死组织，对有可能存活的皮肤不要过多修剪，否则皮肤最后缝合时会因张力过大而缝合口两侧的皮肤容易坏死，甚至引起筋膜间隔区综合征。一般皮缘的修剪以不超过 2mm 为宜。手和面部的皮缘更应珍惜。皮下脂肪因抗感染的能力低，可以多剪去一些。断裂整齐的肌腱可顺便修复，对已失去光泽而撕裂散开的肌纤维束应剪去。神经的处理与肌腱相同，但要注意与肌腱进行鉴别。神经略带淡黄色，断端常有少量出血为其特点，断端整齐者可一期缝合，否则用黑丝线将两断端固定在附近组织上用肌肉或筋膜覆盖，等待二期缝合。对损伤的微细血管经钳夹或压迫止血不出血者可不必结扎；对损伤的中小血管如尺动脉、桡动脉、胫前或胫后动脉，因为不影响远端肢体的存活，可予以结扎；大的血管如股动脉、肱动脉、腘动脉损伤，必须修补或吻合，否则会引起远端肢体的坏死。

慢性感染伤口原因较多，或是伤面污染严重而清创又不彻底引起；或是挤压伤引起皮肤肌肉缺血坏死；或是开放伤延误治疗时机而形成。对局限性感染伤口，用常规抗感染治疗，若伤口小引流不畅，可以扩大伤口或选择低位另做引流切口，以保持引流通畅。若伤口内有大量的坏死组织，酌情一次或分期切除，操作要细心，避免损伤大的神经血管。必要时取伤口分泌物做细菌培养和药敏试验，有针对性地选用有效抗生素。同时还要根据患者全身情况，结合局部创面和分泌物的形质、色泽、气味等，运用八纲辨证来确定疾病的性质。如患者全身表现形寒发热、口渴纳呆、大便秘结、小便短赤者为阳证；若表现形寒肢冷、面色㿠白、神疲乏力、自汗盗汗、大便溏泄、小便清长者为阴证。局部见肉芽鲜红、脓液质稀色淡且有腥秽恶臭者为虚证。诊断明确然后确定内治和外治的法则，选用相应的方药，中西医结合治疗以提高疗效。一般伤口可以延期缝合。不能延期缝合的大创面，待肉芽新鲜、创面干净后做点状或片状植皮术。

三、手法治疗

"筋者，束骨利关节也"。外力侵及人体，造成损伤，轻者仅及皮肉，为肿为疼；重者过筋中骨，而致骨折，脱位；再重者，可连及脏腑，危及生命。然而，不管何种损伤，虽有轻重不同、时间久暂之异，但都或轻或重伴有一定程度的筋肉伤，因而临床上常见大量筋伤患者。因此，治筋手法是治疗骨伤科疾病的基本手法之一。通过相对应的手法治疗，既能舒筋活血、消肿止痛，又可调理气血、强筋壮骨、通利关节，使损伤肢体恢复正常功能。平乐正骨常用的治筋手法，分为以下几种。

（一）揉药法

揉药法是传统的按摩方法与外擦药相结合的一种治疗方法。利用药物行气活血之功，结合按摩通经活络，使毛窍开放，有利于药物的渗透、吸收，从而充分发挥其药效。二者相辅为用，相得益彰。揉药法包括散剂揉药法和液剂揉药法。

1. 散剂揉药法　运用平乐正骨祖传特效药展筋丹与其特有手法相结合，以达到治疗目的方法。

（1）适应证　凡外伤气血瘀滞所致的肿胀疼痛、筋骨关节疼痛、功能障碍，或肢体麻木不用、筋强筋急、筋挛筋缩、筋弛筋软无力，或肌肉萎缩，或闪扭岔气等，均可采用散剂揉药法治疗。

（2）禁忌证　红肿热痛的热毒聚结，局部皮肤破损，或起有皮疹、水泡者忌用。

（3）应用方法　可分为穴位揉药法、疼点揉药法和关节处揉药法。将展筋丹装入鼻烟壶瓶内，用时以拇指指腹蘸药粉少许，然后将拇指置于选好的揉药点上，其余四指固定在肢体上，以拇指在局部皮肤上做旋转揉摩活动。

①穴位揉药法：经络内连脏腑、外络肢节、沟通内外、贯穿上下，是气血运行的通道。经络的穴位，则是经络在体表的枢纽，以司气血传输。通过损伤肢体的相应穴位，进行点穴按摩揉药，可调节脏腑经络的功能，并通过药物的渗入，起到祛瘀活血、通经止痛、强筋壮骨、疏利关节等作用。

②疼点揉药法：机体损伤处，必有肿疼及瘀血存在，如局部挫伤、扭伤、闪腰岔气等新鲜性损伤，可选择疼点进行揉药治疗，亦可用于陈旧性损伤。

③关节处揉药法：多用于关节疼痛，功能障碍，常作为骨伤疾病的后期疗法，通过药物作用，达到舒筋利节、消肿止疼的效果，且多用于活筋法之前，一般在关节的阳侧揉药。

每次旋摩50~100圈，以药尽为度，每日可进行1~2次，每次揉药3~5点，每点揉药3~5次。

（4）注意事项　①展筋丹的储存，应密封、防潮，避免光线直接照射。②揉药处的皮肤应清洁干燥。③手法要轻柔，部位要固定，旋圈不宜过大，一般范围以1元硬币大小为宜，否则药物分散，不易吸收，疗效不佳。④揉药时，不能上下、左右乱搓动，不能使局部皮肤活动，而是依靠拇指指腹在皮肤上做顺时针方向的旋转揉摩，借助指与皮肤之间的摩擦，使毛孔开放，药物渗入。⑤揉药点的选择，是根据病情，循经取穴或伤处或痛点或关节附近取穴，一般多取肢体阳侧穴位。⑥对新伤手法宜轻，或配合局部的轻推、轻按；对陈伤或筋伤的后期治疗，常配合活筋和练功，以促使功能恢复；对急性疼痛，多用循经取穴，或配合点、按、揉、捏等手法。⑦足底、手掌和瘢痕处不宜选为揉药点，因其处皮肤粗厚，药物不易渗入。

2. 液剂揉药法　常用的液剂药物包括展筋酊、白酒和红花樟脑酒水等。

（1）展筋酊　是展筋丹的酒浸溶液，故适应证、禁忌证同散剂揉药法。用时将展筋酊涂于患处，迅速以手指或手掌加以揉摩，待其吸收干燥后再涂再摩。每处 3~5 次，每日 1~2 次。一般适用于伤损中后期，或慢性劳损血气不和所致麻木、疼痛，关节拘挛不利。

（2）白酒　先将白酒加温，以手指或手掌蘸白酒少许，在患处缓缓揉摩，酒干后再蘸再摩，每次 3~5 次，每日 1~2 次。有散瘀滞、开结聚、疏通经络、调和营卫的作用，一般适用于筋肉伤的中后期，或慢性劳损血气不和所致麻木、疼痛，或用于筋肉疲惫、酸疼不适，以及压疮初起的瘀血凝滞等症。

（3）红花樟脑酒水　为红花的水或酒浸液，以手指或手掌蘸红花水少许，在患处徐徐揉摩，药干后再蘸再摩，每处 3~5 次，每日 1~2 次。有活血消肿止疼的作用，一般用于外伤后肿疼和压疮初起。

（二）理筋法

理筋法具有活血化瘀、消肿止疼、舒筋活络、宣通气血等作用，其中包括揉摩法、捏拿法、推按法、捋顺法和分筋法。

1. 揉摩法　用指腹或手掌放置患处，做直线来回或旋转的抚摩动作，手法比较轻柔，有消瘀退肿、舒筋止疼的作用。适应于筋伤初期局部肿疼，或外伤后筋急疼痛。

2. 捏拿法　由拇、食二指或拇指与其他四指相对，用力捏拿筋肉较厚的部位，做一紧一松的捏拿动作，有疏通气血、松解粘连及挛缩的作用，适应证同揉摩法。

3. 推按法　包括推和按两种手法。按，是对患处垂直的施力；推，是在按的基础上向一个方向推移的动作。两者多结合应用，但有时也可单独应用。有理气、活血、解郁的作用。一般应用于新、旧损伤的疼痛，以及闪腰、岔气、筋肉挛急等。其中又分为拇指推按法及手掌推按法。

（1）拇指推按法　适用于面积较小的部位，在伤处局部或其周围做由上而下或由下而上或左右推按动作。

（2）手掌推按法　适用于面积较大、肌肉较丰富的部位，由一掌或两掌，或两掌相叠，在伤处局部或其周围，或沿脊柱两侧由下而上或由上而下或左右推按。

4. 捋顺法　用双手拇指或鱼际或掌根顺肌纤维方向捏推或揉推，或在关节周围顺皮肤纹理揉推，手法要沉稳、适中。有舒筋活络、通利关节、促进肢体功能恢复的作用，适用于创伤中后期及恢复期患者。

5. 分筋法　是根据病情，以拇指或拇、食二指或协同其他手指做垂直于筋肉走向的拨动或推拉。可松解粘连、舒筋利节，促进关节与肢体功能恢复。此法主要用于创伤中后期及恢复期肌腱、腱膜、韧带粘连而关节拘挛、活动不利的患者，多与他法配合使用。

（三）活筋法

活筋法是一种恢复机体生理能力活动的被动性关节活动法，是筋伤治疗手法中非常重要的一种手法。不管骨折或脱位、跌扭伤筋，都适合于活筋手法。活筋法能使强硬的关节灵活、挛缩的筋肉舒展、筋弛无力的肢体恢复筋肉力量，肿疼的部位气血和顺、肿减疼止。另外，对劳损和痹症引起的肢节、筋骨疼痛，也有很好的效果。

活筋法可每日进行1次，每个关节活动3~5次，应先轻后重，再轻收功。每次活筋达到患者的最大耐受程度。可根据每次治疗时患者的反应，调整手法的轻重。即每次活筋后，若患者立即感到轻快，病情有所好转，即说明手法恰到好处；若活筋后没有一定反应，说明手法过轻，达不到治疗目的；若活筋后病情加重，经过休息仍不能缓解者，说明手法过重，应根据情况加以调整。

平乐正骨常用的活筋手法有伸屈法、收展法、侧屈法、旋转法、环转法、抖摆法、牵引法。

1. 伸屈法　医者一手（或助手）固定关节近端，另一手持肢体远端，做沿关节横轴的活动。适用于创伤中后期及恢复期关节挛急、粘连、屈伸不利及关节松解术后的患者，可舒筋利节，促进关节与肢体功能的恢复。

2. 收展法　医者一手（或助手）固定关节近端，另一手持肢体远端，做沿关节矢状轴的活动。此法为肩、髋、腕、踝等多轴关节特有的内收、外展功能疗法。适用于上述关节脱位，关节及近关节损伤的恢复期关节挛急、粘连、收展不利，以及关节松解术后的患者，可舒筋活络、通利关节，促进关节功能恢复。

3. 侧屈法　通过相应的手法，使关节做侧方的屈曲活动。适用于脊柱及腕、踝关节，促进关节功能恢复。

4. 旋转法　医者一手（或助手）固定关节近端，另一手持肢体远端，做沿关节纵轴的活动。适用于创伤中后期及恢复期关节挛急、粘连、旋转不利，以及筋膜松解术后的患者，可舒筋利节，促进关节与肢体功能恢复。

5. 环转法　医者一手（或助手）固定关节近端，另一手持肢体远端，做关节多轴向的联合环转活动。此法为肩、髋、腕、踝等多轴关节特有的功能疗法。适用于上述关节脱位，关节及近关节损伤的恢复期关节挛急、粘连、活动不利，以及关节松解术后的患者，可舒筋活络、通利关节，促进关节功能恢复。

6. 抖摆法　医者一手（或助手）固定关节近端，另一手持肢体远端，根据关节的不同轴向，迅猛用力抖摆肢体远端的疗法。适用于创伤中后期及恢复期肌腱、韧带、神经、关节粘连，活动不利的患者，可松解粘连、舒筋利节，促进关节与肢体功能恢复。

7. 牵引法　也叫拔伸法。医者一手（或助手）固定关节近端，另一手持肢体远端，向远端牵引肢体。本法多与他法配合使用。适用于创伤中后期及恢复期关节挛缩、周围粘连，活动障碍的患者，可舒缓肌肉韧带，松解粘连，舒筋利节，促进关节与肢体功能恢复。施法过程中患者应主动配合做患肢的伸展，使患肢向远端舒展。

以上各法根据需要，可以单独应用，也可数法协同应用。在施行手法的过程中，可配以助手固定患肢，或做反牵拉。

（四）　通经活络法

通经活络法常用于以上三法之后，用以安抚、疏通周身的气血，通经活络，包括循经点穴法和拍打叩击法。

1. 循经点穴法　根据患处的深浅、筋肉的厚薄，用拇指或肘尖，循患处相应经穴，或相邻近处的经穴，或阿是穴，进行点按、研揉以通经气、活血、止痛，并根据病情需要，采用补法或泻法。

2. 拍打叩击法　根据病情需要，可选用空心拳或空心掌，在患处或患肢做拍打、叩击，以安抚气血，通调经气，舒展挛缩，镇静止痛。

总之，急性筋伤肿痛者，当分清筋所属，给以循经疏导的手法，配合穴位点按，通经止痛，可收立竿见影之效。筋急可用循经远取点穴法疏通经络，缓急止痛。筋出巢可用远取点穴法配合自主肢体缓转法或被动旋扳法，使筋归位。慢性筋损伤者，主要表现为疼痛、麻木或酸困，当分清病因病机，在治疗上以就近取穴为主，兼以按摩通经活络，配合肢体功能活动。其方法是在生理活动范围内，活动患者各关节，先轻后重，再轻收功，应注意越是有障碍的活动方向就越要活动，并要求有所进展，直至达到正常活动范围。不能操之过急，一张一弛为之道，一定要循序渐进，持之以恒，才能收到良好效果。

四、药物疗法

药物疗法是筋伤的主要治疗方法之一。平乐正骨经过 220 余年历代传人的实践，已形成系统的独具特色的骨伤科药物疗法，创立了"破、和、补"的三期治疗原则，并创制了不少有效的方剂，一直沿用至今。

中华人民共和国成立后，在其第五代传人之一的高云峰和第六代传人郭维淮的主持下，利用现代科学技术，并广泛吸收各家之长，使平乐正骨包括药物疗法等各方面都有了很大发展，现将平乐正骨常用的药物治疗方法，分内治法、外治法加以论述。

（一）　内治法

平乐正骨内治法也是以八纲、脏腑、经络、卫气营血、三焦等辨证方法为依据，以气血辨证为纲，采用辨病与辨证相结合，根据损伤轻重、缓急，素体强弱，伤病新久，选用攻下、消散，或先攻后补，或攻补兼施，或消补并用等不同方法进行治疗。

1. 祛风通痹法　适于风寒湿邪侵袭人体后引起的一些疾病。本法用药多偏辛温、燥热，对有阴血不足，或阴虚有热者要慎用或加辅佐药物，以免辛燥伤阴。还应根据患者体质强弱、病程长短、风寒湿邪之偏重或夹热等辨证应用。

（1）发散通痹法　用以治疗风湿初侵，病邪表浅，痹阻经络腠理，关节不利，肢体或周身酸楚疼痛，或疼痛游走不定的风痹。此法用药多辛热温散，且所治多风邪夹湿，宜微汗，使风湿之邪随汗而解；不宜大汗，以免汗出而湿邪留滞。常用方剂有加味羌活胜湿汤等。

（2）温阳除湿通痹法　用于治疗湿邪侵袭，留滞肌肤关节，气血痹阻不畅，肢体或周身酸楚重着，疼痛不移，阴雨加重，舌淡苔白腻，脉沉缓的湿痹。本法用药多温燥，对阴津不足或湿邪化热者当慎用，以免燥热耗伤津血。常用方剂有加味防己黄芪汤、加味麻杏苡甘汤、加味升麻白术汤、利湿除风汤、加味肾着汤等。

（3）温经散寒通痹法　用于痹症或损伤后期，风寒湿邪侵袭，肢节冷痛，遇冷痛增，得热则舒的寒痹。常用方剂有益气、温经、祛寒、疏风的加味乌头汤，即乌头汤加羌活等；温经、活血、疏风的加减麻桂温经汤；温经散寒、祛风除湿、益气通络的加减乌头通痹汤；治疗损伤后期风寒湿邪侵袭，或陈伤旧损，瘀血内留，复感外邪的寒湿型血痹的大红丸加减；治疗寒型顽痹的顽寒痹通饮；治疗寒湿痹阻腰疼的加味术附汤、加味肾着汤；治疗宿伤留痛，复感外邪，温经祛寒、行瘀通络、疏风的宿伤拈痛汤；温经通络、行气活血，治疗梨状肌综合征和臀上皮神经炎等坐骨神经痛的加减地龙散加减。

（4）清热利湿通痹法　用以治疗湿热痹阻经络之热痹关节肿痛，症见灼热、伸屈不利、遇凉痛减，甚或发热心烦、口渴、小便短赤，舌红苔黄腻，脉濡数。常用方剂有清热除湿、祛风的白虎苍术羌活防风汤；清热除湿、祛风通痹的加减木防己汤；清热解毒、祛风除湿、活血通络、益气养血的加减历节清饮；清利湿热、宣通经络的加减宣痹汤。

（5）益气养血通痹法　用于痹症日久，气血亏损，或气血虚弱，风寒湿邪乘虚入侵；或损伤后期，气血虚弱，复感外邪所引起的肢节疼痛、屈伸不利等症。常用方剂有治疗痹症缠绵，反复发作，或气血虚弱、肝肾不足，风寒湿邪久留不去的加味独活寄生汤；益气和营通痹的加味黄芪桂枝五物汤；益气养血、温经祛风除湿的益气温经汤等。

2. 补益通络舒筋法　以温补法治其本，佐以消散治其标。用以治疗劳损类或兼有轻度闪扭，或损伤后期并发的一些骨关节疾病。此类疾病多为气血虚损，肝肾不足，积劳成疾，即或闪扭诱发；或损伤日久，伤病虽愈，正气已虚，并发或遗留陈伤宿疾，经久不愈。治宜补气血，益肝肾，佐以通经活络、舒筋止痛以治其标。临症应根据气、血、肝、肾虚之轻重和邪之深浅盛衰，分别选用下列方法治疗。

（1）益气通经活络法　用于治疗劳损，中气虚弱，四肢倦怠无力，腰膝酸痛，遇劳加重，方用加味益气汤、加味黄芪桂枝五物汤。腰痛或下肢痛，可加黑狗脊、小茴香、独活、川牛膝；若为老年性骨质疏松引起的腰痛，可加川续断、骨碎补；上肢或颈肩部痛，可加片姜黄、威灵仙、葛根。若劳损气虚，颈、肩、背及上肢疼痛麻木用加味神效黄芪汤，即原方加片姜黄、葛根、羌活、防风。若为股骨头坏死用益气活血养骨汤，以益气活血，滋肾养骨。

（2）滋肾养肝通络法　用以治疗肝肾不足引起的腰膝无力，筋骨痿软；或肝肾不足，复感外邪的腰膝酸软疼痛，步履艰难；或肝肾虚弱复受轻微闪扭损伤等所引起的一些疾病。常用方剂有：治疗肝肾不足、气滞之习惯性关节脱位的加味补肾壮骨汤；治疗肾虚腰痛的加减补肾活血汤；补肾养肝、通经祛风的乙癸并荣汤。

（3）大补脾胃法　用以治疗四肢倦怠无力，肌肉痿软，甚则吞咽困难的进行性肌无力及肌营养不良之类的疾病，方用健脾益气的强筋壮力汤，以强筋健力。

（4）利湿消肿法　用于中气不足，下肢虚肿，或膝及四肢关节的非创伤性肿胀、积液类病症。常用方剂有：加减利湿消肿汤，治疗慢性滑膜炎、滑囊炎、色素绒毛性滑膜炎，本方加三棱、莪术；液消肿退后，加山茱萸以巩固；红肿热痛者，加金银花、连翘、丹皮、大黄，或用加减蠲痹消肿汤；上肢加羌活、桂枝、嫩桑枝；下肢加木瓜、独活、川牛膝；红肿加生石膏、知母、玉米须、蒲公英；疼剧加乳香、没药、全蝎。

（二）　外治法

外治法是对创伤、骨病和伤科杂症的局部治疗方法。外治法在筋伤治疗中占有很重要的位置。外治方法很多，药物、手法、固定、牵引、手术和功能疗法等，均属外治法范畴。本节所论述的是药物外治法。

筋伤外治药物，是指应用于筋伤疾病局部的药物，是与内服药物相对而言。平乐正骨经过长期的实践总结，广泛应用敷贴、熏、洗、熨、擦、揉、涂、抹等外用药物治疗，取得了显著的治疗效果。

1. 敷贴类药物　是将药物直接涂敷或贴在损伤或病变局部，使药力直接作用于损伤或病变局部的治疗方法。吴师机概括其作用为"拔"和"截"，即病结聚者，拔之而出，使无深入内陷之虚；病邪所经者，截之而断，使无妄行传变之患。常用的有药膏、膏药和散药3种。

（1）药膏　又称敷药或软膏。

配制方法：将药碾成细粉，然后选用饴糖、蜂蜜、芝麻油或凡士林等调匀成糊状备用。用饴糖调配者，热天易发酵变质，故一次不宜调制太多。饴糖与药物之比，一般为3∶1。也有用酒、醋、鲜草药汁、鸡蛋清调配的，因易挥发，需临用时配制。用饴糖和鸡蛋清调配者，干涸后还有固定和保护伤处的作用。用于疮面的药膏，是用药物与油类熬炼或拌匀制成油膏，除药效作用外，还有柔软滋润保护创面肉芽组织的作用。

用法与注意事项：药膏一般为用时将其均匀地摊在棉垫或纱垫上，四周留边以免污染衣物，或将药膏直接涂敷患处，外以棉垫或2~4层纱布垫覆盖或衬包。药膏的更换，古有"春三、夏二、秋三、冬四"之说。一般应根据病情需要，气候冷热，2~4天更换1次。新伤宜勤换，陈伤可酌情延长。生肌拔毒类药物的应用，应根据创面脓液多少决定，脓多应勤换，以免脓液浸渍皮肤。用鲜草药汁、酒、醋等易挥发类辅剂调配者，应勤换，一般干涸即应更换。

若个别患者对药膏产生过敏，而出现丘疹、疹疡、水泡者，应及时停用，以淡盐水洗去药膏，撒以三妙散或青黛膏，必要时可给以抗过敏药物。用饴糖、蜂蜜、鸡蛋清调配的药膏，干后有一定的固定作用，但涂时应均匀、敷贴适体，以免压迫不适和擦伤皮肤。

种类：药膏种类很多，依其性能有祛瘀消肿止痛类，活血接骨续筋类，清热凉血解毒类，温经通络、散寒、祛风除湿类，拔毒生肌类等。临症可根据病情辨证选用。

（2）膏药　膏药古称薄贴，是中医药学外用药物中的一种特有类型。

配制方法：是将原药浸于植物油中（多用芝麻油），通过加热熬炼，待药黑枯后捞出，过滤后将油继续熬炼至滴水成珠后，再加入炒制后的黄丹，继续搅拌均匀，使丹变黑，即可收膏入水浸泡，揉和成团，置于阴凉或地窖处，以去火毒备用。膏药中，油与丹之比，一般是根据气候不同而增减，以往每斤（500克）油是按"秋七、夏八、冬四两"（16两）计量。其软硬度以富有黏性，烊化后能黏固于患处，贴之即粘、揭之则落者为佳。膏药的摊制，是将已熬成的膏药，置于小锅中用文火加热烊化后，对具有挥发不耐高热的药物（乳香、没药、樟脑、冰片、丁香、肉桂等），应先研为细粉，加入搅匀，再摊于棉布或牛皮纸上面，制成膏药备用，摊制应留边，以免污染衣物。对一些贵重、芳香开窍类药物（麝香、牛黄、珍珠、展筋丹等，或其他需特殊增加的药物），可在临用时撒在膏药上。

用法与注意事项：用时将摊好的膏药烘烤变软后揭开，需另加药者可撒于膏药上，立即贴于患处。若患部毫毛较多者最好去除，以免揭取时黏着疼痛。若贴膏药处出现皮疹发痒时（尤其夏季），应揭下，擦以酒精或撒以二妙散，待疹消后再贴或停用；对新鲜创伤有皮肤破损者不能用；因膏药内含有铅丹，需拍 X 线片时要揭去，并用松节油擦净后再摄片，以免影响清晰度而妨碍诊断。

种类：有温经通络类、活血化瘀类、拔毒生肌类等。平乐正骨膏药有接骨止痛膏、活血止痛膏，可用于治疗伤后瘀血肿痛、陈伤气血凝滞，也可用于伤科杂证。

（3）散药　又称掺药，是将原药碾成极细的粉末类药物。

配制方法：散药根据其用途，对制作细度也有不同要求。如用于吹鼻取嚏和伤部水泡等的散药，只要制成细粉即可；若用于肉芽创面或点眼用的散药，需研成极细粉，甚之需水飞制作方可。制成后收贮瓶内备用。

用法与注意事项：散药根据需要可直接撒于疮面，或撒于膏药上烘热后贴于患处。散剂用于肉芽创面者，只需弹撒微薄少许，有"上药如撒尘"之说；对于白降丹等专主腐蚀类药物，只能用于腐肉坏死组织，绝不能用于正常肉芽组织；凡有脓液的疮面，应先清洗脓液后再撒散药；对止血类散药，应先擦去渗血，随即撒上药粉，并以敷料加压包扎为宜。

种类：散药种类很多，按其性能分为止血收口类、拔毒祛腐类、生肌长肉类、渗湿解毒类等。平乐正骨展筋丹兼有上述作用，常用于创面贴敷。

2. 涂擦类药　可直接涂擦于患处，或在施行理筋手法时配合应用。常用的涂擦类药有酒剂、水剂、油膏与油剂。

（1）酒剂　即外用的药酒或药水。

配制方法：是用药与高度数的白酒和优质醋浸泡而成，一般酒醋之比为 8∶2，也可单用酒精浸泡。1 周内每日需搅拌或摇混振荡 1 次，此后每周 1 次。浸泡 3~4 周后，滤渣收贮备用。

用法与注意事项：一般是直接涂擦于患部，或涂擦后加以手法按摩活筋，皮肤有破损者不宜应用。

种类：外用药酒种类很多，根据其性能可分为活血止痛类、活血接骨类、舒筋活络类、追风祛寒类等，临症可根据病情辨证选用。

（2）水剂　即外用的药水。

配制方法：先将药加水煎熬两遍滤渣后，再煎，然后加入适量防腐剂，收贮备用。因水剂易腐败变质，不宜久贮。

用法与注意事项：一般是直接涂擦患处，除清热解毒类水剂外，一般皮肤有破损者不宜运用。

种类：外用水剂种类很多，根据其性能可分为清热解毒类、活血消肿止痛类、舒筋活络类、温经祛寒类等，临症可根据病情辨证选用。

（3）油膏与油剂　油膏和油剂是两种不同的外用药物剂型。

配制方法：油膏是用芝麻油将药物熬炼黑枯捞出过滤后，加入黄蜡收膏备用。油剂是用芝麻油将药物熬炼黑枯后，去渣过滤收贮备用，或将药物提取、精炼，收贮备用。

用法与注意事项：可直接涂擦于患处，也可配合手法按摩运用，既可发挥药物效用，又有润滑作用。除用拔毒生肌类治疗疮疡外，皮肤破损者不宜应用。也可由患者自己在患处涂擦做自我按摩用，但有皮肤破损者不宜应用。

种类：伤科油膏、油剂类药物种类很多，按其性能可分为活血散瘀类、拔毒生肌类、温经通络类、舒筋活络类等，临症可根据病情选用。

3. 熏洗湿敷类药

（1）热敷熏洗类药　是将药物置锅或盆中加火浸泡煮沸后，直接熏洗患处，以活血舒筋、温经散寒、疏利关节。

配制方法、用法与注意事项：将药物置锅或盆中加火浸泡煮沸后，先用热气熏蒸患处，待水温稍降后，再用药水浸洗患处。冬季可在患肢加盖棉被，以保持温度。每日熏洗2次，每次半小时至1小时。多用于四肢损伤后期关节僵硬，或并发风寒湿邪侵袭。皮肤有破损者不宜应用。

种类：热敷熏洗类药，按其性能有活血舒筋类、通经活络疏利关节类、温经活血祛风散寒类等，临证可根据病情辨证选用。

（2）湿敷冲洗类药　是用药水冲洗或用纱布蘸药水洗或湿敷患处的一种治伤方法，以舒筋活络或祛腐生肌。

配制方法：直接将药物放水中煎煮，待沸后再煎煮约10分钟，撤火、滤渣，放温后备用。或制成水溶液密封备用。

用法：用药水直接冲洗或用纱布蘸药水洗或湿敷患处。或用于慢性窦道的灌洗，或用于关节炎及骨髓炎的连续滴注冲洗。

种类：湿敷冲洗类药，依其性能有活血通经类、舒筋活络类、清热解毒类等，临床可根据病情辨证选用。

4. 热熨类药　热熨是一种热疗方法，热熨类药适于腰脊及躯干部不易外洗的部位，主要有下列2种。

（1）熨药　根据病情选用相应药物，装入布袋扎好袋口放入蒸锅中，蒸气加热后，熨于患处。有通经活络、舒筋止痛作用，适用于各种风寒湿痹疼痛。

（2）葱姜醋炒麸子　用米糠、葱、姜、醋炒麸子，装入布袋热熨。有温经散寒舒筋之功，适于各种风寒湿筋骨痹疼、腹疼、尿潴留等。

五、 固定疗法

当肢体受伤后，引起变位的原因很多，如外力作用的方向、肢体的重力、肌肉的牵拉、体位的变动等。固定就是要对抗其不利因素，并转化不利因素为有利因素。在治疗过程中，固定和运动是相对对立的，又是相辅相成的。然而，固定限制异常活动的同时也限制了肢体关节的生理活动和气血循行，在一定程度上影响了功能的恢复。所以，在治疗中应该适当掌握固定与活动的相对平衡，以静促动，以动促静，把合理、有效的固定和适宜的活动有机协调起来，以促进康复。

平乐正骨固定法的特点可概括为"效""便""短"。

1. 效　指有效而言。平乐正骨十分强调外固定首先是要"有效"，即能够限制各种不利于创伤修复的活动，保留、保护各种有利于创伤修复的活动。在固定治疗中，不管采用何种固定方法，以及使用固定物的多少、固定器材的选择和使用、固定的松紧度，都以能发挥有利于损伤关节的稳定、减轻疼痛、加快肿胀吸收、有利于损伤肢体及早恢复生理功能为目的。

2. 便　指轻便、简便和方便而言。即在有效固定的前提下，固定物应尽可能轻巧，固定方法尽可能简便。要求固定材料取材方便，便于操作与掌握，有利于患肢的功能锻炼和恢复。

3. 短　指固定时间和固定物而言。固定时间要尽可能短，因为再轻便的固定，都会限制机体一部分的活动，使机体某些机能废用，造成气血停滞，影响肢体的功能恢复。因此，在保证达到固定目的的前提下，固定时间越短越好，尽早解除固定，配合正确的功能锻炼，以促进功能的恢复。切不可盲目追求保险，无原则延长固定时间，而影响功能的恢复。

六、 物理疗法

物理疗法（简称理疗）是利用各种物理因子作用于机体，引起所需的各种反应，以调节、加强或恢复各种生理功能，促进病理过程向有利于疾病康复的方向发展，从而达到治疗目的的一种疗法。

（一） 物理疗法的治疗作用

1. 加速创伤的愈合　理疗可以改善局部血液循环，降低局部小血管的渗透性，提高白细胞和吞噬细胞的吞噬能力，从而消除局部组织水肿，改善组织缺氧和营养状态，消除炎症反应。

2. 减少瘢痕和粘连的作用　理疗可减少胶原纤维的形成和玻璃样变性过程，也可减轻瘢痕组织水肿，改善局部组织血供和营养，从而减少瘢痕和粘连的形成。同时，也可缓解或消除瘢痕瘙痒、瘢痕疼痛等症状。

3. 镇痛作用　炎症刺激、缺血、代谢产物、致痛介质、精神因素等都可产生疼痛。理疗可以提高痛阈，去除各种致痛因素，从而起到镇痛作用。

4. 避免或减轻并发症和后遗症　早期理疗可使肌肉得到较充分的活动，血运通畅，加速组织水肿吸收，避免关节粘连、僵硬、肌肉萎缩等后遗症。

（二）　物理疗法的种类

1. 电疗法　包括直流电疗法、低频脉冲电疗法、中频电疗法、高频电疗法等。

2. 光疗法　可分为红外线、可见光及紫外线等疗法。

3. 激光疗法　适用于扭挫伤、伤口及其感染、皮肤溃疡等。

4. 超声波疗法　适用于扭挫伤、神经损伤、关节炎、瘢痕增生等。

5. 药物离子导入疗法　适用于各种急、慢性筋伤疾病。

6. 磁疗法　适用于各种急、慢性筋伤疾病。

7. 蜡疗法　适用于各种软组织扭挫伤、瘢痕挛缩、粘连等。

除了以上理疗方法之外，还有水疗、冷疗等。总之，理疗方法很多，临床使用时，应根据病情及所具备的条件灵活选用。

七、 功能疗法

功能疗法是创伤治疗的重要组成部分。在实施过程中必须以保证骨折对位、促进骨折愈合为前提，以恢复患肢原有生理功能为目标。

功能疗法是平乐正骨的精髓之一，是"动静结合"的重要组成部分，是功能恢复的关键。适当的功能疗法可促进气血循行、瘀血消散，舒筋活络、利关节，防止肌肉萎缩与骨质疏松等，是减轻伤痛和促进骨折愈合、恢复患肢原有生理功能的重要手段。功能疗法既可用于骨伤科，也可用于其他疾病的康复治疗。功能疗法强调贯穿于疾病治疗与康复的全过程，与手法、固定、药物等疗法并驾齐驱，相辅相成。

（一）　功能疗法的作用

1. 活血化瘀，消肿止痛　瘀则不通，不通则痛。手法与适当的功能锻炼能促进气血流通，起到活血散结、祛瘀生新的作用。

2. 加速骨折愈合　气血畅通时，气血、精、津、液得以濡养五脏六腑、四肢百骸，髓充骨自长。

3. 舒筋利节，促进关节功能活动的恢复　关节长期固定不动，气血停滞不通，筋肉失养，则发生挛缩，关节僵硬，功能受限。活动可促进气血循行，筋得濡则柔顺，关节通利，则强劲有力。

4. 防止肌肉萎缩　长期不活动，肌肉可形成失用性萎缩，活动锻炼可促使脾强和肉长。

5. 防止骨质疏松　按摩活筋和功能锻炼，促进气血流通、五脏六腑功能旺盛，使肾强、髓充、骨坚。

（二）　功能疗法的应用原则

1. 在生理活动范围内进行。

2. 以不影响固定效果为前提。

3. 以不产生医源性损伤为前提。

4. 功能锻炼应从整复固定后即开始，并贯穿于治疗的全过程。根据病程的不同阶段，有计划、有节奏、循序渐进地进行。

5. 根据部位、年龄、性别、体质强弱的不同，进行个体化（力度、强度与范围不同）施治，严格选择方法与适应证。

6. 稳中求进，沉稳缓行，持之以恒，禁止使用暴力。

7. 做好患者的思想工作，消除顾虑，引起重视，发挥患者的主观能动作用，取得患者的配合。

（三） 功能疗法的分类

功能疗法分为主动功能疗法（功能锻炼法）与被动功能疗法（按摩理筋法）。主动功能疗法是指在医者的指导下，患者进行的自主活动锻炼，有活血消肿、通经利关节、促进骨折愈合、强筋健骨与促进关节功能恢复的作用。被动功能疗法是医生根据疾病与患者的不同特点，对患者实施的各种相应的按摩活筋与通利关节的手法，主要作用为舒筋利节，促进筋肉、关节与肢体功能的恢复。

1. 主动功能疗法（功能锻炼法）

（1）舒缩法 不伴关节活动的肌肉等长等张运动。有活血消肿止痛及矫正残余移位的作用，并可防止骨折移位，有"肉夹板"之功。适用于伤后早期锻炼。

（2）屈伸法 沿关节横轴的活动。有活血通经利关节及促进骨折愈合与关节功能恢复的作用。主要用于伤后早期肢体末端关节功能锻炼及中期近关节功能锻炼，也可用于脊柱功能锻炼。

（3）旋转法 沿关节纵轴的活动。有舒筋活络、通利关节、促进肢体功能恢复的作用。适用于恢复期患者功能锻炼及脊柱功能锻炼。但四肢骨干骨折未愈合者禁用或慎用。

（4）收展法 沿关节矢状轴的活动，为肩、髋、腕、踝关节的内收、外展的活动。可舒筋活络、通利关节，促进关节功能恢复。适用于上述关节脱位、关节及近关节损伤的恢复期功能锻炼。

（5）环转法 关节多轴向联合活动，为肩、髋、腕、踝等多轴关节锻炼法。有疏通气血经络、促进关节功能恢复及骨折愈合的作用。适用于上述关节及近关节损伤的恢复期功能锻炼及上肢骨干骨折中后期关节功能锻炼（如前臂骨折的大小云手锻炼）。

（6）抗阻法 为特定肌群负载活动法。可强筋健骨，促进肌力恢复，进而达到促进关节功能及肢体功能恢复、维护脊柱与肢体稳定的作用，多用于颈肌、腰肌与四肢伸、屈肌（如股四头肌等）锻炼。适用于恢复期患者及慢性运动系疾病的康复锻炼，包括屈肌抗阻、伸肌抗阻、旋转抗阻等功能锻炼法，以前两者常用。

（7）引伸法　为肌肉、躯干、四肢的舒张活动，如引颈垂肩、伸张四肢等。有舒筋活络，通经、利节、缓肌与宁心安神的作用，适用于肌筋劳损紧张挛缩者。

2. 被动功能疗法（按摩理筋法）　包括揉药法、理筋法、活筋法。

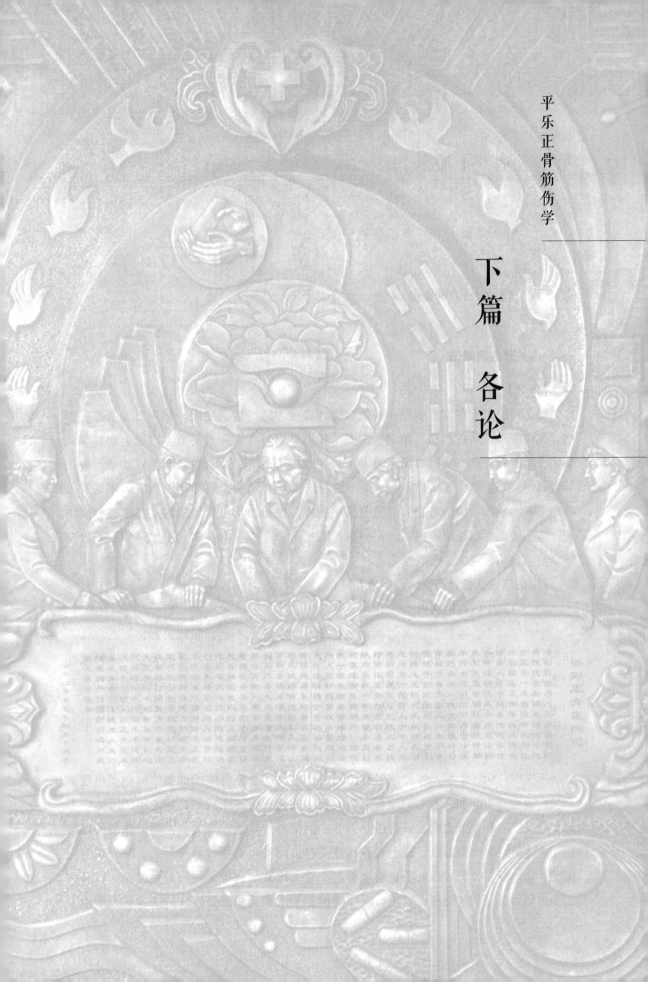

下篇 各论

第十一章 上肢筋伤

第一节 肩及上臂部筋伤

一、肩关节盂唇损伤

【概述】

因各种原因导致盂唇磨损、破裂而出现疼痛不适、活动受限，称为肩关节盂唇损伤，属中医学"肩挫扭伤"范畴。肩关节盂唇是附着在肩胛骨关节盂边缘上起加深关节盂作用的软骨盘，或称"肩窝的边缘"，由致密纤维组织和弹性纤维组织构成。肩关节盂唇使肩胛盂的深度增加，是肩关节在静态的稳定结构，肩部韧带和肌肉则是肩关节动态下的平衡结构。肩关节的超范围运动或慢性劳损均可导致盂唇磨损、破裂而出现疼痛不适、活动受限等症状，影响患者的生活和工作。本病多见于中老年人和投掷运动员，且病程越久，疗效越差。

【中医病因病机及西医病因病理】

（一）中医病因病机

中医学认为，本病多因暴力运动或体质虚弱、气血不足，筋肌失养，加之慢性劳作所引起。直接外力经肩部传导作用于关节盂唇而致本病发生。劳损患者则因轻微外力或无外力即可发病。肩关节脱位尤其习惯性脱位患者，常合并肩关节盂唇损伤。早期因损伤血不归经，气血阻滞引起疼痛；迁延日久，可因外感风寒湿邪客居伤部，气血不荣，导致疼痛加剧，重则影响肩关节活动，继发弹响、肩周炎等。

（二）西医病因病理

西医学认为，本病是各种原因导致的关节盂唇纤维复合体的劈裂或破损而出现的实质性改变。盂唇和肩胛盂的结合力随着年龄的增长而逐渐成熟，在老年则因体质下降而出现盂唇和关节盂软骨面边缘、关节盂的结合力降低。肩关节盂唇的撕裂可以发生于人体坠地时上臂着地，或上臂直接遭受打击而发生的肱骨异常运动。肱骨头向周围的冲击、反复过肩过顶的不良运动引起肱骨大结节与肩胛上盂唇间接撞击，以及肱二头肌肌腱的猛烈收缩和反复牵拉是致病的主要因素。在反复慢性劳损或暴力作用下出现关节盂唇损伤，损伤后，在盂唇周围形成血液纤维化和组织液渗出区，渗出的组织液可刺激局部引发疼痛，在遇到不良运动时因局部受挤压撞击则出现疼痛加剧。

（三） 平乐正骨学说

本病的病因病机核心是肱盂关节的气血平衡失调和筋骨结构平衡失调。一是气血失衡：因年老体弱，或因暴力损伤致局部脉络不畅、不通，气滞血瘀，筋肌失去气血濡养，而发为疼痛。另外，肩部又是易暴露部位，感受风寒湿邪机会增加，风寒湿邪客居损伤部位，加剧局部的脉络不畅，血不养筋导致疼痛发病。二是肱盂关节的静态和动态下的稳定结构失衡：盂唇损伤破坏了肱骨头与关节盂"吸盘"效应，改变了肱骨头与关节盂的接触面，动态下则加剧了肩关节的不稳定，肩部不当运动时再次重复损伤，盂唇周围的组织液渗出、炎性反应、炎性物形成刺激过程，气滞血瘀，脉络闭阻则引起疼痛。早期损伤与后期感受外邪相互作用，演变形成本虚标实之证。

【临床表现】

（一） 病史

患者多有肩部反复过度不良运动或外伤后失治误治病史，或体质虚弱，或频繁用肩，且有外感风寒湿邪病史。

（二） 症状

静态下，患者有肩关节内侧深部酸困不适感觉，不愿自主活动肩关节。动态活动时可出现肩关节维持在某个特定位置时疼痛，上臂抬举力量减弱或无力，肩关节有"断离、脱位"感，提重物尤其过顶时疼痛明显加重，而在上臂下落时出现短距离瞬间"落臂"感等。

（三） 体征

肩部疼痛，范围较局限，痛点不移，活动受限，上臂抬举无力，有时可出现肩部弹响，肩关节绞锁征等。

特殊体征：患者取坐位，使患者在上臂贴胸位状态下用患侧手指触摸对肩，出现患侧肩部疼痛逐渐加重，则为阳性。

本病以肩关节活动或维持在某个特定位置时诱发疼痛为临床特征。

【辅助检查】

X 线片及 CT 检查无明显异常。骨性盂唇损伤则可显示盂唇边缘撕脱骨片影。MRI检查对盂唇损伤具有重要协助诊断意义。关节镜检查可确诊。

【诊断及鉴别诊断】

（一） 诊断

1. 可有明显的受伤、劳损病史。

2. 肩部疼痛，范围较局限，痛点不移，活动受限，上臂抬举无力，有时可出现肩部弹响、肩关节交锁征等体征。

3. 确诊依靠关节镜检查。

（二） 鉴别诊断

1. 肩周炎　二者均具有肩部疼痛及活动受限症状。但肩周炎是以肩关节疼痛和活动不便为主要症状的常见病症，受天气变化影响明显，好发年龄在 50 岁左右，女性发病率略高于男性。表现为肩部逐渐产生疼痛，夜间为甚，肩关节疼痛及功能受限呈逐渐加重趋势，疼痛范围可涉及整个肩关节，肩关节周围压痛无明确固定点。而肩关节盂唇损伤则为肩关节活动或维持在某个特定位置时诱发疼痛，活动范围大，且避开特定位置后活动无障碍，肩关节内侧深部可有固定压痛点，天气变化对肩部活动和疼痛影响不明显。

2. 肱二头肌肌腱炎　二者均有肩部疼痛症状。肱二头肌肌腱炎患者通常在肩部近端前侧区域有慢性疼痛，疼痛的特有体征是在肱骨大小结节间沟有压痛。肱二头肌抗阻力试验（前臂伸肘旋后时抗阻力屈曲肩关节），可诱发结节间沟区的疼痛。疼痛加重与劳损后有关。而肩关节盂唇损伤疼痛点在肩关节盂周围的不同位置上，多在肱骨近端内侧前上下部，且仅肩关节在特定体位时诱发疼痛。

3. 冈上肌肌腱炎　冈上肌肌腱炎患者有不同程度的肩前方钝痛，疼痛可放射到三角肌止点和前臂中段。患肩的肱骨大结节处或肩峰下间隙压痛均为阳性。部分患者肩关节活动受限，均表现为肩关节外展、上举受限。有"疼痛弧"的症状，有的出现肩部撞击征阳性。所有患者均主诉在无诱因或轻微外伤及过劳后出现肩关节疼痛、活动受限，多数患者疼痛较剧烈，夜间影响睡眠。临床查体多存在肱骨大结节部明显压痛，可明确触及固定的、压痛极为明显的肿块。肩关节活动因疼痛而严重受限。钙化性肌腱炎 X 线片可呈现局部"云雾状"较高密度影。而肩关节盂唇损伤则为肩关节活动或维持在某个特定位置时诱发疼痛，多有明确受伤病史。疼痛多因关节运动时有局部组织压力影响而逐渐诱发，多无"疼痛弧"的症状，压痛点在肩关节内侧深部。

4. 肱二头肌腱损伤　二者均可有明确的外伤史，但"压痛是移动的"是肱二头肌腱损伤的症状特点。劳累后疼痛加剧。而肩关节盂唇损伤疼痛点在肩关节盂周围的不同位置上，范围大小不一，多在肱骨近端内侧前后深部，仅肩关节在特定体位时诱发疼痛。

5. 冈上肌腱损伤　冈上肌腱损伤多见于中老年患者，可有明显受伤病史，亦可以慢性劳损致伤，但肩部疼痛均在肱骨大结节位置，且肩关节后伸时疼痛明显加重，患侧手摸后背动作严重障碍。可有"疼痛弧"体征。日久继发肩周炎，出现肩周炎症状和体征。而肩关节盂唇损伤青中年患者居多，多有明确受伤病史，且压痛点不在肱骨大结节部位，可在关节盂的不同部位出现压痛点，无"疼痛弧"体征。

【治疗】

（一） **药物疗法**

1. 内治法

（1）中药辨证施治

早期（气滞血瘀）：治宜活血化瘀行气，舒筋活络，方用身痛逐瘀汤加减。

中后期（气血两虚、外邪内侵）：治宜补益气血，活络通痹，方用八珍汤或黄芪桂枝五物汤加减。

（2）中成药 本病后期可给予筋骨痛消丸、壮骨伸筋胶囊、安络痛片等。

（3）西药 可给予非甾体类抗炎药物口服，如美洛昔康片、洛索洛芬钠片、萘丁美酮等，但长期服用需注意胃肠道反应。

2. 外治法 早期可用活血接骨止痛膏烊化后贴痛处。中后期外用舒筋活血汤熏洗。

（二） **手法治疗**

患者取仰卧位或坐位，术者站于患者一侧，在肩关节内侧部用推拿、按摩舒筋及点穴手法施治。点穴按摩手法治疗为重要方法。术者用拇指揉，压天宗、秉风、肩髃、肩髎、肩贞、缺盆、巨骨穴，多指捏拿肩井穴，拇指点按曲池与肩部痛点各半分钟左右，每日1次。

闭合性损伤，可用展筋酊外擦患处，每日2~3次，以涂匀、轻度推揉、温热感为度。使用穴位按摩时可加用展筋散辅助治疗。

（三） **物理疗法**

损伤早期可行冷敷，后期可行热疗如红外线、超声波、热敷等治疗。

（四） **针灸疗法**

可选取肩髃、曲池、外关等穴位组方，每日1次，每次30分钟。后期可配合艾灸。

（五） **封闭疗法**

采用痛点局部封闭治疗。患者取坐位或仰卧位，术者按压患者肩关节内侧找到痛点后，用标记笔标记。常规消毒后，用5mL注射器吸取曲安奈德混悬液25mg+2%利多卡因2mL+维生素B_{12}注射液0.5mg，从标记点垂直进针，至痛点后先进行抽吸，无明显血性物抽出，则推药液注射于痛点。

（六） **固定疗法**

本病早期给予患肢行颈腕带悬吊3~4周，去除颈腕带后自主功能锻炼，直至功能恢复。

（七） **功能疗法**

损伤固定除去后，在疼痛能忍受的范围内，医者指导患者开始主动和被动肩关节功能锻炼，包括患肢肌力训练。需要注意的是，在进行肩关节活动过程中，早期活动避免强力使肩关节外展和过分提重物，以防再次损伤关节盂唇或破坏正在修复的关节盂唇。

（八）　手术治疗

对于肩关节盂唇损伤，影像学支持呈现明显破裂、移位、不愈合的情况，可考虑手术治疗。目前肩关节镜对于肩关节盂唇损伤程度的观察和治疗均有良好效果。关节镜同其他手段一起可以帮助医生更好地了解和治疗盂唇的各种损伤。

术后处理：术后颈腕带悬吊固定3周，1周内可在患肢固定中轻轻地活动肘腕和手部；3周后可去除颈腕带活动肩关节，但外旋不要超过中立位，后伸不要超过身侧；6周后逐渐自主加强功能锻炼，直至功能恢复。

二、　肩部韧带损伤

【概述】

肩部韧带损伤包括肩锁韧带、喙锁韧带损伤，可因直接暴力自上部向下部冲击肩峰，或因间接暴力过度牵拉肩关节向下引起肩部韧带损伤，引起外伤性肩关节脱位。由于肩关节的稳定全赖肩锁韧带与喙锁韧带加强，后者尤为重要。因此，当肩锁韧带破裂时，可引起肩关节半脱位，而当喙锁韧带破裂时则可引起肩锁关节全脱位。

【中医病因病机及西医病因病理】

（一）　中医病因病机

直接暴力或间接暴力冲击肩峰，造成肩部韧带损伤，虽由外触，势必伤内，先及皮肉，次及筋骨，皮肉筋骨的损伤，导致血溢于脉外。《医宗金鉴·正骨心法要旨》曰："跌打损伤之症需从血论。"《杂病源流犀烛·跌仆闪挫源流》亦曰："跌仆闪挫，卒然身受，由外及内，气血俱伤病也。"轻者肩周围软组织肿胀、皮肤青紫，肩部疼痛、关节屈伸不利；重者造成肩关节周围韧带、肌腱的撕脱、断裂，肩部剧痛、瘀紫漫肿，肩关节功能活动严重受限等。

（二）　西医病因病理

本病可因直接暴力自上部向下部冲击肩峰或因间接暴力过度牵拉肩关节向下引起肩部韧带损伤，引起外伤性肩锁关节脱位。当肩锁韧带破裂时，仅能引起半脱位；当喙锁韧带破裂时则引起全脱位。

（三）　平乐正骨学说

本病一是因年老体弱，体能下降，筋骨痿软，正气不足，荣卫气虚，加之劳损以及在睡卧时肩部易裸露当风，风寒湿邪乘虚而入，痹阻经络，气虚血瘀，血不荣筋，不荣而痛，而致气血失衡；二是因暴力损伤，组织撕裂，血不归经，溢于脉外，瘀血聚集出现肿胀，脉络阻滞不通出现疼痛。病久则因局部瘢痕粘连出现慢性疼痛及活动受限等。或创伤后治疗不当，肌腱磨损、水肿、粘连与退变，导致肩部脉络不畅、不通，气滞血瘀，经络痹阻，筋骨失去气血濡养，导致筋骨失衡。

【临床表现】

（一）　病史

一般有肩部外伤、劳损以及外感风寒等病史。

（二）　症状

1. 肩锁韧带损伤　急性损伤局部压痛，轻度肿胀，肩峰与锁骨不在同一平面，可以摸到高低不平的肩锁关节，肩关节活动功能障碍。

2. 喙锁韧带损伤　肩峰受上肢重量的牵引，则锁骨外端明显隆起，有弹性感；锁骨被动活动时，上下范围活动增加。

（三）　体征

1. 肩锁韧带损伤　肩锁关节半脱位时外观体征不明显。

2. 喙锁韧带损伤　肩锁关节全脱位时外观畸形明显。

【辅助检查】

1. 肩锁韧带损伤　应两侧肩关节 X 线摄片做对比。

2. 喙锁韧带损伤　X 线片显示肩峰与锁骨距离增大。

【治疗】

（一）　药物疗法

1. 内治法　治宜活血化瘀，通经止痛，方用活血舒筋汤或定痛活血汤加减。

2. 外治法　活血接骨止痛膏烊化后贴痛处。

（二）　手法治疗

肩锁韧带破裂引起的半脱位，喙锁韧带破裂引起的全脱位，手法复位比较容易。用一手压住锁骨外端，一手将上臂向上托住，很容易使肩锁关节复位。

（三）　固定疗法

1. 半脱位可用石膏围腰压迫带固定，再用三角巾兜起患肢防止下垂，固定 4~6 周后开始自主活动，亦可采用屈肘位。

2. 宽胶布环绕压迫固定法。在固定期间如发现胶布滑动，应及时更换胶布重新固定。

（四）　手术治疗

手术治疗采用切开整复核内固定法，术后用宽胶布固定患肩及上肢 4~6 周，并避免重体力劳动。对陈旧性韧带损伤脱位，如局部有疼痛，则可用克氏针固定，凿断喙突连同其附着的肱二头肌短头、喙肱肌、胸小肌转移到锁骨，用螺丝钉固定，利用肌肉的牵拉作用保持整复后的位置。

三、肩袖损伤

【概述】

因直接或间接暴力致肩袖（覆盖于肩关节前、上、后方之肩胛下肌、冈上肌、冈下肌、小圆肌4支肌腱组织的总称）实质性损害，从而引发肩部疼痛肿胀、功能障碍者，称为肩袖损伤。因本病损伤部位主要在肩袖与邻近软组织，故又称冈上肌综合征、冈上肌症候群。本病属中医学"肩挫损筋"范畴。肩袖位于肩峰和三角肌下方，上方与肩峰下和三角肌内滑囊相连，深面与关节囊紧密相连。肩袖的功能是在上臂外展过程中使肱骨头向关节盂方向靠近，维持肱骨头与关节盂的正常支点关系。肩袖的完整是盂肱关节稳定有力的保证。肩袖损伤将减弱甚至丧失这一功能，严重影响上肢外展功能。其中冈上肌与关节囊紧密结合形成肩袖的顶和肩峰下滑囊的底，是肩袖最关键的组成部分，在上臂外展中起起动作用，并在上臂整个外展、外旋及屈曲动作中，能协助三角肌发挥将肱骨头稳定在关节盂内的作用。因此，冈上肌对肩关节的主动运动有特殊意义。肩胛下肌腱止点附着于肱骨小结节上，外伤和劳损均可引发该止点肌腱损伤，肩胛下肌止点钙化也可导致肩袖损伤症状出现。冈下肌和小圆肌受损机会较少，但超出肩关节范围的运动可使其受伤，出现疼痛，影响肩关节周围肌肉对肩关节的稳定和协调作用，妨碍肩关节运动。肩袖损伤是中老年人常见的肩关节疾患，其发病率占肩关节疾患的17%~41%。因其缺乏典型症状，往往造成漏诊、误诊，导致早期延误治疗，后期出现严重的肩关节疼痛、功能障碍等后遗症。若复感风寒之邪，可形成"肩周炎"。

【中医病因病机及西医病因病理】

（一）中医病因病机

直接暴力打击、碰撞或跌倒使肩部着地均可造成肩部挫伤，或因抛掷重物用力不当，或外力牵拉旋扭用力过猛，使肩部过度外展、内旋、外旋、背伸，超过了肩关节的正常活动范围，导致肩部扭挫伤。伤后经脉损伤，内有瘀血，血溢脉外，瘀积于肌肤腠理之间，痹阻经脉，阻碍气机运行，出现肩部疼痛肿胀、活动障碍等一系列经筋功能紊乱的症状。若治疗不当，病程迁延日久，可形成慢性疾病过程，或复感风寒湿邪，继发"肩凝症"。

（二）西医病因病理

1. 创伤因素 由于职业需要肩关节反复极度外展运动（如棒球、仰泳、蝶泳、举重和排球运动）或不良运动，使肩关节被动极度外展，导致肌肉肌腹、肌腱韧带、关节囊等牵拉扭转，发生损伤；跌倒时手外展着地或手持重物，肩关节突然外展上举或扭转，均可引发本病。这是青年人发生本病的主要原因。损伤后出现组织撕裂，毛细血管破裂，瘀血聚集，导致循环障碍，出现红肿疼痛。病久局部瘢痕粘连，出现慢性疼痛及活动受限等。

2. 退变撞击因素　中老年患者肩袖组织因长期遭受肩峰下撞击、磨损而发生退变。肩峰的形态与肩关节撞击征密切相关，这种撞击大多发生在肩峰的前 1/3 部位和肩锁关节。肱骨大结节、肩锁关节的增生肥大、骨赘形成，低位肩峰和肩峰前下方钩状畸形，肩袖肌腱的肥大，以及异常的喙肩弓是发生撞击征的主要病理因素。当肱骨内旋或外旋中立位时，肩袖的这个危险区最易受到肱骨头的压迫、挤压血管而使该区相对缺血，肌腱发生退行性变。当肩关节外展上举时，肩袖受到肩峰和喙肩弓反复、微小的撞击和拉伸，使肩峰前下方形成骨赘，肩袖尤其冈上肌腱遭受撞击后，发生充血水肿、缺血变性乃至冈上肌腱损伤，甚或断裂。

（三）　平乐正骨学说

本病的病因病机核心为肩部气血平衡失调和筋骨互用平衡失调。气血平衡失调：一是因年老体弱，体能下降，筋骨痿软，正气不足，荣卫气虚，加之劳损以及肩部睡卧时多易裸露当风，风寒湿邪乘虚而入，痹阻经络，气虚血瘀，血不荣筋，不荣则痛；二是因暴力损伤，组织撕裂，血不归经，溢于脉外，瘀血聚集出现肿胀，脉络阻滞不通出现疼痛，病久局部瘢痕粘连出现慢性疼痛及活动受限等。或创伤后治疗不当，肌腱磨损、水肿、粘连与退变，导致肩部脉络不畅、不通，气滞血瘀，经络痹阻，筋骨失去气血濡养，而发本病。筋骨互用平衡失调：肩袖损伤后维持盂肱关节的稳定遭到破坏，当上臂外展、前屈、后伸活动过程中肱骨头在关节盂内的活动度出现增大趋势，进一步加剧了牵拉肩袖损伤方式，使筋伤加剧，肩袖软组织受牵拉引发神经传导，出现疼痛症状。治疗不当，日久则引起肩部脉络不畅、不通，气滞血瘀，经络痹阻，筋骨失去气血濡养，形成本虚标实之证。

【临床表现】

（一）　病史

一般有肩部外伤、劳损以及外感风寒等病史。

（二）　症状

本病多见于中老年患者，特别是重体力劳动者。伤前肩部无症状，伤后肩部有一时性疼痛，隔日疼痛加剧，持续 4~7 天。患者不能自动使用患肩，当上臂伸直肩关节内旋、外展时，肱骨大结节与肩峰间压痛明显。肩袖完全断裂时，因丧失其对肱骨头的稳定作用，将严重影响肩关节外展功能。肩袖部分撕裂时，患者仍能外展上臂，但有 60°~120°疼痛弧。

1. 肩关节疼痛是肩袖破裂的早期主要症状　初期呈间歇性，在劳作后及夜间患侧卧位时加重，休息后减轻。如有慢性肩峰下滑囊炎存在，疼痛呈持续性和顽固性。疼痛分布在肩前方及三角肌区，疼痛发作与撞击发生的频率密切相关。

2. 关节僵硬导致被动活动的范围受限　运动范围的极限会出现疼痛，入睡困难。

僵硬的原因极可能是部分撕裂，也可能是全层撕裂。僵硬表现为各个运动方向的受限，如上肢外展、内旋（从中立位开始计算角度），上肢后伸触摸后背（拇指尖所接触的棘突），从前方触及对侧肩部（同侧肘窝到对侧肩峰或喙突的距离），前屈（从中立位开始计算角度）。

3. 乏力或肌肉收缩的疼痛　疼痛限制了肩关节的活动。发病早期，疼痛与天气变化关系不大；发病后期，疼痛夜间痛甚，与天气变化有关。

（三）　体征

1. 肩坠落试验（落臂试验）　被动抬高患臂至上举90°～120°范围，撤除支持，患臂不能自主支撑而发生臂坠落和疼痛即为阳性。

2. 撞击试验　向下压迫肩峰，同时被动上举患臂，如在肩峰下间隙出现疼痛或伴有上举不能时为阳性。

3. 疼痛弧　患臂上举60°～120°范围内出现肩前方或肩峰下区域疼痛时即为阳性，对肩袖挫伤和部分撕裂有一定的诊断意义。

4. 盂肱关节内摩擦音　即盂肱关节在主动运动或被动活动中出现摩擦声，常由肩袖断端的瘢痕组织引起。

5. 冈上肌腱征　在肩胛骨平面主动内旋并外展上肢至水平位，出现疼痛和力弱。

6. 肩胛下肌腱征　上肢内旋，手放在背后向后推，此时出现疼痛和力弱。

7. 冈下肌腱征　上臂靠近身体，屈肘90°，以手背向外推，此时出现疼痛和力弱。

（四）　中医辨证分型表现

1. 瘀滞型　损伤早、中期，受伤部位肿胀，疼痛剧烈，局部有压痛，压痛点明显，肩关节外展上举等动作受限。

2. 风寒型　损伤后期，局部肿胀不甚，仍有压痛，但压痛点广泛，自感肩部酸困胀痛，昼轻夜重，肩部活动明显受限。病程长者可见肩部肌肉萎缩。

本病的临床特征为：肩部疼痛，活动受限，疼痛部位多在肩峰下、肱骨大结节部，肩关节活动受限，但以自主活动单向受限为主。因肩袖损伤以冈上肌腱损伤发病多见，故在肩关节外展时肌力减弱，可出现"疼痛弧"。患者做患肢背伸穿衣袖动作时诱发肩部疼痛而难以穿衣。

【辅助检查】

1. X线检查　对肩峰形态的判断及肩关节骨性结构的改变有帮助。部分肩袖损伤患者肩峰前外侧缘及大结节处有明显骨质增生。

2. MRI检查　可帮助确定肌腱的损伤部位和严重程度，尤其是磁共振血管造影（MRA）检查可以清晰地显示肩袖的撕裂部分，对诊断具有较高的价值。

3. 超声检查　超声检查也属于非侵入性诊断方法，简便、可靠、能重复检查是其优点。超声检查对肩袖损伤能做出清晰分辨，高分辨率的探头能显示肩袖水肿、增厚等挫伤性病理改变。其在肩袖部分断裂时显示肩袖缺损或萎缩、变薄；在完全性断裂时则显示断端和裂隙，并显示肌腱缺损范围。超声诊断对肌腱不全断裂的诊断优于关节造影。

4. 关节镜检查　　肩关节镜技术是一种微创性检查方法，诊断精确。

【诊断及鉴别诊断】

（一）　诊断

1. 有明确的外伤史。

2. 肩部疼痛，活动受限，疼痛部位多在肩峰下、肱骨大结节部，肩关节活动受限，但以自主活动单向受限为主。

3. 被动行肩关节外展活动时在 60°～120° 局部疼痛加剧。

4. 影像学检查

（1）X 线片检查　　助诊意义不大，但肩袖止点的变化、肱骨头位置上移等有时可见。

（2）超声检查　　帮助诊断意义较大，阳性率较高。

（3）MRI 检查　　可明确肩袖损伤的范围、程度，协诊意义重大。

（二）　鉴别诊断

1. 肩周炎　　肩周炎一般发病年龄在 50 岁左右，肩关节被动活动差，肩周压痛点广泛，X 线片显示肩关节间隙窄，骨质疏松。而肩袖损伤一般被动活动可，压痛点仅限于冈上肌及冈下肌止点（但有些广泛肩袖损伤也有肩关节僵硬），肩峰下间隙有变化，肱骨头旋转。

2. 颈椎病　　颈椎病压痛一般从颈部至肩部，呈放射状，颈部影像学检查有异常。而肩袖损伤压痛在冈上肌止点，疼痛仅限三角肌附近，肩部影像学检查有异常。

3. 四边孔综合征　　四边孔综合征压痛点主要在四边孔，肌肉萎缩只在三角肌，其他肌肉不受累，肩外侧皮肤感觉障碍。而肩袖损伤压痛点在大结节，肌肉萎缩主要是冈上肌和冈下肌，虽有时也有三角肌萎缩，但多为几块肌肉同时出现，或三角肌萎缩在后。

4. 肱二头肌长头肌腱炎　　肱二头肌长头肌腱炎压痛点主要在肱二头肌间沟，虽也会出现疼痛弧，但是不典型，主要是上肢后背时疼痛较甚，肱二头肌间沟封闭可立即见效。而肩袖损伤压痛点在大结节，可有典型疼痛弧，疼痛多在上举外旋时，大结节部位封闭可立即使疼痛减轻。MRI 检查可帮助鉴别诊断。

5. 冈上肌钙化　　冈上肌钙化多见于老年患者，与创伤无关，表现为不明原因的肩部疼痛，也可见外展无力，外旋时疼痛，压痛点也在大结节部位，有时与肩袖损伤不易鉴别，但借助 X 线、CT、MRI 检查等可帮助鉴别。

6. 肩峰下滑囊炎　　肩峰下滑囊炎主要表现为肩峰下疼痛、压痛，并可放射至三角肌，无疼痛弧，严重者有微肿。病程久时可引起局部肌肉萎缩，肩关节不能做外展、外旋等动作。而肩袖损伤压痛点在大结节，可有典型疼痛弧，疼痛多在上举外旋时发生。

【治疗】

对所有怀疑有肩袖损伤的老年患者或活动量小的患者在开始时应采用非手术治疗，包括活动方式改变、伸展与力量练习、抗炎药物治疗，均可以作为初始治疗方案。经保守治疗 3~6 个月无效时可以手术治疗。

（一）　**药物疗法**

1. 内治法

（1）中药辨证施治

瘀滞型（急性损伤期）：治宜活血祛瘀止痛，方用舒筋活血汤或活血灵加减。

风寒型（慢性凝结期）：治宜祛风散寒，舒筋通络，方用三痹汤加减。

（2）中成药　肩袖损伤可给予筋骨痛消丸、肿节风分散片、壮骨伸筋胶囊、安络痛片等。

（3）西药　缓解疼痛可口服消炎镇痛药，如吲哚美辛（每次 25mg，每日 3~4次）、吡罗昔康（炎痛喜康，每次 20mg，每日 1 次）、消炎痛片（每次 0.1g，每日 3次）。

2. 外治法　早期外敷用药可选择万灵筋骨膏或活血散，以消肿止痛、活血化瘀。后期可选用海桐皮汤熏蒸、泡洗等，或用活血接骨止痛膏敷患处，24 小时更换 1 次。

（二）　**手法治疗**

1. 急性期以轻柔手法为主，慢性期可用较重的手法，肩袖断裂早期则禁用手法。施法时，先用㨰法、拿法，点按肩周诸穴，以活血舒筋。然后，医者一手拿患腕，一手拿患肩，在拔伸的同时，直臂摇肩 5~7 次。接着，拿腕之手外展高举 140°后，将肘关节屈曲内收、后伸，再外展，伸肘高举，做回旋运动，同时，拿肩之手在肩峰上做掌按及揉散手法以解除组织痉挛，恢复其外展功能。最后，以肩部为重点，用抖法、推法、搓擦法做结束手法。

2. 平乐正骨展筋丹揉药法：术者沉肩、悬腕、垂肘，拇指螺纹面蘸少许展筋丹，以掌关节运动带动拇指螺纹面在肱骨大小结节部以画圆的方式运动，要求拇指螺纹面与穴区或痛区皮肤轻轻接触，运动时同皮肤摩擦，但不能带动皮肤，揉药范围约 1 元硬币大小，频率为每分钟 100~120 次，每穴操作 2~3 分钟，以局部皮肤微感发热即可。

（三）　**物理疗法**

红外照射适用于慢性期患者。

（四）　针灸疗法

本病采用复合针刺疗法。取穴时，主穴取巨骨、肩髃、肩井、阿是穴，可随症加减。每日 1 次，每次 30 分钟。

（五）　封闭疗法

本病采用肩袖肌腱止点内封闭。急性期患者可选择醋酸地塞米松、醋酸甲基强的松龙或醋酸氢化可的松 0.5~2mL，与等量或 2 倍的 1%局部麻醉剂混合，进行局部封闭注射。

（六）　牵引疗法

牵引疗法选用多功能牵引床。患者取仰卧位，在患肢前臂绑缚牵引装置后借助牵引床装置将上肢处于外展及前上举各 155°位，牵引重量为 3~4kg。可治疗 3 周。牵引的同时配合物理治疗，以避免肌肉快速萎缩。

（七）　固定疗法

损伤轻、肿痛轻微者用三角巾悬吊做短期固定，一般固定 3 周左右，待肿痛缓解后即行肩部功能锻炼。损伤急性期，肿痛明显者可行外固定支具将患肢置于 0°位，以放松肩袖损伤的肌腱止点和肌腹部，利于损伤部位的愈合和修复。但 0°位固定，患者多难以忍受，目前多采用外展架将患肢固定在肩关节外展 90°、前屈 30°位。

（八）　功能疗法

指导患者行"蜘蛛爬墙"或借助其他健身器材进行肩关节的前屈、后伸、外展及上臂的内、外旋转动作。坚持循序渐进、持之以恒，逐步恢复肌力，减轻疼痛。

（九）　手术治疗

术前任何明显的肩关节僵硬，在行肩袖修复术前必须先期治疗，以防术后出现更加严重的僵硬。在外科手术之前一定要使关节功能接近正常活动范围，以防止术后出现严重的关节僵硬。手术适合于年轻患者的急性肩袖损伤或 60~70 岁的老年患者，有明确的损伤后突然不能抗阻力外旋前臂症状。手术的目的是解除疼痛，而功能的改进源于疼痛的减轻。所有的患者都可以行前肩峰减压和修复术。随着关节镜技术的发展，肩袖损伤现在大部分是在关节镜下微创治疗，效果较好。部分巨大撕裂或条件较差者，可行小切口开放手术修补损伤的肩袖。

四、　冈上肌腱损伤

【概述】

因直接或间接暴力致冈上肌肌腱发生病损，从而出现肩部疼痛肿胀、功能障碍者称为冈上肌腱损伤。本病属中医学"肩挫损筋"范畴。冈上肌起始于肩胛骨的冈上窝，肌腱在喙肩韧带及肩峰下滑囊下面、肩关节囊上面的狭小间隙中通过，止于肱骨大结节上部。冈上肌腱是肩袖组成的最关键部分，受肩胛上神经支配，在上臂外展中起起动作用，并在上臂整个外展、外旋及屈曲动作中，有协助三角肌发挥将肱骨头稳定在肩胛关节盂内的作用。因冈上肌腱处于肩部应力集中交叉位置上，所受的牵拉力最大，故此牵拉致伤的机会明显增加；另外，冈上肌处于肩峰和肱骨头构成的狭小间隙中，故当上臂外展时极易遭受挤压而受伤；而冈上肌长期遭受各种劳损而造成缺血性退行性病变，以及冈上肌肌腱炎引起的钙盐沉积等均可引起冈上肌腱损伤。严格意义上讲，冈上肌腱损伤是肩袖损伤的一种。冈上肌腱损伤常发生在需要肩关节极度外展的反复运动中，故早期发病延误治疗，后期波及总腱（冈上肌、冈下肌、小圆肌、肩胛下肌4支肌腱在肱骨大结节部周围合并为总腱）导致肩袖损伤，引发肩关节疼痛、功能障碍等严重病症，若起居不当，感受风寒，治疗不力，尚可继发肩周炎等。冈上肌腱损伤是中老年常见的肩关节疾病，多见于40岁以上的体力劳动人群中，男性多于女性。本病常表现为缓慢发病、突然加剧的发病过程。急性期若未能给予有效治疗，则可转变为慢性期，形成顽固性肩痛。

【中医病因病机及西医病因病理】

（一）**中医病因病机**

中医学认为，本病的发生有外伤和劳损退变两方面因素。外伤因素：无论直接暴力或间接暴力作用于肩部，均可导致肩部肌肉筋脉等软组织损伤，出现肩部疼痛、活动受限。直接暴力多为受伤时外力直接击打或触碰；间接暴力多在主动掷物或提重时因牵拉、扭转用力过度、过猛，使肩部过度外展、内旋、外旋、背伸，超过了肩关节的正常活动范围，以及在被动牵拉、扭转时超出肌肉筋脉的承受能力，导致肩部经脉痹阻，气血运行不畅，气机失调，出现肩部疼痛肿胀、活动障碍等一系列经筋功能紊乱的症状。劳损退变因素：随着年龄的增长，肝肾亏虚、气血渐衰，易使冈上肌失去血液濡养而发生变性，韧性降低，脆性增加，弹力下降，加上肩关节的频繁活动及感受风寒湿邪等，使冈上肌腱慢性损伤，甚或钙化。在跌倒遭受轻微外力或肌肉突然收缩时，即可引起肌腱完全或不完全性断裂。若治疗不当，病程迁延日久，可形成慢性疾病过程，继发"肩凝症"等。

（二）**西医病因病理**

冈上肌腱是肩袖的重要组成部分。该肌腱起自肩胛骨的冈上窝，经肩峰下向前外伸展，终止于肱骨大结节，由肩胛上神经支配，其作用为固定肱骨头在肩胛关节盂中，并发挥与三角肌协同作用，使上肢外展。冈上肌在肩关节肌群中，是肩部力量集中的交叉点，受力于四方，故容易遭受牵拉、劳损。尤其是在肩关节外展时，冈上肌腱须穿过肩峰下和肱骨头上的狭小间隙，因受到喙肩韧带和肩峰的摩擦，容易受到挤压、摩擦，而产生肌腱无菌性炎症，炎症发生后很容易使肌腱钙化而变脆弱。导致损伤的另一种原因与该肌腱附着处为相对无血区有关。冈上肌腱在止点近侧的终末段1~1.5cm范围内为无血管区，该区域是肌腱近侧端滋养血管的终末端与肌腱在大结节止点部来自骨膜滋养血管的交界区域，又称危险区域。肌腱因缺血滋养退化变性，弹性降低，脆性增加，抗牵拉能力下降，轻微外力即可致伤。

冈上肌腱断裂多因间接外力所致，因直接打击肩部造成者少见。也可见于肩关节脱位合并肌腱损伤、断裂者。在青年主要由剧烈运动引起，如投掷运动或对抗大阻力等猛烈的外展动作均可引起冈上肌腱损伤。而在中老年人则由于随着年龄的增长而逐渐发生冈上肌腱的退行性变，使冈上肌腱的功能和弹性减退，在微小的损伤或没有损伤的情况下均可发生病变。上肢外展、手掌扶地、骤然内收，甚至在拾东西或骤然抬臂时均可引起冈上肌腱损伤。

（三）　平乐正骨学说

本病的病因病机核心为肩部气血平衡失调和筋骨互用平衡失调。气血平衡失调：一是因年老体弱，体能下降，筋骨痿软，正气不足，荣卫气虚，加之劳损以及在睡卧时肩部易裸露当风，风寒湿邪乘虚而入，痹阻经络，气虚血瘀，血不荣筋，不荣而痛；二是因暴力损伤，组织撕裂，血不归经，溢于脉外，瘀血聚集出现肿胀，脉络阻滞不通出现疼痛，病久则因局部瘢痕粘连出现慢性疼痛及活动受限等。或创伤后治疗不当，肌腱磨损、水肿、粘连与退变，导致肩部脉络不畅、不通，气滞血瘀，经络痹阻，筋骨失去气血濡养，而发本病。筋骨互用平衡失调：冈上肌腱损伤使其部分或完全丧失了上臂外展起动和将肱骨头稳定在肩胛关节盂内的作用。当上臂外展、前屈、后伸活动中，因稳定结构破坏，导致肱骨头在关节盂内的活动度增大，出现肱骨头与周围结构撞击，加剧冈上肌腱进一步损伤。若治疗不当，日久引起肩部脉络不畅、不通，气滞血瘀，经络痹阻，筋骨失养则出现疼痛，形成本虚标实之证。

【临床表现】

（一）　病史

本病一般有肩部外伤、劳损以及外感风寒病史等。

（二）　症状

肩部疼痛和外展活动受限。患者往往原有冈上肌肌腱炎的疼痛特点，当肩突然外展或肩部遭受外力后，肩部有撕裂感，然后疼痛加剧。

（三）　体征

冈上肌断裂患者，因失去冈上肌的作用，往往借助健侧上肢的帮助或向前弯腰，使患肢下垂外展至90°；或先耸肩，旋转肩胛骨，然后扭身，使上臂外展达90°后才能上举。这种扭转和旋转上臂的动作，称为上臂外展韵律紊乱，是冈上肌断裂的特有体征。

检查时，在肩外侧、肩峰下方、大结节上方有深在性压痛点，有时可伴有局部的肿胀，其次是肩外展活动受限，度数减小，外展韵律紊乱。患者越用力做肩关节外展，患肩耸肩越高，但肩外展超过 90°时，便可自动外展。这是由于冈上肌腱断裂以后，肱骨头失去悬吊和固定作用，冈上肌失去对肩外展的起动作用，而三角肌的收缩只能按其肌纤维的拉力线方向，使肱骨向上而不能外展。此病若病程长时，肌肉可有失用性萎缩，冈上窝部凹陷。

（四）　中医辨证分型表现

1. 瘀滞型　损伤早期，受伤部位肿胀疼痛明显，局部压痛加剧，压痛点明显，肩关节外展、上举等动作受限。

2. 风寒型　损伤中后期，局部肿胀疼痛轻，疼痛范围增大，肩部酸困感明显，肩部活动受限明显。病久可见肩部肌肉萎缩。

【辅助检查】

1. X 线检查　对肩峰形态的判断及肩关节骨性结构的改变有帮助。部分冈上肌腱损伤患者于肱骨大结节部可见骨皮质毛糙，甚或钙化影。

2. MRI 检查　可清晰地显示冈上肌腱损伤的程度和范围。

3. 超声检查　超声检查对冈上肌腱损伤诊断有较好的协助作用。

4. 关节镜检查　肩关节镜检查是一种微创性检查方法，诊断精确。

【诊断及鉴别诊断】

（一）　诊断

1. 病史　多在肩部外展起动时用力过度，或经常做肩关节外展活动，或外感风寒而引起冈上肌急、慢性损伤，创伤性炎症，加速冈上肌退变，影响肩关节功能活动。

2. 症状　肩部疼痛，可向颈部及上肢桡侧扩散，肩关节外展活动时疼痛加剧。病久者，出现肩部肌肉萎缩。

3. 体征　可在肱骨大结节顶部触及该肌腱增粗、变硬、无弹性或弹性差及压痛。肩外展试验阳性，并可出现疼痛弧征。

4. X 线检查　一般无特殊阳性发现；少数病例可显示冈上肌腱钙化或骨化影像。

（二）　鉴别诊断

1. 肩周炎　肩周炎起病缓慢，进行性加重，但常无外伤史及外伤时的撕裂感。外展受限与冈上肌腱断裂颇为相似，但功能受限是多方向的，夜痛明显。而冈上肌腱断裂在外展时起动困难，出现肩外展韵律紊乱现象，外展超过 90°后，其外展可正常进行。

2. 冈上肌肌腱炎　冈上肌肌腱炎与冈上肌腱断裂的临床表现极为相似，需注意鉴别。在发病上，冈上肌肌腱炎常缓慢发病，逐渐加重；冈上肌腱断裂在发病上则为缓慢发病，突然加剧。有较为典型的疼痛弧征，疼痛点在肱骨大结节部位，并随肱骨头的旋转而移动。而冈上肌腱损伤肩关节活动受限较重，肩外展韵律紊乱，未完全断裂者则可出现疼痛弧征，完全断裂者疼痛弧征可不明显。

3. 肱二头肌长头肌腱炎　肱二头肌长头肌腱炎压痛点主要在肱骨大小结节间沟，虽然有时也会出现疼痛弧征，但不典型，主要是上肢背伸时疼痛加剧。而冈上肌腱损伤压痛点在大结节，可有较典型的疼痛弧征，疼痛多在上举外旋时，大结节部位封闭可立即使疼痛减轻。MRI 检查可帮助鉴别诊断。

4. 冈上肌钙化　冈上肌钙化多见于老年患者，与创伤无关，有不明原因的肩部疼痛，也可肩关节外展无力、外旋时疼痛，压痛点也在大结节部位。而冈上肌腱损伤，肩关节活动受限较重，肩外展韵律紊乱，未完全断裂者则可出现疼痛弧征。X 线、MRI 检查可明确鉴别。

5. 肩峰下滑囊炎　肩峰下滑囊炎主要表现为肩峰下疼痛、压痛，并可放射至三角肌，严重者有微肿。病程久时可引起局部肌肉萎缩，肩关节不能做外展、外旋等动作。而冈上肌腱损伤肩关节活动疼痛点在肱骨大结节处，可向颈部、上肢桡侧扩散，肩外展韵律紊乱，疼痛弧征可不典型。

【治疗】

本病急性期治疗以患肩适当制动，配合物理疗法及药物疗法，给予活血化瘀、消肿止痛药物为主。慢性期治疗以养血活血、舒筋活络、通利关节为主。

（一）药物疗法

1. 内治法

（1）中药辨证施治

瘀滞型：损伤初期，局部肿胀、疼痛。治宜活血化瘀，通经止痛。内服桃红四物汤加味或活血止痛散加减。

风寒型：损伤后期，局部困酸胀痛，肩部活动明显受限。治宜舒筋活络，温经散寒，方用三痹汤加减。

（2）中成药　可给予养血止痛丸、壮骨伸筋胶囊、正骨紫金丸等。

（3）西药　缓解疼痛可口服消炎镇痛药，如萘丁美酮胶囊（每次 1g，每日 2 次）、炎痛喜康（每次 20mg，每日 1 次）、消炎痛片（每次 0.1g，每日 3 次）、尼美舒利片（每次 0.1g，每日 2 次）。

2. 外治法

（1）早期外敷用药可选择万灵筋骨膏或活血散，以消肿止痛、活血化瘀。后期可选用海桐皮汤熏蒸、泡洗等。

（2）舒筋活血祛痛膏外敷患处，24 小时更换 1 次。

（3）活血接骨止痛膏外敷患处，7 天更换 1 次（患部清洁后可重复使用，药效 7 天）。

（二） 手法治疗

1. 理筋手法 将冈上肌腱损伤累及的颈、肩、臂、肘部肌筋，做广泛性地舒筋治疗，使粘连组织松解柔和，血脉通畅。

（1）按摩揉拨法 患者取坐位，术者立于伤侧，一手托握上肢，将肩关节外展45°左右，使该肌放松，用另一手掌或鱼际部按摩肩部2分钟；然后，用掌根或大鱼际部揉冈上肌附着点3分钟；再用拇指于肱骨大结节处揉、拨冈上肌腱附着点2分钟，以达到舒筋通络之目的。

（2）牵抖揉搓法 患者取坐位，术者立于伤侧，双手相对用力上下往返揉、搓伤肢数遍；然后，双手握其腕部牵抖伤肢，以达到疏通伤肢气血之目的。

2. 平乐正骨展筋丹揉药法 术者沉肩、悬腕、垂肘，拇指螺纹面蘸少许展筋丹，以掌关节运动带动拇指螺纹面在肱骨大小结节部以画圆的方式运动，要求拇指螺纹面与穴区或痛区皮肤轻轻接触，运动时同皮肤摩擦，但不能带动皮肤，揉药范围约1元硬币大小，频率为每分钟100~120次，每穴操作2~3分钟，以局部皮肤微感发热即可。

（三） 牵引疗法

牵引疗法选用多功能牵引床，患者取仰卧位，在患肢前臂绑缚牵引装置后借助牵引床装置将上肢处于肩关节外展90°、前屈30°及外旋30°位，牵引重量为3~4kg。可治疗3周。牵引的同时配合物理治疗，以避免肌肉快速萎缩。

（四） 物理疗法

急性期在1~2天内用冷毛巾或冰块做肩部冷敷；慢性期可行局部热敷或红外线照射等。

（五） 针灸疗法

针灸治疗取肩井、秉风、肩贞、肩髃、曲池等穴，每日1次，每次30分钟。

（六） 固定疗法

损伤轻微者用三角巾悬吊做短期固定，一般固定3周左右，待肿痛缓解后即行肩部功能锻炼。损伤急性期，肿痛明显者可行外固定支具将患肢置于0°位，以放松肩袖损伤的肌腱止点和肌腹部，利于愈合和修复。但0°位固定，患者多难以忍受，目前多采用外展架将患肢固定在肩关节外展90°、前屈30°及外旋30°位4~6周。在固定期间，患者可进行手腕关节功能锻炼。

（七） 封闭疗法

本病用醋酸泼尼松龙或醋酸氢化可的松0.5~1mL加2%普鲁卡因5~10mL，在压痛最明显处做组织浸润，每周1次，连用2~3次。

（八） 功能疗法

指导患者行"蜘蛛爬墙"或借助其他健身器材如悬吊滑轮、环形训练器等进行肩关节的前屈、后伸、外展及上臂内、外旋转等动作，逐渐进行肩关节顺、逆时针旋转锻炼。

（九）　手术治疗

对于经保守治疗 6~8 周不能奏效，或经 MRI 证实冈上肌腱完全断裂，甚或肩袖广泛的破裂、功能障碍者，应考虑行手术探查治疗。术中给予肌腱的吻合及周围软组织的修补。

主要术式：断端缝合修补术，肌腱止点再种植术（或称肌腱止点再附着术）。

术后处理：采用外展架将患肢固定在肩关节外展 90°、前屈 30°位。6 周后，去除外展架进行自主功能锻炼。

五、　肱二头肌腱损伤

【概述】

肱二头肌腱损伤是指因直接或间接暴力导致的肱二头肌部分或完全断裂而引起疼痛、功能障碍症状的统称。常见病症有肱二头肌长头腱断裂、短头腱损伤等。本病属中医学"筋断裂"范畴。肱二头肌位于上臂的前面，起始端为长、短两个头，长头位于外侧，以细长的腱起于肩胛骨关节盂上的盂上结节，经关节囊内沿肱骨结节间沟下降，沟的前方有肩横韧带附着，以防止长头腱滑脱。长头腱有悬吊肱骨头及防止肱骨头向外、向上移位的作用；短头腱在内侧，起始于肩胛骨的喙突部，在肱骨中下段与长头腱汇合，形成同一肌腹，抵止于前臂上端的桡骨粗隆。肱二头肌受肌皮神经支配，收缩时除有屈肘功能外，对肩肱头节的前屈运动也可起到一定作用。肱二头肌长头腱在狭窄的结节间沟内被摩擦、挤压等，发生退变导致韧性降低、脆性增大的物理性改变是其在外力作用下出现断裂的病理基础。肱二头肌腱断裂主要发生在长头腱，短头腱损伤断裂少见。如运动员未做好赛前准备动作便突然屈肘，由于猛烈收缩，而致肌腱断裂。此外，对于慢性疾患，关节退变，肱二头肌腱在囊外已有粘连或肱骨结节间沟有骨刺时，关节活动不灵便，此时受到轻微外伤或提携重物，即可引起肱二头肌腱损伤，患者突然感到肩部撕裂性疼痛。肱二头肌腱部分断裂临床较为常见。

【中医病因病机及西医病因病理】

（一）　中医病因病机

中医学认为，本病因肝肾亏虚，气血不足，局部气血失调，肩部肌腱或关节已有退行性改变，肱二头肌长头腱在关节囊外已有粘连，或由于肌腱与结节间沟的骨质日常摩擦引起肌腱退行性改变，多见于中年以上患者。因此，即使在较轻的外力作用下，肱二头肌的收缩亦可以引起肌腱的损伤。年轻的患者多由于在未做好准备的情况下，突然强力屈肘，因肱二头肌强烈收缩，肌腱不能承受收缩力而引起肌腱断裂，断裂的部位多在肌腱与肌腹连接部。

（二） 西医病因病理

正常的肱二头肌腱很少发生断裂，年轻人多在缺少准备而行突然强力屈肘使肱二头肌猛力收缩发生断裂。中年人则因原有不同程度的退行性改变，大、小结节及结节间沟有骨赘存在，或肌腱在结节间沟有粘连，一旦强烈收缩而发生撕裂。许多职业因需要上臂维持外展内旋位，肌腱正对小结节，不但有滑脱倾向，并且增加了肌腱与骨的摩擦，促进变性，更容易断裂。大部分断裂由肱二头肌强力收缩所致的间接暴力引起，极少数在肩部外伤中因直接暴力所致。断裂最多发生在肌腱刚穿出关节囊处的下方。断裂的近侧段为关节囊内部分，远段相对固定并与肌腹相连接。断裂处为肌腱活动与固定区的交界点。少数断裂发生于盂上结节长头腱起点处，或肌腹与肌腱交界处，甚至肌腹本身断裂。肱二头肌腱桡骨粗隆止点也可发生断裂。肱二头肌腱断裂早期常为部分断裂，后期则发展为完全断裂。完全断裂时肌腱常卷曲在结节间沟以下，部分断裂者撕裂的纤维可以重新附着于结节间沟部。

（三） 平乐正骨学说

本病病因病机核心是气血平衡失调和筋骨互用平衡失调。一是气血失衡：年轻患者可见于其在未做好准备情况下，突然抗阻力屈肘，由于肱二头肌强烈收缩而引起肌腱断裂，断裂部位往往发生在肌腱与肌腹连接部。损伤后，引起脉络受损，气滞血瘀，气血阻滞不通，可见肿痛。二是筋骨互用平衡失调：中年及老年患者，肝肾渐亏，气血渐虚，由于肱二头肌长头腱在长期肩部活动中，反复遭受肩峰下撞击或在肱骨结节间沟由于长期遭受摩擦，劳损积累，使肌腱发生退行性变，失去其原有的弹性及耐受张力，当受到轻微外伤或肱二头肌用力收缩时，肌腱即可发生病理性断裂。筋伤失其牵拉作用，可见活动时肌力减弱、活动障碍等。断裂部位多在结节间沟上面，肱二头肌长头腱与肩关节囊交界处。早期损伤治疗不当，迁延日久，复又感受外邪，逐渐演变为本虚标实之证。

【临床表现】

（一） 病史

青年患者常有明显外伤史，中年患者一般仅有轻微外伤史或无明确的外伤史，但有慢性劳损病史。

（二） 症状

青年患者常有明显外伤史，在屈肘用力时常可听到肌腱断裂声，肩部突然疼痛，并放射至上臂的前面，功能活动障碍。中年患者一般无明显的外伤史，或仅有轻微外伤暴力，但以往有肩部疼痛史或因疼痛在治疗中由于上臂用力时突然感到肩部疼痛、无力，但一般无明显功能障碍。

如断裂发生在肌腱的无血管区，则无瘀斑出现。发生在肌腹或肌腹与肌腱交界处，可在上臂前下方形成瘀斑或出现血肿。新鲜断裂者，有自发疼痛，按压肌肉或肱二头肌结节间沟时有压痛，出现功能障碍，上臂乏力或无力。慢性或陈旧性断裂者，只有少许酸痛，功能障碍轻微，常仅有旋转和外展受限。

（三）　体征

肱二头肌部分撕裂时，肌腹位置和大小取决于撕裂范围以及肌腹从断裂处回缩的距离。横过肌腹的断裂可形成裂隙，其大小则取决于撕裂肌纤维的数量。近端完全断裂者，在两肘同时用力屈曲时进行比较，可见病侧肌腹下移至上臂下 1/3，松软而肌张力较健侧低下，二头肌与三头肌间的间隙增大。若断裂在下部肌腹与肌腱交界处，或者肌腱止点处，则肌腹向上回缩至上臂上 1/3，而下 1/3 平坦。完全断裂者的明显体征是丰满的肱二头肌肌腹位置异常。临床 Yergarson 征（抗阻力）阳性。

（四）　中医辨证分型表现

1. 瘀滞型　损伤初期，体质较好，局部肿胀、疼痛，活动受限，压痛明显，肩部痛点不固定，局部可见瘀血斑，肌力可减弱。

2. 虚寒型　损伤后期，体质虚弱，局部酸痛不适，关节屈伸不利，活动无明显受限，肩部疼痛，压痛点不确定，肌力减弱。

"压痛是移动的"是肱二头肌腱损伤的临床特征。

【辅助检查】

1. X 线检查　多无特殊表现，但个别病例可见肱骨结节间沟变浅、骨赘变化影。应排除撕脱骨折。

2. 超声检查　回声降低则考虑为肌腱断裂。

3. MRI 检查　肱二头肌腱不连续，结节间沟空虚，排除肱二头肌腱滑脱，有助于本病的诊断。

【诊断及鉴别诊断】

（一）　诊断

1. 病史　多由上肢外展位猛力后伸，或长期用力做外展、后伸活动及肩部受风着凉，而引起肱二头肌急、慢性损伤。

2. 症状和体征　无论新鲜或自发性撕裂，发病时均有局部锐利撕割样疼痛，屈肘乏力，肩前部剧痛或酸痛，或皮下瘀斑，疼痛常在夜间加重；肩关节活动受限制，尤其是上臂在外展位后伸时疼痛加剧。严重病例，伤侧手不能触及对侧肩峰部，不能梳头、系腰带等。可在伤侧上臂前侧至肱骨结节间沟或肩胛骨喙突处触及肌腱隆起、增粗、变硬和压痛。将伤肢高举、外展、后伸或手摸棘突等动作时，常有不同程度的受限制及肩部疼痛。抗阻力屈肘试验，肩前部疼痛增剧。

3. 影像学协诊　根据肱二头肌断裂的程度分为部分断裂和完全断裂。

（二）鉴别诊断

1. 冈上肌肌腱炎　冈上肌肌腱炎有较为典型的疼痛弧征，疼痛点在肱骨大结节部，并随肱骨头的旋转而移动。而肱二头肌腱损伤一般不引发典型的疼痛弧征，其疼痛点在肱骨结节间沟处，肩外展、外旋高举时疼痛明显加剧。

2. 肱二头肌长头腱滑脱　肱二头肌长头腱滑脱因伤后局部疼痛、肿胀，上臂呈内旋位，肘关节屈曲。患者多用健手托扶伤肢前臂，保持肘关节屈曲位以使疼痛减轻。伸肘外旋前臂，肩部疼痛加重。上臂由前屈位至外展外旋位时，可触摸到长头腱在小结节上滑动，或闻弹响声，肩部疼痛亦加重。疼痛点在肱骨小结节周围。肩关节外展位由上向下不能顺利贴胸，或上臂贴胸拟外展上肢时不能顺利起动。而肱二头肌腱损伤疼痛点在肱骨结节间沟处，有移动性疼痛，肩外展、外旋高举时疼痛明显加剧，在上臂由前屈位至外展外旋位变化时不能触及长头腱在小结节上滑动，也无弹响声。

3. 肱二头肌长头腱鞘炎　二者疼痛及活动受限相似，但肱二头肌长头腱鞘炎一般有劳损、慢性肩痛病史，肩前部外侧或整个肩部疼痛，受凉加重，遇热则痛减，肩部无力，外展及向后背伸活动明显受限且痛剧。疼痛有时向下延伸到达肱二头肌肌腹区域。通常情况下，肱二头肌腱鞘炎所致的疼痛不会放射到颈部或超过肱二头肌以远。在肱骨结节间沟处可触及该肌腱增粗、变硬与明显压痛；肩外展外旋高举时疼痛显著，过度内旋试验、抗阻力试验均阳性。肱二头肌腱损伤则多有外伤史。必要时，可行MRI检查协助鉴别。

4. 肩袖损伤　肩袖损伤患者不能自主使用患肩，当上肢伸直及肩关节内旋、外展时，大结节与肩峰间压痛明显，痛点以肱骨大结节部为主。可有 60°～120°疼痛弧，疼痛以夜间疼痛为甚。肩袖完全断裂时，可出现肩部活动无力，被动活动幅度正常，撤除支撑力患肢可出现"落臂征"阳性。肱二头肌腱损伤一般不引发类似疼痛弧征，其疼痛点在肱骨结节间沟处，肩外展、外旋高举时疼痛明显加剧，在上臂由前屈位至外展外旋位变化时不能触及长头腱在小结节上滑动感。

【治疗】

本病在治疗上可根据患者的年龄、职业等选择治疗方法。治则：通络止痛，松解粘连，滑利关节。初期以止痛为主，后期以改善功能为主。对青壮年肱二头肌长头腱断裂，应争取早期修复。在老年患者，功能严重障碍和疼痛者方考虑手术治疗。

（一）药物疗法

1. 内治法

（1）中药辨证施治

瘀滞型：损伤初期，局部肿胀、疼痛。治宜活血化瘀，通经止痛。内服桃红四物汤加味。

虚寒型：损伤后期，局部酸痛不适，关节屈伸不利，治宜养血活血，通经活络。内服桂枝汤加味。

（2）中成药　可给予筋骨痛消丸、壮骨伸筋胶囊、安络痛片等。

（3）西药　缓解疼痛可口服消炎镇痛药，如萘丁美酮胶囊（每次 1.0g，每日 2 次），吡罗昔康（每次 20mg，每日 1 次），消炎痛片（每次 0.1g，每日 3 次）。

2. 外治法

（1）早期用活血（灵）散或舒筋活血散外敷，可活血化瘀，消肿止痛；中后期外用舒筋活血汤、海桐皮汤熏洗，以舒筋活络，通利关节。

（2）闭合性损伤，早期可外贴活血接骨止痛膏。平乐展筋酊外擦患处，每日 2~3 次，以涂匀、轻度推揉、有温热为度。

（二）　手法治疗

手法治疗可通络止痛，调气活血，松解粘连，滑利关节。患者取俯卧位或坐位，术者站于患者一侧，在肱骨近端、结节间沟部施以推拿、按摩舒筋及点穴手法。对青年患者，断裂早期不宜手法治疗。

（三）　物理疗法

损伤后立即冰敷加压包扎，1~2 天后进行热疗如红外线、热敷等，损伤后 3 天可行红外线、超短波等治疗。

（四）　针灸疗法

针灸治疗可选取肩髃、曲池、外关等穴位组方，每日 1 次，每次 30 分钟。后期可配合艾灸。

（五）　固定疗法

闭合性肱二头肌不完全断裂，用三角巾悬吊患肢于前臂屈肘 90°位 2~3 周，3 周后疼痛缓解，应行肩部功能活动锻炼，以增强肌张力，恢复肩关节的功能。

（六）　功能疗法

损伤固定去除后，在能够耐受疼痛的情况下，尽可能早地开始患肢的静力性肌力练习，如握拳练习等，以防止肌肉萎缩。后期加强三角肌和肩袖肌群的力量练习。注意保持肩关节活动度，防止继发性肩周炎。在锻炼过程中坚持循序渐进的原则，避免剧烈运动而加重病情。

（七）　手术治疗

对于肱二头肌腱损伤患者，老年人因对日常生活影响不显著，一般不必手术，只有在疼痛及功能障碍严重时才考虑手术治疗。对活动较多的，不愿接受畸形或旋后力量减弱的青年人，肱二头肌长、短头腱损伤可采取保守治疗。而对因职业要求需要有完整旋后力量的中青年患者，通过手术可获得旋后力量的情况下，可考虑手术治疗。凡运动员发生肱二头肌腱完全断裂，均应早期手术缝合。根据断裂部位，可选用远段肌腱固定于喙突、小结节或结节间沟。

肱二头肌远侧肌腱断裂少见，其损伤病理可为该肌腱的断裂或肌腱附着点的撕裂。由于肱二头肌是前臂强有力的屈肘肌，同时也是前臂旋后功能的辅助肌，故远侧肌腱断裂均需早期手术修复。

术后处理：术后用吊带悬吊固定前臂 2~3 周，然后鼓励患者开始做力所能及的活动。术后 12 周后方能参加各类运动。

六、 冈上肌肌腱炎

【概述】

冈上肌肌腱炎是指劳损和轻微外伤或受寒后逐渐引起的肌腱退行性改变，属无菌性炎症，以疼痛、功能障碍为主要临床表现。本病属中医学"痹症"范畴。活动受限以肩关节外展至 60°~120° 时，可引起明显疼痛为临床主要特征，当大于或小于这一范围时，肩关节活动不受限制。压痛点在肱骨大结节部位，且随肱骨头旋转而移动。病程日久，可继发肩周炎，后期出现肩部软组织萎缩等。由于冈上肌腱表面与肩峰之间为肩峰下滑囊，故冈上肌肌腱炎、肩峰下滑囊炎二者往往同时并存且相互影响，多数肩峰下滑囊炎继发于冈上肌腱病变。

【中医病因病机及西医病因病理】

（一） 中医病因病机

中医学认为，本病多由年长体衰，复感风寒湿邪，或劳损、外伤后长期固定及闪扭后治疗失当，病程已久，导致气血亏虚，凝滞不畅，痹阻脉络，致筋脉失养而出现疼痛。或被动及暴力活动等损伤局部组织，导致气血阻滞，脉络闭阻不通，不通则痛，出现肩部疼痛。急性发作患者往往是在扭伤、过度劳作后突然引发本病。

（二） 西医病因病理

由于冈上肌腱的解剖特点，在上肢运动中，容易长期遭受摩擦、撞击、夹挤，造成肌腱慢性累积性劳损以及本身的腱退行性变化，刺激肩峰下滑囊的底部引起囊壁增厚粘连。所以，肩袖肌腱群中冈上肌腱退变及最早肌纤维断裂发生率最高。目前，冈上肌腱钙化的确切病因机理尚不清楚，但临床研究认为，冈上肌腱在肱骨大结节止点近侧 1cm 范围为乏血管区，血液供应最差，同时也是受到应力作用最大区域，通常称为"危险区域"。当此"危险区域"发生肌腱退行性改变，产生肌腱无菌性炎症，则引起疼痛。肌腱纤维断裂修复过程中，局部出现酸性环境时可有利于不定型的游离钙离子析出，形成钙盐沉积于肌腱纤维内，造成钙化性冈上肌肌腱炎。继之钙盐沉积缓慢增多，可造成对肩峰下滑囊的刺激，表现出肩峰下滑囊炎症状，引起疼痛。钙盐沉积可向肌腱表面发展甚至破入肩峰下滑囊内，可引发疼痛加重，范围增大，甚则活动受限。

（三） 平乐正骨学说

本病的病因病机核心为肩部气血平衡失调。或因年老体弱，肩部劳损，正气不足、荣卫气虚，气虚血瘀，血不荣筋，加之肩部睡卧时多易裸露当风，风寒湿邪乘虚而入，痹阻经络而作痛；或因暴力损伤、创伤后治疗不当，致局部脉络不畅、不通，气滞血瘀，经络痹阻，筋肌失于气血濡养，而发本病，形成本虚标实之证。

【临床表现】

（一） 病史

患者多有肩部反复过度不良运动、劳损或外伤后治疗不当病史；或体质虚弱、频繁用肩，且外感风寒湿邪病史。

（二） 症状

本病以肩峰大结节处为主的疼痛，并可向颈、肩和上肢放射。肩外展时疼痛加剧，因而患者常避免这一动作。

（三） 体征

1. 肩关节活动受限以肩关节外展至 60°～120° 时，可引起明显疼痛为主要特征，当大于或小于这一范围及肩关节其他活动不受限制，亦无疼痛。

2. 压痛点在冈上肌腱抵止部的大结节处，并随肱骨头的旋转而移动。

（四） 中医辨证分型表现

1. 气血两虚型 多见于老年患者，以肌肉消瘦、患肢沉困无力为特征。

2. 风寒湿型 以肩部重着、如压重物、怕冷、阴雨寒冷天气加重为特征，喜暖恶寒。

3. 损伤型 有损伤固定或制动史，主要表现为筋肉消瘦萎缩、关节活动受限。

【辅助检查】

1. X 线检查

（1）早期的特征性改变主要是肩峰下脂肪线模糊变形乃至消失。

（2）在病程晚期，X 线片可见钙化影致密锐利，部分病例可见大结节和骨赘形成等。偶见冈上肌腱钙化、骨质疏松，为组织变性后的一种晚期变化。

2. MRI 检查 肩关节 MRI 检查可以确定冈上肌腱及周围结构信号是否正常，是否存在炎症，可以作为确定病变部位和鉴别诊断的有效方法。

【诊断及鉴别诊断】

（一） 诊断

1. 好发于中青年体力劳动者、家庭主妇、运动员。一般起病缓慢，常因轻微的外伤史或受凉史，或单一姿势工作，劳作而诱发本病。

2. 急性期或慢性肩痛急性发作者，肩部有剧烈的疼痛，肩部活动、用力、受寒时加重。疼痛部位一般在肩外侧、大结节处，并可放射到三角肌止点或手指处。

3. 肩关节活动受限及压痛明显。当肩关节外展至 60°~120°时，可引起明显疼痛而致活动受限；急慢性期均可在大结节处有明显压痛。

4. X 线检查偶见冈上肌腱钙化，骨质疏松，为组织变性后的一种晚期变化。

（二） 鉴别诊断

1. 肩周炎　肩周炎疼痛弧不仅限于中间范围，而是从开始活动到整个运动幅度内均有疼痛及局部压痛，痛点多，范围大。而冈上肌肌腱炎表现为当肩关节外展至 60°~120°时出现疼痛。

2. 肩峰下滑囊炎　肩峰下滑囊炎活动开始时无明显疼痛，外展 70°以上出现疼痛，超外展则疼痛明显持续加重，虽有疼痛弧，但不是典型的肩关节外展至 60°~120°时出现。

3. 肱二头肌肌腱炎　肱二头肌肌腱炎肩前部外侧或整个肩部疼痛，受凉加重，遇热则痛减，肩部无力，外展及向后背伸活动明显受限且痛剧。疼痛点在肱骨结节间沟处，肩外展外旋高举时疼痛显著，过度内旋试验、抗阻力试验均阳性。而冈上肌肌腱炎有典型的疼痛弧征，压痛点在肱骨大结节部。

【治疗】

目前关于冈上肌肌腱炎的治疗仍以非手术治疗为主，有关手术治疗的研究相对较少。一般情况下，本病通过非手术治疗均可取得一定的疗效。若经过非手术治疗 6~8 周后仍然无效者才考虑手术治疗。治疗原则以活血通络、祛风除湿、散寒止痛为主，以达到缓解疼痛、松解粘连、促进损伤修复、延缓退行性变的目的。

（一） 药物疗法

1. 内治法

（1）中药辨证施治

气血两虚型：治宜补益气血，舒筋活络，方用八珍汤或当归补血汤加减。

风寒湿型：治宜祛风散寒除湿，方用羌活胜湿汤或独活寄生汤加减。

损伤型：治宜舒筋活络，活血行气，方用舒筋活血汤或身痛逐瘀汤加减。

（2）中成药　可给予筋骨痛消丸、壮骨伸筋胶囊、安络痛片等。

（3）西药　缓解疼痛可口服消炎镇痛药，如吲哚美辛（每次 25mg，每日 3~4 次）、吡罗昔康（每次 20mg，每日 1 次）、肠溶阿司匹林（每次 0.3~0.9g，每日 3 次）。

2. 外治法　舒筋活血祛痛膏外敷患处，24 小时更换 1 次。

（二） 手法治疗

1. 平乐正骨手法

拿法：先用拿法拿捏颈项部、肩部、上臂部，自上而下，疏松筋结。然后以颈项及肩部为重点，自上而下揉摩，以达舒筋活络的功效。

擦法：于肩外及肩后施用擦法（柔和），配合肩关节的外展、内收与内旋活动。

摇法：患者取坐位，术者立于患侧，握住腕关节由前—上—后—下画圈，范围由小变大。大摇摆过程中，外展尽量在 90°~120° 之间，轻度上举。

牵抖法：患者取坐位，术者双手握腕之两侧，松臂，在向下做牵引动作的同时，以臂用力均匀抖动 3~5 次。

按摩法：①第一步揉法：患者取坐位，患肩自然下垂并稍内收姿势下，医者站在患侧用揉法放松肩部冈上肌，以舒通血脉，活血化瘀。或患者取俯卧位，医者站在患侧，用按压、揉法放松肩背部冈上肌。②第二步弹拨法：患者取坐位，医者用手稍外展患者肩关节，一手托住肘上部，另一手在冈上肌处用大拇指弹拨冈上肌，以舒筋通络，剥离粘连。或患者取俯卧位，患者两上肢放松并背后，医者用手弹拨冈上肌。③第三步拿擦法：医者站在患者身后，两手提拿放松冈上肌，再用擦法放松冈上肌，以透热为度。操作全程一般 15~20 分钟。

2. 平乐正骨展筋丹揉药法　术者沉肩、悬腕、垂肘，拇指螺纹面蘸少许展筋丹，以掌关节运动带动拇指螺纹面在肩峰大结节处以画圆的方式运动，要求拇指螺纹面与痛区皮肤轻触，运动时同皮肤摩擦，但不能带动皮肤，揉药范围约 1 元硬币大小，频率为每分钟 100~120 次，每穴操作 2~3 分钟，局部皮肤微感发热即可。

（三）　物理疗法

处于急性期的患者，可考虑采用超声波疗法进行治疗。

（四）　针灸疗法

针灸治疗取天宗、曲池、肩井、肩贞、阿是穴等，用泻法，以疏风通络、温经散寒为治疗原则。

（五）　封闭疗法

本病疼痛较为严重时，可应用肾上腺糖皮质激素局部封闭注射。常用醋酸氢化可的松 0.5~1mL、1% 普鲁卡因或利多卡因 2mL 混合注射，每周 1 次，以 4 次为限。也可选用当归注射液、黄瑞香注射液或复方丹参注射液，每次 2~4mL；或强的松龙 12.5~25mL 加 2% 普鲁卡因 2~4mL 做局部封闭。普鲁卡因等局部麻醉药物可以麻醉止痛，阻断疼痛刺激的传导，改善局部血液循环及营养状况。类固醇类药物则能促进无菌性炎症的吸收、软化瘢痕等。两者共同使用，大多可以收到良好的疗效。对于全身状况不佳，特别是心血管系统有严重病变者应慎用，因封闭的刺激或有可能导致发生意外。

（六）　针刀疗法

针刀疗法对陈旧性冈上肌损伤疗效较好。与其他治疗方法比较，病程越长，疗效越好。在实施针刀疗法时要注意：①冈上窝部位肌肉比较丰满，临床检查时不易摸准骨面，治疗时若针刺方向有误，可能刺入胸膜而造成气胸。定点时先确定肩胛冈、肩胛骨上角，使治疗点尽量靠近肩胛冈。针刀刺入时可使针尖稍向后刺，缓慢进针，针尖刺达骨面后再行松解剥离治疗。②肩胛上神经及血管从肩胛上切迹进入冈上窝，其体表投影在肩胛冈中外 1/3 交点上 1cm 处，针刀治疗时应避开肩胛上神经及血管，以免损伤。

（七） 固定及功能疗法

急性发作较重病例，可行颈腕吊带，配合休息，避免肩关节外展外旋等用力动作。恢复期练功可选前后左右甩手、外展内外旋等动作进行锻炼。

（八） 手术治疗

手术治疗以清除钙化灶和种植肌腱、恢复功能为目的，可在局部麻醉下切开后行钙化灶清除术。随着肩关节镜的不断发展，镜下治疗和修复效果已经可与切开手术相媲美，并且有创伤小、协助诊断、解除疼痛与功能受限、把握病情、为治疗方案的制定提供依据等优点。

术后处理：术后颈腕吊带固定 3 周，1 周内可在固定中轻轻地活动肘和手；3 周后可去除吊带活动肩关节，但外旋不要超过中立位，后伸不要超过身侧；6 周后逐渐自主加强功能锻炼，直至功能恢复。

七、 肩峰下滑囊炎

【概述】

由各种致病因素刺激肩峰下滑囊引起炎性改变而出现肩部疼痛、肿胀、活动受限等症状，称为肩峰下滑囊炎。因肩峰下滑囊为人体最大的解剖滑囊，分为肩峰下和三角肌下两部分，两者中间有一薄的中隔，大多数是相通的，故肩峰下滑囊又名三角肌下滑囊。在肩关节活动中，因该囊具有变形、滑移特性，有利于肩关节发挥灵便的活动作用，故又称第二肩关节。本病属中医学"肩痹症"范畴。肩峰下滑囊炎的顶为喙肩弓，包括肩峰、肩锁关节和喙肩韧带，底为肱骨大结节和肩袖，滑囊的外侧壁没有附着，游离缘较大，将肱骨大结节与三角肌、肩峰突隔开，使肱骨大结节不致在肩峰下面发生摩擦，对肩部的运动十分有利。肩关节外展活动至 90° 时，肩峰下滑囊被肩峰与肱骨大结节挤压后大部分缩至肩峰下，这种反复长期挤压、摩擦等机械性刺激因素，导致滑囊壁发生充血、水肿、渗出、增生、肥厚、粘连等无菌炎症反应，以致出现肩部疼痛、活动受限等症状。本病多见于中年以上人群中，以体力劳动者最为常见，多有外伤史。本病以肩部疼痛及外展外旋活动功能受限为临床主要特征。急性发病者经积极治疗，一般预后良好，但病程长，有原发病引起者，则疗效缓慢。严重者可并发肩关节纤维性强直。

【中医病因病机及西医病因病理】

（一） 中医病因病机

中医学认为，本病急性发作者往往是在扭挫伤、过度劳动后突然引发。患者因跌仆闪挫出现肩关节的不协调运动，导致肩峰与肱骨大结节相撞击并挤压肩峰下滑囊；也可为患者曾有跌仆闪挫所致宿伤未愈，复有间接或直接暴力外伤造成局部充血、水肿等，使气血阻滞，脉络闭阻不通，不通则痛所致。

而年老体衰，正气虚损，复感风寒湿邪，反复劳损、外伤、长期固定或闪扭后治疗失当，疾病未愈，迁延日久，导致精气亏损，气血不足，筋脉失养，则筋脉拘挛，出现疼痛。

（二）　西医病因病理

本病可因直接或间接外伤引起，但大多数病例是继发于肩关节周围组织的损伤和退行性变，如肩部肌肉捩伤和冈上肌肌腱炎等，尤以滑囊底部的冈上肌腱损伤、退行性变、钙盐沉积最为常见。由于肩峰下滑囊长期遭受挤压、撞击、摩擦等机械性刺激，使滑囊壁发生充血、水肿、渗出、增生、肥厚、粘连等无菌炎症反应。风湿、结核、痛风等疾病也可在一定程度上诱发本病。当肩部遭受直接或间接暴力撞击或肩部过度外展，即可发生急性肩峰下滑囊炎。

（三）　平乐正骨学说

本病的病因病机核心为肩部气血平衡失调。一是因暴力损伤或创伤引起邻近组织的慢性劳损、运动过度等所致病变后，如冈上肌腱位于肩峰下滑囊的底部，冈上肌腱的非特异性炎症常可波及肩峰下滑囊，引起滑囊充血、组织液渗出、水肿、囊内积液等病理变化而形成滑囊炎；而局部直接受到外伤也可导致滑囊炎症变化，脉络不畅、不通，气滞血瘀，经络痹阻，筋肌失去气血濡养，亦可引发本病；二是年老体弱，肝肾精气衰退，正气不足，荣卫气虚，气虚血瘀，血不荣筋，肩峰下滑囊周围组织退变，影响滑囊生理功能，发生慢性炎症。加之肩部裸露当风，风寒湿邪乘虚而入，痹阻经络而作痛，形成本虚标实之证。

【临床表现】

（一）　病史

患者多有直接或间接损伤，以及劳损、感受风寒湿邪病史。

（二）　症状

肩部疼痛，逐渐加重，夜间疼痛为甚，运动时疼痛加剧，尤其在外展和外旋时疼痛加剧更明显。疼痛位于肩部深处，常涉及三角肌止点，亦可向肩胛部、颈部等处放射。随着滑囊壁的增厚、粘连，肩关节活动度逐渐减小。晚期可见肩胛带肌肉萎缩。

（三）　体征

肩峰下有压痛，疼痛位于肩部深处，常涉及三角肌止点，亦可向肩胛部、颈、手等处放射。肩部运动受限，随着滑囊壁的增厚、粘连，肩关节活动度逐渐减小，活动肩部时疼痛加重，尤以外展外旋时为著。为减轻疼痛，患者常使肩关节处于内收和内旋位，以减轻对滑囊的挤压刺激。随着滑囊壁的增厚和粘连，肩关节的活动范围逐渐缩小以致完全消失。

（四）　中医辨证分型表现

急性期以肩部疼痛为主，而慢性期以肩关节活动障碍为主。

1. 瘀滞型　损伤早期，局部肿胀压痛明显，皮肤暗红，触之有波动感，肩关节活动受限，舌质红、苔薄黄，脉弦略数。

2. 虚寒型　损伤中后期，局部肿胀疼痛较轻，仍有压痛，酸困感明显，昼轻夜重，肩关节活动受限明显，神疲力倦，畏寒喜暖，舌质淡、苔薄白，脉沉细。

本病以肩部疼痛、运动受限和局部压痛为主要临床特征。

【辅助检查】

1. X 线检查　多为阴性，有时可见冈上肌腱钙盐沉积。

2. MRI 检查　肩峰下滑囊炎性反应、积液。

【诊断及鉴别诊断】

（一）　诊断

临床诊断应结合患者的主诉和查体，X 线检查常为阴性，MRI 可作为一种有效的辅助检查协助诊断。

1. 压痛　肩关节外侧肩峰下和大结节处有明显的局限性压痛。

2. 肿胀　急性期由于滑囊的充血、水肿，在肩关节前方可触及肿胀的滑囊。慢性期患者肩峰外侧可触及大小不等的结节状物。

3. 功能障碍　急性期的功能障碍多因疼痛所致，慢性期的功能障碍多因滑囊壁逐渐炎变、增厚，且与肩袖粘连所致。尤以外展、外旋为甚。

4. 肌肉萎缩　早期出现冈上肌、冈下肌萎缩，晚期出现三角肌萎缩。

5. 影像学检查　①X 线片检查，早期肩关节骨质结构多无异常可见，晚期可见冈上肌腱内有钙盐沉积。②MRI 检查可见肩峰下滑囊炎性反应、积液。

（二）　鉴别诊断

1. 颈椎病　颈椎病压痛一般从颈部至肩部，呈放射状，颈部影像检查有异常，肩关节主动活动受限，被动活动尚好。而肩峰下滑囊炎应在肩关节、肩峰下、大结节等处有压痛点，可随肱骨的旋转而移位。当滑囊肿胀积液时，整个肩关节区域和三角肌部均有压痛。主、被动活动肩关节，活动范围均受限。

2. 肱二头肌长头肌腱炎　肱二头肌长头肌腱炎压痛点主要在肱二头肌间沟，虽有时也会出现疼痛弧，但不典型，主要是上肢后背时疼痛较甚，被动活动度无明显限制。而肩峰下滑囊炎在外展外旋活动开始时无明显受限，但外展约 70° 开始出现肩部疼痛，患者因惧怕疼痛不愿进一步外展上肢。

3. 冈上肌肌腱炎（钙化）　二者在临床表现上很相似，不易鉴别。但冈上肌肌腱炎（钙化）多见于老年患者，有不明原因的肩部疼痛，也可见外展无力，外旋时疼痛，压痛点也在大结节部位。而肩峰下滑囊炎在疼痛性质上表现为胀痛，并以夜间疼痛为甚，滑囊肿胀严重时，可触及肩外侧之囊性肿物，穿刺有滑液。可依靠 X 线片、CT、MRI 等帮助鉴别。

4. 肩关节结核 肩关节结核表现为局部酸困，常伴有潮热盗汗，局部肌肉萎缩明显，活动功能多方向受限，血沉快，X 线片及 CT、MRI 提示骨质破坏。而肩峰下滑囊炎在影像学检查中则无明显异常。

【治疗】

本病的治疗原则主要是舒筋通络，活血止痛，防止滑囊粘连和恢复肩关节的功能。一般经积极保守方法治疗后，多预后良好。对经保守治疗无效者，可考虑手术治疗，多能取得较好的效果。

（一） **药物疗法**

1. 内治法

（1）中药辨证施治

瘀滞型：治宜活血，通络，止痛，方用舒筋活血汤加减。

虚寒型：治宜补气血，温经通络，方用桂枝汤加味。

（2）中成药 可给予筋骨痛消丸、壮骨伸筋胶囊、安络痛片等。

（3）西药 缓解疼痛可口服消炎镇痛药，如吲哚美辛（每次 25mg，每日 3～4次）、炎痛喜康（每次 20mg，每日 1 次）、消炎痛片（每次 0.1g，每日 3 次）。

2. 外治法 舒筋活血祛痛膏外敷患处，每天更换 1 次。

（二） **手法治疗**

1. 平乐正骨手法 适用于亚急性期或慢性期。用旋肩的方法使肩峰下滑囊在肩峰、三角肌与肱骨间之间进行间接按摩，以促进炎症吸收和组织解粘修复。每日 1 次，每次 10～15 分钟。

2. 平乐正骨展筋丹揉药法 术者沉肩、悬腕、垂肘，拇指螺纹面蘸少许展筋丹，以掌关节运动带动拇指螺纹面在肩峰下部以画圆的方式运动，要求拇指螺纹面与穴区或痛区皮肤轻轻接触，运动时同皮肤摩擦，但不能带动皮肤。揉药范围约 1 元硬币大小，频率为每分钟 100～120 次，每穴操作 2～3 分钟，局部皮肤微感发热即可。

（三） **物理疗法**

本病急性期可冷敷治疗。慢性期以热敷为主，红外线治疗仪、电子脉冲理疗仪、中药离子导入均可选择使用。

（四） **针灸疗法**

针灸治疗取曲池、手三里、合谷、肩宗、肩井、肩髃等穴。配合灸法治疗，每日 1次，每次 30 分钟。或在患部痛点（阿是穴）点刺出血，加拔火罐，每次留罐 10～15分钟。

（五）　封闭疗法

1. 局部痛点可用 0.5%～1% 普鲁卡因封闭。慢性期应做理疗、推拿和药物疗法，局部可注射普鲁卡因和醋酸氢化可的松或确炎舒松混悬液。

2. 先做肩峰下滑囊穿刺，抽出囊内滑液，随后注入 1% 普鲁卡因 5mL、醋酸氢化可的松 25mg，可起到止痛、消炎的作用。

3. 穴位注射。在肩外侧局部压痛点做注射治疗，药选当归注射液或威灵仙注射液等。

（六）　固定疗法

本病一般在急性期可行患肢颈腕带悬吊前臂固定 2 周。疼痛严重者应用外展支架保持肩关节外展 90°位 2～3 周。然后，去除外展架进行自主功能锻炼。

（七）　功能疗法

本病可进行积极的主动和被动活动，使肩关节在 3 个轴线上进行活动，以此来增加疗效。

1. 耸肩环绕。

2. 马桩式站立，下肢不动，双臂用力，两手自胸前由内下→前上→外后→下内翻转，先前臂旋后手心向内，继而前臂旋前手心向外，方向相反，左起右落。

3. 肩上举，坐靠背椅或仰卧练习，利用肢体重量加上地心引力，使健肢带患肩；或双手相嵌，手心翻转向上，左右摆动。

（八）　手术治疗

长期顽固性疼痛而非手术治疗无效时，可行肩峰切除术或单纯切除肥厚的滑囊，多能取得良好的效果。

术后处理：患肢用兜带悬吊。术后当天开始上肢摆动练习。在术后 1 周开始被动外展和内旋、外旋练习。术后 2～3 周开始主动活动练习。只要患者觉得舒适，可尽早去除悬吊带。

八、肱二头肌肌腱炎

【概述】

肱二头肌肌腱炎是肱二头肌腱在肱骨大小结节间沟部位因风寒湿邪客居、肌腱外伤或劳损后出现疼痛、活动障碍的病症。因其发病多在肱二头肌长头腱，故又名肱二头肌长头肌腱炎。本病属于中医"筋痹"范畴。肱二头肌长头肌腱炎发病率较高，这与其运动学解剖特点即肱二头肌长头腱在肱骨结节间沟与横韧带形成的纤维管道中通过并在肩肘关节运动时长头腱与结节间沟滑动摩擦有关。肱二头肌肌腱炎是临床常见病、多发病，也是继发肩周炎的原因之一。本病多见于中老年人群。外伤或劳损是本病发生的常见原因。治疗不当，可进一步发生损伤、断裂等。

【中医病因病机及西医病因病理】

（一）　中医病因病机

中医学认为，本病的发病有跌仆闪挫损伤和慢性劳损所致两个方面。肩关节的直接外伤或肱二头肌用力不当，造成局部充血、血肿等，导致气血阻滞，脉络闭阻不通，不通则痛，出现肩部疼痛。或因年长体衰复感风寒湿邪，劳损、外伤、长期固定或闪扭后治疗失当，病程已久，导致肝肾亏虚，精气亏损，气血两虚，筋脉失养，则筋脉拘紧挛急，出现肩部疼痛。急性发作患者往往是在扭伤、过度劳作后突然发病。

（二）　西医病因病理

肱二头肌长头腱起自肩胛关节盂的盂上结节部，短头腱起于喙突，经肌腹部向下延行至上臂中下段时合二为一，变为肌腱，附着于桡骨粗隆上。肱二头肌的主要作用是屈肘和使前臂旋后。因肱二头肌长头腱在肱骨结节间沟与横韧带形成的纤维管道中通过，挤压磨损是肱二头肌长头腱损伤发生的病理关键。此外，肱二头肌长头腱在肱骨结节间沟内滑动是被动的，当肩关节内收、内旋及后伸时肌腱滑向上方，而外展、外旋、屈曲时肌腱滑向下方。当肱二头肌收缩时，长头腱张力增加而无滑动；但在肩关节运动中，肌腱与肱骨结节间沟则反复摩擦，尤其在负重下肩关节的内收内旋和外展外旋同时行伸肘活动中，不断改变（增加或减少）了肌腱与结节间沟摩擦力，这种机械效应对肌腱部位长期磨损使肱二头肌长头腱损伤。损伤或劳损后出现肌腱纤维撕裂，毛细血管破裂，液体渗出，局部瘀血，导致循环障碍，出现红肿疼痛。如果在急性期没有治愈，而后肌纤维又遭受多次撕裂，毛细血管反复破裂，液体不断渗出，加上腱鞘也因与肌腱长期摩擦损伤引起充血、水肿，组织液渗出，充血、水肿吸收不全，损伤的组织无法修复，使局部产生慢性炎症、组织粘连、肥厚增生等组织变性，肌腱在肱骨结节间沟部出现疼痛、活动受阻，甚则引起肩关节活动障碍。人到中年还可诱发严重的肩周炎。

（三）　平乐正骨学说

本病的病因病机核心为肩部气血平衡失调和筋骨互用平衡失调。气血平衡失调：因年老体弱，肩部劳损，或因正气不足，荣卫气虚，气虚血瘀，血不荣筋，加之肩部多易裸露当风，风寒湿邪乘虚而入，痹阻经络而作痛。筋骨互用平衡失调：因暴力损伤，或创伤后治疗不当，结节间沟与长头腱之间失去正常的滑动装置，使水肿、粘连、退变的肌腱继续与增生不光滑的肱骨结节间沟相摩擦，进一步加重肌腱损伤，导致局部气滞血瘀，经络痹阻，脉络不畅、不通，筋骨失于气血濡养，而发本病。疾病日久不愈，机体免疫力下降，外感风寒湿邪，形成本虚标实之证。

【临床表现】

（一）　病史

患者多有肩部反复过度不良运动或外伤后治疗不当病史，或体质虚弱、用肩过度，且多有外感风寒湿邪病史。

（二）　症状

肩部前侧疼痛，范围局限在肱骨结节间沟部，痛点相对固定，肩关节活动受限等。

（三）　体征

1. 用拇指按压肱二头肌间沟附近或稍远的部位（旋转肱二头肌腱时）可有触痛，有时可触及条索状。

2. 特殊体征：Speed 试验（抗阻力试验），前臂伸肘旋后时抗阻力屈曲肩关节，可诱发肱二头肌间沟内的肌腱疼痛或半脱位。

（四）　中医辨证分型表现

1. 气滞血瘀型（早期、急性期）　既往有肩部疼痛病史，再次不良暴力运动后突然疼痛，且逐渐加剧，主要表现为损伤后疼痛突然加剧，关节活动受限。

2. 气虚寒凝型（后期、慢性期）　多见于老年患者，以肌肉消瘦，患肢酸胀沉困无力、隐隐作痛，关节活动受限为主要表现。

本病以肱骨结节间沟部疼痛、压痛明显、肩关节活动受限为主要临床特征。

【辅助检查】

1. X 线检查　肱二头肌间沟部位 X 线片可发现创伤引起的结节间沟骨赘或畸形，有时可见肌腱呈硬化阴影，严重时表现有骨质疏松影像。

2. MRI 检查　可协助诊断。

【诊断及鉴别诊断】

（一）　诊断

1. 多呈慢性发病过程，无明显外伤史，但有明显外伤劳损、感受风寒病史。

2. 多呈慢性发病趋势。开始表现为肩部酸胀困等不适，之后出现肱骨大小结节间沟部持续疼痛，肩关节活动有僵滞感，休息后可减轻，活动时可加重。急性发病时，表现为在突然抗阻力收缩后发生肩部疼痛，活动受限。

3. 用拇指按压肱二头肌间沟部或稍远的部位（旋转肱二头肌腱时）可有触痛，或可摸到轻微捻发音或摩擦感，甚或肌腱呈条索状改变。抵抗屈曲和旋后运动会加重局部疼痛。

（二）　鉴别诊断

1. 冈上肌肌腱炎　冈上肌肌腱炎有较为典型的疼痛弧征，疼痛点在肱骨大结节部位，并随肱骨头的旋转而移动。肱二头肌肌腱炎一般不引发类似疼痛弧征，其疼痛点在肱骨结节间沟处，肩外展外旋高举时疼痛明显加剧。

2. 肩周炎　肩周炎一般在 50 岁左右发病，多无外伤病史，发病缓慢，肩关节被动活动差，肩周压痛点广泛，无疼痛弧征，从开始活动到整个运动幅度内均有疼痛及局部压痛。而肱二头肌肌腱炎多有外伤史，中青年也可见本病，急性发病时有撕裂剧烈感，肱二头肌抗阻力疼痛加重，被动活动度良好。

3. 肩袖损伤　肩袖损伤患者不能自主使用患肩，当上臂伸直肩关节内旋、外展时，大结节与肩峰间压痛明显，痛点以肱骨大结节部为主。可有 60°～120° 疼痛弧。疼痛以夜间为甚；肩袖完全断裂时，可出现肩部活动无力，被动活动幅度正常，撤除支撑力患肢可出现"落臂征"阳性。肱二头肌肌腱炎一般不引发类似疼痛弧征，其疼痛点在肱骨结节间沟处，肩外展外旋高举时疼痛明显加剧。

4. 肩峰下滑囊炎　肩峰下滑囊炎活动开始时无明显疼痛，外展 70° 以上出现疼痛，疼痛在肩峰与肱骨大小结节之间，超外展则疼痛明显持续加重，疼痛范围增大。抗阻力试验无异常。而肱二头肌肌腱炎疼痛点在肱骨结节间沟处，肩外展外旋高举时疼痛明显加剧，抗阻力试验疼痛加剧，可有肱二头肌力减弱表现。

5. 肱二头肌腱断裂　肱二头肌腱断裂有明显的外伤史，突然感觉到局部撕裂性疼痛，或有肿胀瘀血斑，屈肘时功能受限，有时可触及断裂部凹陷，肌腹收缩部则见隆起畸形。而肱二头肌肌腱炎可无明显的外伤史，慢性发病，疼痛点在肱骨结节间沟处，肩外展外旋高举时疼痛明显加剧，抗阻力试验疼痛加剧，前臂无凹陷、隆起等畸形。

【治疗】

本病一般经保守治疗均可获得满意疗效，主要治疗方法有药物疗法、手法治疗、物理疗法、针灸疗法等。如保守治疗无效，则应寻找其他病变，如肩袖撕裂，应在治疗肱二头肌肌腱炎之前先治疗这些原发病变。

（一）**药物疗法**

1. 内治法

（1）中药辨证施治

气滞血瘀型（早期、急性期）：治宜舒筋活络，活血行气，方用舒筋活血汤或身痛逐瘀汤加减。

气虚寒凝型（后期、慢性期）：治宜补益气血，舒筋活络，方用当归补血汤与小活络丹（丸）加减。

（2）中成药　可给予筋骨痛消丸、肿节风分散片、壮骨伸筋胶囊、安络痛片等。

（3）西药　缓解疼痛可口服消炎镇痛药，如吲哚美辛（每次 25mg，每日 3～4 次）、吡罗昔康（每次 20mg，每日 1 次）、消炎痛片（每次 0.1g，每日 3 次）。

2. 外治法　舒筋活血祛痛膏外敷患处，24 小时更换 1 次；或活血接骨止痛膏，外敷患处，7 天更换 1 次。

（二）　手法治疗

1. 平乐正骨手法　患者取坐位，医者站在患侧，先用拇指在其结节间沟处静压 1 分钟，然后由轻到重弹拨、揉推、顺压肱二头肌长头腱 10 分钟，每日 1 次。

2. 平乐正骨展筋丹揉药法　术者沉肩、悬腕、垂肘，拇指螺纹面蘸少许展筋丹，以掌关节运动带动拇指螺纹面在肱骨结节间沟部以画圆的方式运动，要求拇指螺纹面与穴区或痛区皮肤轻轻接触，运动时同皮肤摩擦，但不能带动皮肤，揉药范围约 1 元硬币大小，频率为每分钟 100~120 次，每穴操作 2~3 分钟，局部皮肤微感发热即可。

（三）　物理疗法

红外线照射适用于慢性期患者。

（四）　针灸疗法

本病采用复合针刺疗法。取穴时，主穴取百会、夹脊穴、大椎、肩井、阿是穴，可随症加减，每日 1 次，每次 30 分钟；或电针取夹脊穴以疏经止痛。

（五）　牵引疗法

牵引治疗宜采用坐位，选用 3~5kg 沙袋，每次 15~30 分钟，年老体弱及不耐坐位牵引者可采用卧位牵引。

（六）　封闭疗法

本病采用肌腱鞘膜内注射封闭。急性期患者可选择醋酸地塞米松、醋酸甲基强的松龙或醋酸氢化可的松 0.5~2mL，与等量或 2 倍的 1%利多卡因麻醉剂混合。若炎症部位不明确，可在疼痛最严重的部位试探性注射。必须注意勿将药液注入肌腱内，以免使肌腱变得薄弱而在活动时发生肌腱断裂。

（七）　固定疗法

急性发作较重病例，可行颈腋吊带，并配合休息，避免做肩部外展外旋使肱二头肌剧烈收缩等用力动作。

（八）　手术治疗

对慢性疼痛难忍、症状持久、反复发作者，可考虑手术治疗。以将长头腱切断，远端缝在短头腱上或固定在肱骨上界的方法治疗。

术后处理：患肢屈肘 90°固定于石膏托中，10~14 天拆线后，将患肢屈肘 90°，用吊带悬吊。3 周时开始主动伸屈肘锻炼。在 6~8 周开始肩袖力量练习，8 周后开始轻微持重练习以加强肱二头肌肌力。肌力与功能的最终恢复结果取决于患者的康复目标和身体总的状况。

九、 肩周炎

【概述】

肩周炎系西医学肩关节周围炎的简称，是指由于肩周的肌肉、肌腱、韧带、滑囊和关节囊等软组织发生慢性无菌性炎症，导致关节内外粘连，出现肩关节疼痛、功能活动受限等症状，俗称"凝肩""五十肩""冻结肩""漏肩风"等。本病属中医学"肩痹""肩凝"等范畴。表现为肩部逐渐产生疼痛，夜间为甚，逐渐加重，肩关节活动功能受限且日益加重，达到某种程度后逐渐缓解的演变过程。部分患者是由肱二头肌肌腱炎、冈上肌肌腱炎、肩峰下滑囊炎等发展而来。肩周炎是以肩关节疼痛和功能活动受限为其临床特征。本病的好发年龄为 50 岁左右的中老年人群，女性发病率略高于男性，多见于体力劳动者。本病有自愈倾向，但痊愈后可再复发。如得不到有效的治疗，有严重影响肩关节功能活动的可能，肩关节可有广泛压痛，并向颈部及肘部放射，还可出现不同程度的三角肌萎缩。

【中医病因病机及西医病因病理】

（一） 中医病因病机

1. 年老体弱，气血虚弱；或大病之后气血亏虚，血不荣筋。

2. 肩部裸露于外，被风寒湿邪侵袭；或汗出当风，腠理空疏，风寒湿邪乘虚而入，致使局部经脉拘急，气血凝滞，筋肉失养。

3. 肩部闪扭或骨折脱位之后，失治、误治，或长期固定，以致气滞血凝，筋脉失养，关节僵硬，活动受限。

4. 气滞情志抑郁，导致肝气郁结。肝主藏血，主疏泄、主筋，筋的生理活动有赖于肝血的调节与濡养，肝气郁，失条达，则筋失所养而发病。

（二） 西医病因病理

1. 肩部原因　①本病大多发生在 45 岁以上中老年人群中，软组织退行性病变，对各种外力的承受能力减弱。②长期过度活动、姿势不良等所产生的慢性劳损致伤。③上肢外伤后肩部固定过久，肩周组织继发萎缩、粘连。④肩部急性挫伤、牵拉伤后因治疗不当遗留后遗症等。

2. 肩外因素　颈椎病、心、肺、胆道疾病发生的肩部牵涉痛，因原发病长期不愈使肩部肌肉持续性痉挛、缺血而形成炎灶，转变为肩周炎。

肩关节周围的病变主要发生在盂肱关节周围，主要包括肌和肌腱、滑囊及关节囊的病变。其病理改变为肩关节周围筋肉组织的退行性病变，表现为痉挛、挛缩、粘连，腱鞘肿胀、肥厚，与肌腱、关节囊紧密结合，限制了肩关节的正常功能活动。后期可出现肩部肌肉萎缩和肩关节严重粘连，其运动由肩胛骨所代偿。

（三）　平乐正骨学说

本病的病因病机核心为五脏平衡失调及气血平衡失调。五脏有病，则其化生及运行气血功能失常，筋骨失养，则出现气血失衡、筋骨失衡等一系列病理变化。年老体弱，肩部劳损因正气不足，荣卫气虚，气虚血瘀，血不荣筋，加之肩部睡卧时多易裸露当风，风寒湿邪乘虚而入，痹阻经络而作痛；或因暴力损伤，或创伤后治疗不当致局部脉络不畅、不通，气滞血瘀，经络痹阻，筋肌失于气血濡养，而发本病。迁延日久，体质下降，疾病缠绵难愈，形成本虚标实之证。

【临床表现】

（一）　病史

患者多有肩部劳损、外伤后治疗不彻底或外感风寒湿邪等病史。

（二）　症状

1. 肩部疼痛　起初肩部呈阵发性疼痛，多数为慢性发作，以后疼痛逐渐加剧，或钝痛，或刀割样痛，且呈持续性，气候变化或劳累后常使疼痛加重，疼痛可向颈项及上肢（特别是肘部）扩散，当肩部偶然受到碰撞或牵拉时，常可引起撕裂样剧痛。肩痛昼轻夜重为本病一大特点。若因受寒而致痛者，则对天气变化特别敏感。

2. 肩关节活动受限　肩关节向各方向活动均可受限，以外展、上举、内旋、外旋更为明显。随着病情进展，由于长期废用引起关节囊及肩周软组织的粘连，肌力逐渐下降，加上喙肱韧带固定于缩短的内旋位等因素，使肩关节各方向的主动和被动活动均受限，特别是梳头、穿衣、洗脸、叉腰等动作均难以完成。严重时肘关节功能也可受影响，屈肘时手不能摸到同侧肩部，尤其在手臂后伸时不能完成屈肘动作。

3. 怕冷　患肩部怕冷，不少患者终年用棉垫包肩，即使在暑天，肩部也不敢吹风。

（三）　体征

1. 压痛　多数患者在肩关节周围可触到明显的压痛点，压痛点多在肱二头肌长头腱沟、肩峰下滑囊、喙突、冈上肌附着点等处。

2. 肌肉痉挛与萎缩　三角肌、冈上肌等肩周围肌肉早期可出现痉挛，晚期可发生失用性肌萎缩，出现肩峰突起、上举不便、后伸不能等典型症状，此时疼痛症状反而减轻。

（四）　中医辨证分型表现

1. 气虚型　多见于老年患者，以肌肉消瘦、患肢沉困无力为特征。

2. 风寒湿型　以肩部重着、如压重物、怕冷、阴雨寒冷天气加重为特征，喜暖恶寒。

3. 损伤型　有损伤固定或制动史，主要表现为筋肉消瘦萎缩、关节活动受限。

4. 气滞型　多见于女性患者，以关节刺痛、窜痛为特征，与情志变化有密切关系。

喜则轻，郁怒则重。

本病以肩关节疼痛和功能活动受限为临床特征。

【辅助检查】

本病主要采用 X 线检查和 MRI 检查。

1. X 线检查

（1）早期的特征性改变主要是肩峰下脂肪线模糊变形乃至消失。所谓肩峰下脂肪线是指三角肌下筋膜上的一薄层脂肪组织在 X 线片上的线状投影。当肩关节过度内旋位时，该脂肪组织恰好处于切线位，而显示线状。肩周炎早期，当肩部软组织充血时，X 线片上软组织对比度下降，肩峰下脂肪线模糊变形乃至消失。

（2）中晚期，肩部软组织钙化，X 线片可见关节囊、滑液囊、冈上肌腱、肱二头肌长头腱等处有密度淡而不均的钙化斑影。在病程晚期，X 线片可见钙化影致密锐利，部分病例可见大结节和骨赘形成等。此外，在肩锁关节可见关节端增生，或形成骨赘，或关节间隙变窄等。

2. MRI 检查　肩关节 MRI 检查可以确定肩关节周围结构信号是否正常，是否存在炎症，可以作为确定病变部位和鉴别诊断的有效方法。

【诊断及鉴别诊断】

（一）　诊断

根据病史和临床症状可明确诊断。常规 X 线摄片大多正常，部分患者可见肩峰下脂肪线模糊变形乃至消失。后期部分患者可在肩峰下见到钙化阴影，但无骨质破坏。年龄较大或病程较长者，X 线平片可见到肩部或冈上肌腱、肩峰下滑囊钙化征。

（二）　鉴别诊断

1. 风湿性关节炎　风湿性关节炎有游走疼痛并波及多个关节。遇寒冷刺激或静止时疼痛较重，遇热及轻微活动后则疼痛减轻，但过劳后病情又会加重。有时肩部可出现轻度红肿，但活动范围多不受限制。而肩周炎则有疼痛范围广泛、活动受限的特点，疼痛无游走性。

2. 肩关节结核　肩关节呈弥漫性肿胀。发病年龄多在 20~30 岁之间，老年人较少见，多有低热盗汗、血沉增快。除全身症状不同以外，还可 X 线摄片，X 线可见局部骨质呈虫蚀样破坏，以此鉴别。

3. 化脓性关节炎　化脓性关节炎多属于血源性感染，故局部红、肿、热、痛并见，伴有全身发热、恶寒，白细胞计数增高等。而肩周炎则疼痛范围广，属于慢性无菌性炎性发病过程，局部无红、肿、热、痛的表现，无全身发热的症状。

4. 冈上肌肌腱炎　冈上肌肌腱炎压痛局限在肩外侧冈上肌止点处，肩外展 60°~120°时疼痛明显，其他范围活动不受限。而肩周炎则疼痛范围广泛，关节活动受限。

【治疗】

目前，对肩周炎主要采用保守治疗，如口服消炎镇痛药、痛点局部封闭、按摩推拿、自我按摩等综合疗法，同时进行关节功能练习，包括主动与被动外展、旋转、伸屈及环转运动。当肩痛明显减轻而关节仍然僵硬时，可在全麻下手法松解，以恢复关节活动范围。肩周炎的功能锻炼，应贯彻动静结合的原则。肿痛明显的早期，宜适当限制肩关节的活动；肿痛消减的后期，应主动进行功能锻炼并配合药物疗法。

（一）　**药物疗法**

1. 内治法

（1）中药辨证施治　治宜舒筋活血、理气止痛、通利关节为主，各型随症加减，辨证施治。

内服药以解凝饮为主方随症加减。气虚型可加黄芪、香附、乌药以益气；风寒湿型可加葛根、川羌活、蔓荆子、茜草以除风胜湿，疏风散寒；损伤型可加威灵仙、钩藤、海桐皮、桑枝以通经活络；气滞型可加醋白芍、醋青皮、香附、乌药以疏肝理气；痛甚者加沉香、延胡索，刺痛者加五灵脂、三棱、莪术。

（2）中成药　可给予筋骨痛消丸、壮骨伸筋胶囊、肿节风分散片等。

（3）西药　可给予非甾体类抗炎药口服，如氯诺昔康片、美洛昔康片、洛索洛芬钠片、萘丁美酮、消炎痛片等，但长期服用需关注胃肠道反应。

2. 外治法　外用药以温经活络、柔筋利关节为主，以达消除疼痛、恢复功能的目的。

（1）外用温经通络类膏药或药膏等，如藏药膏、云南白药喷雾剂等。

（2）舒筋活血汤熏洗，每日 2 次。

（3）葱姜醋炒麸子局部热敷，每日或隔日 1 次。

（4）舒筋活血祛痛膏贴患处（以痛甚处为中心），每日更换 1 次。

（二）　**手法治疗**

1. 平乐正骨手法　目的在于疏通经络，活血止痛，解除粘连，通利关节。

理筋法：用于活筋之前，以活血舒筋，包括捏拿舒筋法、摇晃松肩法。

活筋法：用以松解粘连，通利关节，包括扶肩抬臂高举法、扶肩推肘内收法、扶肩提腕摸背法、牵拉旋肩法、牵拉抖动法。

调理气血法：用于活筋法之后，以理气止痛，包括：①循经点穴法，即医者以拇指指腹点压天宗、肩髃及松肩穴（取穴：患者端坐，双上肢下垂，掌心向前，以喙突顶点为中心向外、向下分别做一直线形成 90°角，在外下方直角的角平分线向下 2cm 即是）1~3 分钟，以通经理气。②空掌拍打法。③空拳震击法。④推揉舒筋法。

2. 平乐正骨展筋丹揉药法　取适量展筋丹，于肩周阿是穴以拇指指腹顺时针研揉，以局部皮肤发红发热为度。每日 1 次。

3. 自我按摩疗法　自我按摩的步骤及方法为：①用健侧拇指或手掌自上而下按揉

患侧肩关节的前部及外侧，时间 1~2 分钟，在局部痛点处可用拇指点按片刻。②用健侧手的第 2~4 指指腹按揉肩关节后部的各个部位，时间 1~2 分钟，按揉过程中发现有局部痛点亦可用手指点按片刻。③用健侧拇指及其余手指的联合动作揉捏患侧上肢的上臂肌肉，由下至上揉捏至肩部，时间 1~2 分钟。④还可在患肩外展等功能位置的情况下，用上述方法进行按摩，一边按摩一边进行肩关节各方向的活动。⑤最后用手掌自上而下用掌揉患侧肩关节的前部及外侧 1~2 分钟，对于肩后部按摩不到的部位，可用拍打法进行治疗。

（三）　针灸疗法

针灸治疗取穴肩髃、肩贞、肩井、肩三俞（肩中俞、肩外俞、肩内俞）、天宗、秉风、缺盆、极泉、巨骨、曲池。

（四）　封闭疗法

患者取坐位，术者按压患者肩关节周围找到痛点后，用标记笔标记。常规消毒后，用 5mL 注射器吸取曲安奈德悬混液 25mg+2% 利多卡因 2mL+维生素 B_{12} 针剂 0.5mg，从标记点垂直进针，在皮层注药后刺至深筋膜，有"沙沙"响声时注射 1/3 药物，再刺破筋膜进针少许，注药，然后退针至筋膜浅层，并向各个方向注射完余药。注射完后换新的注射器对下一个治疗点进行封闭治疗。

（五）　功能疗法

自主功能锻炼法的目的在于调畅气机，疏通经络，松肩止痛，促进功能恢复。每日 2 次，坚持锻炼，收益甚佳。

上举爬格法：①前举爬格法：患者面对墙壁，双足距墙脚 20~30cm，垂直挺立避免向后仰伸躯干。患肢前屈上举，以手扶墙，手指逐渐爬高，并以健手托举患肢，使其尽可能上举，直至不能耐受为止，停留于此高度 3 分钟。记录手指顶端位置，以备次日参考。②侧举爬格法：患侧对墙，侧立于墙边约 30cm 处，挺立，避免躯干向健侧倾斜。患肢外展上举，以手扶墙，手指逐渐爬高，并以健手托举患肢，使其尽可能上举，直至不能耐受为止，停留于此高度 3 分钟。记录手指顶端位置，以备次日参考。要求：每日增加高度大约 1cm。

其他如屈肘旋臂法、抱颈撑合法、前屈高举法、后伸摸背法、内收探肩法、外展指路法、垂臂甩肩法、屈肘耸肩法，其体操作方法参见相关书籍。

（六）　手术治疗

经长期非手术治疗无效者，应考虑手术治疗。根据主要病变所在部位，可行肱二头肌长头腱固定或移位术及喙肱韧带切断术。

十、 肩部撞击综合征

【概述】

肩部撞击综合征是临床上常见的引起肩关节疼痛和活动障碍的一组疾病，以肩峰下滑囊、肩袖组织、肱二头肌腱等结构的炎症及损伤为主要病理改变。广义的肩部撞击综合征包括肩峰下撞击、喙突下撞击和内撞击三型。本病大部分发生于肩峰前 1/3 部分和肩锁关节的前下部。而喙突是喙肩弓最内侧的部分，喙突下撞击是引起肩痛的原因之一，是由于喙突和肱骨小结节发生撞击，导致肩胛下肌腱及肱二头肌长头腱等结构的损伤、退变甚至断裂。

【中医病因病机及西医病因病理】

（一） 中医病因病机

中医学认为，肩关节是人体活动频繁、幅度较大、范围较广的关节，由于反复轻伤、慢性劳损或风寒湿邪侵袭，而致慢性筋伤。或年老体弱，气血虚弱，血不荣筋；或由于外伤后，致局部组织损伤、炎变、溃疡而致肩部疼痛，活动受限。

（二） 西医病因病理

西医学认为，任何使喙突下间隙变窄的原因都可能增加喙突下间隙内结构的挤压和撞击机会，造成间隙狭窄。常见的原因包括以下几种。

1. 过度的肩前屈内旋运动，包括上肢过顶投掷类运动，如棒球、垒球、水球、排球、手球等。

2. 喙突形态发生变异，如喙突颈过长。

3. 喙肱韧带过度增厚，局部囊肿形成。

4. 喙突尖部及肱骨小结节和肱骨前内侧面骨质增生。

5. 肩关节不稳可以导致肱骨头前上方移位程度的加大，也可以诱发本病的发生。

6. 喙突骨折、肩胛颈及肱骨上端骨折等外伤因素也可导致本病。

（三） 平乐正骨学说

本病的发生与机体脏腑功能失衡，气血、筋骨失衡有关，同时与日常生活习惯、情志、饮食等密切相关。在治疗过程中，以调理脏腑失衡、气血失衡与筋骨失衡为主，兼顾调畅情志、合理膳食。气血平衡则泰，气血失衡则疾。人是一个有机联系的整体，牵一发而动全身，局部损伤会导致全身气血失衡，故损伤应从气血论治。人体无论受到何种原因、何种形式的损伤，都会使气血紊乱、经络受阻、脏腑失调，从而使机体处于失衡状态。气血失衡必然影响经络脏腑，而经络脏腑失常也必然会导致气血失衡。在治疗过程中，应以疏通气血、促进气血平衡为目标。治疗上，气血并治，治血必治气，气机调畅，血病始能痊愈。血虚者，补其气而血自生；血滞者，行其气而血自调。治气必治血，血足而气虚自愈，血行而气机自畅，气与血互根互生，必同治而收效。

【临床表现】

（一）　病史

本病无明显的外伤史。

（二）　症状

肩部疼痛，以肩峰周围为主，有时涉及整个三角肌部。疼痛以夜间为甚，患者畏患侧卧位，严重者需长期服用止痛药。其次是患肢无力，活动受限，当上臂外展到60°~80°时，出现明显疼痛，有时可感觉到肩关节被"物"卡住而不能继续上举。此时需将上肢内收并外旋，使大结节从肩峰后部通过才能继续上举。

（三）　体征

1. 压痛部位主要在肩峰前下至肱骨大结节这一区域内。

2. 肩关节被动活动时，可闻及明显的碎裂声或捻发音。

3. 肩关节主动外展活动时有60°~120°的疼痛弧，即开始外展时无疼痛，达60°时开始疼痛，超越120°时疼痛又消失；而被动活动时疼痛明显减轻，甚至完全不痛。

4. 病程长者肩关节活动受限，主要表现为外展、外旋和后伸受限。

5. 肩部撞击试验阳性。检查时，患者取坐位，检查者位于背后，一手扶住肩部，稳定肩胛骨；另一手托住患肢肘部，将患者上肢向前上方快速推动，使肱骨大结节与肩峰撞击，可产生疼痛。然后用1%普鲁卡因10mL做肩峰下间隙内封闭，重复上述检查，疼痛消失者为撞击试验阳性。此症为本病所特有，有助于与肩部其他疾患鉴别。

【辅助检查】

1. X线检查　大多数患者X线检查正常，少数严重患者X线检查表现为肱骨大结节硬化、囊性变或骨赘形成，肩峰前缘硬化，肩峰下表面骨刺形成，冈上肌钙化阴影，肩锁关节创伤性关节炎，肱骨头上移使肩峰下间隙变窄（<0.7cm）。

2. 肩关节造影　肩关节造影不作为本病常规检查方法，主要用于鉴别肩袖是部分撕裂，还是全部撕裂。

3. 肩关节CT检查　可显示喙突颈部超过前后肩盂连线，喙肱间距变窄（<6mm）。

4. MRI检查　可显示肩胛下肌腱损伤。

【诊断及鉴别诊断】

本病根据临床症状及影像学检查即可确诊和与他病鉴别。

【治疗】

（一）　药物疗法

1. 内治法

（1）中药辨证施治　治宜舒筋活血，理气止痛，通利关节，各型随症加减，辨证施治。

内服药以舒筋汤随症加减。气虚型可加黄芪、香附、乌药以益气；风寒湿型可加葛根、川羌活、蔓荆子、茜草以除风胜湿，疏风散寒；外损型可加威灵仙、钩藤、海桐皮、桑枝以通经活络；气滞型可加醋白芍、醋青皮、香附、乌药以疏肝理气；痛甚者加沉香、延胡索；刺痛者加五灵脂、三棱、莪术。

（2）中成药　可给予筋骨痛消丸、壮骨伸筋胶囊、肿节风分散片等。

（3）西药　可给予非甾体类抗炎药口服，如氯诺昔康片、美洛昔康片、洛索洛芬钠片、萘丁美酮、消炎痛片等，但长期服用需关注胃肠道反应。

2. 外治法　以温经活络、柔筋利关节为主，以达消除疼痛、恢复功能的目的。

（1）外用温经通络类膏药或药膏等，如藏药膏、云南白药喷雾剂等。

（2）舒筋活血汤熏洗，每日2次。

（3）葱姜醋炒麸子局部热敷，每日或隔日1次。

（4）舒筋活血祛痛膏贴患处（以痛甚处为中心），每日更换1次。

（二）　**手法治疗**

1. 平乐正骨手法　目的在于疏通经络，活血止痛，解除粘连，通利关节。

理筋法：用于活筋之前，以活血舒筋，方法有捏拿舒筋法、摇晃松肩法。

活筋法：用以松解粘连，通利关节，方法有扶肩抬臂高举法、扶肩推肘内收法、扶肩提腕摸背法、牵拉旋肩法、牵拉抖动法。

调理气血法：用于活筋法之后，以理气止痛。方法有：①循经点穴法，即医者以拇指指腹点压天宗、肩髎及松肩穴1~3分钟，以通经理气。②空掌拍打法。③空拳震击法。④推揉舒筋法。

2. 平乐正骨展筋丹揉药法　取适量展筋丹，于肩周阿是穴以拇指指腹顺时针研揉，以局部皮肤发红发热为度，每日1次。

（三）　**针灸疗法**

针灸治疗取穴肩髎、肩贞、肩井、肩三俞（肩中俞、肩外俞、肩内俞）、天宗、秉风、缺盆、极泉、巨骨、曲池。

（四）　**封闭疗法**

患者取坐位，术者按压患者肩关节周围找到痛点后，用标记笔标记。常规消毒后，用5mL注射器吸取曲安奈德悬混液25mg+2%利多卡因2mL+维生素B_{12}针剂0.5mg，从标记点垂直进针，在皮层注药后刺至深筋膜，有"沙沙"响声时注射1/3药物，再刺破筋膜进针少许，注药，然后退针至筋膜浅层，并向各个方向注射完余药。注射完后换新的注射器对下一个治疗点进行封闭治疗。

（五）　**固定疗法**

早期采用三角巾或吊带制动。一般在治疗2周后，患臂在三角巾悬吊保护下做肩关节的前后、左右方向摇摆运动；3周后开始练习抬举上臂，初始阶段应选择非疼痛方向的上举运动。

（六）　手术治疗

经长期非手术治疗无效者，根据主要病变所在部位，应考虑手术治疗。

1. 喙肩韧带切断或切除术　自肩锁关节向下做 6~8cm 长的纵切口，纵行劈开三角肌纤维，显露喙肩韧带，将其切断，或在靠近肩峰附着处将其切除。手术操作简单，适用于保守治疗无效的中期病变。由于减压不够充分，一般与其他手术同时进行。

2. 肩峰切除术　手术切除全部肩峰可同时减压三个间隙，减压充分。但手术破坏了肩锁关节，失去了三角肌和斜方肌肩峰附着处，使肱二头肌肌力减退。由于失去喙肩穹，若肩袖弱者，可发生肱骨头向上半脱位，且术后因肩峰缺失而引起肩部外观缺陷，现已少用。

3. 外侧肩峰成形术　切除肩峰外侧 2/3，并切除喙肩韧带，可使肩峰下间隙前部得到充分减压。若对留下的肩峰和肩锁关节前下部分亦予以切除，可使中部得到充分减压。本法保留肩锁关节是其优点，但术后仍将丧失三角肌部分止点，并造成肩部外观缺陷。

4. 前肩峰成形术　鉴于本病病变部位主要在肩峰前 1/3 及肩锁关节前下部，提出部分切除肩峰前下缘的前肩峰成形术，既消除了撞击因素，又保留了三角肌肩峰附着部，避免了肩峰外端切除或全肩峰切除所造成的肩部外观缺陷及对三角肌肌力的损害。手术创伤小，功能恢复快，是较为理想的治疗方法。

第二节　肘及前臂部筋伤

肘关节由肱骨下端和桡、尺骨上端构成。肱骨滑车与尺骨滑车切迹构成肱尺关节；肱骨小头与桡骨关节凹构成肱桡关节；桡骨头环状关节面与尺骨桡切迹构成桡尺近侧关节。各关节面均覆盖一层关节软骨。上述三个关节共同包在一个关节囊内。关节囊上端分别附着于冠突窝、桡窝和鹰嘴窝的上缘，以及肱骨滑车内侧缘和肱骨小头外侧缘；下端附着于尺骨滑车切迹关节面的边缘，鹰嘴、冠突的边缘，以及桡骨环状韧带。关节囊的前、后壁薄而松弛，两侧有韧带加强。外侧为桡侧副韧带，由肱骨外上髁至桡骨环状韧带；内侧为尺侧副韧带，自肱骨内上髁至尺骨冠突和鹰嘴。此外，尚有桡骨环状韧带包绕桡骨头的环状关节面，将桡骨头紧紧束缚于尺骨桡切迹内。该韧带附着于尺骨桡切迹的前、后缘，形成一上口大、下口小的骨纤维环，容纳桡骨头在环内旋转而不易脱出。肘关节由肘关节动脉网供应血液。来自肘关节附近的正中神经、尺神经、桡神经和肌皮神经的分支分布于肘关节。由于解剖关系，肘部软组织损伤与前臂软组织损伤不可截然分开。

一、 肘部韧带损伤

【概述】

肘部韧带损伤是常见的肘关节闭合性损伤，多在劳动、运动、玩耍时致伤。凡使肘关节发生超过正常活动范围的运动，均可引起关节内、外软组织损伤。常见的有肘关节尺、桡侧副韧带撕裂，关节囊、肱二头肌腱部分撕裂及其他肘部肌肉、韧带、筋膜撕裂。其撕裂程度有很大的差异，有的在骨折、脱位复位后，肘部韧带损伤的症状就尤为突出；也有的因运动造成后肘部韧带损伤，损伤后并未引起注意，至出现并发症引起肘关节活动受限时，才引起重视。

【中医病因病机及西医病因病理】

（一） 中医病因病机

中医学认为，肘部筋伤多因跌挫、扭转等外力引起。由于关节的稳定性主要依靠关节囊和韧带的约束，而侧副韧带又有防止肘关节侧移的作用，故肘部筋伤多为肘关节尺、桡侧副韧带、关节囊及肘部肌肉和筋膜的撕裂。当外力作用于肘部，超过肘关节的承受能力，致肘部经脉、筋肉受损。经脉受损，血液难循常道，溢于脉外而成瘀血，阻滞局部，不通则痛；筋肉受损，失其正常维系功能，瘀血阻滞，气血运行不畅，局部组织得不到气血津液濡养，不荣则痛；日久影响筋骨之间的维系互用，可致关节失稳、筋脉挛缩，故见肘部疼痛，关节屈伸障碍。

（二） 西医病因病理

西医学认为，本病多由间接暴力致伤，如跌仆、由高坠下、失足滑倒，手掌着地，肘关节处于过度外展、伸直位置，即可致肘部损伤。损伤后可因滑膜关节囊、韧带等组织的扭挫撕裂，引起局部充血、水肿，严重者关节内出血、渗出。严重的肘关节周围损伤，虽然损伤不重，但伤后缺乏适当固定，可因进行反复被动牵引治疗，造成巨大血肿。这种血肿（软组织内血肿及骨膜下血肿）常互相沟通，在血肿机化时，通过膜下生骨，以及骨质内钙质进入结缔组织肿块内，造成关节周围组织的钙化和骨化，即所谓骨化性肌炎或异位骨化或损伤性骨化，是肘关节外伤后多见的并发症之一。根据伤力方向、防御姿势，以外侧及前侧损伤常见，内侧次之，后侧极少。临床上以关节囊、侧副韧带、环状韧带和肌腱等不同程度的损伤较多见。

（三） 平乐正骨学说

肘部损伤多由外力引起。暴力损伤机体，轻则伤筋，为肿、为痛；重则过筋中骨，致骨折、脱位的发生；甚则连及脏腑，危及生命。由于筋联络四肢百骸，通行血脉，为骨提供连接与动力；骨支撑形体，为筋提供附着点和着力点。筋有了骨的支撑才能固定与收缩，骨有了筋的附着才能显示其作用。筋与骨在生理上相互依存，在病理上互相影响，筋与骨的关系颇为密切。所以，当外力损伤肘部后，可使血脉受损，筋骨平衡关系遭到破坏，导致血瘀局部，气血运行不畅，不通、不荣并存；筋束骨无力，骨张筋不能，关节失稳、无力、失养，可见肘部疼痛，关节屈伸障碍。

【临床表现】

（一）　病史

本病有明显的外伤史，造成肘部韧带损伤。

（二）　症状

局部肿胀、疼痛、压痛明显。严重者肘关节伸屈及前臂旋转功能受限。肘及前臂扭伤，肘关节呈半屈曲状，伸屈功能受限，肘部呈弥漫性肿胀或局限于一侧肿胀，损伤部位压痛明显。

（三）　体征

肘关节呈半屈伸位，患者以手托肘，关节活动受限。重者关节伤侧肿痛明显，皮下有瘀斑，甚至有波动感。

【辅助检查】

X线检查　拍摄肘关节正、侧位X线片，排除是否合并有骨折等。对可疑病例在进行局部麻醉后，伸直肘关节，做被动肘外翻30°摄片，若内侧关节间隙明显增宽，则说明肘关节尺侧副韧带撕裂。同样，亦可做桡侧副韧带损伤检查。在儿童骨骺损伤时较难区别，可与健侧同时拍片进行对比，可以减少漏诊。

【诊断及鉴别诊断】

（一）　诊断

根据病史、临床症状及X线检查即可确诊。

（二）　鉴别诊断

本病与肘部骨折和（或）脱位相鉴别，后者X线片有明显异常。

【治疗】

（一）　药物疗法

1. 内治法

新鲜损伤：治宜活血化瘀，通经止痛，方用活血灵。

陈旧性损伤：治宜养血活血，舒筋利节，方用养血止痛汤加减。

2. 外治法　苏木煎温洗或外贴活血接骨止痛膏；合并骨化性肌炎者，治宜温经活血，软坚散结，外用舒筋活血汤加芒硝15g温洗。

（二）　手法治疗

肘关节韧带损伤肿胀明显时，一般忌用手法治疗，特别是粗暴的重手法理伤。如怀疑有关节的微小错落，可在伸肘牵引下将肘关节做一次被动屈伸活动，能起到整复作用，但不宜反复操作，尤其在恢复期，粗暴的屈伸活动后，会增加新的损伤，甚至诱发骨化性肌炎。

1. 平乐正骨手法　在触摸到压痛点后，医者以两手掌环握患者患侧肘部，轻揉按压 1~3 分钟，有减轻疼痛的功效。以患侧为中心，医者用大拇指顺侧副韧带行走方向理顺剥离的肌纤维，一般 2 周左右逐渐修复。医者一手握上臂，另一手握腕关节，进行肘部屈伸练习。

2. 平乐正骨展筋丹揉药法　术者沉肩、悬腕、垂肘，拇指螺纹面蘸少许展筋丹，以掌关节运动带动拇指螺纹面在穴位上以画圆的方式运动，要求拇指螺纹面与穴区或痛区皮肤轻轻接触，运动时同皮肤摩擦，但不能带动皮肤，揉药范围约 1 元硬币大小，频率为每分钟 100~120 次，每穴操作 2~3 分钟，局部皮肤微感发热即可。取穴以痛为腧，辨证选穴。

（三）　固定疗法

急性损伤者，三角巾悬吊固定患肢于肘关节屈曲 90° 位，或采用屈肘石膏托外固定 2 周，以限制肘关节的屈伸活动，待肿痛缓解后，开始功能锻炼。

（四）　功能疗法

肘关节韧带损伤以自主的功能锻炼为主，早期功能锻炼可做握拳活动，中、后期做肘关节屈伸等活动。如做被动屈伸活动，动作必须轻柔，以不引起明显疼痛为准，禁止做粗暴的各种主、被动活动，严禁被动强力伸展旋转。

（五）　手术治疗

肘关节损伤合并骨化性肌炎，非手术治疗无效时，且 X 线片骨化阴影密度较高，边缘清晰、局限，可考虑手术切除骨化组织。但术中应注意彻底止血，术后早期进行自主功能锻炼。

二、肘关节骨化性肌炎

【概述】

肘关节骨化性肌炎是由于肘部创伤后产生异位（而非新生物的骨与软骨的局限性损害），导致结缔组织骨化，是肘部损伤中最严重的并发症之一。

【中医病因病机及西医病因病理】

（一）　中医病因病机

中医学认为，本病为瘀血阻络，气血失养之痹症。外来暴力损伤肘部，致筋肉损伤、经络受损、血脉破裂，血溢脉外，阻滞局部，致血瘀气滞，气血津液运行不畅。瘀血不去，新血不生，日久则瘀血结于局部，难化难移，形成包块、肿物或弥漫性肿胀，阻碍肘关节正常活动，严重者可使肘关节固定于一定位置难以活动；瘀血阻络，久滞不散，阻碍气血运行，局部组织得不到气血津液濡养，不荣则痛，故见肘关节肿胀、疼痛，关节活动障碍。

（二）　西医病因病理

肘关节损伤后局部形成血肿，由于血肿未被吸收而机化为纤维组织及软骨组织，是形成本病的关键因素之一。肘部损伤包括肌肉损伤、骨膜破损或撕脱、外骨膜及周围软组织出血。血肿引起无菌性炎症反应，新生的毛细血管和吞噬细胞，以及外骨膜深层的成骨细胞在伤后短期内活跃，侵入附近的肌肉内发生骨化，而导致本病。

（三）　平乐正骨学说

本病多为创伤后离经之血瘀而不散，结于局部，为痛为肿，影响肘关节正常功能活动。损伤应从气血论治，人体无论受到何种原因、何种形式的损伤，都会使气血紊乱、经络受阻。损伤瘀血最易导致气滞难行，创伤、闪挫、劳损等损及筋骨血脉，致使血液离经外溢，瘀于肌肉腠理之间，阻闭经络，气机阻滞，则血行瘀阻更重。瘀血日久不去，渗入脉络，阻碍气血运行和气血津液濡养，可致肘关节肿胀、疼痛，关节活动障碍。

【临床表现】

（一）　病史

有明确的肘外伤史，如肘部骨折、脱位或严重的肘关节挫伤；或伤后曾反复被动屈伸关节，或自行提拉重物而强迫伸直关节者。

（二）　症状

肘关节肿胀、疼痛经久不愈，局部温度升高。肘关节活动范围逐渐变小，最后固定在某一体位。

（三）　中医辨证分型表现

依据本病临床表现，可分为2型。

1. 血肿瘀积型　肘部疼痛拒按，弥漫性肿胀，局部有瘀斑，肘关节活动受限，舌质暗或有瘀斑、苔薄黄，脉弦数或弱。

2. 气虚血凝型　肘关节前方肿胀硬实，无波动感，关节拘急不舒，屈伸活动受限，舌质暗红，脉弦细或涩。

【辅助检查】

X线检查　早期除原始损伤外并无特殊表现，在3~4周后，肘关节周围可发现有云雾状的骨化团块，第4周后X线摄片显示肌腱附着部位或骨折处有骨化现象，通常持续6~8周。晚期骨化范围缩小，密度增高，界限清楚。X线摄片显示骨化块形成，呈边缘整齐、密度均匀的骨化块或骨刺，如尺骨鹰嘴骨刺等。此外，外伤性血肿出现在肿胀肌肉处，可显示出羽毛状钙化，血肿沿肌束夹层分布，囊壁出现不规则钙化阴影。

【诊断及鉴别诊断】

（一）　诊断

本病根据病史、症状及X线表现，可做出诊断。

（二） 鉴别诊断

1. 先天性进行性骨化性肌炎　先天性进行性骨化性肌炎是一种先天性、非损伤性疾病，在纤维组织内有反复的发炎，每次发炎后，在肌腱和肌肉纤维间隔内发生骨化。所有的横纹肌均可波及，多发于背部肌肉组织，以后蔓延全身。

2. 异位骨化　异位骨化多是局限性的，发生于离开骨膜和骨组织较远的组织内。凡是容易发生病理性钙化的结缔组织同样也是异位骨化最常见部位。与进行性骨化性肌炎一样，异位骨化并非直接损伤所引起。

3. 毒性骨化性肌炎　毒性骨化性肌炎由于毒素的作用，使肌肉引起变性钙化而发生，多发生于烧伤和毒血症后，常见于烧伤肢体的大关节周围。

【治疗】

（一） 药物疗法

1. 内治法

（1） 血肿瘀积型　治宜活血止血，消瘀止痛，方用桃红四物汤加蒲黄、五灵脂、田三七。

（2） 气虚血凝型　治宜补气活血化瘀，方用补阳还五汤加减。

2. 外治法　早期可外敷活血接骨止痛膏，后期可用海桐皮汤熏洗患肘，以达化瘀散结的效果。

（二） 手法治疗

1. 平乐正骨手法　先用揉、搓、推、捋等手法缓解肘部肌痉挛，松解肘关节周围软组织粘连。

2. 平乐正骨展筋丹揉药法　在肘关节周围寻找压痛点，多见于肱骨内上髁、肱骨外上髁和肱二头肌腱附着点、鹰嘴等处。医者一手拿患者桡腕关节做摇肘动作，另一手分别在压痛点部位行揉、拨、弹等法。屈侧痛点在伸直位施行，伸侧痛点在屈曲位施行。在活动肘关节的同时进行痛点展筋丹揉药治疗：术者沉肩、悬腕、垂肘，拇指螺纹面蘸少许展筋丹，以掌关节运动带动拇指螺纹面在痛区以画圆的方式运动，要求拇指螺纹面与痛区皮肤轻轻接触，运动时同皮肤摩擦，但不能带动皮肤，揉药范围约1元硬币大小，频率为每分钟100~120次，每穴操作2~3分钟，局部皮肤微感发热即可。可解除肘关节周围软组织的粘连、挛缩，促进肘关节功能恢复。

（三） 物理疗法

本病用超短波治疗、泥疗、蜡疗及磁疗等均有疗效。

（四） 封闭疗法

早期以曲安奈德2.5~5mg加利多卡因2.5~5mL做痛点封闭治疗。

（五） 功能疗法

1. 屈肘法　医者站在患者患侧，将患肢屈肘固定于床边，左手固定患肢上臂，右手推前臂下端，令其被动屈肘，维持 20 秒，尽可能增加屈曲度，直到最后恢复正常功能。练功要循序渐进，每日不少于 3~5 次，每次 10 分钟左右。

2. 伸肘法　以患侧肘尖为支撑，上臂贴紧桌面，前臂远端翘起，用书本或木块在前臂背侧加垫，然后患者自己用健手向下推压患侧前臂，使肘关节尽量伸直并记录衬垫高度。每日减低高度，直至使肘关节伸直功能恢复。

（六）　手术治疗

手术切除骨化组织及行关节松解术治疗，适用于骨化性肌炎急性期过后，肘关节已僵硬在某一体位或仅有轻微的活动度。这是由于增生骨块的影响，常见增生部位为鹰嘴窝或肘前方，可考虑手术切除。但广泛的骨化组织切除及关节松解术治疗的效果尚欠满意，但对有严重功能障碍者，仍不失为一种治疗方法。手术采用肘关节后正中切口，切口起自臂部后正中线、尺骨鹰嘴尖端上方 10~12cm 处，向下延伸至尺骨鹰嘴尖端下方约 3cm。切口不可过高，以免损伤桡神经。术中注意游离尺神经并保护。

三、　肱骨内上髁炎

【概述】

肱骨内上髁炎以肘关节内侧疼痛为主要表现，患者会在用力抓握或提举物体时感到肘部内侧疼痛。疼痛的产生是由于负责手腕及手指背向伸展的肌肉重复用力而引起的。因本病好发于高尔夫球运动员，故又称高尔夫球肘。

【中医病因病机及西医病因病理】

（一）　中医病因病机

中医学认为，本病的发生主要是由于前臂屈肌反复而紧张地收缩牵拉发生疲劳性损伤，使局部气血瘀滞疼痛，久则发生粘连变性。外感六淫，侵袭肘部肌肉、关节、经脉，导致营卫不和，风寒湿之邪积聚肘部经络；或剧烈的旋前、伸腕等活动使筋脉损伤、瘀血内停，导致肘部气血阻滞，局部肿胀，不通则痛。持续劳损，气血亏虚，瘀血内停，阻滞经络，气血运行不畅，局部组织得不到气血津液濡养，不荣则痛，故见肘部肿胀、疼痛。

（二）　西医病因病理

肱骨远端内侧的内上髁处是伸指、伸腕肌肉的附着点。手部用力及腕关节活动过度会损伤肌肉附着点，造成伸肌总腱的肌筋膜炎。该处有一根细小的血管神经束，从肌肉、肌腱深处发生，穿过肌膜或腱膜，最后穿过深筋膜，进入皮下组织。肌肉附着处的肌筋膜炎将造成该神经血管束的绞窄，是引起疼痛的主要因素。肱骨内上髁肌肉附着点受到较大外力时可造成肌腱及筋膜撕裂，这也是引起疼痛的原因。损伤后可形成纤维增生和粘连。纤维粘连进而刺激肘关节内侧的副韧带和环状韧带。损伤可反射性地造成肱桡关节滑膜炎。因此，肱骨内上髁炎不同患者损伤程度可能是不相同的，受累组织可能是广泛的。肱骨内上髁炎发病与不同的职业有关，不仅见于网球运动员，家庭妇女、木工、建筑工人等需手和腕反复用力劳动者也易患此病。中老年人发病可能没有明确的损伤史。

（三）平乐正骨学说

本病的病因病机主要为疲劳性损伤，致局部气血失衡，气血瘀滞于肘部，而引起疼痛。气属阳、主动，主煦之，是生命活动的动力；血属阴、主静，主濡之，是生命活动的物质基础。气中有血，血中有气，气与血不可须臾相离，二者保持着相互依存、动态平衡的关系。当一次性劳损或慢性劳损超过肘关节的承受力时，则破坏肘部的气血平衡关系，致气血运行不畅，严重者可致气血瘀滞，而出现肘部肿胀、疼痛。

【临床表现】

（一）病史

本病起病缓慢，无急性损伤史，但劳累可诱发疼痛。

（二）症状

肱骨内上髁处疼痛，劳累后加重，肿胀、压痛明显，前臂旋转功能及肘关节伸屈功能受限。局部病变刺激尺神经则出现无名指、小指麻木。

（三）体征

肱骨内上髁处压痛明显，屈腕抗阻力试验、抗阻力旋前试验等阳性。

（四）中医辨证分型表现

1. 劳伤血瘀型 长时间提携重物，造成肱骨内上髁处疼痛，前臂旋转及肘关节屈伸功能受限，劳累后加重，休息减轻，患肢乏力，舌质淡、苔薄白，脉弦细。

2. 气血不足型 起病时间长，肘部疼痛反复发作，喜按喜揉，漫肿不散，舌淡苔白，脉沉细。

3. 风寒湿搏型 肘部酸痛，屈伸不利，遇寒加重，舌苔薄白，脉弦紧。

【辅助检查】

X 线检查 肘关节无阳性特征，晚期可见骨膜增生。

【诊断及鉴别诊断】

（一）诊断

1. 握物无力，不能提重物，严重者扭毛巾、扫地等小动作均觉疼痛。

2. 起病缓慢，逐渐出现肘关节内侧疼痛，并向前臂内侧远方扩散。

3. 好发于长期反复用力活动腕部者，如网球、羽毛球、乒乓球运动员，以及钳工、厨师和家庭妇女等。

4. 肱骨内上髁处压痛明显，屈腕抗阻力试验、抗阻力旋前试验等阳性。

（二）　鉴别诊断

1. 肘关节创伤性骨关节炎　肘关节创伤性骨关节炎为退行性疾病，多见于中年以上患者。是由于肘部长期紧张用力所致局部疼痛不适，不限于一侧，晨起或屈肘支撑时症状明显，肿痛无力。X线片可见关节间隙变窄、脱钙，骨边缘硬化，有游离体。

2. 肘关节尺侧副韧带损伤　肘关节尺侧副韧带损伤展旋应力常伤及尺侧副韧带的前束和后束，合并滑膜损伤，关节肿胀，内侧间隙压痛，伸肘、屈肘、外翻疼痛。X线片可见关节间隙增大。

3. 肘管综合征　肘管综合征常见于肘外翻或肱骨内髁骨折的患者，以逐渐出现患侧尺神经支配区感觉减退为主症。是一种因肘外翻、肘内髁部畸形，导致尺神经在尺神经沟部长期受压、摩擦引起炎症而诱发的尺神经麻痹。出现手尺侧及尺侧一个半手指感觉异常，患手指精细动作障碍。

【治疗】

（一）　药物疗法

1. 内治法

（1）劳伤血瘀型　治宜活血通络，养血壮筋，方用桃红四物汤加减。

（2）气血不足型　治宜养血舒筋止痛，方用养血止痛汤加减。

（3）风寒湿搏型　治宜祛风散寒，通络宣痹，方用羌活胜湿汤加减。屈伸不利加木瓜、伸筋草；痛甚加制川草乌；痛无定处加全蝎、防己。

2. 外治法　外用海桐皮汤加醋温洗。

（二）　手法治疗

1. 推擦法　患者仰卧位，平臂伸肘。术者位于伤侧，坐于低凳上，先用一手掌自下而上推前臂腕屈肌数遍；继之，用手的小鱼际部往返擦腕屈肌5~10分钟，以达到活血之目的。

2. 揉搓法　患者仰卧位。术者用手掌或大鱼际部反复揉搓病变局部3~5分钟，以达到散瘀消炎及止痛之目的。

3. 推按回旋法　患者取仰卧位。术者用一手拇指按压于肘内侧疼痛部位，另一只手握伤肢腕部，两手协同推按、屈伸及回旋肘关节，以达到剥离粘连、滑利关节之目的。

4. 旋臂过伸理筋法　患者取坐位。术者立于伤侧，用一手托握伤肘，另一只手握伤肢腕部，先将肘关节屈曲、前臂外旋，并嘱患者充分伸腕，然后迅速用力托肘，将肘关节过伸；继之，在肘过伸位用中、无名二指推理、按压肌腱数遍，以达舒筋之目的。

（三）　物理疗法

本病可采用超短波疗法、磁疗、蜡疗、光疗、离子透入疗法等，以减轻疼痛，促进炎症吸收。

（四）　针灸疗法

本病取阿是穴、手三里、曲池、外关、尺泽、少海。每日 1 次，2 周为 1 个疗程。

（五）　封闭疗法

强的松龙 25mg 加 1%～2% 普鲁卡因注射液 1～4mL，摇匀。用注射器抽吸注射液后，从曲池进针 0.7～1.5 寸，针尖斜向肱骨内上髁，用提插手法，得气后回抽无血，将药液注入。亦可直刺入阿是穴，针头深刺至筋节（伸腕肌起始部），推入药液。出针后，活动肘关节 2 分钟。6 日 1 次，3 次为 1 个疗程。或用当归注射液 2mL 做痛点注射，隔日 1 次，10 次为 1 个疗程。

（六）　针刀疗法

局部麻醉后患侧伸肘位，术者左手拇指在桡骨粗隆处将肱桡肌拨侧，将针刀沿肱桡肌内侧缘刺入，直达肱桡关节滑囊和骨面，做切开剥离 2～3 针刀后出针，用无菌纱布覆盖针孔后患肘屈伸数次。

四、　肱骨外上髁炎

【概述】

肱骨外上髁炎又称肱骨外髁及其附近的疼痛综合征、网球肘等，是影响伸腕和前臂旋转功能的慢性劳损性疾病。好发于经常做旋转前臂伸屈肘关节工作者。

【中医病因病机及西医病因病理】

（一）　中医病因病机

中医学认为，本病的发生主要是由于长期反复用力屈伸肘关节，导致局部气血瘀滞，气血运行不畅，加之风寒湿邪侵袭而瘀阻经筋，流注关节而引起，属于劳损病变。风寒湿邪侵袭肘部筋肉、关节、经脉，导致营卫不和，经络受阻，气血运行不畅；或肘关节长期反复的屈伸等活动使筋脉损伤、瘀血内停，导致肘部气血阻滞，局部肿胀，不通则痛。持续劳损，气血亏虚；瘀血内停，阻滞经络，气血运行不畅，局部组织得不到气血津液濡养，不荣则痛。病程日久，侵犯经络，可出现方向性疼痛。

（二）　西医病因病理

本病的发生与职业、工种有密切关系，多见于木工、钳工、水电工、泥瓦工和网球运动员等。由于工作需要，长期反复地用力屈伸肘关节，尤其是做前臂旋前旋后动作，可引起前臂伸肌群联合总腱在肱骨外上髁部的反复牵拉损伤，导致局部气血瘀滞、疼痛，久则损伤肌腱，有时可致桡骨小头环状韧带退行性变、肱骨外上髁骨膜炎、前臂伸指总肌腱深面滑囊炎、肱桡关节滑膜炎或滑膜皱襞的过度增生等。

（三）　平乐正骨学说

本病的病因病机核心一是气血、筋骨失衡：瘀血最易导致气滞难行，劳损伤及筋骨血脉，致使血液离经外溢，瘀积于筋肉腠理之间，阻闭经络，气机阻滞，则疼痛、肿胀。气能行血，气虚则推动无力而致血瘀，血失濡养，肌肉筋骨痿软。二是脏腑功能失衡：久病体虚，血海空虚，肝血不足，失于濡养，致筋肉失养而肌肉萎缩，关节不利；肾主骨，久病伤肾，肾虚则骨失所养，致筋伤缠绵难愈。

【临床表现】

（一）　病史

本病因急性扭伤或拉伤而引起，多见于慢性劳伤。

（二）　症状和体征

肘关节外侧疼痛，逐步出现方向性疼痛，向上臂、前臂及腕部放射。肱骨外上髁有明显压痛点，常呈锐痛，握力减弱，前臂自觉无力，屈伸活动正常，旋转活动受限，握拳旋转时疼痛，静息时一般多无症状。

（三）　西医分型表现

根据发病机制可分为急性损伤和慢性损伤。

1. 急性损伤　一次性过度劳作而引起的急性损伤。

2. 慢性劳损　急性损伤后未得到很好的治疗和休息而造成慢性劳损；因职业因素而致反复发作逐渐形成慢性劳损；慢性积累性损伤久则形成慢性劳损。

（四）　中医辨证分型表现

1. 风寒阻络型　肘部酸痛麻木，屈伸不利，遇寒加重，得温则缓，舌苔薄白或白滑，脉弦紧或浮紧。

2. 痰湿内蕴型　肘外侧疼痛，有热感，局部压痛明显，活动后减轻，伴口渴不欲饮，舌苔黄腻，脉濡数。

3. 气血亏虚型　起病时间长，肘部酸痛反复发作，提物无力，肘外翻时疼痛，喜按喜揉，兼有少气懒言，面色苍白，舌淡苔白，脉沉细。

【辅助检查】

X 线检查　偶见钙化阴影、骨膜反应或肱骨外上髁粗糙等。

【诊断及鉴别诊断】

（一）　诊断

1. 肘关节外侧疼痛（最主要症状）。

2. 大多起病缓慢，疼痛在旋转背伸、提拉、端、推等动作时更加明显，如拧衣、扫地、端茶壶、倒水等，同时沿伸腕肌向下放散。

3. 症状时隐时现，经数月或数日可自愈。

4. 重者反复发作，呈持续性疼痛，前臂旋转及握物无力。

（二）　鉴别诊断

肱骨外上髁炎应与肱桡滑膜囊炎相鉴别。肱桡滑膜囊炎除局部压痛以外，肘部旋前、旋后受限。前臂旋前引起剧烈疼痛，其疼痛点的位置比肱骨外上髁炎略高，压痛比肱骨外上髁炎为轻。局部可有肿胀和触痛，穿刺针吸可见积液。

【治疗】

（一）　药物疗法

1. 内治法

（1）中药辨证施治

风寒阻络型：治宜祛风散寒，通络宣痹，方用蠲痹汤加减。

痰湿内蕴型：治宜健脾利湿，清热豁痰，方用加味二妙散。

气血亏虚型：治宜补中益气，养血荣筋，方用当归鸡血藤汤加减。

（2）中成药　口服养血止痛丸，每日3次，每次1包，服用20天。

2. 外治法

（1）外用海桐皮汤加醋温洗。

（2）中药熏洗：取透骨草10g、伸筋草10g、桂枝10g、花椒10g、红花10g、当归10g、白芷10g、干姜15g。将上药共放入盆内，加温水约3500mL。浸泡2小时，然后放炉火上加热煮沸30分钟。把患处置药盆上方，热气熏蒸30分钟，待药液温度适宜时，再将患处置药盆内浸泡、烫洗30分钟。每日早晚各熏洗1次，每次约1小时。每剂药用1天，治愈为止。药液熏洗要防止烫伤。在熏洗同时配合局部手法按摩，以提高疗效。

（二）　手法治疗

1. 平乐正骨手法　在肘外侧痛点部用揉捻法操作，使局部有发热感，然后用手指点按曲池、外关等穴位，使之"得气"，以达行气活血、疏通经络的目的。用拨络法弹拨刺激桡侧腕伸肌等，以达到剥离局部粘连的目的，如有明显压痛点可用拇指剥筋。医者与患者相对，一助手拿患者上臂，医者一手拿其患侧腕关节，另一手拿住肘部痛点，用屈肘摇法旋前及旋后摇晃肘关节5~7次，然后在拔伸的同时使肘关节屈曲，在旋后位使肘关节突然伸直，以撕脱局部粘连。

2. 平乐正骨展筋丹揉药法　术者沉肩、悬腕、垂肘，拇指螺纹面蘸少许展筋丹，以掌关节运动带动拇指螺纹面在穴位上以画圆的方式运动，要求拇指螺纹面与穴区皮肤轻轻接触，运动时同皮肤摩擦，但不能带动皮肤，揉药范围约1元硬币大小，频率为每分钟100~120次，每穴操作2~3分钟，局部皮肤微感发热即可。取穴以痛为腧，辨证选穴。

（三）　物理疗法

本病可采用超短波疗法、磁疗、蜡疗、光疗、离子透入疗法等，以减轻疼痛，促进炎症吸收。

（四）　针灸疗法

本病取尺泽、阳溪、曲池等穴位进行强刺激，或在痛点周围行围针。

（五）　封闭疗法

本病用2%盐酸普鲁卡因2mL加醋酸泼尼松龙12.5mg做痛点封闭，每周连续用3次。或用当归注射液2mL做痛点注射，隔日1次，10次为1个疗程。

（六）　针刀疗法

局部麻醉后患侧伸肘位，术者左手拇指在桡骨粗隆处将肱桡肌拨侧，将针刀沿肱桡肌内侧缘刺入，直达肱桡关节滑囊和骨面，做切开剥离2~3针刀后出针，无菌纱布覆盖针孔后患肘屈伸数次。

（七）　功能疗法

本病以锻炼肘关节为主，主要有云手、砍肘、握拳、屈肘、旋前、用力伸直出拳等锻炼方法。

（八）　手术治疗

手术治疗适用于极少数症状严重、保守治疗无效者。可选用伸肌腱起点剥离松解、环状韧带部分切除、桡侧腕伸短肌腱延长、肌皮神经血管切除；或旋后肌浅层筋膜弓切开，桡神经深支松解术。

五、　尺骨鹰嘴滑囊炎

【概述】

尺骨鹰嘴滑囊炎又称矿工肘、学生肘。尺骨鹰嘴滑囊有深、浅两个，不与关节腔相通，一个在肱二头肌腱之间，另一个在肱三头肌腱与皮肤之间，后者最易受伤致损。

【中医病因病机及西医病因病理】

（一）　中医病因病机

中医学认为，本病的发生多因肘后部长期、反复摩擦或突然受到撞击，超过肘后部的承受能力，致脉络损伤，经脉不畅，气血循行受阻。气属无形，气伤则痛，血属有形，形伤则肿，故作肿作痛；血不利则为水，瘀血日久则为水湿，水湿积聚不散渐成痞块；血瘀气滞，经脉痹阻，气塞不通，血壅不流，不通则痛，故见疼痛、肿胀。劳损后，人体正气不足，卫外不固，风寒湿邪乘虚内侵，与未散之水湿、瘀血结于局部，难化难移，形成包块、肿物，阻碍肘关节正常活动，故见关节屈伸不利。

（二）　西医病因病理

外伤肘后部，滑囊受到刺激后发生充血、水肿、渗出、增生、肥厚、粘连等无菌性炎症反应。由于肘部长期反复支撑用力或被刺激，尺骨鹰嘴后滑囊内层滑膜的分泌反应性增加，导致囊内滑液代谢不平衡，滑囊增大、隆起，而形成本病。病程长者，滑囊壁逐渐增厚并纤维化，滑囊变得硬韧，囊内液体逐渐变得黏稠，甚至有钙盐沉积。

（三）　平乐正骨学说

本病多因劳损或肘后部外伤，致经脉受损，血津外溢，阻滞气血，气机不利，气血运行受阻，严重者可致气滞血瘀，经脉闭阻，气血津液瘀于局部而成痰饮、水湿、瘀血，三者互结形成包块，使关节周围组织变硬，骨节滞结，活动障碍。若为风寒湿邪乘虚内侵，与内停之痰饮、水湿、瘀血互结，痹阻筋骨，则使筋脉拘挛、肌痿筋缩、骨节滞凝，屈伸不利更甚，造成气血、筋骨失衡，故见疼痛、肿胀、活动受限等症状。

【临床表现】

（一）　病史

本病一般有肘后部劳损、外伤后治疗不当或外感风寒等病史。

（二）　症状

1. 急性尺骨鹰嘴滑囊炎　多为局部突然受撞击引起，表现为局部肿胀、疼痛，皮温稍高，压痛明显，渗液多时可出现波动及关节活动受限。肿胀偏肱三头肌桡侧，并可出现肱三头肌痉挛。

2. 慢性尺骨鹰嘴滑囊炎　多为长期、反复、慢性摩擦所引起，表现为局限性圆形滑囊肿胀、积液，触之柔韧，可有波动，推之可移，疼痛轻微或无痛，关节功能轻度受限。

（三）　体征

肘后可见半球形隆起，屈肘时明显，囊肿质软，多在 2~4cm 之间，边缘清楚，表面光滑，按之有实性、弹性感，推之略可移动。

（四）　中医辨证分型表现

1. 血瘀气滞型　肘关节外后方及尺骨鹰嘴上方有条索状肿胀，质软有波动感，肘关节自主运动有一定范围受限，被动活动加剧，舌质红、苔薄，脉弦数。

2. 气虚血滞型　肘关节外后方及尺骨鹰嘴上方有肿胀，稍硬实，无波动，肘关节屈伸运动障碍及疼痛，舌质淡、苔薄，脉弦细。

【辅助检查】

X 线检查　无明显异常，个别慢性患者可见滑囊钙化影像。

【诊断及鉴别诊断】

（一）　诊断

1. 有肘部外伤史或从事肘部支撑工作者。

2. 肘后疼痛，屈伸不利。

3. 可在肘后部扪及囊内肿物，质软，有轻度移动感，压痛较轻。

4. X 线片可有钙化阴影。

（二） 鉴别诊断

1. 肱三头肌肌腱炎 疼痛部位在肘尖部，局部无软组织肿胀、膨隆，触诊亦无囊样物，肱三头肌抗阻痛阳性。

2. 尺骨鹰嘴骨折 多由肱三头肌腱强力牵拉所致，有明确的外伤史，局部疼痛剧烈、肿胀明显，可触及骨擦音，X线片可确诊。

【治疗】

（一） **药物疗法**

1. 内治法

（1）中药辨证施治

血瘀气滞型：治宜活血化瘀，行气止痛，方用桃红四物汤加威灵仙、钩藤、羌活等加减。

气虚血滞型：治宜补气活血通络，方用补阳还五汤加姜黄、鸡血藤、丹参等加减。

（2）中成药 口服养血止痛丸，每日3次，每次1包，服用20天。

2. 外治法

（1）外用苏木煎温洗，或活血接骨止痛膏贴敷。

（2）中药熏洗：用药以活血通络、散寒除湿类药物为主。每次30分钟，每日2次，两次熏洗间隔4小时以上，可根据个人耐受性调整熏洗温度，一般温度控制在58℃±2℃，最高不宜超过65℃，以防止烫伤。熏洗10~14天。

（二） **手法治疗**

1. 平乐正骨手法 肘关节伸直位，以一手拇指紧压于积液肿胀之滑囊壁上，在维持拇指压力的同时，迅速屈曲肘关节，可使囊壁破裂，积液迅速消散，然后再反复屈伸肘关节数次，使积液彻底消散，加压包扎1周。

2. 平乐正骨展筋丹揉药法 术者沉肩、悬腕、垂肘，拇指螺纹面蘸少许展筋丹，以掌关节运动带动拇指螺纹面在肱骨大小结节部以画圆的方式运动，要求拇指螺纹面与痛区皮肤轻轻接触，运动时同皮肤摩擦，但不能带动皮肤，揉药范围约1元硬币大小，频率为每分钟100~120次，每穴操作2~3分钟，以局部皮肤微感发热即可。

（三） **封闭疗法**

本病可用醋酸氢化可的松25mg加1%普鲁卡因1mL封闭治疗，注射前应先抽出滑囊中的渗液，然后注入药物。或囊内穿刺抽出积液后，注射醋酸强的松龙25mg，加压包扎1周。

（四） **固定疗法**

固定可减少对滑囊的摩擦和刺激，促进囊内炎症的吸收。

（五）　功能疗法

功能疗法适用于肘关节功能受限者。患者应每天坚持做适量的有意识的肘关节屈伸及前臂旋转功能活动，以通利关节。

六、牵拉肘

【概述】

牵拉肘即桡骨小头半脱位，是婴幼儿常见的肘部损伤之一。发病年龄 1~4 岁，以 2~3 岁发病率最高，占 62.5%。本病男孩比女孩多见，左侧比右侧多见。当肘关节伸直，前臂旋前位忽然受到纵向牵拉时容易引起桡骨小头半脱位，有时幼儿翻身时上臂被压在躯干下导致受伤引起脱位。常见的是大人领小儿上台阶、牵拉胳膊时出现。

【中医病因病机及西医病因病理】

（一）　中医病因病机

中医学认为，幼儿的前臂在旋前位被用力向上提拉，是形成本病的主要原因。幼儿为稚阴稚阳之体，肝肾不足，脾常虚。肝主筋，肾主骨；肝主藏血，主运动，肾主藏精，主生髓；肝肾同源，精血互化，筋骨互用。由于幼儿肝肾不足，筋骨发育尚不健全，筋缺乏对骨足够的束缚，骨对筋没有有力的支撑。所以，当向上的外力作用于幼儿上臂时，可致骨脱离筋的束缚，造成筋肉、经脉损伤，引起疼痛。患儿因疼痛而拒绝旋后、举起和活动上肢。

（二）　西医病因病理

因幼儿桡骨小头发育尚不健全，桡骨小头与桡骨颈的直径几乎相等，有时桡骨头甚至还小于桡骨颈，关节囊与环状韧带比较松弛。当幼儿前臂被过度向上牵拉时（如穿衣、跌跤或上楼梯时，肘部在伸直位受到牵拉力的影响），则桡骨小头易从包绕桡骨颈的环状韧带中滑脱，环状韧带被嵌夹在肱桡关节面之间，障碍桡骨小头回复原位，即形成桡骨小头半脱位。

（三）　平乐正骨学说

外力牵拉是形成本病的主要原因。肝主筋，肾主骨，肝肾同源，筋骨互用；筋联络四肢百骸，通行血脉，为骨提供连接与动力；骨支撑形体，为筋提供附着点和着力点。筋有了骨的支撑才能固定与收缩，骨有了筋的附着才能显示其作用。筋与骨在生理上相互依存，在病理上互相影响，筋束骨、骨张筋，筋与骨的关系颇为密切。由于患儿体弱，肝肾不足，筋骨发育尚不健全，当向上的外力作用于幼儿上臂时，可致骨脱离筋的束缚，筋骨互用平衡关系遭到破坏，造成筋肉、经脉损伤，引起疼痛，肘部半屈曲，前臂中度旋前，患儿因疼痛而拒绝活动上肢。

【临床表现】

（一）　**病史**

本病有上肢被牵拉病史。

（二）　**症状**

半脱位时肘部疼痛，患儿哭闹，肘部半屈曲，前臂中度旋前，不敢旋后和屈肘，不肯举起和活动患肢。

（三）　**体征**

桡骨头部位压痛。

【辅助检查】

X 线检查　X 线检查阴性，肱桡关系正常。

【诊断及鉴别诊断】

（一）　**诊断**

1. 本病多为间接暴力所致，如用双手牵拉幼儿腕部走路中跌倒；穿衣服时由袖口牵拉幼儿腕部；在床上翻滚时，身体将上肢压在身下，迫使肘关节过伸等。

2. 受伤后不愿上抬患肢，前臂不能旋后。

3. 肘关节（处于伸展）多处于轻度屈曲位、前臂旋前下垂位。

4. 肘关节无肿胀、畸形，但桡骨小头处有明显压痛。

5. X 线片无异常。

（二）　**鉴别诊断**

本病应与肱骨髁上无移位骨折进行鉴别。肱骨髁上无移位骨折多有跌打外伤史，局部有不同程度的肿胀，压痛点在肱骨髁上部位，拍肘关节 X 线正侧位片可鉴别。

【治疗】

（一）　**手法复位**

手法复位采用牵引旋臂屈压法。家长抱伤儿于坐位，并固定其伤肢上臂。术者立其对面，一手握患儿伤肢肘部，拇指压住桡骨小头外侧稍前方，另一手握伤肢腕部，稍用力牵引前臂并将其外旋、过伸，同时握肘之拇指向内后方轻压桡骨小头，握腕之手将肘关节屈曲至最大限度。继之，内旋前臂、伸直肘关节，半脱位即可整复。伤肘疼痛即刻消失，前臂可上举，手能握物。

（二）　**固定疗法**

本病用颈腕带悬吊患肢 1 周，防止再次发生脱位。若多次复发者，复位成功后，应用石膏或纸壳外固定 2 周，避免形成习惯性桡骨小头半脱位。

第三节　腕及手部筋伤

一、腕三角软骨损伤

【概述】

腕三角软骨在功能上分为 3 个区域：①尺骨茎突区，起稳定尺腕关节的作用。②掌背侧边缘区，起稳定远端尺桡关节的作用。③中央区，起承受和传递尺腕关节压力的作用。腕三角软骨横隔于桡腕关节与桡尺远侧关节之间，将两个关节腔完全隔开，具有稳定桡尺远侧关节，增加关节滑动和缓冲的作用，以及限制前臂过度旋转的功能。当腕关节遭受突然的过度扭转外力或长期劳损，可引起三角软骨的损伤或破裂。

【中医病因病机及西医病因病理】

（一）　中医病因病机

中医学认为，本病多因骤受外力或慢性劳损所致。患者长期反复腕部活动，致三角软骨劳损；或患者多素体虚弱，肝肾气血不足，筋骨失其所养，当腕关节遭受突然的过度扭转外力，可引起三角软骨的损伤或破裂。局部经脉不利，气血阻滞，不通则痛；局部经脉闭阻，气血不畅，血不荣筋，则筋肉失养，久之板硬、活动不利，最终致肌肉萎缩，肌力下降。

（二）　西医病因病理

西医学认为，本病可因外伤性和退行性变化所致。外伤性常由于上肢外伸位或从高处跌落手撑地，前臂猛烈旋转，腕关节尺侧轴向过度负重或腕尺侧牵张损伤。退行性变化损伤由于腕尺侧反复负重所致，属于腕尺骨撞击综合征的变型。

（三）　平乐正骨学说

跌倒时，手掌着地或遭受外力旋扭，使下尺桡关节受到旋转剪式伤力。轻则下尺桡关节肿胀、疼痛，如暴力继续则致下尺桡关节松动分离。筋脉受损，不能束骨，故有活动受限；外伤导致筋脉不通，不通则痛，故有疼痛。

【临床表现】

（一）　病史

本病一般有明确的外伤史，但部分患者无外伤可追溯。

（二）　症状

尺侧腕痛，疼痛常为慢性，伴有腕部无力、酸胀、抓物无力、活动受限和活动疼痛等。

（三）　体征

腕尺侧、远端尺桡关节处压痛，腕部旋前、旋后、尺偏、屈伸受限和运动弧僵硬。

因为腕三角软骨无直接的血液供应，仅在周围与关节囊和骨的附着处有少量的血液供应，大部分依赖关节腔的滑液营养，故腕三角软骨损伤有易发、难愈的特点。

【辅助检查】

1. X 线检查　部分患者有尺骨小头退变，或者严重病例伴有远端尺桡关节损伤。部分患者在 X 线片上无异常表现。

2. CT 和 MRI 检查　可发现三角软骨的缺损、变形或破坏，但有部分的假阴性。

3. 关节造影　腕关节造影对三角软骨穿孔有重要的诊断价值。

4. 关节镜检查　可了解三角软骨穿孔的大小和形状、软骨面破损的存在与否及其程度，腕内韧带的完整度和强度，以及腕内滑膜炎症的程度。

【诊断及鉴别诊断】

（一）　**诊断**

本病依据病史、症状、体征及 X 线平片、关节造影和关节镜检查即可做出诊断。

（二）　**鉴别诊断**

1. 腕关节骨折脱位　二者都可见腕部肿胀、疼痛，压痛阳性，腕关节活动受限，肌力降低等。但腕关节骨折脱位可见到明显的畸形、触及较明显骨质异常活动等症状，X 线可见腕关节骨质对应关系紊乱或明显的骨折等。

2. 下尺桡关节韧带损伤　二者都可见腕部肿胀、疼痛，压痛阳性，腕关节活动受限，肌力降低等。但下尺桡关节韧带损伤可见尺骨相对于桡骨向掌侧或背侧脱位，X 线检查可有助于鉴别。

3. 月骨无菌性坏死　二者都可有外伤史，都可见腕部肿胀、疼痛，压痛阳性，腕关节活动受限，肌力降低等。但月骨无菌性坏死压痛点在腕中部，X 线片或 MRI 检查可有助于鉴别。

【治疗】

（一）　**药物疗法**

1. 内治法

（1）中药辨证施治　初期治宜活血化瘀，方用活血灵汤或七厘散。后期以温经通络止痛为主，方用加减补筋丸。

（2）中成药　可给予筋骨痛消丸、金乌骨通胶囊、安络痛片等。

（3）西药　可给予非甾体类抗炎药口服，如塞来昔布胶囊、洛索洛芬钠、萘丁美酮、尼美舒利等，但长期服用需关注胃肠道反应。

2. 外治法

（1）活血接骨止痛膏贴敷患处，以消肿止痛，活血化瘀。

（2）中药熏洗：采用自制温控中药熏洗床或熏洗桶进行治疗。该法适用于新鲜损伤后期和陈旧性损伤患者。操作方法：患者坐于熏洗床上，以腕部疼痛区域为中心，对准熏洗窗，每次 30 分钟，每日 2 次，两次熏洗间隔 4 小时以上，患者根据个人耐受性调整熏洗温度，一般温度控制在 58℃±2℃，最高不宜超过 65℃，以防止烫伤。中药熏洗 10~14 天。药用以活血通络类为主。或将患肢浸泡于熏洗桶中，一般温度控制在 38℃±2℃，最高不宜超过 42℃。

（3）中药湿热敷：需借助 TDP 灯进行治疗。该法适用于新鲜损伤后期和陈旧性损伤患者。该方法须事先根据患者病情进行中医辨证，开具中药处方，并将中药熬制成药汁备用。以腕部疼痛区域为中心，用较大的纱布垫浸泡中药药汁，并将该药垫覆盖于腕部疼痛区域，并用 TDP 灯进行加热，一般每次 30 分钟，每日 2 次；两次热敷间隔 4 小时以上，患者根据个人耐受性调整 TDP 灯的高度以调整温度，一般温度控制在（50℃±2℃），最高不宜超过 55℃，以防止烫伤。药用以活血通络类药物为主。

（二）　**手法治疗**

本病可采用平乐正骨展筋丹揉药法：术者沉肩、悬腕、垂肘，拇指螺纹面蘸少许展筋丹，以掌关节运动带动拇指螺纹面在腕部以画圆的方式运动，要求拇指螺纹面与痛区皮肤轻轻接触，运动时同皮肤摩擦，但不能带动皮肤，揉药范围约 1 元硬币大小，频率为每分钟 100~120 次，每穴操作 2~3 分钟，局部皮肤微感发热即可。

（三）　**物理疗法**

物理治疗主要有 TDP 灯、低频脉冲电磁场和超短波治疗，配合外用药物（如扶他林软膏、红花油、展筋酊等）外搽患部。每日 2 次，每次 30 分钟，7 天为 1 个疗程。

（四）　**固定疗法**

新鲜损伤外贴活血接骨止痛膏，并用前臂塑形夹板或石膏固定前臂于中立位 4~6 周。

（五）　**功能疗法**

本病采用自主功能锻炼。

（六）　**手术治疗**

陈旧性腕三角软骨破裂，症状严重妨碍腕部运动，且伴有弹响，经非手术治疗无效者，成年人可考虑行尺骨小头切除术。术后腕部疼痛虽可消失，但握力有所减弱。

二、　下尺桡关节损伤

【概述】

下尺桡关节是一个杵臼关节，圆形的尺骨头和桡骨内侧面上尺骨陷窝构成关节。下尺桡关节损伤代表一系列以腕尺侧疼痛、功能受限但病因不明确的疾病，在临床上比较多见，常因跌倒时，手掌着地或遭受外力旋扭，使下尺桡关节受到旋转剪式伤力。轻则下尺桡关节肿胀、疼痛。如暴力继续则可伤及三角纤维软骨，而致下尺桡关节松动分离。

【中医病因病机及西医病因病理】

（一）　中医病因病机

中医学认为，本病由于跌倒时手掌或手背着地，或用力过猛，迫使腕部过度背伸、掌屈及旋转活动，超出腕关节正常活动范围，引起腕部韧带、筋脉、关节囊的扭伤或撕裂。因慢性劳损、正气不足、荣卫虚弱，致局部经脉不利，气血阻滞，不通则痛；筋脉受损，筋为钢，筋伤则不能束骨，故有活动受限。局部经脉闭阻，气血不畅，血不荣筋，则筋肉失养，久之板硬、活动不利，最终致肌肉萎缩，肌力下降。

（二）　西医病因病理

下尺桡关节的稳定，由下尺桡掌侧韧带、下尺桡背侧韧带及三角纤维软骨盘维持。当前臂旋前时，下尺桡背侧韧带及三角纤维软骨盘的背侧缘紧张；反之，当旋后时，下尺桡掌侧韧带及三角纤维软骨盘的掌侧缘紧张。跌倒、扭伤，或突然提起重物，使腕关节桡偏，背屈或旋转的应力均可造成下尺桡关节韧带及三角纤维软骨盘的损伤。

（三）　平乐正骨学说

本病一是由于暴力致筋骨损伤，络脉随之受损，气血互阻，气机不利。肢体受伤后局部气血流通受阻，运化失常，气血瘀滞，脉络不通而致气血失衡；二是由于素体虚弱，肝肾虚损，复遇疲劳后，使血流迟滞，血不荣筋，而致筋骨失衡，关节活动不利。

【临床表现】

（一）　病史

本病一般有明显的摔伤或扭伤病史，少部分为劳损或病因不明。

（二）　症状

1. 新鲜损伤　腕部肿胀疼痛，腕关节活动受限，如三角软骨损伤，则腕部旋转背伸时疼痛加剧，下尺桡关节松动，尺骨小头向背尺侧突起。

2. 陈旧性损伤　局部微肿或不肿，有压痛，腕部酸楚无力，如三角软骨损伤，尺骨小头向背尺侧突起并有异常活动，腕部旋转时可发出弹响声。

（三）　体征

下尺桡关节和尺骨头处压痛明显，下尺桡关节松弛，向掌桡侧按压尺骨小头可扪及分离感，腕关节握力下降，前臂旋转时疼痛明显。

【辅助检查】

1. X 线检查　下尺桡间隙增宽，尺骨小头向背侧或掌侧（较少见，较隐匿）移位，必要时加拍健侧对比。

2. CT 检查　可较清晰地显示下尺桡关节的对应关系。

3. MRI 检查 可发现三角软骨及其他软组织的损伤情况。

4. 造影检查 在向桡腕关节注入造影剂后，在 X 线透视下发现有造影剂通过下尺桡关节向近侧渗漏，表明下尺桡关节损伤。

5. 关节镜检查 可在直视下发现软组织损伤及其程度，并可同时修复。

【诊断及鉴别诊断】

（一） 诊断

本病依据病史、症状、体征即可做出诊断。

（二） 鉴别诊断

下尺桡关节损伤需与腕关节骨折脱位相鉴别。二者都可见腕部肿胀、疼痛，压痛阳性，腕关节活动受限，肌力降低等。但腕关节骨折脱位可见到明显的畸形，触及较明显的骨质异常活动等症状，X 线可见腕关节骨质对应关系紊乱或明显的骨折等。

【治疗】

（一） 药物疗法

1. 内治法

（1）中药辨证施治 初期治宜祛瘀消肿止痛，应用活血灵汤或七厘散；后期以温经通络止痛为主，内服加减补筋丸。

（2）中成药 可给予筋骨痛消丸、养血止痛丸、金乌骨通胶囊、安络痛片等。

（3）西药 可给予非甾体类抗炎药口服，如塞来昔布胶囊、洛索洛芬钠、萘丁美酮、尼美舒利等，但长期服用需关注胃肠道反应。

2. 外治法

（1）新鲜损伤后期和陈旧性损伤可外揉展筋丹或外搽展筋酊。

（2）中药熏洗：采用自制温控中药熏洗床或熏洗桶进行治疗。该法适用于新鲜损伤后期和陈旧性损伤患者。操作方法：患者坐于熏洗床上，以腕部疼痛区域为中心，对准熏洗窗，每次 30 分钟，每日 2 次；两次熏洗间隔 4 小时以上，患者根据个人耐受性调整熏洗温度，一般温度控制在 58℃±2℃，最高不宜超过 65℃，以防止烫伤。中药熏洗 10~14 天。药用以活血通络类药物为主。或将患肢浸泡于熏洗桶中，一般温度控制在 38℃±2℃，最高不宜超过 42℃。

（3）中药湿热敷：需借助 TDP 灯进行治疗。该法适用于新鲜损伤后期和陈旧性损伤患者。操作方法：该方法须事先根据患者病情进行中医辨证，开具中药处方，并将中药熬制成药汁备用。以腕部疼痛区域为中心，用较大的纱布垫浸泡中药药汁，并将该药垫覆盖于腕部疼痛区域，并用 TDP 灯进行加热，一般每次 30 分钟，每日 2 次；两次热敷间隔 4 小时以上，患者根据个人耐受性调整 TDP 灯的高度以调整温度，一般温度控制在 50℃±2℃，最高不宜超过 55℃，以防止烫伤。药用以活血通络类药物为主。

（二）　手法治疗

损伤初期，腕在特定的位置，肿胀、压痛不明显时，可用轻柔的按、摩、揉、捏腕部等手法治疗，拿住拇指及第 1 掌骨左右摇晃 3~6 次，拔伸 2~5 指，使筋急、筋挛得以松弛后，屈伸腕部，理顺筋络。如有尺桡骨远端关节分离、尺骨小头突起者，可用手法复位。复位时患者手心向下，将患臂伸平，医者右手拇指、食指分别捏住桡骨远端背侧与掌侧，其余三指扶持手掌桡侧鱼际部，左手食指半屈曲，以末节的桡侧顶住尺骨小头，拇指扶持尺骨小头背面，视尺骨小头的情况用瞬时或逆时针方向环转腕关节，并将尺骨小头向桡侧和掌侧或背侧挤压靠拢。复位后无浮动感，患者自觉症状减轻。

（三）　物理疗法

物理疗法主要有 TDP 灯、低频脉冲电磁场和超短波治疗，配合外用药物（如扶他林软膏、红花油、展筋酊等）外搽患部。每日 2 次，每次 30 分钟，7 天为 1 个疗程。

（四）　固定疗法

新鲜损伤外贴活血接骨止痛膏，并用前臂塑形夹板或石膏固定。尺骨掌侧脱位复位后长臂管型石膏固定前臂于旋前位 4~6 周；尺骨背侧脱位旋后位复位并做管型石膏固定 4~6 周。

（五）　功能疗法

本病中后期应主动进行功能锻炼，以锻炼手腕部屈伸和桡尺偏及旋转功能，避免关节的僵硬。

（六）　手术治疗

复合型的下尺桡关节脱位，应在处理桡骨骨折的同时对损伤的下尺桡关节进行治疗，晚期下尺桡关节韧带损伤应在切开复位后做韧带重建手术。

三、　掌指与指间关节扭伤

【概述】

掌指与指间关节扭伤多见于青壮年，当手指受到撞击、压轧，过度背伸、掌屈或扭转时，致使关节超出正常活动范围而受伤。

【中医病因病机及西医病因病理】

（一）　中医病因病机

中医学认为，手指在伸直位最易受伤，手指伸直时，指间关节两侧副韧带紧张，无外展、内收活动，此时手指受到骤然猛烈的暴力，可使手指过度伸屈或偏侧，则可发生关节伸屈肌腱、侧副韧带或关节软骨损伤，重者可导致韧带断裂、骨折、脱位、半脱位。因暴力致局部经脉不利，经脉闭阻，气血阻滞，血不荣筋，不通则痛。筋脉受损，不能束骨，故有活动受限。

（二）　西医病因病理

西医学认为，掌指与指间关节扭伤是以当手指受到碰撞或间接暴力，过度背伸、侧屈、旋转等，而致关节囊及侧副韧带撕裂，严重者可引起掌指、指间关节错缝、脱位，或发生撕脱性骨折。

（三）　平乐正骨学说

暴力使筋骨损伤，经络受损，营卫气血的通路受到阻滞，致使气血互阻，气机不利，气血流通失去平衡；伤筋后血瘀形成，瘀血不去，新血不生，日久导致气血亏虚。肝血不足，血不养筋，肾脏精气亏虚，则骨失濡养，骨髓空虚，而致筋骨失衡，出现关节屈伸不利、活动受限。

【临床表现】

（一）　病史

本病一般有掌指关节或指间关节碰撞、扭伤等病史。

（二）　症状

1. 新鲜损伤　掌指关节与指间关节损伤后，关节疼痛、肿胀、功能受限，伸屈时疼痛加剧。

2. 陈旧性损伤　关节软组织增生肥厚，呈梭形肿胀，经久不消，伸屈功能受限，活动时有不同程度的疼痛。

（三）　体征

新鲜损伤局部压痛，如系侧副韧带损伤，则被动向健侧活动时，患侧疼痛剧烈。严重时侧副韧带断裂，指间关节不稳，患指向健侧歪斜畸形。陈旧性损伤大部分在患处仍可触及疼痛。

本病以关节肿胀、疼痛、功能受限为临床特征，伴有侧副韧带损伤或撕脱骨折者，可有关节不稳。

【辅助检查】

X 线检查　本病有时也可并发撕脱性骨折或关节脱位、半脱位等，手部正斜位或手指正侧位 X 线片可有异常表现。

【诊断及鉴别诊断】

（一）　诊断

本病依据病史、症状、体征即可做出诊断。

（二）　鉴别诊断

1. 骨性关节炎　二者都可见关节肿胀、疼痛、梭形膨大，关节屈伸活动时疼痛加剧或活动度受限等。但骨性关节炎 X 线可见关节间隙变小，关节面不平整或骨赘形成等。

2. 风湿性关节炎　二者都可见关节肿胀、疼痛、梭形膨大，关节屈伸活动时疼痛加剧或活动度受限等。但风湿性关节炎大部分为多个手指发病，晨僵症状更明显，X线可见关节间隙变小，关节面不平整或骨赘形成等骨质破坏表现，实验室检查可有阳性结果。

【治疗】

（一）　药物疗法

1. 内治法

（1）中药辨证施治

新鲜损伤：治宜活血化瘀，通经止痛，方用活血灵汤。

陈旧性损伤：治宜养血舒筋，温经利节，方用养血止痛丸。

（2）中成药　可给予筋骨痛消丸、安络痛片等。

（3）西药　可给予非甾体类抗炎药口服，如塞来昔布胶囊、洛索洛芬钠、萘丁美酮、尼美舒利等，但长期服用需关注胃肠道反应。

2. 外治法

（1）外用海桐皮汤温洗，或外贴舒筋活血祛痛膏。

（2）中药熏洗：采用自制温控中药熏洗桶进行治疗。该法适用于新鲜损伤后期和陈旧性损伤患者。操作方法：患者将患肢浸泡于熏洗桶中，每次30分钟，每日2次；两次熏洗间隔4小时以上，患者根据个人耐受性调整熏洗温度，一般温度控制在38℃±2℃，最高不宜超过42℃，以防止烫伤。中药熏洗10~14天。药用以活血通络类药物为主。

（二）　手法治疗

对无移位及无骨折者，医者左手托住患手，右手拇指及食指握住患指末节关节做正反向牵引，用手法将弯曲的患指伸直，使筋膜舒顺，关节滑利，并同时做轻柔的推拿、按、摩，以患者自觉舒服不痛为度。

（三）　物理疗法

物理疗法主要有TDP灯、低频脉冲电磁场和超短波治疗，配合外用药物（如扶他林软膏、红花油、展筋酊等）外搽患部。每日2次，每次30分钟，7天为1个疗程。

（四）　固定疗法

新鲜损伤严重或侧副韧带断裂者，固定患指于功能位2~3周后开始功能锻炼。

（五）　功能疗法

新鲜损伤后期和陈旧性损伤，应坚持自主伸屈功能锻炼，禁止被动伸屈和揉捏局部。

（六）　手术治疗

若韧带损伤保守治疗无效或伴有较大撕脱骨块者，必要时需手术探查行韧带修补重建或撕脱骨块复位固定术治疗。

四、 手部伸指肌腱损伤

【概述】

肌腱属于中医学所谓的筋，故肌腱损伤属筋伤的范畴，多由慢性劳损及急性外伤引起。其首要病机即为气血紊乱，气滞血瘀。瘀为有形之邪，与气滞互为因果，进而形成恶性循环。因此，活血化瘀是其首选的治疗大法，常同补气、养血、温经散寒、活血、消肿、清热、解毒、行气、攻下等治法配合使用。西医学认为，肌腱是手部关节活动的传动装置，具有良好的滑动功能，由于碰撞、抗阻力强力伸屈或旋转牵拉手指及锐器的切割伤等，均可造成伸、屈指肌腱的断裂，甚则可引起撕脱性骨折。肌腱损伤将导致严重的手部活动功能障碍。

【中医病因病机及西医病因病理】

（一） 中医病因病机

中医学认为，伸指肌腱损伤多因慢性劳损致筋脉失养或急性外力作用所致。慢性劳损者多因年老体衰，肝肾亏虚，不能濡养筋脉，长期劳损致筋脉退变。而骤受外力，损伤筋脉，则气血瘀滞，"气伤痛，形伤肿""筋者，主束骨而利关节"，筋伤不能束骨，故伤处肿痛，关节屈伸不利。

（二） 西医病因病理

西医学认为，伸指肌腱损伤多由急性外力超出肌腱承受能力至肌腱断裂，或长期劳损至肌腱变性，复加轻微外力引起肌腱连续性丧失所致。

（三） 平乐正骨学说

伸指肌腱损伤分为慢性劳损型与急性外伤型。慢性劳损的病因病机核心为肝肾不足，致筋脉失养，屈伸肌力失衡，骨与关节退变畸形加重，肌腱受损。一是肝肾亏虚，气血不足：气血虚不能荣筋，长期劳损至气血筋脉瘀阻。二是伸屈肌力失衡：长期的劳作，手部长期重复固定姿势致屈伸肌力失衡，骨与关节退变畸形。二者共同作用，久之气血瘀滞，肌纤维受损，致肌腱断裂。

急性外伤者多为碰撞、抗阻力强力伸屈或扭旋手指等，或锐器的切割伤，或动物咬伤，常造成伸、屈指肌腱相应部位断裂。

【临床表现】

（一） 病史

本病常有慢性劳损，或急性外力造成伸指肌腱相应部位断裂，或碰撞、抗阻力强力伸屈、扭旋牵拉手指等病史，或有锐器的切割伤，重物砸压、撕脱等外伤史。

（二） 症状

损伤部位肿胀、疼痛、畸形，伸指无力或伸指功能丧失，急性外伤者多有皮下瘀斑或开放性伤口。

1. 慢性劳损型　患者多为中老年患者，有长期重复某一动作病史，患处肿痛，骨与关节畸形，舌质暗、苔少，脉细弱。

2. 急性外伤型　有骤受外力病史，局部肿痛明显，多有外伤伤口，皮下瘀血明显，舌质暗，脉弦。

（三）　体征

1. 中央腱条断裂　可见近侧指关节屈曲，远侧指间关节过伸，称纽扣畸形。

2. 伸指肌腱抵止部断裂　可见末节指骨呈下垂屈曲畸形，不能自动伸直，即垂状指畸形。

3. 掌指关节平面伸指肌腱断裂　可见掌指关节屈曲，主动伸指功能丧失。用力伸指时，由于骨间肌和蚓状肌的作用，反而出现掌指关节更加屈曲和指间关节变直。

4. 手掌背部伸指肌腱断裂　掌指关节屈曲，主动伸指功能丧失。由于腱联合的作用，断裂肌腱近端回缩不明显。

5. 腕背部伸指肌腱断裂　主动伸指功能丧失，断裂肌腱近端有较大回缩。

6. 拇长伸肌腱断裂　拇指指间关节屈曲，主动伸拇功能丧失，断裂肌腱近端一般不回缩。

【辅助检查】

X 线检查　部分肌腱损伤可合并手部骨折、脱位，X 线摄片可见异常。

【诊断及鉴别诊断】

（一）　诊断

本病根据病史、临床症状及体征，即可确诊。必要时可行 X 线检查，排除骨折、脱位。

（二）　鉴别诊断

本病应与骨折、脱位或神经损伤引起的手部活动受限相鉴别。骨折、脱位多有影像学异常，神经损伤者肌电图可资鉴别。

【治疗】

（一）　药物疗法

1. 内治法

（1）中药辨证施治

慢性劳损型：治宜补益肝肾，益气养血活血，方用舒筋活血汤或身痛逐瘀汤或八珍汤加减。

急性外伤型：治宜清热解毒，方用五味消毒饮加减，晚期可服麻桂温经汤治疗。

（2）中成药　可给予养血止痛丸口服。

（3）西药　可给予消炎止痛类药物对症治疗。

2. 外治法

（1）外用舒筋活血散温洗。

（2）中药熏洗：对关节活动欠佳者可给予舒筋活络类中药熏洗，如用海桐皮汤加减。

（二） 手法治疗

本病早期以制动为主，晚期可配合推拿按摩、理筋类手法，可有效促进局部血液循环，松解粘连组织，改善手部功能。

1. 平乐正骨手法 患者取俯卧位或坐位，术者站于患者一侧，在患部给以推拿、点揉及理筋手法施治。

2. 平乐正骨展筋丹揉药法 术者沉肩、悬腕、垂肘，拇指螺纹面蘸少许展筋丹，以掌关节运动带动拇指螺纹面在损伤疼痛部位以画圆的方式运动，要求拇指螺纹面与皮肤轻轻接触，运动时同皮肤摩擦，但不能带动皮肤，揉药范围约 1 元硬币大小，频率为每分钟 100~120 次，每穴操作 2~3 分钟，局部皮肤微感发热即可。

（三） 物理疗法

本病可采用冰敷、低频脉冲电磁场、紫外线和超短波治疗。每日 2 次，每次 30 分钟，7 天为 1 个疗程。

（四） 固定及功能疗法

闭合性伸指肌腱抵止部断裂，可用铝板或夹板固定患指末节于过伸位；闭合性中央腱条断裂可用铝板或夹板固定近侧指间关节伸直位。4~6 周后，开始主动功能锻炼，大部分均能获得愈合。

（五） 手术治疗

一般伸指肌腱断裂应争取早期缝合，术后固定患指于伸直或屈曲功能位。3 周后开始主动伸、屈指功能锻炼。

对经上述方法治疗 3~6 个月仍无效者，可行肌腱探查松解术。

五、 手部屈指肌腱损伤

【概述】

手部屈指肌腱损伤多由急性外伤引起，首要病机即为血瘀气滞。西医学认为，由于碰撞、抗阻力强力伸屈或旋转牵拉手指及锐器的切割伤等，均可造成屈指肌腱的断裂。

【中医病因病机及西医病因病理】

（一） 中医病因病机

中医学认为，本病多因骤受外力损伤筋脉所致，筋脉受损则气血瘀滞，"气伤痛，形伤肿"，"筋者，主束骨而利关节"，筋伤不能束骨，故伤处肿痛，关节屈伸不利。

（二）　西医病因病理

西医学认为，屈指肌腱损伤多由急性外力超出肌腱承受能力使肌腱断裂所致。

（三）　平乐正骨学说

屈指肌腱损伤分为闭合型与急性开放型，急性开放型损伤者多为碰撞、抗阻力强力伸屈或扭旋手指等，或锐器的切割伤，或动物咬伤，常造成皮破血出，筋脉受损。

【临床表现】

（一）　病史

本病常有造成屈指肌腱相应部位断裂的急性碰撞、抗阻力强力伸屈或扭旋牵拉手指等病史，或有锐器的切割伤，重物砸压或动物咬伤及机器挤伤等外伤史。

（二）　症状

损伤部位肿胀、疼痛、畸形，屈指无力或屈指功能丧失，开放性损伤者多有异物存留。

（三）　体征

肌腱是关节活动的传动装置，是手部功能正常发挥的重要环节。即使手部各关节的功能均正常，肌腱损伤后，手部的功能也会完全丧失。如果屈曲腕关节，则伤指出现比正常手指更大的、无拮抗的过伸。轻压前臂肌肉，有时正常指关节会随之屈曲，而伤指则无此反应，提示屈指肌腱断端已分离。轻压指尖，可感觉到伤指丧失了正常的张力。

指浅屈肌腱损伤检查法：保持伤指的邻指处于完全伸直位，使指深屈肌腱固定于伸展位，且消除近侧指间关节对它的影响。如此，当患指的两邻指处于完全伸直位时，如果患指指浅屈肌腱损伤，近侧指间关节通常不能屈曲。这种检查方法不适于食指，因为该指指深屈肌腱单独起作用。检查时要求患者用双手的食指和拇指捏住并拉出一纸片。在正常食指，此动作由指浅屈肌完成，而指深屈肌处于放松状态，允许远侧指间关节过伸，这样手指与纸片有最大的接触；如果指浅屈肌腱损伤，伤指即出现远侧指间关节过屈和近侧指间关节呈伸直状态。

检查拇长屈肌腱时，应稳定拇指掌指关节。如果拇长屈肌腱断裂，指间关节即不能屈曲。

如果损伤位于腕部，即使有某指的屈肌腱断裂，指间关节仍能主动屈曲，这是因为腕部指深屈肌腱互相交连的结果，特别是在无名指和小指。

有时可能根本无法对屈指肌腱断裂做出明确的诊断。上述方法不能诊断屈指肌腱的部分断裂，因为此时屈指肌腱仍有功能。但是，手指的活动会因疼痛而受限，故物理检查法虽不能确定肌腱是否断裂，但可以提示肌腱有损伤。

【辅助检查】

X 线检查　部分肌腱损伤可合并手部骨折、脱位，X 线摄片可有异常表现。

【诊断及鉴别诊断】

（一）**诊断**

本病根据病史、临床症状及体征，即可确诊，必要时可行 X 线检查，排除骨折、脱位。

（二）**鉴别诊断**

本病应与骨折、脱位或神经损伤引起的手部活动受限相鉴别，骨折、脱位多有影像学异常，神经损伤者肌电图可资鉴别。

【治疗】

闭合损伤者可保守治疗，开放性损伤应早期清创，探查并修复损伤肌腱及其他组织。

（一）**药物疗法**

1. 内治法

（1）中药辨证施治

闭合损伤型：治宜活血消肿，方用身痛逐瘀汤加减。

开放性损伤型：治宜清热解毒，方用五味消毒饮加减，晚期内服麻桂温经汤治疗。

（2）中成药　可给予养血止痛丸口服。

（3）西药　可给予消炎止痛类药物对症治疗。

2. 外治法

（1）外用舒筋活血散温洗或外贴活血接骨止痛膏。

（2）中药熏洗：对关节活动欠佳者可给予舒筋活络类中药熏洗，如用海桐皮汤加减。

（二）**手法治疗**

早期以制动为主，晚期可配合推拿按摩、理筋类手法，可有效促进局部血液循环，松解粘连组织，改善手部功能。

1. 平乐正骨手法　患者取俯卧位或坐位，术者站于患者一侧，在患部给予推拿、点揉及理筋手法施治。

2. 平乐正骨展筋丹揉药法　术者沉肩、悬腕、垂肘，拇指螺纹面蘸少许展筋丹，以掌关节运动带动拇指螺纹面在患处以画圆的方式运动，要求拇指螺纹面与皮肤轻轻接触，运动时同皮肤摩擦，但不能带动皮肤，揉药范围约 1 元硬币大小，频率为每分钟 100~120 次，每穴操作 2~3 分钟，局部皮肤微感发热即可。

（三）**物理疗法**

本病可采取冰敷、低频脉冲电磁场、紫外线和超短波治疗。每日 2 次，每次 30 分钟，7 天为 1 个疗程。

（四） 手术治疗

开放性损伤应早期清创，探查并修复损伤肌腱及其他组织。对经上述方法治疗 3~6 个月仍无效者，可行肌腱探查松解术。

术后处理：术后用背侧石膏夹板将腕关节固定于 45°、掌指关节 60° 屈曲位，其长度超过指尖，在指甲上用 502 胶黏一个衣领钩，挂上橡皮筋，腕部绷带上系一个安全别针，挂上橡皮筋另一端，在其弹力下患指保持被动屈曲位，第 2 天起做主动伸指活动，每小时 50 次。被动地屈曲指间关节，每个关节分别地屈曲，以及联合屈曲，每小时 5 次。因受背侧石膏限制，修复的屈指肌腱在鞘管内滑动而不会在张力下拉开。练习幅度及次数根据损伤轻重及患者对疼痛耐受程度而调整。第 4 周如近侧指间关节有 20° 以上欠伸，则夜间在指掌侧用带海绵垫铝夹板绑上，使其固定在伸直位。第 5 周，每天去夹板 2 小时，做 10 次中距离的腕关节自主伸屈，10 次手指综合性伸屈（40°~60°）。第 6 周做全程的伸屈。第 7 周去背侧夹板，逐步做抗阻力关节活动，直到 12 周完全恢复正常为止。

六、 桡骨茎突狭窄性腱鞘炎

【概述】

桡骨茎突狭窄性腱鞘炎，是指长期劳损或外力损伤导致桡骨茎突部慢性无菌性炎症，以局部疼痛和功能障碍为主要表现，易发于从事频繁的腕和掌指活动的职业者。本病好发于中年女性，以产妇及伏案工作者多见。

【中医病因病机及西医病因病理】

（一） 中医病因病机

中医学认为，本病属中医学"伤筋"范畴。其主要病机是局部劳作过度，积劳伤筋；或感受风寒湿邪后导致气血凝滞，不能濡养经筋而发病。

（二） 西医病因病理

1. 本病是由于拇指或腕部活动频繁，使拇短伸肌腱和拇长展肌腱在桡骨茎突腱鞘内长时间摩擦和反复损伤，滑膜呈现水肿增生等炎性反应，鞘管壁变厚，肌腱局部变粗，造成肌腱在鞘管内滑动受阻而形成。

2. 鞘管内有迷走肌腱存在，这种解剖变异，也可产生症状。

（三） 平乐正骨学说

本病在传统中医理论中应属本虚标实之证。在长期劳累的情况下前臂部气血亏虚，此谓本虚。局部气血亏虚致筋脉不得濡养而失滑利，又加重了气血运行的障碍，运行不畅的气血结聚在关节处，故见局部疼痛肿胀；又因气血结聚而致筋挛，故在活动肢体关节时出现功能障碍并使疼痛加重，此谓标实。

【临床表现】

（一） 病史

本病一般均有手腕部劳累病史。

（二） 症状

1. 腕部桡骨茎突处有疼痛、压痛和局限性肿胀。拇指与腕关节活动时或受寒冷刺激时疼痛加剧，并向手部及前臂放射疼痛加重。慢性期可扪及硬结。

2. 拇指活动不灵活，以晨间较明显。偶尔有弹响。

（三） 体征

在桡骨茎突处有肿胀，明显压痛。

特殊体征：Finkel-Stein 试验阳性。患手握拳，拇指屈于掌内，然后将拳被动地向尺侧屈曲，若在桡骨茎突处产生疼痛加剧，表示有腱鞘炎。

【辅助检查】

X 线检查　多无异常发现，个别病例于桡骨茎突处有轻度脱钙或钙质沉着现象。

【诊断及鉴别诊断】

本病根据病史、临床症状及体征，即可确诊。必要时可行 X 线检查，排除骨折、脱位。

【治疗】

（一） 药物疗法

1. 内治法

（1）中药辨证施治

一次性劳损型：治宜活血舒筋，通经止痛，方用桃红四物汤加威灵仙、桂枝、羌活。

慢性劳损型：治宜养血活血，舒筋活络，方用养血止痛汤加减。

（2）中成药　可给予养血止痛丸合加味益气丸口服。

（3）西药　可给予非甾体类抗炎药口服，如塞来昔布胶囊、洛索洛芬钠、萘丁美酮、尼美舒利等，但长期服用需关注胃肠道反应。

2. 外治法　外用海桐皮汤加醋热敷外洗，或外贴活血接骨止痛膏。

（二） 手法治疗

本病可用点穴手法。用分筋揉捻法点患肢手三里、合谷、阳溪穴，以疏通经脉。医者用拇指按在桡骨茎突部位，施用分筋手法，以解除粘连。再用揉捻法舒筋活血。

（三） 针灸治疗

本病可针刺压痛点及阳溪、列缺、太渊、手三里、合谷等穴，留针 15 分钟。用艾条灸桡骨茎突处至发热。

（四）　封闭疗法

症状较重者可行局部封闭治疗。选用利多卡因配曲安奈德，可加入适量维生素 B_{12} 等，连续 1~2 次为 1 个疗程。药物应准确注入鞘管内，疗效多满意。

（五）　手术治疗

长期反复保守治疗无效的病例可考虑手术治疗。多采用切开狭窄的腱鞘和松解粘连，但要注意勿伤及头静脉和桡神经浅支。术后早期行功能锻炼。

七、　屈指肌腱腱鞘炎

【概述】

屈指肌腱腱鞘炎又称扳机指（trigger finger，TF）或弹响指，是骨科的常见病和多发病，多发生于屈指肌腱纤维鞘的起始滑动部位，手术治疗常见松解的解剖部位为 A1 滑车。

【中医病因病机及西医病因病理】

（一）　中医病因病机

本病属中医学"筋痹""痛痹"范畴。中医学认为，本病系由慢性劳损、气血瘀滞，经脉闭阻，津液运行不畅，筋骨关节失去气血津液的温煦濡养，加之风寒湿邪乘虚侵袭，痹着筋骨，久之关节凝滞疼痛，影响关节正常活动。本病起病多较缓慢，多见于中年人，45 岁以上的女性比较易患。有手腕部受损史或长时间电脑操作、文字书写及手工劳动，哺乳及更年期妇女更易患本病。先天型多是家长在无意间发现患儿手指不能活动而就诊，多发于拇指。

（二）　西医病因病理

拇指、掌骨颈与掌指关节的浅沟与鞘状韧带组成骨纤维管，鞘内层为滑膜，可使拇指屈肌大幅度来回滑动。其余每个手指的屈肌腱亦有腱鞘将其约束在掌骨头和指骨上。由于手指经常屈伸，使屈肌腱与骨纤维管反复摩擦，或长期用力握持硬物，骨性纤维管受硬物与掌骨头二者的挤压，使之损伤，形成局部筋缩、筋挛、筋硬、筋胀，阻碍肌腱的滑动。当肿大的肌腱通过狭窄的隧道时，可发生弹跳动作或响声，故又称"弹响指"，亦称"扳机指"。肿大的肌腱不能通过狭窄的隧道时，手指不能伸屈，称"闭锁指"。

（三）　平乐正骨学说

本病系由慢性劳损、气血瘀滞，经脉闭阻，津液运行不畅，筋骨关节失去气血津液的温煦濡养，加之风寒湿邪乘虚侵袭，痹着筋骨，久之关节凝滞疼痛，影响关节的正常活动。

【临床表现】

（一）　病史

本病有手部长期反复活动史。

（二）　症状

1. 任何手指均可发生，好发于拇、中、无名三指。

2. 早期掌指关节掌侧局限性酸痛，晨起或工作劳累后加重，活动稍受限，逐渐发展，疼痛可自腕及手指向远侧放散。

3. 手指屈伸时产生扳机样动作及弹响。

（三）　体征

1. 严重时手指不能活动、屈曲或交锁在屈曲位。

2. 掌骨头掌侧皮下可触及一结节状物，局部压痛，手指屈伸时可感到结节状物滑动及弹跳感。

【辅助检查】

X 线检查　多无异常发现。

【诊断及鉴别诊断】

本病根据病史、临床症状及体征，即可确诊。如果幼儿出现多个手指同时受累，需考虑可能与炎症性关节炎、青少年糖尿病及黏多糖贮积症有关。

【治疗】

（一）　药物疗法

1. 中药辨证施治

一次性劳损型：治宜活血舒筋，通经止痛，方用桃红四物汤加威灵仙、桂枝、羌活。

慢性劳损型：治宜养血活血，舒筋活络，方用养血止痛汤加减。

2. 中成药　可给予养血止痛丸合加味益气丸口服。

3. 西药　可给予非甾体类抗炎药口服，如塞来昔布胶囊、洛索洛芬钠、萘丁美酮、尼美舒利等，但长期服用需关注胃肠道反应。

（二）　手法治疗

本病可采用平乐正骨手法治疗：①患者取坐位，患肢置于治疗桌上，腕下垫枕，在前臂掌侧，尤其是手掌病变部施以理筋手法。医者一手捏住患者手指，另一手拇指按压在肥厚的腱鞘结节上，用拇指指端做上下及左右的分筋手法。②用七珠展筋散推擦患指。③然后在掌指关节的掌侧屈指肌腱压痛肥厚部位施以指揉和弹拨并配合掌指关节屈伸的被动运动；抹屈指肌腱，捻屈指肌腱；摇动掌指关节。可适当配合屈腕和诸指的屈伸运动5~10分钟。

（三）　封闭疗法

本病采用局部腱鞘内封闭并制动患指。常规消毒，顺腱鞘走行方向，以掌指关节掌侧硬结压痛点为进针点，局部麻醉后将封闭液（由曲安奈德+利多卡因及维生素 B_{12} 混合而成）注入腱鞘内。每周 1 次，一般不超过 3 次。

（四）　针刀疗法

将患指伸展并固定，在硬结的近端，手指掌面的中央即为进针点。针刀直刺入皮肤及皮下，将刀头垂直探入，使针刀抵住屈指肌腱鞘表面，不要深至骨面。沿肌腱走行方向由近向远端做纵向切割，切割时可感到针刀尖有"咔咔"声响及明显的切割阻力感，切割至阻力感消失，患指屈伸自如，无弹响和"扳机指"即为松解成功。注意不要做横向切割及铲拨，也不要在肿大的硬结上切割，以免切断肌腱及神经血管。

（五）　手术治疗

长期反复保守治疗无效的病例可考虑手术治疗。可做手术切开狭窄的腱鞘和松解粘连，可考虑手术纵行切开狭窄腱鞘，必要时可纵行切除一小条腱鞘。术后 24 小时后练习手指屈伸活动。但要注意勿伤及指固有神经及动脉。

附：　幼儿先天性腱鞘炎的治疗

1. 非手术治疗　小于 1 岁的患儿，或小于 3 岁且有主动弹响或被动弹响的患儿，午间及夜间佩戴指间关节过伸位支具。

2. 手术治疗　大于 1 岁的患儿，且出现痛性弹响和固定屈曲畸形；或大于 1 岁，且有持续弹响的患儿。患儿全麻，止血带控制下，在 A1 滑车相对应皮肤上做横切口，切开皮肤层，纵形分离切口下的皮下组织。保护指神经，纵向切开腱鞘，并切除一小条腱鞘。术中如果松解 A1 滑车后不能解决弹响问题，术者必须做好进一步仔细探查，可能需要进一步松解 A3 滑车或切除一侧屈指浅肌腱的腱束，以解除弹响。

八、　腕部腱鞘囊肿

【概述】

腱鞘囊肿是多发病，好发于关节囊周围和腱鞘附近，常见于腕背部和足背部，囊肿外观呈圆形隆起，面光滑，边缘清楚，质软，内含有透明、微白色的浓稠黏液，有波动感，囊液充满时，囊壁分变为坚硬，局部压痛、酸痛、乏力，活动受限。

软组织腱鞘囊肿：多见于中年和青年女性，好发于手、腕背及足背，可能与慢性外伤有一定关系。可以由受伤、过分劳损（尤其见于手及手指）、骨关节炎、一些系统免疫疾病，甚至是感染引起。一些需要长期重复劳损关节的职业会引发或加重此病。

骨内腱鞘囊肿：几乎发生于 30 岁以上中高龄者，男性多见。

【中医病因病机及西医病因病理】

（一）　中医病因病机

本病中医学又称"筋结""筋瘤"。中医学认为，本病系外伤筋膜，邪气所居，郁滞运化不畅，水液积聚于骨节经络而致。多由于患部关节过度活动、反复持重、经久站立等，劳伤经筋，以致气津运行不畅，凝滞筋脉而成。

（二）　西医病因病理

1. 软组织腱鞘囊肿　腱鞘由外层的腱纤维鞘和其内的滑膜组成。滑膜又分为壁层和脏层，脏层包绕肌腱，壁层和其外的腱纤维层紧密相贴。滑膜可分泌滑液，便于肌腱在鞘内滑动，减少摩擦。腱鞘属结缔组织，易受变态反应因素影响发生炎症，又因其位置比较表浅而易受损伤。腱鞘的炎症和损伤使腱鞘壁强度不均匀，薄弱部位在滑液的长期作用下即隆起形成囊肿，并由于滑液的不断产生而逐渐长大。

2. 骨内腱鞘囊肿　腱鞘囊肿可生长于骨内，称为原发性骨内腱鞘囊肿，又称邻关节骨囊肿，是指邻近关节软骨下的良性囊肿，由纤维组织结构形成的多发性病变，伴有广泛的黏液样变，是一种少见病变。其病因尚未明确，目前大多学者认为与以下原因有关：骨表面机械性应激反应和反复轻微外伤致髓内血运障碍，发生灶性缺血坏死、黏液变性；临关节软组织腱鞘囊肿向骨内侵蚀穿透而形成；关节软骨长期磨损、变薄和轻微外伤造成关节软骨面小裂隙，滑膜组织及关节液疝入骨内。

（三）　平乐正骨学说

本病因外伤或劳损，局部的气血不通，阴寒凝聚，聚液停痰所致。当局部劳作过度，积劳伤筋；或风寒湿邪乘虚而入，致使气血凝滞，运化失常，水湿停留于肢体局部而致病。

【临床表现】

（一）　病史

本病可能与慢性外伤有一定关系。可以由受伤、过分劳损（尤其见于手及手指）、骨关节炎、一些系统免疫疾病，甚至是感染引起。

（二）　症状

1. 软组织腱鞘囊肿　主要症状为肿块，很少有疼痛。

2. 骨内腱鞘囊肿　常以疼痛为首发症状，呈间歇性，活动后稍加重。

（三）　体征

1. 软组织腱鞘囊肿　肿块生长缓慢，呈圆形，大小不一，一般不超过 2cm，质软，表面光滑，与皮肤无粘连，基底较固定。当囊肿发生在腕管或小鱼际时，可压迫正中神经或尺神经，引起感觉障碍或肌肉萎缩。如囊肿发生在腕部背侧时，将腕关节向掌侧屈，则肿块更见突出，张力也增加，局部可有酸痛；相反，将腕关节背伸时，则肿块张力减小，可扪及波动。发生在手掌远端屈指肌腱鞘上者，如米粒或黄豆大，硬如软骨，手握物或按压时疼痛。

2. 骨内腱鞘囊肿　查体一般无明显阳性体征，有时局部轻压痛。由邻关节软组织腱鞘囊肿穿透至骨内形成者局部可触及软组织包块。

【辅助检查】

1. 软组织腱鞘囊肿　超声检查可帮助确定肿块的性质。

2. 骨内腱鞘囊肿　X 线片和 CT 表现为病灶临近关节面呈圆形、类圆形或不规则形囊样低密度区，边缘清晰，有完整的硬化边，直径一般小于 3cm。MRI 表现为邻关节面囊下病灶，T1W1 为低到中等信号，T2W1 为高信号或混杂偏高信号，囊腔边缘有T1W1、T2W1 均呈低信号的硬化边。

【诊断及鉴别诊断】

（一）　诊断

1. 软组织腱鞘囊肿　本病根据病史、临床症状及体征，即可确诊，超声检查可帮助确定肿块的性质。

2. 骨内腱鞘囊肿　本病发病年龄为青中年，病程较长，X 线片发现邻关节面内直径小于 3cm 的囊状病变，边缘清晰、硬化，关节间隙无明显变化，应首先考虑骨内腱鞘囊肿。确诊需术后病理检查。可通过 CT、MRI 与其他疾病相鉴别。

（二）　鉴别诊断

1. 骨巨细胞瘤和动脉瘤样骨囊肿　病变呈偏心性生长且膨胀明显，病变范围广泛，骨皮质变薄，囊内多见液-液平面，硬化边不明显。CT、MRI 检查可资鉴别。

2. 孤立性骨囊肿　好发于长骨干骺端，发病年龄低，病变范围大，膨胀及骨皮质变薄明显，无明显硬化边，囊内密度低，易合并骨折。CT、MRI 检查可资鉴别。

3. 骨关节病性假囊肿　多见于中老年患者，常有关节间隙变窄，关节面骨质增生和关节缘骨赘等退行性骨关节病表现。CT、MRI 检查可资鉴别。

【治疗】

（一）　软组织腱鞘囊肿

1. 手法治疗　对于发病时间短、未经治疗而囊性感明显者，将腕背伸或掌屈（肿物在背侧掌屈，反之背伸），使囊肿固定和紧张，术者用双手拇指对囊肿强力挤压，使囊壁破裂，然后局部按摩 15 分钟，以使囊内液体充分流出，使之逐渐减少或消失。

2. 手术治疗　可将囊肿完整切除，复发率低。若囊肿比邻重要的血管、神经，需仔细分离，防止副损伤。

3. 针灸疗法　火针疗法具有祛风散寒、消癥散结、温通经络、祛腐生肌的作用。

梅花针可活血祛瘀、通经活络，刺激局部达到祛瘀宣郁的治疗目的。对腱鞘囊肿均有较好的疗效。

（二） 骨内腱鞘囊肿

一旦考虑本病，需手术治疗，经病灶清除加植骨术即可痊愈。

第十二章　下肢筋伤

第一节　髋及大腿部筋伤

一、缝匠肌肌腱损伤

【概述】

缝匠肌肌腱损伤是临床常见病，多见于一些特定职业人员，如司机、体操和足球运动员等。从事这些职业的人经常在单一姿势下过久、过频地活动，腿部肌肉包括缝匠肌经常受到急骤的收缩而造成肌肉、肌腱和韧带的急性撕裂伤或慢性劳损。

【中医病因病机及西医病因病理】

（一）中医病因病机

中医学认为，缝匠肌损伤因急骤强烈收缩使其于起点处受损，血溢脉外，气滞血瘀，气伤痛，形伤肿，造成局部疼痛、肿胀，功能障碍。又可因长期遭受反复牵拉、损害，导致缝匠肌的慢性损伤，瘀血凝结，气血不畅，血不荣筋，则筋肉挛缩，加之风寒湿邪侵袭，久之板硬、活动不利，最终形成慢性疼痛症状。

（二）西医病因病理

当缝匠肌急骤收缩时，常使其于起点处受损，重者可致肌肉、肌腱部分或完全断裂。长期遭受反复牵拉、损害，又可导致缝匠肌的慢性损伤。由于缝匠肌多用于髋关节屈曲及大腿外旋等运动性较强的动作，该类损伤多见于运动伤。

（三）平乐正骨学说

本病的病因病机核心为缝匠肌的平衡失调，一是力学失衡：髋关节突然遭受过度外展暴力时，常使缝匠肌于起点处受损，肌纤维损伤，血溢脉外，气滞血瘀，造成局部疼痛、肿胀，功能障碍，缝匠肌的平衡力失调；二是气血失衡：当缝匠肌受到长期反复牵拉、磨损时，造成正气不足、荣卫气虚，气虚血瘀，血不荣筋，筋肉挛缩，加之风寒湿邪侵袭，痹阻经络而作痛，形成慢性疼痛。

【临床表现】

（一）　病史

本病一般有大腿内侧部受损、外伤后治疗不当或外感风寒等病史。

（二）　症状

1. 急性损伤受伤前有剧烈或过频活动史，伤后即出现大腿前内侧撕裂样疼痛、肿胀。

2. 陈旧性损伤缝匠肌所经部位麻木、沉重冷痛，遇寒加重，得温痛减，走步无力。

（三）　体征

1. 急性损伤者局部可见明显肿胀及皮下瘀斑，完全断裂者在肌肉抗阻力收缩时有异常隆起，并可触及断裂的凹陷。做屈髋屈膝、腿内收内旋动作和屈小腿抗阻等缝匠肌紧张试验，则疼痛加重。

2. 慢性损伤者局部一般无明显肿胀，多有股骨内侧的固定压痛点，大腿内侧近端活动时疼痛，有时可触及局部皮下的条索。内收肌抗阻试验阳性，"4"字试验阳性。

【辅助检查】

X 线检查　X 线片多无异常表现，可用于鉴别诊断。

【诊断及鉴别诊断】

（一）　诊断

本病依据病史、症状、体征，即可做出诊断。

（二）　鉴别诊断

1. 小儿麻痹症　二者皆可有患肢疼痛，无固定痛点，整个患肢均可有压痛及触痛；患肢无力呈拖拉状步态，或足尖着地。但小儿麻痹症多伴随全身症状，有发热病史，且病程发展可分为 5 期：前驱期、瘫痪前期、瘫痪期、恢复期、后遗症期。

前驱期，可见恶心、呕吐、头痛。瘫痪前期即前驱期症状消失后 1~6 天，体温再次上升，头痛、恶心、呕吐严重，体检可见：①三角架征阳性，即患者坐起时需用两手后撑在床上如三角架，以支持体位。②吻膝试验阳性，即患者坐起、弯颈时唇不能接触膝部。③出现头下垂征，即将手置患者肩下，抬起其躯干时，正常者头与躯干平行。如病情到此为止，3~5 天后热退，即为无瘫痪型，如病情继续发展，则常在瘫痪前 12~24 小时出现腱反射改变，最初是浅反射，以后是深反射抑制。因此，早期发现反射改变有重要临床诊断价值。

2. 内侧半月板损伤　二者急性期均可有大腿内部疼痛、肿胀。内侧半月板损伤急性期膝关节有明显疼痛、肿胀和积液，关节屈伸活动障碍。

【治疗】

（一）　药物疗法

1. 内治法　急性损伤者，可服三七跌打丸，每次 6g，每日 2 次。慢性劳损者，可服养血止痛丸和加味益气丸，每次 6g，每日 2 次。

2. 外治法　外用展筋丹适量于痛点按揉，或外用舒筋活血祛痛膏。

（二）　**手法治疗**

1. 指揉法　患者平卧位，放松肌肉，医者站在患侧，用双手拇指与食指的指腹沿缝匠肌，从上到下、由轻到重揉 3~5 分钟。

2. 捏拿法　医患体位如前，医者用拇指与其余四指指腹捏拿缝匠肌，从上到下、由轻到重，反复 3~5 分钟。

（三）　**封闭疗法**

本病用醋酸强的松龙 5mg 加利多卡因 2mL 在压痛明显处封闭治疗，每周 1 次。

二、　髂腰肌肌腱损伤

【概述】

由于跌仆、堕坠，或行走凸凹不平的道路，或跳跃，或强力旋扭，髋关节过度后伸或旋转，导致髂腰肌肌腱裂伤。髂腰肌由髂肌和腰大肌组成。髂肌呈扇形，起自髂窝；腰大肌长形，起自腰椎体侧面及横突。向下两肌相合，经腹股沟韧带深面，止于股骨小转子。髂腰肌近固定时，使髋关节前屈和外旋。远固定时，一侧收缩，使脊柱向同侧屈；两侧收缩，使脊柱屈和骨盆前倾。

【中医病因病机及西医病因病理】

（一）　**中医病因病机**

中医学认为，本病因跌仆、堕坠，或行走凸凹不平的道路，或跳跃，或强力旋扭，髋关节过度后伸或旋转，导致髂腰肌肌腱裂伤，血溢脉外，气滞血瘀，气伤痛，形伤肿，造成局部疼痛、肿胀，功能障碍。或因长期遭受反复牵拉、损害，导致髂腰肌慢性损伤，瘀血凝结，气血不畅，血不荣筋，则筋肉挛缩，加之风寒湿邪侵袭，久之板硬、活动不利，最终形成慢性疼痛症状。

（二）　**西医病因病理**

当髋关节突然过度旋转时，常使髂腰肌于起点处受损，重者可致肌肉、肌腱部分或完全断裂。或长期遭受反复牵拉、损害，可导致髂腰肌的慢性损伤。髂腰肌多应用于髋关节前屈及大腿外旋等运动性较强的动作，该类损伤多见于运动伤。

（三）　**平乐正骨学说**

本病的病因病机核心为髂腰肌的平衡失调。一是力学失衡：髋关节突然遭受过度旋转暴力时，常使髂腰肌于起止点处受损，肌纤维损伤，血溢脉外，气滞血瘀，造成局部疼痛、肿胀，功能障碍，股内侧肌群的平衡力失调；二是气血失衡：当髂腰肌受到长期反复牵拉、磨损时，造成正气不足、荣卫气虚，气虚血瘀，血不荣筋，筋肉挛缩，加之风寒湿邪侵袭，痹阻经络而作痛，形成慢性疼痛。

【临床表现】

（一）　病史

本病一般有外伤史，以及外伤后治疗不当或外感风寒等病史。

（二）　症状

1. 急性损伤　髋关节后伸出现患侧下腹部胀痛，髋关节屈曲畸形，活动受限，腿后伸时牵扯性腹痛；外伤后患侧下腹部包块并逐渐增大。部分患者髋关节突然过度强烈后伸，致髂腰肌自髂骨内板上撕脱和髂腰肌撕裂出血，间区内血肿及肌肉水肿可压迫股神经，出现相应症状。

2. 陈旧性损伤　部分患者于久坐后，突然感觉腰部不适，起身困难，局部肿胀不明显或无肿胀，有压痛，髋关节伸屈活动受限。

（三）　体征

1. 髋部剧烈疼痛，尤其是在伸髋时尤为明显，局部肿胀、压痛，血肿大时可以触及包块。

2. 患髋伸直有时疼痛剧烈，患者喜欢屈膝屈髋，双手抱膝坐于床上或侧卧床上。

3. 托马斯征阳性：又称髋关节屈曲挛缩试验。患者仰卧位，将健侧髋膝关节尽量屈曲，大腿紧贴腹壁，使腰部接触床面，以消除腰前凸增加的代偿作用。若患肢随之翘起而不能伸直平放于床面上，即为阳性体征。说明该患侧髋关节有屈曲挛缩畸形。

4. 髋关节被动内收试验，若出现腹股沟部位疼痛，提示髂腰肌紧张。

【辅助检查】

一般无须影像学检查，必要时摄 X 线片，排除股骨小转子撕脱性骨折和髂腰肌自髂骨内板上撕脱。

【诊断及鉴别诊断】

（一）　诊断

本病依据病史、症状、体征，即可做出诊断。

（二）　鉴别诊断

1. 髂窝脓肿　髂窝脓肿又称急性化脓性髂腰肌炎，多见于小儿。早期病儿持续性发烧，热度可达 39℃ 以上。患侧髋关节屈曲，下肢不能伸直，托马斯征阳性。患侧腹股沟部可打到肿块，触痛明显，常无波动感。多见血象增高。穿刺抽到脓液时可明确诊断。

2. 高位腰椎间盘突出症　较少见，多指 L1~2、L2~3、L3~4 椎间盘突出，也可有腹股沟区痛或大腿前侧痛，但主动直腿抬高试验和抗阻试验均阴性。

3. 第三腰椎横突综合征　主要表现为一侧或两侧腰痛，部分患者疼痛可扩散至臀部、股后部、膝下或下腹部，压痛点位于第 3 腰椎横突处。

4. 髋关节疾病　主要有股骨颈骨折、股骨转子间骨折、髋关节脱位、髋关节风湿性或化脓性炎症、骨性或创伤性髋关节炎、髋关节结核、肿瘤等，一般不难鉴别。

5. 髂腹股沟综合征　有腹股沟部外伤或局部手术史，腹股沟区顽固性疼痛伴大腿内侧及阴囊区感觉过敏。

【治疗】

（一）　**药物疗法**

新鲜损伤：治宜活血化瘀，消肿止痛，方用复元活血汤。

陈旧性损伤：治宜养血活血，方用筋骨痛消丸。

（二）　**功能疗法**

本病以自动功能锻炼为主。

1. 搓揉腹部正中线法　患者仰卧位，屈髋屈膝，双脚踩在按摩床上。术者双手食、中、无名三指重叠，以指腹着力，在患者下腹部正中线上横向往返搓揉。

2. 勾拨腹部侧1线法　患者体位同上。术者双手食、中、无名三指重叠，以指端着力，在患者下腹部正中线旁开1寸的侧1线上向外勾拨。

3. 勾拨髂窝法　患者仰卧位，一侧下肢伸直，另一侧髋膝关节屈曲，髋关节外展。术者双手食、中、无名三指重叠，以指端着力，在患者髂窝处向外勾拨。

4. 揉拨小转子法　患者仰卧位，一侧下肢伸直，另一侧髋膝关节屈曲，髋关节外展。术者双手食、中、无名三指重叠，以指腹着力向内揉拨股骨小转子。

（三）　**针刀疗法**

本病必要时行髂腰肌徒手松解术。

（四）　**手术治疗**

臀上动脉损伤或股神经麻痹、股四头肌肌力小于等于Ⅱ级，应及时手术。采用患侧下腹部倒"八"字切口减压、止血，清除坏死组织、瘀血块，结扎臀上动脉，明胶海绵填塞止血。

（五）　**其他**

对无臀上动脉损伤或股神经麻痹、股四头肌肌力大于等于Ⅲ级，则尽可能非手术治疗，包括患肢制动、止血及预防感染等。估计血肿200mL以上，可行血肿穿刺，减轻间区内压力，缩短血肿吸收时间。

三、　股四头肌肌腱损伤

【概述】

股四头肌是人体中体积最大的肌肉，分为股直肌、股内侧肌、股外侧肌和股中间肌4部分。股直肌呈梭形，位于大腿前面，起于髂前下棘，而腱的弓状部起于髋臼上方的髂骨；股内侧肌和股外侧肌分别起自股骨粗线内、外侧唇；股中间肌在股直肌的深面，股内侧肌和股外侧肌之间。股四头肌的四个头向下共同形成一个腱，包绕髌骨的前面及两侧，向下延续为髌腱，附着于胫骨粗隆。股四头肌主要具有伸膝功能，其中股直肌还具有屈曲髋关节的功能。损伤多为扭挫伤或肌纤维撕裂，严重损伤时可导致肌肉断裂。股四头肌由股神经支配。

【中医病因病机及西医病因病理】

（一）　**中医病因病机**

中医学认为，本病因间接暴力或肌肉强烈收缩使骨四头肌过度牵拉，造成肌纤维束损伤，血溢脉外，气滞血瘀。气伤痛，形伤肿，造成局部疼痛、肿胀，功能障碍。又可因长期劳累，导致骨四头肌的慢性损伤，瘀血凝结，气血不畅，血不荣筋，则筋肉挛缩，加之风寒湿邪侵袭，久之板硬、活动不利，最终形成慢性疼痛症状。

（二）　**西医病因病理**

本病根据受伤情况可分为新鲜损伤和陈旧性损伤。新鲜损伤多由间接外力所致，股四头肌猛然收缩，或由于暴力打、砸、撞等作用于大腿前面时，可造成股四头肌损伤。损伤部位股四头肌急剧收缩后可致断裂，断裂部位多发生在股四头肌的肌腹，有时发生在肌腱与骨附着部，很少在肌肉与肌腱的联合部。陈旧性损伤一般是由于长时间体力劳动，过度劳累，反复劳损，又感受风寒等所致。

（三）　**平乐正骨学说**

本病的病因病机一是力学失衡：当处于激烈运动时，股四头肌主动急骤强烈收缩，造成肌纤维损伤，气滞血瘀，经络瘀阻不通，局部肿胀疼痛，使大腿后前侧肌群的平衡力失调。二是气血失衡：长期劳累造成正气不足、荣卫气虚，血不荣筋，气血凝结，筋挛筋缩，加之风寒湿邪乘虚而入，痹阻经络而作痛，形成本虚标实之证。三是筋骨失衡：损伤后，败血凝滞，气血不和，使气机升降出入运行紊乱，筋得不到气血的濡养，从而造成筋骨失衡。

【临床表现】

（一）　**病史**

本病一般有明显外伤史，或长期体力劳动、感受风寒等病史。

（二）　**症状和体征**

1. 受直接暴力损伤后，髂前下棘及股骨棘内、外侧疼痛剧烈，有肿胀和压痛，行走不便，膝关节屈曲多不能达到90°。重者可有明显跛行，如为肌腱断裂者，不能伸膝或不能保持伸膝位。股四头肌损伤较重或断裂时，肌力、肌张力减低。少数肌纤维损伤时肌力、肌张力正常。

2. 伤后出现局部肿痛，股四头肌不能主动用力收缩，髌骨活动范围增大。完全断裂时可在断裂处触摸到凹陷痕迹，髌骨较健侧下移且有侧偏。单纯股直肌断裂常因肿胀不易触及断端，易造成漏诊。

3. 陈旧性部分损伤，局部有瘢痕形成，腱组织变性或钙化，肌肉挛缩或粘连，影响股四头肌功能。慢性劳损或陈旧性部分损伤者，大腿前侧压痛轻微，但俯卧位将足跟压向臀部时在大腿前部出现有不同程度的牵拉痛。

【辅助检查】

1. X 线检查　X 线摄片显示软组织广泛肿胀阴影，并可排除撕脱性骨折。

2. 肌电图检查　了解是否合并神经损伤。

【诊断及鉴别诊断】

（一）　**诊断**

本病依据病史、症状、体征，即可做出诊断。

（二）　**鉴别诊断**

1. 半月板损伤和梨状肌损伤　半月板损伤和梨状肌等损伤引起股四头肌萎缩，但在髂前上、下棘股四头肌起点处和股骨棘外侧缘无肿痛和压痛。

2. 大腿炎性疾患　炎症处除局部有疼痛、肿胀及功能障碍之外，还有炎症的特征，如皮肤潮红、皮温增高，有发热、血白细胞显著增高等。

3. 髌骨骨折　髌骨骨折后膝关节肿胀、活动障碍，且有异常活动及骨摩擦音，X 线可见骨折征象。

【治疗】

（一）　**药物疗法**

1. 内治法

损伤初期：治宜活血化瘀，利湿消肿，方用桃红四物汤加茯苓、泽泻、萆薢、泽兰、车前子。

损伤中期：治宜舒筋活血，通经活络，方用活血舒筋汤加减。

损伤后期：治宜益气通经活络，方用补中益气汤加减。

2. 外治法　损伤初期，外用活血接骨止痛膏，以散瘀消肿止痛；损伤中期，外用苏木煎温洗，以舒筋通络；损伤后期，外用活血伸筋汤熏洗，以温经活血，通经利节。

（二）　**手法治疗**

本病早期不宜用手法治疗，中后期可适当地在局部采用理筋手法。患者仰卧位，术者立于患侧，用双手拇指指腹顺着股四头肌纤维方向自上而下行理筋手法 10~20 次。然后用双手拇指戳点股四头肌损伤的两端点，用力由轻到重，时间 1~2 分钟。经上述手法治疗后，再顺着股四头肌纤维方向捏揉 10~20 次，若损伤部为肌腱附着点，可采用揉推法，即术者用大小鱼际肌揉推股四头肌及坐骨结节处肌附着点 10~20 次，手法治疗每周 3~4 次，连续 3~4 周。股四头肌陈旧损伤手法治疗可加用拨筋手法，即患者俯卧位，术者双手捏住局部硬结处，用拇指来回拨动 10~20 次，随后顺着患者股四头肌纤维方向按揉 10~20 次。

（三）　物理疗法

本病可采用离子能量疗法：局部贴敷"骨康聚能离子治疗贴"，补充能量离子，沟通大小循环，改善组织供养，修复受损组织。"骨康聚能离子治疗贴"每次 1 贴，贴敷 48 小时，15 天为 1 个疗程。

（四）　封闭疗法

本病用 1%普鲁卡因，加泼尼松龙在局部封闭治疗。每周 1 次，连续 3~4 周。

（五）　功能疗法

本病早期可进行大腿肌肉的舒缩锻炼，中后期进行膝关节屈伸和步行锻炼。

（六）　固定疗法

如为部分断裂，则用伸膝位长腿石膏固定 6 周。

（七）　手术治疗

本病完全断裂者，则应早期手术修补。

四、　股二头肌损伤

【概述】

股二头肌位于大腿后外侧的皮下，有长、短两头。肌的长头起自坐骨结节，短头起自股骨粗线的外侧唇。肌束自各起点起始后向下方移行于肌腱，止于腓骨头。股二头肌具有伸直髋关节和屈曲、外旋膝关节的功能。该肌损伤后可引起局部的无菌性炎症反应或慢性组织变性、增生与粘连等组织形态学变化，从而导致功能障碍。坐骨神经在股部行于大收肌与股二头肌之间，如股二头肌或其附着筋膜出现无菌性炎症，必将刺激坐骨神经，出现坐骨神经痛。临床观察发现，一侧股二头肌损伤，出现股二头肌功能障碍，引起同侧行、站、坐等困难及骨盆代偿性倾斜，骨盆位置倾斜则脊柱生物力的平衡失调，从而引发腰腿部症状，甚至腰椎间盘突出症。

【中医病因病机及西医病因病理】

（一）　中医病因病机

中医学认为，本病因间接暴力或肌肉强烈收缩使股二头肌过度牵拉，造成肌纤维束损伤，血溢脉外，气滞血瘀，气伤痛，形伤肿，故出现局部疼痛、肿胀，功能障碍。又可因长期劳累，导致股二头肌慢性损伤，瘀血凝结，气血不畅，血不荣筋，则筋肉挛缩，加之风寒湿邪侵袭，久之板硬、活动不利，最终形成慢性疼痛症状。

（二）　西医病因病理

本病根据受伤情况可分为新鲜损伤和陈旧性损伤。新鲜损伤多由间接外力所致，运动中股二头肌主动收缩急骤强烈或被动过度牵拉，可造成股二头肌损伤。损伤部位以近端肌腱附着点（坐骨结节）最为常见，其次是肌腹，远侧肌腱附着点受累较少。陈旧性损伤一般是由于长时间体力劳动、过度劳累、长途跋涉、受凉受潮等所致。

（三）　平乐正骨学说

本病的病因病机一是力学失衡：当处于激烈运动时，股二头肌急骤强烈主动收缩或被动过度牵拉，造成肌纤维损伤，气滞血瘀，经络瘀阻不通，局部肿胀疼痛，使大腿后侧肌群的平衡力失调。二是气血失衡：长期劳累造成正气不足、荣卫气虚，血不荣筋，气血凝结，筋挛筋缩，加之风寒湿邪乘虚而入，痹阻经络而作痛，形成本虚标实之证。

【临床表现】

（一）　病史

本病一般有剧烈运动，或长期体力劳动、感受风寒等病史。

（二）　症状和体征

1. 新鲜损伤　伤后跛行，损伤部位肿胀、疼痛，压痛明显，髋关节及膝关节伸屈功能受限，检查见肌肉抗阻力试验阳性、直腿抬高试验阳性。

2. 陈旧性损伤　在股二头肌局部可触及肌纤维隆起，弥漫性钝厚或呈条索状结节，以起点处较明显。按压损伤部位有酸、麻、沉、胀、困、痛等感觉。行走时疼痛，阴雨天及受凉后多加重。症状由最初的股后侧（多为一侧）疼痛，继而出现腰痛和小腿痛。

【辅助检查】

1. X 线检查　X 线检查可排除撕脱性骨折。

2. 肌电图检查　了解是否合并神经损伤。

【诊断及鉴别诊断】

（一）　诊断

本病依据病史、症状和体征，即可做出诊断。

（二）　鉴别诊断

1. 股四头肌损伤　由于剧烈奔跑或突然踢物，股四头肌猛然收缩，或由于暴力打、砸、撞等作用于大腿前面时，均可引起股四头肌的损伤。股四头肌损伤后出现局部出血、肿胀、疼痛，使肌肉收缩能力降低，从而影响髋、膝关节的屈伸功能。股四头肌损伤严重造成断裂，甚至发生股四头肌髌骨上缘撕裂，髌骨骨膜也随之撕脱，可产生骨膜出血，日久血肿发生机化、钙化、骨化等。

2. 股外侧皮神经炎　股外侧皮神经炎又称感觉异常性股痛。该病的特点是大腿前外侧的皮肤疼痛及感觉异常，也被称为 Roth 综合征。临床表现为股前外侧麻木、蚁行感，刺痛、烧灼感、发凉、出汗减少及沉重感等症状亦可出现，以麻木最多见。

【治疗】

（一） 药物疗法

1. 内治法

（1）中药辨证施治

新鲜损伤：治宜活血化瘀，痛经止痛，方用复元活血汤加减。

陈旧性损伤：治宜养血舒筋，通经活络，方用养血止痛汤加减。

（2）中成药　可给予养血止痛丸、大小活络丹口服。

2. 外治法　损伤早期，外用活血接骨止痛膏；损伤中后期，外用苏木煎温洗，平乐正骨展筋酊外搽。

（二） 手法治疗

本病早期不宜用手法治疗，中、后期可适当地在局部采用理筋手法。患者俯卧位，术者立于患侧，用双手拇指指腹顺着股二头肌纤维方向自上而下行理筋手法 10~20 次。然后用双手拇指戳点股二头肌损伤的两端点，用力由轻到重，时间 1~2 分钟。经上述手法治疗后，再顺着股二头肌纤维方向捏揉 10~20 次。若损伤部位为肌腱附着点，可采用揉推法，即术者用大小鱼际肌揉推股二头肌及坐骨结节处肌附着点 10~20 次。手法治疗每周 3~4 次，连续 3~4 周。

股二头肌陈旧性损伤手法治疗可加用拨筋手法，即患者俯卧位，术者双手捏住局部硬结处，用拇指来回拨动 10~20 次，随后顺着股二头肌纤维方向按揉 10~20 次。

（三） 功能疗法

本病早期可进行股二头肌的舒缩锻炼，中后期进行膝关节屈伸和步行锻炼。

（四） 封闭疗法

本病用 1% 普鲁卡因，加泼尼松龙在局部封闭治疗，每周 1 次，连续 3~4 周。

五、 股内收肌群损伤

【概述】

股内收肌群损伤又称骑士损伤，属常见损伤。该肌群由股内侧 5 块肌肉构成，浅层由外向内依次为耻骨肌、长收肌和股薄肌。长收肌和耻骨肌的深面是短收肌，诸肌的深面是大收肌，呈三角形。股内收肌群主要功能是使髋关节内收及大腿外旋；两足站立时，股内收肌群的主要作用是稳定骨盆；某些运动，如骑马、滑雪、攀登、蛙泳中，股内收肌群亦起到重要作用。

【中医病因病机及西医病因病理】

（一） 中医病因病机

中医学认为，本病因间接暴力或肌肉强烈收缩使骨内收肌群于起点处受损，血溢脉外，气滞血瘀，气伤痛，形伤肿，造成局部疼痛、肿胀，功能障碍。又可因长期遭受反复牵拉、损害，导致骨内收肌群的慢性损伤，瘀血凝结，气血不畅，血不荣筋，则筋肉挛缩，加之风寒湿邪侵袭，久之板硬、活动不利，最终形成慢性疼痛症状。

（二）　西医病因病理

当髋关节突然遭受过度外展暴力时，常使股内收肌群于其起点处受损，重者可致肌肉、肌腱部分或完全断裂。而长期遭受反复牵拉、损害，又可导致股内收肌群的慢性损伤。由于股内收肌群多应用于髋关节内收及大腿外旋等运动性较强的动作，该类损伤多见于运动伤。根据受伤的情况，可分为急性损伤和慢性损伤。

（三）　平乐正骨学说

本病的病因病机一是力学失衡：髋关节突然遭受过度外展暴力时，常使股内收肌群于其起点处受损，肌纤维损伤，血溢脉外，气滞血瘀，造成局部疼痛、肿胀，功能障碍，股内侧肌群的平衡力失调；二是气血失衡：当股内收肌群受到长期反复牵拉、磨损时，造成正气不足、荣卫气虚，气虚血瘀，血不荣筋，筋肉挛缩，加之风寒湿邪侵袭，痹阻经络而作痛，形成慢性疼痛。

【临床表现】

（一）　病史

本病一般有大腿内侧部受损、外伤后治疗不当或外感风寒等病史。

（二）　症状

患肢髋关节及膝关节稍屈曲、外旋，大腿内侧疼痛和抗阻力疼痛，行走时出现跛行，大腿内收、外展受限。

（三）　体征

急性损伤后局部可见明显肿胀及皮下瘀斑，完全断裂者在肌肉抗阻力收缩时有异常隆起，并可触及断裂的凹陷。慢性损伤者局部一般无明显肿胀，多有股骨内侧的固定压痛点，大腿内侧近端活动时疼痛，有时刻触及硬化变性的肌肉。"4"字试验阳性。

【辅助检查】

X线检查　早期X线片多无异常表现，股骨段正、侧位片可显示有无撕脱性骨折。急性损伤后期或慢性反复劳损者，X线片可显示股内收肌群附着部位的钙化阴影。

【诊断及鉴别诊断】

（一）　诊断

1. 有股内收肌的扭伤、挫伤或劳损史。

2. 大腿内侧疼痛，尤以耻骨部位疼痛为甚。

3. 大腿内收、外展活动时疼痛，功能障碍。

4. 股内收肌痉挛、压痛，耻骨部内收肌起点处压痛明显。

5. 髋关节被动外展疼痛明显。

6. 发生骨化性肌炎，X线片可显示股内收肌部位有钙化阴影。

（二）　鉴别诊断

1. 骶髂关节扭伤　二者均可见大腿内侧疼痛、髋关节功能障碍。但骶髂关节扭伤后会出现伤侧腹股沟部剧烈疼痛，动转不灵，面色苍白甚而休克，同侧下肢不敢负重，躯干向前及病侧倾斜，20%～60%的患者合并同侧下肢放射痛，多在臀部、大腿后部（股后侧皮神经）坐骨神经分布区和大腿根部前内侧。

2. 髋部扭挫伤　二者皆有髋部外伤史，均可见大腿内侧疼痛、肿胀，伤后跛行。但髋部扭挫伤常伴有骨盆向患侧倾斜，患者腹股沟处有明显压痛与肿胀，患肢呈外展外旋半屈曲位，并呈假性变长，托马斯征阳性。

【治疗】

（一）　药物疗法

1. 内治法

（1）中药辨证施治

损伤初期：治宜活血化瘀，行气止痛，方用祛瘀止痛汤加减。

损伤中期：治宜养血舒筋，通经活络，方用养血止痛汤加减。

损伤后期：治宜舒筋通络，活血化瘀，方用舒筋活血汤加减。

（2）中成药　可给予三七伤药片、舒筋丸、养血止痛丸等口服。

（3）西药　可给予非甾体类抗炎药口服。

2. 外治法　可用宝珍膏外敷，海桐皮汤熏洗或湿热敷。

（二）　手法治疗

本病早期不宜用手法治疗，中、后期可适当地在局部采用理筋手法。患者仰卧于床上，伤肢屈膝屈髋，轻微外旋位。医者站在伤侧，一手拇指在股内收肌处用分筋弹拨法，以解除粘连痉挛。再用一手托腘窝，另一手拇指沿股内收肌向上顺之，同时将髋关节伸直。股内收肌压痛点可用捻法，最后用散法将痉挛的股内收肌放松。

（三）　物理疗法

物理疗法对股内收肌群损伤恢复期的治疗有积极的作用。

（四）　封闭疗法

股内收肌群出现痉挛性疼痛，可用泼尼松龙 12.5～25mg 加 1%普鲁卡因 4～6mL 做闭孔神经封闭。

（五）　功能疗法

部分肌肉断裂损伤，早期应卧床休息，疼痛减轻后可在床上行主动锻炼。可采用下肢外展位拉长受伤肌肉，主动练功，以防止后期出现疼痛性瘢痕挛缩。1 周后可逐渐下床负重锻炼。

（六）　手术治疗

肌肉完全断裂者或有血肿形成时，应行手术治疗，缝合断端，清除血肿。

本后处理：术后 6 周后逐步做外展和内收活动。

六、 髋关节盂唇损伤

【概述】

髋关节盂唇损伤是指髋关节髋臼外缘的软组织环的损伤。髋关节盂唇是附着于髋臼上的软骨，像膝关节半月板一样，主要起缓冲外力、减少摩擦和增加髋关节稳定的作用。髋关节盂唇正常附着于髋臼前缘、外上缘及后缘，下缘与髋臼横韧带融合。

【中医病因病机及西医病因病理】

（一） 中医病因病机

中医学认为，本病是因直接和间接暴力导致髋关节盂唇损伤撕裂，血溢脉外，气滞血瘀，气伤痛，形伤肿，出现髋关节肿胀、疼痛，功能活动障碍；也可因长期反复慢性劳损导致正气虚弱，气血不畅，血不荣筋，筋脉失养，出现髋关节慢性疼痛；也可因先天不足，或后天肝肾虚衰，导致髋关节发育不良和髋关节退行性改变，引发本病。

（二） 西医病因病理

西医学认为，本病的病因主要包括股骨髋臼反复撞击、负重状态下髋关节扭转、外伤（如交通事故、跌倒或碰撞伤）、反复劳损（经常打高尔夫球），以及髋关节发育不良和髋关节退行性改变等。

（三） 平乐正骨学说

本病的病因病机核心为髋关节内部结构平衡失调，一是力学失衡：股骨髋臼反复撞击，负重状态下髋关节扭转、外伤（如交通事故、跌倒或碰撞伤）等原因导致髋关节盂唇损伤甚至撕裂，血溢脉外，气滞血瘀，影响了髋关节的稳定性，造成力学失衡；二是气血失衡：长期反复的劳损可导致正气不足、荣卫气虚，气虚血瘀，血不荣筋，加之先天不足，肝肾虚衰，风寒湿邪侵袭，痹阻经络而作痛；三是用力过度，络脉受损，血瘀阻滞气血通畅，致肝血肾精不充盈，筋骨失养而不健，造成筋骨失衡。

【临床表现】

（一） 病史

本病一般有髋部劳损、外伤等病史。

（二） 症状

从事曲棍球、足球、橄榄球、高尔夫球运动者及芭蕾舞演员，比较容易发生髋关节盂唇损伤。损伤后主要表现为髋关节或腹股沟区疼痛，并可向大腿前方、臀部、股骨大转子及膝内侧放射。

（三）体征

髋关节有弹响或交锁，髋关节僵硬或活动受限。

【辅助检查】

1. X 线检查　正常无明显变化；髋关节退行性变者，表现为髋臼缘骨质增生、关节面硬化及关节间隙变窄等。

2. MRI 检查　正常盂唇为附着于髋臼缘的均匀三角形低信号，盂唇发生损伤撕裂时，液体或者滑膜会进入撕裂的盂唇内，在 MRI 图像上表现为低信号的盂唇内出见高信号。Ⅰ期为盂唇内高信号未达关节而或关节囊面，Ⅱ期为盂唇内高信号达关节面，Ⅲ期为盂唇与髋臼缘分离。

3. 磁共振血管造影（MRA）　MRA 是目前最敏感和最特异的检查方法，为髋关节盂唇损伤诊断的金标准，可清晰看到关节盂唇的损伤情况。但是该方法为创性检查，患者接受度不高。

4. 髋关节镜检查　可在直视下了解盂唇的损伤情况及其他损伤。

【诊断及鉴别诊断】

（一）诊断

本病依据病史、症状、体征，以及影像学检查即可做出诊断。

（二）鉴别诊断

1. 骶髂关节扭伤　二者均可见腹股沟处疼痛，髋关节功能障碍。但骶髂关节扭伤后会出现伤侧腹股沟部剧烈疼痛，动转不灵，面色苍白甚而休克，同侧下肢不敢负重，躯干向前及病侧倾斜，20%～60%的患者合并同侧下肢放射痛，多在臀部、大腿后部（股后侧皮神经）坐骨神经分布区和大腿根部前内侧。

2. 髋关节滑膜炎　二者皆可见髋关节或腹股沟疼痛。但髋关节滑膜炎多见于 3～10 岁的儿童，髋关节处于屈曲、内收、内旋位，骨盆倾斜，双下肢不等长，"4"字试验阳性，托马斯征阳性。病程较短，通常 3～4 天内症状消失。

【治疗】

1. 对于损伤较轻微的患者可以考虑保守治疗，主要包括限制活动、物理治疗和服用非甾体类抗炎药，并逐渐进行功能锻炼。

2. 对于大部分的髋关节盂唇损伤往往都需要手术治疗。目前多采用关节镜下病灶清理或盂唇缝合修补术。术后一般需要休息 4～5 天再负重行走。手术后最初 2 周鼓励患者游泳或骑自行车锻炼；如延误治疗会引起髋关节软骨磨损，最终出现髋关节退行性改变。髋关节镜技术治疗本病有效率可达 60%～90%。

七、 髋关节一过性滑膜炎

【概述】

髋关节一过性滑膜炎是指髋关节因过度外展、外旋，关节囊、关节内脂肪垫或股骨头韧带等组织挤压在股骨头和髋臼之间，导致股骨头暂时不能完全复位而发生在髋关节的一种由非特异性炎症所引起的以急性髋关节疼痛、肿胀、跛行为主要特征的病症。本病临床上称谓颇多，如暂时性滑膜炎、单纯性滑膜炎、闪髋症、髋关节错缝、髋关节圆韧带嵌顿、急性短暂性滑膜炎等。本病为骨科常见病、多发病，由于小儿的髋关节发育不成熟，容易出现，好发于 3~10 岁儿童，男女比例约为 2.9：1。大部分患儿的症状持续时间短，不进行特殊治疗也可在 2 周内恢复。若对本病认识不足，治疗不当，可造成以后髋关节发育障碍。

【中医病因病机及西医病因病理】

（一） 中医病因病机

中医学认为，儿童素体娇弱，易受到外邪侵袭，若风寒湿邪侵袭，留滞于关节，或为寒凉凝滞经络，气血不畅，可发生本病。

（二） 西医病因病理

1. 外伤因素 小儿过度的跳跃，髋关节外展、外旋等活动致关节囊受损；小儿髋关节发育不成熟，髋关节活动度大，关节囊较为松弛，外展外旋位牵拉，易致髋关节半脱位，同时由于关节腔内负压作用，松弛的关节滑膜往往被吸入关节腔，股骨头恢复原来位置后，造成嵌顿、卡压；同时髋关节长时间做单一的运动，造成髋关节腔内压升高和氧分压降低，从而导致滑膜炎性改变。

2. 感染因素 患儿受感染后，病毒可经过呼吸道或者肠道侵入患儿体内，经过血液循环到达髋部，关节滑膜受到炎症的刺激，过度分泌滑液及炎症介质，刺激局部组织，从而导髋关节肿痛。

（三） 平乐正骨学说

髋关节的软组织受到一次持久的或反复多次而连续的摩擦、扭转，使筋肌的负担超过了生理限度，使气血阻滞，脉络受损，造成正常的筋肌生理功能失调，实质变性，出现关节屈伸不利，疼痛、肿胀，造成气血失衡。

【临床表现】

（一） 病史

有些患儿发病前有感冒史。

（二） 症状

多数患儿为突然发病，出现疼痛、跛行，疼痛往往开始于膝部，随着病情的发展，可局限在髋部，并伴疼痛性跛行，或者伴大腿、膝前内侧疼痛，患肢不能负重，有时髋部可出现肿胀。可有低热，一般不超 38℃。

（三） 体征

患侧髋关节轻度屈曲，前方和后方可出现压痛，髋关节各方面活动受限，外展内旋受限明显；可出现不同程度的内收肌群痉挛；某些患儿骨盆出现倾斜，患者出现假长，一般在 2cm 以内。

特殊体征：托马斯征及 "4" 字试验阳性。

【辅助检查】

（一） 影像学检查

1. X 线检查 显示髋关节囊软组织阴影增厚并呈弧形隆起，关节间隙增宽，无骨质破坏，骨盆有时可见轻度倾斜。

2. MRI 检查 可示患侧髋关节间隙增宽和关节腔积液。

3. 超声检查 可见髋关节股骨颈前间隙较健侧明显增宽。

（二） 实验室检查

穿刺可抽出少量透明液体，细菌培养多为阴性。

【诊断及鉴别诊断】

（一） 诊断

本病依据病史、症状、体征，并结合影像学检查，即可做出诊断。

（二） 鉴别诊断

1. 急性化脓性髋关节炎 起病急，有高热、寒战等全身症状，局部疼痛及关节活动受限明显；实验室检查白细胞计数升高、血沉加快；可有败血症表现；患肢短缩屈曲畸形，关节腔可抽取脓性液体；X 线后期可见广泛骨质破坏，关节间隙变窄或消失。

2. 股骨头骨骺炎 托马斯征常为阴性，髋关节旋转和外展活动明显受限，病史长，X 线见股骨头骨骺变形和压缩现象。

3. 髋关节滑膜结核 托马斯征阳性，血沉加快，多有低热、盗汗等全身结核中毒症状，多为单侧发病，早期可见髋关节活动受限、髋痛、跛行，屈曲挛缩试验阳性；X 线检查示关节囊肿张，关节间隙稍宽或者狭窄，晚期可见骨关节结核。

4. 风湿性髋关节滑囊炎 为多发性、游走性关节炎，伴有高热，关节症状较重，且可见抗 "O" 增高。

5. 生长痛 多见于女孩，年龄多在 4~8 岁之间，疼痛多发生在夜间，可以自行缓解，常常双下肢疼痛，却没有固定的痛点，疼痛之后活动正常，没有跛行，无明显阳性体征。

6. 股骨头缺血性坏死 多发生在 30~50 岁的成年人，多为男性。X 线、CT、MRI 检查容易发现病变，可见骨质的破坏。

【治疗】

（一）　**药物疗法**

1. 内治法

损伤血瘀型：治宜活血化瘀，行气止痛，方用桃红四物汤加减。

湿热内蕴型：治宜清热利湿，宣痹止痛，方用八正散加减。

2. 外治法　可在患髋周围外敷活血消肿止痛药膏或中药热敷熏洗。

（二）　**手法治疗**

患儿仰卧位，术者立于患侧，先用拇指轻柔弹拨患髋内收肌群，以缓解肌肉痉挛；然后一手拔踝部，一手握膝部，先轻轻做拔伸牵引再屈髋屈膝，于无痛状态下旋转摇晃髋部，腿长者屈髋内收内旋患肢，腿短者做屈髋外展外旋，随即伸直患腿。手法完毕，尽量卧床休息。

（三）　**物理疗法**

物理疗法可以与牵引疗法同时进行，也可以在手法治疗后进行，以患者感到温暖但没有灼热感为度，每次 1~3 小时，每日 1 次。

（四）　**牵引疗法**

牵引疗法适用于一切患儿。患儿仰卧位，患肢外展30°，中立位，行患肢持续水平皮肤牵引，牵引重量为体重的 1/7~1/8，一般不超过 5kg，牵引时间 7~10 天，牵引的同时可以进行股四头肌锻炼。

本病的预防调护十分重要：10 岁以下的儿童应避免髋关节过度外展、外旋或内收、内旋活动，避免过度活动，当发生上呼吸道感染或者肠道感染时，应及早治疗；当儿童下肢突然出现髋关节疼痛、跛行、肿胀时，应当予以重视，注意卧床休息及限制活动，及时到医院检查，在医生指导下适当地进行功能锻炼。

八、　股骨大转子滑囊炎

【概述】

股骨大转子滑囊位于臀大肌肌腱与股骨大转子的后外侧骨面之间，通常有 2 个（转子皮下囊在皮下，臀大肌转子囊在臀大肌腱膜下），为人体的恒定滑囊，主要起减轻肌腱与骨的摩擦的作用。因长期、持续、超常髋关节屈伸，致臀大肌肌腱与大粗隆后侧骨突间超负荷摩擦，从而使髋部滑囊组织充血、水肿，引起局部纤维浆液渗出，炎性致痛物质析出，引发局部疼痛，称为股骨大转子滑囊炎。

【中医病因病机及西医病因病理】

（一）　**中医病因病机**

中医学认为，本病因慢性劳损、正气不足、荣卫虚弱，复感风寒湿邪而成。多因长期、持续、超常髋关节屈伸，致臀大肌肌腱与大粗隆后侧骨突间超负荷摩擦，损伤脉络，使气血循受阻而发病。

（二） 西医病因病理

西医学认为，本病是以髋部滑囊组织纤维机化改变为特征的一种局部非特异炎症性疾病。其病因病理特点主要是：慢性劳损或外感风寒等因素，使髋部滑囊组织水肿、充血、增厚，引起局部纤维浆液渗出，炎性致痛物质析出，形成纤维织炎和囊壁纤维化，引发局部疼痛。

1. 外伤因素 常在慢性损伤的基础上因运动中一次性受伤而损伤此滑囊致明显滑囊炎症状。因滑膜小血管破裂常致滑液呈血性。

2. 外邪因素 风湿病患者或受风寒湿冷之邪者，易并发本病。

（三） 平乐正骨学说

本病在正气不足、荣卫虚弱，复感风寒湿邪基础上，髋关节长期反复的过度屈伸，致局部络损筋伤，气血不荣造成气血、筋骨失衡，而致疼痛、肿胀，关节活动不利。

【临床表现】

（一） 病史

本病一般有髋部劳损、外伤后治疗不当或外感风寒等病史。

（二） 症状

急性滑囊炎多于伤后迅速肿胀，髋关节外侧出现疼痛，患者不能患侧卧位，行走跛行。急性滑囊炎经适当的治疗一般肿胀、疼痛可迅速消失，如反复受损、摩擦，可转为慢性滑囊炎。为减轻疼痛，患者多使患髋处于屈曲、外展、外旋位，但髋关节伸屈活动多不受限。若合并感染，可使疼痛加剧，局部红、肿、热，体温升高。

（三） 体征

大转子后方常有压痛，当滑囊明显肿胀时，大转子后方的正常凹陷消失，局部可触及扁圆形囊性肿块，有波动感。

特殊体征：患者常采取屈髋体位，且不能卧向患侧，髋关节内收受限，伸屈活动不受限，当髋关节内旋时，疼痛加剧；当髋关节被动屈伸时，则无明显症状。托马斯征阴性。

【辅助检查】

1. X 线检查 X 线片多无异常表现，有时大粗隆可有钙化斑。

2. 实验室检查 穿刺液多为淡黄黏液，多无明显异常。若合并感染，血白细胞计数可有升高。急性患者有时有血性滑液。

【诊断及鉴别诊断】

（一） 诊断

本病依据病史、症状、体征，即可做出诊断。

（二）　鉴别诊断

1. 大转子化脓性骨髓炎　往往有发热病史，局部红、肿、热、痛。实验室检查血白细胞总数及中性粒细胞比率升高；穿刺涂片可检出致病菌和脓球。X 线检查早期可见骨质疏松，骨小梁紊乱，后期可见增生与破坏共存。

2. 大转子结核　多有低热、盗汗病史，起病缓慢，症状逐渐加重。X 线检查可见大转子骨质呈虫蚀样破坏。实验室检查可见血沉加快。另外，局部常有脓肿或窦道。

3. 梨状肌综合征　梨状肌综合征疼痛多发生在一侧臀腿部，呈"刀割样"或"烧灼样"性质，大小便或大声咳嗽等引起腹内压增高时可使疼痛加剧。偶有会阴部不适、小腿外侧麻木。

4. 腰椎间盘突出症　腰腿痛是其最主要的症状，常有腰部扭伤史，卧床休息后常可以减轻，数日或者数周后感到腿部不适或疼痛，以下腰部常出现，L4、L5、S1 神经根常常受累，出现神经分布区的运动和感觉异常。

【治疗】

（一）　药物疗法

1. 内治法

（1）中药辨证施治　治宜活血理气化瘀，消肿止痛，方用活血灵加川牛膝、独活、木瓜、丹参、陈皮。

（2）中成药　可给予养血止痛丸、舒筋丸等口服。

（3）西药　可给予非甾体类抗炎药口服，如塞来昔布胶囊、洛索洛芬钠、萘丁美酮、尼美舒利等，但长期服用需关注胃肠道反应。

2. 外治法　活血祛瘀止痛膏（亦可加展筋丹少许）烊化后贴患处，或用地龙膏、消炎止痛膏外敷患处。亦可用海桐皮汤煎水湿热敷。

（二）　手法治疗

对于慢性滑囊炎，医者在患处先施以掌摩法、掌揉法、推法放松局部；然后适当用力深按压揉、弹拨肿物数分钟，以散结消肿、活血化瘀；最后用掌摩法、平推法以达舒筋止痛之功。术后局部贴敷药膏以增强功效。

（三）　封闭疗法

穿刺抽出滑囊内容物后，取醋酸泼尼松龙 12.5~25mg 加 1% 普鲁卡因 4~6mL 做滑膜囊囊内注射，然后加压包扎。

（四）　抽吸注药疗法

本法适用于渗出较多不易自行消散者。常规消毒皮肤，以注射器穿刺入滑囊，吸尽囊液后，注入丹参注射液 1mL，研揉片刻，加压包扎。

（五）　固定疗法

急性期患者应卧床休息，患肢尽可能放置旋外位，使臀大肌放松以减轻疼痛。避免关节被动屈曲和旋内活动，因可刺激股骨大转子滑膜囊。

（六）　手术治疗

若保守治疗无效，或者反复发作而滑膜壁增厚、纤维化并有明显不适者，宜手术切除滑膜囊。若并发化脓性感染，需行切开引流术。

九、 臀肌挛缩综合征

【概述】

臀肌挛缩综合征是由臀部肌肉及其筋膜的纤维变性挛缩，激发髋关节内收、内旋功能障碍，进而表现为特有的步态、姿势异常及体征的临床病症。本病又名注射性臀大肌挛缩症、儿童髋关节外展挛缩症、小儿臀肌挛缩症等。因其发病原因与多次反复在臀部肌肉注射药物有关，故也是一种医源性疾病。本病好发于儿童，目前是小儿骨科常见疾患之一。

【中医病因病机及西医病因病理】

（一）　中医病因病机

中医学认为，本病由于正气受损、卫外不固，风寒湿毒乘虚而入，关节脉络不通，气血运行受限所致。

（二）　西医病因病理

本病是多种致病因素引起的臀部肌间隙内压力增高，肌肉压迫性缺血或化学性肌炎，导致肌肉纤维化和瘢痕挛缩。其中臀部注射因素被认为是最强的危险因素，其他因素包括免疫因素、遗传因素、创伤医源性因素、感染因素及特发性因素等。

（三）　平乐正骨学说

小儿体质虚弱，卫气无法护卫肌表，防御外邪；营气不固，致使营血无法行于脉中，五脏六腑、四肢百骸无法得以濡养，气血、脏腑失调，筋骨失调，造成筋不能束骨。

【临床表现】

（一）　病史

本病一般有臀肌注射史，常见于儿童，亦可见于青少年，可双侧或单侧发病。

（二）　症状和体征

1. 髋关节功能障碍　患者髋关节内旋内收活动受限。站立时下肢外旋位，不能完全靠拢。行走常有外八、摇摆步态，快步呈跳跃状态。坐下时双腿不能并拢，双髋分开呈蛙式位，一侧大腿难以搁在另一侧大腿上（交腿试验）；下蹲活动时轻者蹲时双膝先分开，下蹲后再并拢（划圈征）。重者只能在外展、外旋位下蹲，蹲下时双髋关节呈外展、外旋姿势，双膝不能靠拢，足跟不着地，呈蛙式位。

体检可发现臀部外上部有皮肤凹陷，髋内收时凹陷更明显，臀部可及紧缩感，下肢呈外展、外旋位，髋内收、内旋受限，下肢中立位屈髋活动受限，必须患髋外展、外旋，使患侧髋向外划一半圆形方能再回入原矢状面完全屈曲；股骨大粗隆弹跳感；Ober 征阳性。

2. 骨盆变型　病程长、程度重者可有髋臼底凸向盆腔，形成 Otto 氏骨盆。臀中小肌挛缩的患者有大转子骨骺肥大。双侧不对称性臀肌挛缩患者可有骨盆倾斜及继发性腰段脊柱侧凸。严重侧髂前上棘较轻侧低，重侧脐踝距离长于轻侧，而两侧大转子到踝部距离相等。

【辅助检查】

1. X 线检查　骨盆 X 线平片上骶髂关节旁髂骨致密线是本病的一种征象。是由于挛缩的臀肌长期牵拉的作用，导致本呈后内向前外斜行的髂骨骶髂关节部外缘皮质为前后走行，使其形成轴位投射。长期的臀部肌肉及其筋膜挛缩，影响髋关节的发育，如颈干角、中心边缘角（CE 角）的增大，髋臼角变小，髂骨高宽比及股骨头指数减小等。单侧者可见有骨盆倾斜。

2. 超声检查　可见臀肌有不同程度的萎缩，臀肌内可见肌纤维排列紊乱，筋膜增厚，形成回声不均的肿块。肌肉内散在大小不等、回声较强的斑块。周围肌肉较健侧变薄。

3. CT 检查　CT 检查显示早期炎症病变可见密度减低区，晚期随着病情的发展累及多组肌束，肌纤维为结缔组织替代，表现为肌肉体积缩小、密度增高，肌筋膜间隙增宽，最后形成瘢痕时呈索条影。

4. MRI 检查　能直接准确清晰地显示臀肌的挛缩、臀肌及增生的纤维条结构，并明确诊断。

【诊断及鉴别诊断】

本病具有非常明显的特异性，依据病史、症状、体征，即可做出诊断及鉴别诊断。

【治疗】

（一）　**药物疗法**

1. 内治法

早、中期：治宜益气活血，通络止痛，方用补阳还五汤加减。

后期：治宜养血壮筋，通络止痛，方用壮筋养血汤加减。

2. 外治法　可用活血接骨止痛膏或展筋酊外擦。

（二）　**手法治疗**

患者取俯卧位，先在臀部施以㨰法、拿揉法及弹拨法数分钟，以充分放松臀部肌肉及其筋膜的纤维变性挛缩。再取仰卧位，先屈膝屈髋并将患髋内收、内旋、伸直活动数次，范围由小到大、力量由轻到重，最后以牵抖患肢而收功。手法前后可配合中药热敷或理疗。

（三） 针刀疗法

患者俯卧位，局部常规消毒、铺巾，龙胆紫做标记，助手保持患侧髋关节屈曲内收内旋，使臀肌挛缩纤维带呈紧张状态，沿股骨大粗隆边缘进行针刀操作是比较安全的部位，通过触诊可准确判定挛缩硬性条索带，按照针刀进针操作四步法，横向扇状松解切断大部分挛缩硬性臀肌条索带，不可超出病变范围。松解后内收髋关节，可听到残留病变组织被拉伸撕裂声，髋关节内收角度明显改善。在内收髋关节时不可用力过猛，如果内收仍困难，说明松解不彻底，不能拉伸撕裂挛缩的病变组织，应再次给予松解。本病用针刀疗法的一个基本原则是将肌肉、筋膜在骨附着处切痕、剥离和松解，解除肌挛缩。

（四） 手术治疗

1. 臀肌挛缩带切除术 该手术创伤大，出血多，易损伤坐骨神经，术后残留空腔，松解不彻底。尤其是重型病例，臀大肌挛缩带范围大，在切除内侧挛缩带时因担心损伤坐骨神经而切除不彻底，影响疗效，故现已少用。

2. 臀肌挛缩带切断术 该手术简单，创伤小。对重型病例因大粗隆臀大肌腱板紧张，部分未松解，疗效常不满意。

3. 臀肌挛缩带切断术加臀大肌止点松解术 采用关节镜下两切口手术，能够暴露阔筋膜后缘、臀肌挛缩带的下缘及臀大肌腱板的下部，手术切口小、创伤小，在术野能够充分解决致病因素，疗效满意。

十、 弹响髋

【概述】

弹响髋又称为髂胫束摩擦综合征，是指髋关节在做某些运动时，出现听得见的或感觉得到的"咔嗒"声响，或能触及有摩擦或弹拨感的一种疾病。本病为青壮年常见病。髋关节运动的声响，对患者心理有一定的影响。

【中医病因病机及西医病因病理】

（一） 中医病因病机

中医学认为，本病是局部肌筋气血凝滞，血不濡筋，导致筋肉挛缩、疼痛，活动弹响。或者关节活动过度，慢性积劳成伤，迁延日久，筋肌肥厚、粘连、挛缩，活动弹响。

（二） 西医病因病理

本病因病变发生部位之不同，可分为关节内及关节外弹响。关节内弹响较为少见，一种类型发生于儿童，这是由于股骨头在髋臼的后上方边缘轻度自发性移位，造成大腿突然的屈曲和内收而发生弹响，日久可变成习惯性。另一种见于成年人，由于髂股韧带呈条索状增厚，在髋关节过伸，尤其是外旋时与股骨头摩擦产生弹响。关节外弹响较为常见，习惯上称为弹响髋或阔筋膜紧张症。本病的发生是由于髂胫束的后缘或臀大肌肌腱部的前缘增厚，在髋关节屈曲、内收或内旋活动时，增厚的组织滑过大粗隆的突起而发生弹响。同时可摸到和见到一条粗而紧的纤维带在大粗隆上滑过。一般不痛或只有轻度疼痛。日后由于增厚组织的刺激，可发生粗隆部的滑囊炎。

（三）　平乐正骨学说

本病的发生是由于气血失衡后，血不濡筋，造成的筋骨失衡。肝血不足，失于濡养，致筋脉拘急，筋肉失养而关节不利；肾精虚损而髓空，脾虚而气血生化乏源，气血化源不足又导致脏腑、经络功能更加紊乱。同时，因损伤日久，正气亏虚、营卫不和，气血运行不利，血络瘀滞，虚中有滞，易感受内外因而发生各种并发症。

【临床表现】

（一）　症状

本病多见于青壮年，女性患者较多，常为双侧性。主要表现为髋关节主动屈伸或行走时，大转子部发出弹响，往往伴有弹跳感，重者外观可看到弹跳，多无明显其他症状。若长期摩擦形成股骨大转子滑囊炎时，局部可有疼痛和轻度肿胀。

（二）　体征

检查时令患者做患侧髋关节的伸屈、内收或内旋活动，在大转子部听到弹响，同时摸到或看到索状物在大粗隆上滑移。

【辅助检查】

X 线检查　首先可排除骨关节病变，少数患者可见大转子肥大。

【诊断及鉴别诊断】

（一）　诊断

本病依据症状、体征，即可做出诊断。

（二）　鉴别诊断

1. 先天性髋关节脱位　由于股骨头和关节囊发育不良，活动时也可能有响声出现，应注意鉴别。

2. 髋关节内游离体　髋关节活动时弹响，但伴有交锁现象，患者感到关节内有异物感，X 线片显示关节内有小的钙化影。

另外，有一种髋关节弹响常见于青年运动员。此种响声并非来源于髂胫束与大转子的摩擦，而是发自髋关节，特别是当髋关节伸直最后 25°时发出弹响，其原因不明，有人认为是髂腰肌腱于髋关节前方向外侧滑移所致。因除弹响外无其他症状，故不需治疗。

【治疗】

（一） 药物疗法

1. 内治法

（1）中药辨证施治　治宜养血荣筋，方用壮筋养血汤加减。

（2）中成药　可给予养血止痛丸、舒筋丸等口服。

2. 外治法

（1）可给予活血止痛膏外贴。

（2）中药熏洗、湿热敷治疗：取舒筋活血的中药给予熏洗或湿热敷治疗。

（二） 手法治疗

本病主要以理筋法为主，如推拿按摩、点穴及捋顺类手法，可有效促进局部血液循环，加速病理产物代谢，促使局部软组织修复，而达到治疗和改善髋部弹响的目的。

1. 患者取俯卧位，医生立于患侧，先对腰骶段两侧骶棘肌施以掌根按揉法，以患侧为重点，并逐渐向患侧臀部过渡。从腰骶至臀部上下往返治疗 3~5 分钟，然后按揉委中穴 1 分钟。

2. 患者取侧卧位，患侧在上，从臀部起，经阔筋膜的外侧部、髂胫束而下用掌根按揉法至膝关节外侧，上下往返 5~8 分钟，并配合髋关节屈伸的被动运动。再沿髂胫束做自上而下往返弹拨。按压居髎、环跳、风市、阳陵泉诸穴。

3. 患者取仰卧位，从髂前上棘、阔筋膜张肌起始部向下，经股前近端、股外侧至膝关节外侧用掌根按揉法，上下往返 5~8 分钟，并配合髋关节内、外旋转的被动运动。再弹拨髂前上棘的阔筋膜张肌和大粗隆处紧张的筋膜。最后在病患处施擦法，以热为度。并可在大粗隆处热敷。

（三） 其他

伴有疼痛或患者对弹响有精神负担时，应予适当休息、热敷、理疗、弹力绷带包扎或局部短期制动，限制屈髋运动。或用 1% 普鲁卡因 5mL 加醋酸强的松龙 25mg 局部封闭治疗，常获良效。

第二节　膝及小腿部筋伤

膝关节是部位表浅、不甚稳定、容易损伤的屈戌关节。它的连接主要由韧带来维持，故有"膝为筋之府"之称。

膝关节周围的肌肉有来自大腿前侧的股四头肌系，由股内、外侧肌及股直肌、股中间肌组成。借腱联合通过髌骨、借髌韧带抵止于胫骨结节。其主要功能是伸直膝关节。股四头肌和关节内外侧副韧带、十字交叉韧带是稳定膝关节的重要装置。位于膝关节内侧和后侧的屈肌群有半腱肌、半膜肌、腘肌、腓肠肌等，主要功能是屈曲膝关节。小腿部的肌肉后侧有小腿三头肌，内后侧有胫后肌，外侧有腓骨长、短肌，前侧有胫前肌等。

一、　膝关节内侧副韧带损伤

【概述】

膝内侧副韧带是膝关节内侧稳定装置，可防止膝关节外翻，其损伤临床上较为常见。内侧副韧带呈扁宽三角形，基底向前，为关节囊纤维层的加厚部分。内侧副韧带分为浅、深两层，两层紧密结合并无间隙。深层起自股骨内上髁下缘，止于胫骨平台内侧缘，即内侧关节囊韧带，内面与内侧半月板紧密相连，又可分为前、中、后 1/3，后 1/3 又称为后斜韧带。浅层分为前纵束及后上斜束、后下斜束。前纵束起自股内收肌结节及其下方，止于胫骨内侧鹅足上缘下方两横指处，主要在膝关节伸直位紧张，防止外翻。后上斜束起自股内收肌结节处，止于内侧半月板、关节囊及胫骨内侧髁后缘。后下斜束部分纤维是半膜肌腱的延续，起自前纵束下端后缘，斜向后上，越过半膜肌腱，止于胫骨内侧髁及内侧半月板后缘。后斜束主要在屈膝 30°位紧张，防止膝外翻，同时有防止小腿外旋的功能。

【中医病因病机及西医病因病理】

（一）　中医病因病机

中医学认为，膝部筋伤多因侧方暴力、跌挫、扭转等外力引起。宗筋主束骨而利机关，关节的滑利和正常功能之维系需要筋为其提供动力支持。当外力作用于膝部，超过了膝关节的承受能力，则导致膝部经脉、筋肉受损，气血难循故道，溢于脉外，阻滞局部，不通则痛；瘀血阻滞，气血运行不畅，局部组织得不到气血津液濡养，不荣则痛；筋肉受损，其正常维系功能，日久影响筋骨之间的维系互用，可致关节失稳、筋脉挛缩、关节屈伸不利，故见膝部疼痛，关节畸形，屈伸障碍。

（二）　西医病因病理

当膝关节处于半屈曲位时，如有外力打击小腿或膝的外侧，可使股骨内收、内旋及膝外翻，内侧副韧带即可发生损伤，轻者仅为拉伤、部分纤维断裂，重者则部分或全部韧带断裂。当膝关节处于伸直位时，由于股四头肌收缩，膝部坚强稳定，如果外力使膝部突然外翻，易引起完全断裂，同时可发生胫骨外侧平台骨折。由于内侧副韧带与内侧半月板紧密相连，故内侧副韧带断裂可合并内侧半月板、前交叉韧带损伤，称为 O'Donoghe 三联征。内侧副韧带断裂的部位并无一定，可为上止点、下止点或韧带体部。内侧副韧带的浅、深两层看起来虽然紧密融合，但又互相分开，故断裂几乎均发生在不同平面。据统计，浅层以上、下止点较多见，上止点的断裂有时可带有撕脱骨片，深层以体部断裂为主，韧带断端有时可卷入关节间隙，扰乱关节正常活动。

新鲜内侧副韧带损伤多合并关节滑膜损伤、水肿、出血。断裂1周后，韧带开始退行性变；2周后退变明显，韧带张力尽失，缝合困难；3周后瘢痕已形成。如断裂处血肿钙化，可形成所谓 Pellegrini-Stieda 病。如钙化或骨化不吸收，产生的骨性突起可与股骨髁相融合，影响关节活动。

（三）　平乐正骨学说

膝部损伤多由外力引起。暴力损伤膝部，轻则伤筋，为肿、为痛；重则过筋中骨，致骨折、脱位发生；甚则连及脏腑，危及生命。筋束骨、骨张筋，筋与骨的关系颇为密切。筋联络四肢百骸，通行血脉，为骨提供连接与动力；骨支撑形体，为筋提供附着点和着力点。筋有了骨的支撑才能固定与收缩，骨有了筋的附着才能显示其作用。所以，当外力损伤膝部后，可使膝部血脉受损，膝关节筋骨平衡关系遭到破坏，导致血瘀局部，气血运行不畅，不通不荣并存，筋束骨无力，骨张筋不能，而出现膝关节疼痛、失稳、无力，关节屈伸障碍。

【临床表现】

（一）　病史

本病多有致膝外翻的明显外伤史。

（二）　症状

膝部外翻受伤后，出现膝内侧疼痛，多有膝关节肿胀，如果是起止点的断裂，肿胀较局限，可有皮下瘀血青紫，加上软组织较多，而肿胀不甚明显，容易漏诊。如滑膜撕裂、半月板损伤时则肿胀明显。局部压痛明显，压痛点多在韧带起止部。如完全断裂，可在副韧带损伤处摸到有失去联系的裂隙，膝关节伸屈活动受限，呈半屈曲位，不能伸直或屈曲，小腿不敢外翻活动。

（三）　体征

内侧副韧带如部分或完全断裂，膝关节肿胀、积血，浮髌试验阳性。内侧副韧带走行区压痛，外翻应力试验阳性。先将膝关节置于0°位，再置于30°位，固定膝关节外侧，将小腿外翻，与健侧对比，检查有无超出正常范围的活动，或出现膝部内侧疼痛。0°位阳性时，损伤结构包括内侧副韧带和/或内侧关节囊，以及交叉韧带，主要为前交叉韧带；30°位阳性，而0°位阴性时，则仅为内侧副韧带损伤，且多为后斜束断裂。完全断裂时，膝伸屈各角度皆松弛，开口感，疼痛，膝内侧关节间隙处可出现皮肤内陷征象。单纯拉伤，外翻试验阴性，膝关节不松弛，但有牵拉痛。当有胫骨外侧平台塌陷骨折时，应高度怀疑内侧副韧带损伤，此时外翻应力试验并不可靠，但内侧副韧带走行区应有明显压痛。

【辅助检查】

1. X 线检查　行应力位 X 线检查有较高的诊断价值。在双膝外翻下行正位 X 线检查。X 线片示膝内侧间隙无明显增宽或增宽在 5mm 之内，为内侧副韧带单纯拉伤。内

侧副韧带部分断裂，膝关节的软组织反应较大，稳定性受影响，出现小腿外展松动，X
线片示膝内侧间隙增宽在 5~10mm 之间。内侧副韧带完全断裂，膝关节肿胀明显，松
动失稳，多合并前交叉韧带、内侧关节囊损伤，X 线片示膝关节内侧间隙增宽大
于 10mm。

2. MRI 检查　　MRI 检查对本病的诊断意义较大。根据损伤的影像表现，可分为 3
度：Ⅰ度损伤表现为皮下水肿和出血，而内侧副韧带的形态未见改变；Ⅱ度损伤时，
由于水肿、出血，使韧带和周围脂肪分界不清，韧带可有移位，不再平行于骨皮质，
断裂纤维在 T2WI 上呈高信号；Ⅲ度损伤表现为韧带的连续性中断，或韧带增粗、肿
胀，在 T2WI 上呈弥漫性高信号。如有撕脱骨折可表现为局部骨皮质连续性中断，韧带
呈波浪状改变。

【诊断及鉴别诊断】

（一）　诊断

本病依据病史、症状和体征，并结合 CT 和 MRI 检查，即可做出诊断。

（二）　鉴别诊断

1. 内侧半月板损伤　　虽然二者都可见膝关节内侧疼痛，但内侧半月板损伤所受暴
力多为剪切力，其压痛区为关节间隙处，可有打软腿、弹响及关节交锁等症状，有过
伸或过屈痛，麦氏征试验阳性。内侧副韧带常合并内侧半月板损伤，需行 MRI 检查以
资鉴别。

2. 前交叉韧带损伤　　二者皆可见膝关节肿胀、活动受限。但前交叉韧带损伤常为
内侧膝眼处疼痛，前抽屉试验、轴移试验、Lachman 试验可为阳性。对于内侧副韧带后
下斜束断裂者，膝外旋位前抽屉试验可为阳性，需注意加以鉴别。内侧副韧带常合并
前交叉韧带损伤，对于应力位 X 线检查膝关节外翻角度大于 10°~12°，或内侧间隙增
宽大于 10mm，应高度怀疑合并损伤，需行 MRI 检查。

【治疗】

（一）　分级治疗

临床上根据损伤情况，将本病分为 3 度。

1. Ⅰ度损伤　　由于膝关节稳定性未受破坏。伤后局部冷敷，加压包扎，以减轻肿
胀、出血。损伤初期一般不做手法理筋，撕裂如需理筋者，可予屈伸膝关节 1 次，以
恢复轻微之错位，舒顺卷曲的筋膜。但该手法不宜多做，否则有可能加重损伤。

中、后期患者应做局部按摩舒筋。患者坐于床边，助手坐于患侧，双手固定患者
股骨下端。术者半蹲于患者前方，一手由外侧用拇指、食指圈住髌骨，并用拇指按住
内侧副韧带损伤处，余三指在腘窝部拿住伤膝，另一只手由内侧握住伤肢踝部，轻轻
环转摇晃伤肢 6~7 次。术者站于伤肢外侧，用拿膝之手按住伤处，握踝之手与助手相
对用力拔伸。使伤膝盘膝，大腿外展外旋，足跟尽量靠近健侧腹股沟处，拿膝之手拇

指推捻伤处。将患肢拔直，用捋顺法、揉捻法、散法等按摩舒筋。并轻轻伸屈膝关节 2~3 次，理顺韧带纤维方向，以恢复关节的轻微错位，促进损伤的修复。

可局部外贴活血接骨止痛膏固定，一般 2 周可痊愈。

2. Ⅱ度损伤 对于单纯内侧副韧带部分断裂，首先按Ⅰ度损伤进行处理，待肿胀消退后，行不带足的长腿管型石膏或支具外固定，保持膝关节内翻，固定于屈膝 30°位。

患肢固定后即开始指推活动髌骨以防止粘连，进行股四头肌收缩功能锻炼，促进血液循环，可适当下床负重行走。3~4 周后去除石膏，患肢置于 CPM 机（关节功能锻炼器）上行持续被动活动。或 2 周后在 30°~90° 支具保护下活动。逐渐开放支具，允许膝关节伸直。后期伸膝抬腿、坐位伸膝抬腿、床缘屈膝。一旦达到关节完全伸直，可开始部分负重，达到完全负重的进展速度取决于股四头肌的肌力和重建的完整性。依恢复情况，逐渐恢复正常工作、生活。

3. Ⅲ度损伤 单纯内侧副韧带完全断裂，部分可行非手术治疗。非手术治疗成功的病例断裂部位多位于中上段，断端分离不远，行膝内翻固定后，断端处接触瘢痕愈合。若断裂位于下止点，由于下止点在鹅足腱下方，断裂时膝外翻，将内侧副韧带近端拉出至鹅足腱外，因鹅足腱阻挡断端无法复位，必须行手术复位固定才能保证膝关节稳定。因此，对于Ⅲ度损伤，行非手术治疗必须慎重，以免出现后期膝关节不稳，继发关节退行性变。

内侧副韧带Ⅲ度损伤多主张早期手术治疗，尤其是合并有内侧半月板、前交叉韧带等结构损伤时。新鲜内侧副韧带损伤为上、下止点撕裂或有撕脱骨折片，可用 U 形钉、带有齿垫圈的螺钉、缝合锚钉或间断缝合的方法进行固定。如为韧带体部断裂，可间断缝合将断端拉拢。如果韧带撕裂广泛，并且在完成修复后其支持作用仍很脆弱，可增加特殊的处理方法以提供加固或动力性支持。陈旧性内侧副韧带损伤造成的慢性内侧间室不稳极少为单平面外翻松弛，需要重建的内侧不稳更常伴有其他的不稳。

（二） 药物辅助治疗

本病可同时配合中西药物辅助治疗。

1. 中药辨证施治

（1）损伤初期 治宜活血化瘀，消肿止痛，方用复元活血汤或桃红四物汤加川牛膝、茯苓、黄芩、柴胡、薏苡仁等。

（2）中、后期 治宜养血活血，通经活络，方用舒筋活血汤加减。

2. 中成药 损伤早期可给予三七伤药片口服；中、后期可给予养血止痛丸、舒筋丸等口服。

3. 西药 可给予非甾体类抗炎药口服。

4. 外用药 早期治宜活血散瘀，消肿止痛，可用活血接骨止痛膏；中、后期治宜舒筋活络，可用海桐皮汤熏洗。

二、 膝关节外侧副韧带损伤

【概述】

外侧副韧带分浅、深两层。浅层长约5cm，呈圆索状，起自股骨外上髁，恰在腘肌沟的近侧，向下后方止于腓骨头尖的稍前，将股二头肌腱劈裂为二，可视为腓骨长肌向上的延长部分。深层又称外侧短韧带，为关节囊的增厚部分，位于浅层的深面，起自股骨外侧髁，止于腓骨头。外侧副韧带与外侧半月板不直接相连，在两者之间尚隔以腘肌腱，围绕以滑膜鞘，在外侧半月板外缘中点之后，形成一斜行的沟。

外侧副韧带为膝关节外侧稳定装置，其功能为防止膝内翻。外侧副韧带位于膝关节后方，屈膝时松弛，胫骨可稍有旋转活动，伸膝时紧张，膝关节稳定。小腿外旋时，外侧副韧带松弛，有时可扭转、卷曲及突出。由于外侧副韧带为髂胫束及股二头肌腱所加强，对侧肢体也可保护其免受内收损伤，故其损伤较为少见。

【中医病因病机及西医病因病理】

（一） 中医病因病机

本病中医病因病机同膝关节内侧副韧带损伤。

（二） 西医病因病理

膝关节受屈曲、内收、内旋暴力损伤后，小腿对大腿强力内收并有部分或完全脱位时发生外侧副韧带损伤。外侧副韧带损伤多为断裂，断裂部位可为上止点、下止点或韧带体部，下止点多为腓骨头撕脱骨折。可伴有外侧关节囊、腘肌腱及髂胫束损伤，也可伴有腓总神经损伤，引起韧带-腓总神经综合征。韧带断裂后回缩，很难自行对合再愈合。陈旧性断裂，韧带呈退行性变、萎缩、瘢痕化。

（三） 平乐正骨学说

同膝关节内侧副韧带损伤。

【临床表现】

（一） 病史

本病多有致膝内翻的明显外伤史。

（二） 症状

膝部内翻损伤后，腓骨小头附近肿胀、疼痛，局部压痛，可有皮下瘀血斑，膝关节活动受限，小腿不敢内收活动。由于外侧副韧带不与关节腔相通，故很少有关节积液，除非合并有外侧关节囊破裂。

（三） 体征

膝外侧肿胀、压痛，膝内翻，手触摸韧带，可触及韧带张力下降，内翻应力试验阳性，如合并有外侧关节囊破裂，可有浮髌试验阳性；合并有腓总神经损伤时，可有足下垂，不能背伸活动，小腿外侧及足背感觉麻木。

内翻应力试验：先将膝关节置于 0°位，再置于 30°位，固定膝关节内侧，将小腿内翻，与健侧对比，检查有无超出正常范围的活动，或出现膝部外侧疼痛。如外侧副韧带断裂，则无论 0°位或 30°位均为阳性，合并有前交叉韧带损伤会加重此体征。如单纯外侧关节囊损伤，即使在 30°位也不会出现阳性。

【辅助检查】

1. X 线检查　可显示因韧带牵拉而造成的撕脱骨折块，多见于下止点腓骨头处。如无撕脱骨折，可行局麻下夹枕摄双膝 X 线正位片，外侧副韧带完全断裂者，膝外侧间隙加宽；合并十字韧带断裂者，间隙更显著加宽。根据外侧间隙增宽情况分为Ⅲ度：Ⅰ度 X 线片示膝外侧间隙无明显增宽或增宽在 5mm 之内，是外侧副韧带单纯拉伤，少量韧带纤维断裂，膝关节的创伤反应及功能影响都小，膝关节稳定性好。Ⅱ度 X 线片示膝外侧间隙增宽在 5~10mm 之间，外侧副韧带部分断裂，膝关节的软组织反应较大，稳定性受影响，出现小腿内翻松动。Ⅲ度 X 线片示膝关节外侧间隙增宽大于 10mm，外侧副韧带完全断裂，膝关节肿胀明显，松动失稳，多合并髂胫束、外侧关节囊损伤，少数可合并股二头肌腱损伤。

2. MRI 检查　部分断裂的外侧副韧带表现为厚度增加、信号增高；完全断裂表现为纤维的连续性中断，断裂的韧带呈波浪状或匍匐样改变；如韧带至腓骨头部撕脱，可见韧带向近端移行。

【诊断及鉴别诊断】

（一）　诊断

本病依据病史、症状、体征，并结合 CT 和 MRI 检查，即可做出诊断。

（二）　鉴别诊断

1. 外侧半月板损伤　虽然二者都可见膝关节外侧疼痛，但外侧半月板损伤的外伤史常为膝关节突然旋转扭伤或跳起落地时扭伤，压痛点位于外侧关节间隙处，可有过伸或过屈痛，麦氏征试验阳性，可出现打软腿及关节交锁，无膝关节外侧不稳。

2. 腘肌腱损伤　腘肌腱损伤无急性外伤史，多为慢性劳损，腘窝处疼痛，以下蹲、起立或上楼、登山时明显，腘肌附着处（腘横纹下 1.5cm，偏中线向内约 1cm 处）有明显压痛，"4"字试验阳性，Kendall 腘肌检查阳性。

3. 单纯腓骨头骨折　单纯腓骨头骨折为直接暴力或外翻暴力致胫骨外侧平台塌陷及腓骨头骨折，骨折块较大，多粉碎且无向近端移位；而外侧副韧带腓骨头撕脱骨折则骨折块小，向近端明显移位，膝关节稳定性检查可进一步鉴别。

【治疗】

（一）　分级治疗

临床上根据损伤情况，将本病分为 3 度。

1. Ⅰ度损伤　膝关节稳定性未受破坏。伤后局部冷敷，加压包扎，以减轻肿胀、出血。可采用手法治疗，患者侧卧床上，患肢在上，助手固定大腿下端，勿使晃动，术者一手拿膝，拇指按其髌，另一手拿踝，做小腿摇法，晃动膝部，再与助手用力相对牵引，然后将膝关节屈曲，同时撤去助手，使膝关节与髋关节尽力屈曲，拿膝的手拇指用力向膝内侧挤并按压。将患肢拔正，术者拇指在伤处进行捋顺、捻散。也可局部外贴活血接骨止痛膏，并配合理疗。功能锻炼应循序渐进，一般2周可痊愈。

2. Ⅱ度损伤　对于单纯外侧副韧带部分断裂，由于髂胫束、股二头肌腱等膝关节外侧稳定结构尚完整，对膝关节稳定性影响不大。首先按Ⅰ度损伤进行处理，待肿胀消退后，行不带足的支具外固定，固定于屈膝30°位，同时注意保持膝关节外翻，以免断端分离较远，影响愈合及膝关节稳定性。固定期间，加强股四头肌收缩锻炼，促进血液循环，可适当下床负重行走。3~4周后，松开支具，患肢置于CPM机上行持续被动活动，扶双拐行走练习，依恢复情况，逐渐恢复正常工作、生活。

3. Ⅲ度损伤　常合并髂胫束、股二头肌腱等膝关节外侧稳定结构的损伤，膝关节外侧不稳，甚至合并腓总神经损伤，应行手术治疗。

外侧副韧带的修复方法依撕裂的位置而定。用不可吸收缝线进行Bunnell式缝合固定从股骨或腓骨附着部的撕脱。

外侧结构重建的原则：①恢复从胫骨外侧中线到后正中线范围内关节囊和侧副韧带结构的正常张力。②当组织质量较差时，采用筋膜缝合进行结构的加强。③利用动力性组织移位加强重建的组织。④若半月板可修复应予以保留。⑤适当的术后护理和康复措施。

（二）　药物辅助治疗

药物辅助治疗同膝关节内侧副韧带损伤。

三、　膝关节交叉韧带损伤

【概述】

膝关节交叉韧带，中医学称为骨骱的"内连筋"，是稳定膝关节的结构之一，包括前交叉韧带和后交叉韧带。

前交叉韧带位于膝关节内、滑膜腔外，起于股骨外侧髁的内侧面，向前下内方止于胫骨髁间隆起的前部、内侧髁髁间棘表面及前外侧，股骨附着区呈椭圆形，胫骨附着区呈近似三角形。前交叉韧带各束纤维的长度不同，方向不同，附着部位不同，在不同屈膝位置其张力不同，扭曲角度不同。膝关节伸屈活动过程中可见前交叉韧带各纤维束交替处于紧张状态，此起彼伏。前交叉韧带损伤在膝关节损伤中很常见，损伤多与运动有关，特别是在一些扭转、斜切、急停等动作较多的运动中。由于前交叉韧带在膝关节运动过程中起着重要的稳定和制导作用，其损伤后治疗也是当今世界膝关节外科的主要问题之一。

后交叉韧带起自股骨内侧髁关节面外侧的后部分，向后内侧止于胫骨平台髁间窝后下方斜坡的凹陷处，距平台关节面水平约 1cm，并与外侧半月板后角相连接。韧带纤维在股骨端的走行由后向前，而在胫骨端则由内向外。后交叉韧带的功能主要有：①限制胫骨后移。②限制膝过伸。膝关节过伸时，膝后方关节囊受力最大，其次是后交叉韧带。③限制旋转。在切断后交叉韧带的实验中，屈曲位旋转活动平均增加 8°。④限制侧方活动。后交叉韧带的位置靠近膝关节旋转轴，是膝关节屈伸及旋转活动的主要稳定结构，相当于膝部活动轴。随着对后交叉韧带解剖、重要生物学特征及生理作用、伤后自然转归及对膝关节功能的影响，以及重建替代物的选择与重建韧带生物学转归研究的深入，对后交叉韧带损伤的认识有了新的发展，临床诊治水平有了进一步的提高。以往，由于对后交叉韧带的重要作用研究不够，其解剖部位较深在，损伤发生率较低，多认为伤后主观症状较少，并可利用股四头肌力的代偿作用使膝关节后向不稳得到纠正，加之手术重建较为复杂，效果不尽理想等，认为后交叉韧带断裂可以不进行重建修复。但近年来对后交叉韧带重要生物学特征及生物力学作用的研究表明，后交叉韧带是膝关节重要的静力稳定结构，在保证膝关节后直向稳定与旋转稳定方面起重要作用。后交叉韧带断裂后由于失去制导和限制作用，失去静力稳定因素而导致后向不稳。虽然加强膝关节周围肌肉力量训练，尤其是股四头肌肌力，可以补偿部分稳定作用，但很难完全代替后交叉韧带的重要作用。若不及时纠正，将会失去后交叉韧带组合的整体稳定作用，使膝关节失去正常运动规律，引起或加重其他主要结构损害，反复后直向不稳、异常牵拉韧带及关节囊继发松弛，晚期出现后侧方旋转不稳。因此，后交叉韧带断裂的诊治应予以重视，出现功能性不稳时应尽早进行重建修复，以恢复关节的稳定性，中止膝关节不稳对关节其他结构的继发损害，尤其合并其他韧带损伤时，更应积极治疗。

本病根据部位及程度可分为：①胫骨棘发生撕脱性骨折，韧带组织保持完整。②胫骨棘附着点发生部分撕裂或完全撕脱。③韧带中部发生部分撕裂或完全横断。④股骨附着点发生部分撕裂或完全撕脱。

本病根据伤后时间可分为：①新鲜断裂。②陈旧性断裂。

【中医病因病机及西医病因病理】

（一）　中医病因病机

本病属中医学"筋伤"范畴。中医学认为，多因剧烈活动、跌挫、扭转、直接暴力打击等外力引起。当外来应力作用于膝部，或膝部突然而强烈的扭转、跌挫等超过了其承受能力，致筋肉断裂，经脉受损，血溢脉外，瘀血阻滞局部，不通则痛；经脉受阻，气血运行不畅，局部组织得不到气血津液濡养，不荣则痛；筋肉断裂失其正常约束、维系功能和动力作用，可致膝部失稳、活动异常、关节运动功能障碍，故见疼痛，急跑、急停、急转不能和膝部异常活动。

（二）　西医病因病理

1. 前交叉韧带损伤　多为剪切、扭转等间接暴力，也可为小腿后方受到直接暴力所致。

（1）间接暴力　最常见屈曲、外展外旋损伤，外力多来自膝或小腿之前外侧，或在身体向对侧旋转时扭伤。最先伤及内侧副韧带，然后是前交叉韧带和半月板。前交叉韧带的断裂多在股骨髁附着面。过伸损伤可单独导致前交叉韧带损伤。

（2）直接暴力　包括胫骨后方受到直接暴力冲击，使相应胫骨过度向前移位致伤。

2. 后交叉韧带损伤　后交叉韧带在膝关节韧带结构中最为强大，其对抗外力的强度相当于前交叉韧带或内侧副韧带的 2 倍。

（1）直接暴力　屈膝时胫骨近端受到直接向后的暴力是最常见的后交叉韧带损伤机制，并多属单纯型后交叉韧带损伤。例如，摩托车手胫骨结节撞击仪表盘造成后交叉韧带损伤，　即所谓的"仪表盘损伤"。在此损伤机制下，后交叉韧带撕裂有 70% 发生于胫骨端，15% 在股骨端，15% 发生于韧带的中部。若胫骨上端继续后移，膝后关节囊也被撕裂，这一损伤可以合并股骨、髌骨及胫骨骨折脱位，此时后交叉韧带损伤易被骨折脱位所掩盖而漏诊。

（2）过伸损伤　膝过伸也可导致后交叉韧带损伤。至于过伸应力造成的损伤究竟首先涉及前交叉韧带还是后交叉韧带，现仍有争议，可能和来自前方的着力点有关。如着力点在胫骨上端前方，则既有过伸，又有后移应力，后交叉韧带首当其冲损伤的可能性较大；如着力点在股骨下端前方，则股骨后移，股骨髁间窝顶部抵至前交叉韧带中部纤维，使之断裂，继而发展为后交叉韧带、后关节囊损伤。膝过伸应力可并发膝后方神经血管束的损伤，其中有 60% 并发内侧或外侧半月板的撕裂。

（3）后旋暴力　当足部固定，股骨上端受到来自前方的暴力并同时旋转，膝关节内、外翻，这种损伤机理常导致复合损伤，即合并有侧方结构的损伤，胫骨向后半脱位要比单纯后交叉韧带损伤严重。

交叉韧带断裂多在起止点处或引起止点撕脱骨折，中间部分断裂者较少。

（三）　平乐正骨学说

本病属于膝部筋骨气血失衡范畴，膝为筋之府，诸筋者皆属于节，筋对骨起着束缚、支持与动力支持作用；筋又为经络气血循行所过，筋之失连必然会导致血脉断裂。筋系一旦受损，必然会引起筋骨气血系统失衡。一是力学失衡：筋系损伤，则束骨无力，失其联络关节及动力杠杆作用，导致骨动失其所常；二是气血失衡：突然损伤致筋断脉损，筋断则通行血脉失常；脉损则血液难循常道，溢于脉外而成瘀血，阻滞局部，不通则痛；瘀阻气滞，气血运行不畅，局部组织得不到气血津液濡养，不荣则痛，故可见膝部疼痛、关节运动功能障碍和活动异常。

【临床表现】

（一）　病史

本病多有明显外伤史。

（二）　症状

交叉韧带损伤患者一般有明确的外伤史，受伤时会感到或听到断裂声，随即发生膝关节的疼痛、软弱无力，多不能立即站立承重，或可站立行走但随即再次摔倒，膝关节活动障碍，很快关节内出血、肿胀，肌肉保护性痉挛，个别患者断裂的韧带可嵌入关节间隙而出现交锁。急性期由于疼痛、肿胀、肌肉痉挛的存在，往往使体检不能顺利进行，有时伤后立即行体检或在麻醉下检查就十分必要，或者等 1 周后待关节肿痛消退再行检查。对于陈旧性前交叉韧带损伤，由于膝关节松弛较明显，往往表现为患肢无力，打软腿，走路时感膝关节不稳，可出现关节前向、外旋不稳。陈旧性后交叉韧带损伤，如周围结构不能代偿，发生关节不稳，可表现为上下楼及上下坡困难，患者可自觉小腿有向后错动感。

（三）　体征

新鲜急性交叉韧带损伤时由于伴有疼痛、关节积液、肌肉痉挛，常很难发现阳性体征；因为缺乏简便可行的诊断手段，常造成漏诊。这就要求对最基本的临床体征的检查熟练掌握，以减少误诊、漏诊，避免患者做不必要的影像学检查，增加其经济负担。现将主要的临床体征的检查方法介绍如下。

1. 前交叉韧带损伤

（1）前抽屉试验　患者仰卧于检查台上，屈髋 45°，屈膝 90°，将足放在检查台面上。检查者坐于患者的足背部使其稳定，双手放于膝后以感觉腘绳肌的松弛度。然后轻柔地反复向前和向后拉推小腿的近端，注意胫骨在股骨上的活动。在三个不同的旋转位置重复本试验。开始时在胫骨旋转中立位进行试验，然后在外旋 30°位试验，内旋 30°位的试验可使后交叉韧带紧张，使其在其他位置检查时可能出现的阳性体征消失。记录每个旋转位置下移位的程度，并与正常膝关节进行比较。若前抽屉征移动的距离较对侧大 6~8mm，则提示前交叉韧带撕裂。

（2）Lachman 试验　如果膝关节肿胀和疼痛，Lachman 试验可能很有用。检查时，首先使患者仰卧于检查台上，患肢放在检查者一侧。患肢稍外旋，膝关节处于完全伸直至屈曲 15°之间。为了正确地完成此试验，检查者手的位置很重要。一只手应牢固地稳定股骨，同时另一只手握住近端胫骨，拇指应位于前内关节缘。当用掌和手指施加向前的提拉力时，拇指可触及胫骨相对于股骨的前移活动。胫骨前移活动终点"柔软"不确切时，提示试验阳性。当从外侧观察时，髌骨下极、髌腱和胫骨近端的轮廓显示轻度凹陷。前交叉韧带断裂时，胫骨的前移消除了髌腱的坡度。根据前移情况分为 3 度：0 度，无胫骨前移；Ⅰ度，胫骨明显前移但有硬性终止点；Ⅱ度，有明显的胫骨前移并伴有软性终止点。

（3）轴移试验　检查者抬起患足，保持伸膝状态，并内旋小腿，用另一只手于腓骨颈部位施以外翻应力。缓慢屈曲膝关节，同时维持其外翻和内旋。在膝关节的伸直和内旋时，胫骨有向前的半脱位。当膝关节屈曲超过约 30°时，髂胫束越过膝关节旋转中点的后部，产生一个使外侧胫骨平台向外侧股骨髁复位的作用力。

2. 后交叉韧带损伤　患者腘窝处有皮下瘀血斑，腘窝正中有压痛，应怀疑有后交叉韧带损伤，需行进一步的针对后交叉韧带损伤的检查。

（1）后抽屉试验　患者仰卧位，屈膝 90°；检查者坐于患者足上，使其固定在台上。在胫骨近端施加向后的作用力，此作用力大小与前抽屉试验中的相似，但方向相反。当与正常胫骨相比，若有胫骨在股骨上的后移则证实有后方不稳。有时很难辨别胫骨完整是向前移位太多还是向后异常移动得太多，仔细注意中立位或无应力的复位点可防止错误判断。将双膝放在后抽屉试验的位置上，拇指置于双膝关节的前内间隙处。相对于股骨内侧髁，若内侧胫骨平台失去正常 1cm 的台阶状前凸，则提示有后交叉韧带撕裂。与前抽屉试验相同，在后抽屉试验中要注意胫骨髁任何异常的旋转。必须对比双侧胫骨结节隆起的高度。

（2）俯式抽屉试验　患者俯卧位，膝部伸直位，下肢肌肉完全放松。检查者一手压大腿远端后侧，对侧臂部夹持患侧小腿，手持胫骨髁，在屈膝 20°、45°和 90°下，分别向后侧提拉；对于肥胖或腿部粗壮者，也可采用双人检查法，助手以双手压患侧大腿中、远端后侧，检查者双手抱持胫骨髁，在膝不同屈曲位下，向后提拉。如果出现胫骨髁向后侧移动，即为阳性。两侧对比检查有助于判别异常活动。

（3）后沉征及重力试验　后交叉韧带伤患者仰卧位屈膝 90°时，胫骨相对股骨后陷形成半脱位，故后沉征强调的是一种结果，后交叉韧带完全损伤后，限制胫骨后移的功能丧失。

（4）股四头肌动力试验　后交叉韧带损伤患者，仰卧位屈膝 90°，引出后沉征，此时让患者主动收缩股四头肌，在伸膝的起始阶段可以发现胫骨近端的向前活动。在急性损伤时可以不出现后沉征，因而也无法行股四头肌动力试验

（5）后方 Lachman 试验　患者平卧位，屈膝 30°，足置于床上。检查者一手持患者的股骨远端，另一手持胫骨近端并施加向后的压力，如胫骨近端有超过健侧的向后移动，即应视为阳性。由于急性损伤的患者多可以耐受 30°的屈膝，该试验可应用于急性期。

（四）　合并损伤

1. 半月板损伤　最为常见，其主要原因是半月板与交叉韧带形成一完整的 8 字结构以共同维持膝关节的稳定。即使在急性损伤中并未涉及半月板，日后也更易于继发。

2. 骨折　交叉韧带附着区的撕脱骨折，以及以内外翻为主的应力造成的韧带损伤，

其相应的胫骨平台骨折也时有漏诊。

3. 神经血管损伤　后外侧损伤多为过伸加膝内旋所致，有可能造成腓总神经牵拉伤，腘血管损伤也常见，特别是膝关节脱位患者。

【辅助检查】

1. X 线检查　膝关节 X 线检查，有时可见撕脱性骨折。前交叉韧带胫骨止点撕脱断裂正位及侧位片显示胫骨前髁间棘骨折移位。屈膝 90°位，行前抽屉试验，拍摄应力位侧位 X 线片，如胫骨前移超过 5mm，说明前交叉韧带断裂。正位片显示胫骨平台外侧有撕脱骨片时，多为前交叉韧带已断裂，且合并外侧结构损伤，此现象称为 Segond 阳性。

X 线平片可以显示后交叉韧带撕脱骨折，绝大多数为胫骨止点；如为韧带的体部断裂，单纯的膝关节正侧位片常难以显示，此时需在麻醉下拍摄膝屈曲 90°和屈曲 20°的向后应力片。一般认为侧位片胫骨后缘至股骨后缘的距离达 5mm 时可以诊断为后交叉韧带损伤。

2. MRI 检查　MRI 对前交叉韧带损伤的诊断有极高的敏感度和特异性，被认为是影像学检查的"金标准"。前交叉韧带损伤的直接征象包括前交叉韧带连续性中断，前交叉韧带扭曲、波浪状改变，前交叉韧带内假瘤形成、T1 低信号和 T2 高信号且看不到完整纤维束，T2WI 可见前交叉韧带内弥漫性高信号改变。间接征象包括前交叉韧带与胫骨平台夹角小于 45°、膝关节外侧间室骨挫伤和骨软骨损伤、后交叉韧带角度小于 107°、弧度值大于 0.39、胫骨前移大于 7mm、外侧半月板后移。分度：0 度，无前交叉韧带损伤的直接或间接征象；Ⅰ度，可发现一种直接或间接征象；Ⅱ度，可发现两种或两种以上前交叉韧带损伤的征象。以上各种分度，Ⅰ度和Ⅱ度代表阳性，0 度代表阴性。

MRI 对后交叉韧带损伤诊断的灵敏度和特异性分别为 90% 和 67%，甚至可以发现关节镜漏诊的损伤。

MRI 对于临床诊断及制定治疗方案来说，是一种安全而有价值的手段。

3. 关节镜检查　关节镜被认为是诊断关节内结构损伤的"金标准"，交叉韧带的完全断裂在关节镜下是非常容易发现的。但即使在直视下，也难以完全准确地评价韧带结构的完整性。Kennedy 等发现，韧带损伤后肉眼观察下的完整韧带，通过电镜常能发现胶原纤维的撕裂，且韧带内部的纤维撕裂较其表面更加明显。因此，关节镜检查中必须仔细检查韧带的纤维结构，并借助术中应力试验和探针，尽可能地避免漏诊。韧带中胶原纤维断裂数目的多少，决定了其是功能性的断裂或是形态学的断裂。事实上，膝关节交叉韧带的损伤远比我们临床诊断的要多，即使是在关节镜直视下，有时也难以非常准确地判断韧带结构的损伤情况。

【诊断及鉴别诊断】

（一）　诊断

本病依据病史、症状、体征，结合 X 线、MRI 检查，即可做出诊断。

（二）　鉴别诊断

1. 半月板损伤半月板损伤具有打软腿、关节交锁等典型症状，胫股关节间隙压痛，过伸或过屈痛，麦氏征试验及研磨试验阳性，必要时行 MRI 及关节镜检查进行鉴别。

2. 髌下脂肪垫综合征髌下脂肪垫综合征多为膝过伸或扭转致伤，膝前髌腱两侧肿胀、隆起、压痛，膝关节伸直受限。MRI 检查可资鉴别。

3. 膝关节骨软骨骨折膝关节骨软骨骨折多见于青少年，X 线检查很难发现骨折区，MRI 检查也不一定能扫到病变部位。如关节积血明显，可抽出积血静置，如发现脂肪滴则高度怀疑有骨软骨骨折。

【治疗】

（一）　非手术疗法

对于新鲜的前交叉韧带部分断裂，可以采用非手术治疗。大多数骨科专家建议对单纯后交叉韧带撕裂采用非手术治疗。非手术治疗的常用标准包括：①胫骨中立旋转位（胫骨相对于股骨内旋时，后抽屉试验移位距离减小），后抽屉试验小于10mm（Ⅱ度）。②异常旋转性松弛小于5°（尤其在屈膝30°位胫骨的异常外旋，提示后外侧不稳）。③没有明显的外翻-内翻异常松弛（不伴明显的韧带损伤）。

非手术治疗强调的是早期运动和积极的康复训练。急性交叉韧带损伤的患者，在受伤后的第1周，表现为疼痛、关节肿胀和活动受限，可应用冷敷。支具固定膝关节于屈曲30°位3~4周。在疼痛和肿胀消退后，支具保护下开始关节活动及下肢肌肉力量的训练，尤其是恢复股四头肌的肌力。

损伤后期自主伸屈膝关节锻炼并行按摩活筋配合外揉展筋丹或外搽展筋酊。可在损伤部位及其上下施以轻柔的揉、摩、擦等手法。随着症状的减轻、肿胀的消退，手法可逐渐加重，帮助理顺筋脉，散瘀消肿。对关节活动受限者，还可进行屈伸手法，以缓解挛缩，松解粘连。对韧带损伤较严重或断裂者，单纯手法治疗效果较差。

（二）　手术治疗

对于交叉韧带附着部的撕脱性骨折，应在伤后 3 周内尽早进行手术复位内固定，术中根据骨折粉碎的情况，可选择可吸收螺钉、钢丝、普通螺钉进行固定。术后支具固定 4 周。

陈旧性交叉韧带断裂经长期股四头肌功能锻炼，关节仍不稳定，严重影响关节功能者，可行韧带重建术。术后支具固定 4 周。重建手术有 2 种材料可供选择，即自体肌腱移植、同种异体移植及人工韧带。随着关节镜技术的应用，镜下行交叉韧带重建术已成为交叉韧带损伤手术治疗的金标准。

术后处理：康复方案应从术后第 1 天开始，支具保护下，在术后早期阶段，如果患者能耐受，鼓励患者负重 50%，扶双拐做踝、髋锻炼，练习从 60°伸膝到 0°伸膝。术后 2~6 周，允许完全负重，可做 60°、40°、20°的多角度股四头肌等长锻炼，可以压腿和练习从 0°到下蹲 60°，健腿可进行蹬自行车练习。4 周时，活动范围应达到 90°，鼓励骑自行车，锻炼活动范围和耐力；5 周时开始在泳池内锻炼。术后 6~12 周，可进行游泳和闭合动力链康复，并开始伸展锻炼方案以增加股四头肌力量。12 周时，患者可以开始侧行上台阶，骑车耐力训练（30 分钟），在低负重下从 0°~60°收缩腘绳肌，并进行行走练习。

（三） 药物辅助治疗

1. 中药辨证施治

（1）瘀血阻络型　治宜活血消肿，祛瘀止痛，方用桃红四物汤加减。

（2）筋脉失养型　治宜养血荣筋，方用壮筋养血汤加减。

（3）湿阻筋络型　治宜除湿通络，方用羌活胜湿汤加减。

2. 中成药　根据损伤情况，可给予三七伤药片、舒筋丸、养血止痛丸等口服。

3. 西药　可给予非甾体类抗炎药口服。

4. 外用药　早期可外敷消肿散、三色敷药；后期可用海桐皮汤熏洗。

四、 膝关节半月板损伤

【概述】

膝关节内有内侧和外侧两个半月板，分别置于胫骨平台内、外髁关节面上。半月板的内缘薄、外缘厚，其主要功能是保护关节面，向下传达震荡，稳定膝关节。

内侧半月板为"C"形，其后半部连于内侧副韧带，故前半部松弛，后半部稳定。在两部的交界处易受扭转外力，发生破裂。内侧半月板前角附着于胫骨髁间隆起的前方，在前交叉韧带附着点之前；其后角附着于胫骨髁间隆起的后交叉韧带附着点之间的无关节面处。由于它的形状与附着点之间的距离较大，故内侧半月板活动范围较小。

外侧半月板近似"O"形，其前角附着于胫骨髁间隆起的前方。在前交叉韧带附着点的后方，其后角附着于髁间隆起的后方，在内侧半月板后角附着点的前方。前后二角附着点比较接近且外侧不与外侧副韧带相连，因而外侧半月板比较灵活。正常的膝关节有轻度外翻，胫骨外侧髁负重较大，故外侧半月板所受的压力亦大，在股骨外侧髁做前后活动及旋转活动时，易发生破裂。

【中医病因病机及西医病因病理】

（一） 中医病因病机

中医学认为，本病属于"膝部筋伤"范畴。其主要病机为瘀血阻络，筋肉失荣，膝部经筋失其常道。外力作用于膝部，致筋肉损伤，经络受损，血脉破裂，血溢脉外，阻滞局部，致血瘀气滞，气血津液运行不畅，不通则痛。瘀血不去，新血不生，日久则气血亏虚，膝部筋肉失养，出现膝部筋肉萎缩。筋肉断裂失其维系功能，则关节运动异常，断裂之处失其常位，则阻碍关节正常活动，严重者可使膝关节固定于一定位置难以活动，故多见膝关节肿胀、疼痛，活动受限，关节屈伸活动障碍。

（二）　西医病因病理

胫骨内、外侧髁的曲面与相应的股骨髁全不吻合，尤其是外侧胫股关节，形成不吻合曲面。全不吻合的胫股关节显然是十分不利于载荷传导的。半月板的主要功能是传导载荷。半月板直接承受载荷再传经其下的胫骨关节面。半月板扩大了胫股关节的接触面，以减少单位面积上的压应力。半月板的存在使胫股关节构成轻度不吻合曲面，使压强和最大压应力之间的差距缩至最小。在膝关节伸屈活动过程中，股骨髁与半月板之间有大幅度的接触面转移，半月板的移动则使股骨髁在任何伸屈位置上，都有半月板的楔形充填，扩大了股骨髁的接触面，使润滑液得以与股骨、胫骨软骨面充分接触，润滑关节。

在日常生活中，膝关节的各种运动使半月板不断承受传导载荷的垂直压力、向周缘移位的水平拉力和旋转时的剪式应力。由于年龄、职业和运动情况的不同，半月板在日常生活或劳动、运动中受到损伤的机会，以及造成损伤的特点和类型也各异。外侧半月板最大活动范围发生于屈膝 5°～10°，内侧半月板最大活动度发生在屈膝 17°～20°。后斜韧带牢固附着于内侧半月板后方，限制其移动与旋转，从而增加了其损伤的危险；而外侧半月板又因其活动度太大，也容易损伤。

半月板损伤的机制在于膝关节运动中引起的半月板的矛盾运动，以及膝关节运动中的突然变化。如膝关节伸屈过程中同时出现旋转，甚至内、外翻，半月板既要完成伸屈时的移位运动，又要完成旋转时的移位运动，再加上被动的内、外翻运动，就会出现矛盾运动，而使半月板挤于股骨髁和胫骨平台之间，在承受垂直压力的同时，又遭受牵拉和剪力。这种矛盾运动往往是在膝关节运动中的突然变化而带来的。一般来说，半月板的损伤通常是由于膝关节部分屈曲负重状态下突发强力旋转所致。屈膝状态下股骨髁在胫骨平台上强力旋转时，迫使内侧半月板向后及关节中央移动，此时半月板后方的附着可能被拉长或撕裂，半月板的后方即被挤向关节中央，嵌在股骨与胫骨之间，如果关节突然伸直，即可造成半月板纵型撕裂。由于外侧半月板弧度较大，不附着于外侧副韧带，故其不完全横裂的发生率大于内侧半月板。

半月板损伤的分型一般按照损伤的形状、部位、大小和稳定性，分为退变型、水平型、放射型、纵型、横型及前后角撕裂型、边缘撕裂型、混合型。

（三）　平乐正骨学说

本病多为扭转、闪挫、持续劳损、暴力损伤所引起，属于膝痹病范畴。创伤致筋断脉损，筋断则错出其槽，移于他部，失其所司并阻碍关节的正常功能活动。脉损则血溢脉外、瘀于局部，致离经之血瘀而不散，为痛为肿，影响膝关节正常功能活动。

损伤之证应从气血论治，人体无论受到何种原因、何种形式的损伤，都会使气血紊乱、经络受阻。损伤瘀血最易导致气滞难行，创伤、闪挫、劳损等损及筋骨血脉，致使血液离经外溢，瘀于局部，阻闭经络，气机阻滞，则血行瘀阻更重。瘀血日久不去，渗入脉络，阻碍气血运行和气血津液濡养，可见膝关节肿胀、疼痛，筋肉痿痹，膝关节活动障碍。

【临床表现】

（一） 病史

本病多有明显外伤史，特别是膝关节半屈曲位时突然内收或外展和旋转活动是典型受伤病史。

（二） 症状

有些虽然没有明显外伤史，但是多从事蹲位工作，如汽车修理工、矿工等，使韧带损伤，关节不稳定，特别是前内侧旋转不稳定也可继发引起内侧半月板撕裂。

1. 疼痛 患者主诉疼痛的位置与半月板受伤的部位有重要关系。膝关节内外侧间隙疼痛，屈曲和负重时加重，下蹲和跪下时常难以忍受。

2. 关节交锁 关节交锁症状可能发生于受伤之后或受伤当时，一般关节交锁症状多发生于膝关节伸直到30°~40°时，同时伴有弹响。

3. 失力症状 俗称"打前失"。半月板损伤所致的失力症状的特点是：发生于走凸凹不平的道路"突然感觉关节内有物滑动或感关节内有响动"等，并有突然膝关节的向内或向外不稳或软弱感。

4. 关节肿胀和积液 半月板损伤伤及关节周围韧带和滑膜，可发生关节积液。

5. 有多次发病史 半月板裂伤一般不致使膝关节功能丧失，患者于受伤后，经过相当时期的休养，可以恢复工作。因此，患者常于数次发生急性症状后及膝关节积液后始来就诊。有时即使患者于伤后即来就诊，由于膝关节创伤后的急性反应较广泛和患者因疼痛不能耐受各种检查，使诊断困难，亦常不能初次确诊。

6. 股四头肌萎缩 半月板损伤常继发股四头肌萎缩。

（三） 体征

半月板损伤压痛部位常在外侧或内侧间隙，一般轻柔的屈曲膝关节并触压关节间隙可触及压痛点及半月板活动情况。约50%的患者有交锁征，为诊断的重要依据。一般多见于半月板纵型"桶柄样"撕裂或水平样撕裂后舌状瓣翻起者，而前后附着部和中央部的横行撕裂较少见，主要为破裂的半月板在关节间隙发生嵌顿，妨碍关节活动，经过按摩、屈伸、摇摆多能自行解除交锁。股四头肌萎缩是膝关节功能减退的必然结果，虽然股四头肌萎缩不是半月板损伤的独有特征，但结合临床症状与体征无疑对半月板损伤的诊断有一定帮助。

现将本病特殊检查介绍如下。

1. 过伸试验 阳性时提示半月板前角损伤或髌下脂肪垫肥大、肿胀。

2. 过屈试验 阳性时提示半月板后角损伤。

3. 研磨试验 若疼痛，在提拉时表示韧带损伤；挤压时提示半月板损伤。其中屈曲最大限度时提示后角破裂，90°时中央破裂，伸直时前角破裂。

4. 回旋挤压试验 又称半月板弹响试验、麦氏征试验。此试验的要点是疼痛、弹响部位，并注意伤后 3 周内不宜实施，因假阳性率高。

5. Smillie 试验 即在麦氏征试验中响声伴明显疼痛。

6. Fouche 试验 在环转伸直时，闻及粗响声提示后角巨大破碎，低浊声提示内缘薄条撕裂。

7. 下蹲试验 又称鸭式摇摆试验，若有半月板损伤则发生疼痛。

8. 鸭步行走试验 若有半月板损伤，则发生疼痛。

9. 侧方挤压试验 又称 Mcgregori 试验，若膝关节间隙有固定挤压痛，提示半月板中 1/3 撕裂。

10. Timbrill-Fisher 试验 感到一条索状物在拇指下移动（可有疼痛、响声），提示撕裂半月板在移动。

【辅助检查】

1. X 线检查 X 线检查可帮助排除其他病变。

2. 关节造影 关节内注入气体作为阴性对比，或注入碘水作为阳性对比。可显示半月板的损伤，其准确率为 60%~97%。由于为侵入性诊断，可造成医源性损伤，且准确率较 MRI 检查低，现已较少采用，或结合 MRI 检查应用。

3. MRI 检查 是半月板损伤的常规检查方法。根据 MRI 信号变化情况可将半月板损伤分为 3 度：Ⅰ度和Ⅱ度为半月板实质内黏液样退变，Ⅲ度则提示半月板撕裂。半月板局部大小的改变与形态的不规则应怀疑损伤。

【诊断及鉴别诊断】

（一） **诊断**

本病依据病史、症状、体征，即可做出诊断。

（二） **鉴别诊断**

1. 侧副韧带损伤 压痛点多固定在内侧或外侧副韧带走行处，内、外翻应力试验阳性及应力位 X 线片等辅助检查可帮助确诊。

2. 髌骨软骨病 半月板损伤与髌骨软骨病常并存，故在诊断半月板损伤时应详细检查有无髌骨软骨病。髌骨软骨病可引起滑膜肿胀，可有伸膝痛及关节间隙压痛，以及髌下假交锁。根据临床症状、体征及辅助检查即可鉴别。

3. 膝外侧疼痛综合征 多见于长跑及竞走运动员，系膝关节长时间屈伸运动，髂胫束沿股骨外侧髁边缘前后摩擦滑动，引起两者之间软组织、滑囊及疏松结缔组织的创伤性炎症并出现疼痛，又称为"髂胫束摩擦综合征"。由于屈伸关节时外侧有疼痛感，伴有脱膝感和压痛，故应与半月板损伤相鉴别。根据特殊体征及辅助检查可以鉴别。

另外，髌骨关节紊乱综合征、骨性关节炎、感染性关节炎、剥脱性骨软骨炎、内侧滑膜皱襞综合征、特发性骨坏死、骨软骨骨折、滑膜炎、肌腱炎、脂肪垫损伤等都与半月板损伤症状相似，临床应注意鉴别。有些疾病，如股骨头骨骺滑脱、退行性髋关节病、腰部根性神经痛或其他周围性神经病变所致的牵涉痛，也要与之鉴别。

【治疗】

（一）**药物疗法**

1. 内治法

损伤早期：治宜活血消肿，和营止痛，方用桃红四物汤加减。

损伤后期：治宜补益肝肾，温经通络，方用补肾壮筋汤加减。

2. 外治法　早期外敷消肿散、三色敷药；后期海桐皮汤熏洗。

（二）**手法治疗**

早期在损伤部位及其上下施以轻柔的揉、摩、擦等手法，随着症状的减轻、肿胀消退，手法可逐渐加重，帮助理顺筋脉，散瘀消肿。关节交锁者可在膝关节内、外翻的同时施以轻柔的旋转手法予以解锁。晚期对关节活动受限的患者，可进行屈伸手法，以缓解挛缩，松解粘连。对半月板损伤严重者，单纯手法治疗效果较差。

（三）**手术治疗**

陈旧性半月板损伤，反复发生疼痛、交锁，一经确诊损伤无法自行修复者，应尽早手术治疗。

半月板损伤的手术治疗包括半月板修复术、部分切除术、全切除术等。理想的指征是年轻患者，损伤位于半月板外缘3cm，长度在2cm范围之内的边缘纵行撕裂。

本后处理：半月板损伤术后早期的制动导致的股四头肌粘连加之关节内积血机化后的关节内粘连等，对膝关节的预后功能影响较大，故初始就应注意膝关节的功能锻炼，即筋骨并重原则。术后早期即应加强足踝部的屈伸活动及股四头肌的收缩，预防髌骨关节粘连。根据所行手术的不同，在术后不同时期开始膝关节持续被动活动。

五、髌韧带损伤

【概述】

髌韧带是人体坚强的腱组织，上起自髌骨的下缘及后面的下部，下止于胫骨结节部，肌腱由纵向排列的胶原纤维束组成，外被腱鞘，有丰富的血液供应，主要作用是伸膝。膝关节伸直位髌韧带最松弛，随着膝关节屈曲度增加其所受牵拉力增加，据计算，每屈膝1°，牵拉力增加6%。髌韧带断裂临床上较为少见，多为单侧，常合并其他严重损伤，故容易漏诊，延误治疗，给患者造成严重病残。

【中医病因病机及西医病因病理】

（一）　中医病因病机

中医学认为，本病属"膝部筋伤"范畴，多由外伤、劳损、金刃所伤所引起。外来伤害作用于膝部，超过膝前部筋肉承受能力，致膝部经脉、筋肉受损。经脉受损血液难循常道，溢于脉外而成瘀血，阻滞局部，不通则痛；筋肉受损，失其正常维系，则膝关节活动障碍；瘀血阻滞，气血运行不畅，局部组织得不到气血津液濡养，不荣则痛、失养则痿，故多见膝部肿胀、疼痛，关节活动障碍，严重者伴膝部筋肉萎缩。

（二）　西医病因病理

本病的发病原因包括直接暴力、间接暴力及自发性断裂。直接暴力为暴力直接打击在髌韧带上所致，可为锐器伤，也可为钝性伤。钝性伤发生于膝屈曲位，髌韧带紧张。间接暴力为股四头肌强力收缩牵拉髌韧带致伤，多发生于膝关节突然极度屈曲或起跳时。某些疾病如梅毒、糖尿病、肾病、痛风、老年人动脉硬化等，或长期微细损伤引起髌韧带的退行性变、钙化，髌韧带的强度下降，受到不大的外伤即造成"自发性断裂"。

髌韧带断裂的部位可在髌尖下、髌韧带中部或胫骨结节附着处，可伴有撕脱骨折。直接暴力伤，断端多整齐。间接暴力牵拉，断端多呈马尾状，且常合并膝关节的其他结构损伤，如交叉韧带损伤、半月板损伤。陈旧性髌韧带断裂由于髌韧带内纤维结缔组织增生，血管增生，炎性细胞浸润及肉芽组织增生，可出现髌韧带挛缩，退行性变，瘢痕形成，关节囊挛缩，股四头肌萎缩，关节粘连，尤其是髌上囊的粘连，关节软骨发生退行性改变。

（三）　平乐正骨学说

本病属于膝痹病范畴。其病因病机为跌仆、闪挫、扭转、金刃、劳损及外来暴力等因素损伤膝部经筋，致膝前侧筋脉损伤或断绝。筋系损伤则失其常职，难以束骨，束骨无力则关节运动失常；诸病损伤首伤气血，经脉受损，溢于脉外，为痛为肿；气血运行受阻，则卫外不固，机体抵抗力减弱，外邪向内入脏入腑，影响脏腑的功能，造成脏腑功能失衡，则人身之精、气、血、津液的生成和输布障碍，日久则气血虚少，营卫推动无力，血行不畅，筋骨失去濡养，故多见膝部肿胀、疼痛，运动失常，严重者常伴膝部筋肉痿痹及脏腑症状。

【临床表现】

1. 新鲜断裂　伤后膝关节肿胀、疼痛，局部压痛明显，主动伸屈膝关节疼痛加剧。髌韧带正常轮廓消失，看到或触到髌韧带的张力消失，局部凹陷、压痛。如为部分断裂，膝关节功能受限，伸膝无力。如为完全断裂，膝关节不能主动伸直。如果髌旁两侧支持带完整，则出现伸直不全且力弱，不能行直腿抬高。由于股四头肌的收缩，髌骨向上移位，触之髌骨下有空虚感，有时可触及断端之间隙。

2. 陈旧性断裂　膝关节无疼痛、肿胀。股四头肌萎缩，伸膝功能丧失，髌骨上移。

【辅助检查】

1. X 线检查　侧位片显示，髌韧带正常轮廓消失或不清楚，髌骨位置比对侧高。有时可见髌骨下缘或胫骨结节有撕脱性骨折。

2. MRI 检查　韧带部分撕裂表现为信号增高，而纤维的连续性未见中断，或部分纤维连续性中断而部分未中断；完全撕裂时，纤维的连续性完全中断，髌骨抬高，髌韧带呈波浪状改变；有撕脱骨折时，可见高信号的骨片和韧带相连，并见相应部位的骨质内有水肿表现。

【诊断及鉴别诊断】

（一）　诊断

本病依据病史、症状和体征，即可做出诊断。

（二）　鉴别诊断

1. 胫骨结节骨软骨炎　胫骨结节骨软骨炎多发于 13～15 岁的少年，多有运动史，胫骨结节处隆起、疼痛，抗阻力伸膝可诱发疼痛，但可主动伸膝。X 线检查显示胫骨结节舌状突出部增高或腱内有钙化点。

2. 髌韧带周围炎和髌骨末端病　髌韧带周围炎和髌骨末端病多见于运动员，无急性外伤史，一般症状逐渐加重，表现为上下楼痛、半蹲发力痛、打软腿，髌韧带变粗、硬韧，压痛阳性。有抗阻伸膝痛，一般以 90°左右最为明显。髌骨末端病 X 线检查可见髌尖延长，髌尖部腱内钙化。

【治疗】

（一）　药物疗法

1. 内治法

气滞血瘀型：膝关节肿痛明显，瘀血严重，疼痛剧烈，局部压痛明显，动则痛甚，舌暗红，脉弦。治宜活血化瘀，消肿止痛，方用桃红四物汤加减。

肝肾亏虚型：无明显的外伤史或轻微扭伤，肿痛较轻，静时反痛；损伤日久，肌肉萎缩，膝软无力，舌红少苔，脉细数。治宜通络止痛，补益肝肾，方用补肾壮筋汤加减。

2. 外治法　早期局部可外敷活血接骨止痛膏；中、后期可使用海桐皮汤熏洗。

（二）　手法治疗

髌韧带部分撕裂者可顺髌腱纵向方向捋顺推按，使其撕裂的纤维扶正抚平。如陈旧性损伤，髌腱部位有筋结者，用揉捻手法，将局部筋结推平；如髌腱有粘连者，用弹拨手法解除其粘连。可做股四头肌的揉推手法。

（三）　制动或手术治疗

1. 新鲜闭合性髌韧带部分断裂，石膏托固定膝关节于伸直位3~4周。

2. 髌韧带新鲜完全性断裂、陈旧性断裂，可行修补术。开放性断裂应即行清创缝合术。

（四）　功能疗法

解除固定后，在医生指导下进行伸屈膝关节功能锻炼，同时进行股四头肌功能锻炼。术后早期行膝关节功能锻炼，以避免关节僵硬。术后3天开始，患肢置于CPM机（关节功能锻炼器）上，行等速肌力训练，以0°~30°为宜。根据情况调整进度，一般每周增加活动度10°~15°。术后8周，去除减张钢丝及斯氏针，加强功能锻炼。

六、　膝关节滑膜皱襞综合征

【概述】

膝关节滑膜皱襞综合征是指膝关节滑膜皱襞由于各种原因而增生肥大，致使膝关节疼痛、肿胀、交锁不稳、活动障碍等一系列症状的病变。

膝关节滑膜皱襞是一些胚胎期存在的滑膜隔，至胎儿后期即开始退化，如持续存在到成年就会形成皱襞，正常膝关节皱襞的发生率为20%~60%。膝关节皱襞按其部位分为髌上、髌内侧和髌下3种，髌下皱襞最为常见，其次是髌上和髌内侧皱襞。髌上皱襞将髌上囊与膝关节分隔开；髌内侧皱襞为新月形，自股四头肌腱到关节内侧壁。髌内侧皱襞发病较为多见，可能是因它处于股、髌、胫三骨之间内侧，具力学持重特点，在膝关节运动时发生直接碰撞、摩擦以致嵌顿的机会较多。

【中医病因病机及西医病因病理】

（一）　中医病因病机

中医学认为，本病属"膝部筋伤"范畴，多由外伤、劳损所伤所引起。外来伤害作用于膝部，超过膝前部筋肉承受能力，致膝部经脉、筋肉受损。经脉受损，血溢于脉外而成瘀血，阻滞局部，不通则痛；筋肉受损，失其正常维系，则膝关节活动障碍；瘀血阻滞，气血运行不畅，局部组织得不到气血津液濡养，不荣则痛、失养则痿，故多见膝部肿胀、疼痛，关节活动障碍，严重者则伴股四头肌筋肉萎缩。

（二）　西医病因病理

大多数的滑膜皱襞不产生症状，少数由于创伤、慢性刺激或瘢痕化等原因可异常增大或肥厚而引起症状。特别是髌内侧皱襞，当膝关节屈伸时，内侧皱襞滑过股骨髁部，由于劳损、外伤或炎症刺激使滑膜皱襞充血、水肿、增厚，皱襞弹性消失，明显增粗、苍白及纤维化，以致在股骨髁部滑过时产生弹响，引起症状。

（三） 平乐正骨学说

本病属于膝痹病范畴。其病因病机为外伤及劳损等因素损伤膝部经筋。筋损则失其常职，不能束骨，则关节运动失常；诸病损伤首伤气血，经脉受损，溢于脉外，瘀血不去，新血不生，则为痛为肿；气血运行受阻，卫外不固，机体抵抗力减弱，导致气血失衡；外邪通过经络，向内入脏入腑，影响脏腑的功能，造成脏腑功能失衡，则人身之精、气、血、津液的生成和输布障碍，日久则气血虚少，营卫推动无力，血行不畅，筋骨失去濡养，故多见膝部肿胀、疼痛，活动障碍，股四头肌萎缩等症。

【临床表现】

膝关节疼痛，可表现为全膝痛、膝前上方痛，或膝前内侧痛。但以膝关节髌骨关节的上内侧间隙疼痛为主，多为钝痛。久坐后站起时膝关节疼痛明显，伸屈受限，或出现交锁现象。跳跃、上下楼梯时疼痛加重，膝关节发软无力，关节腔积液。

【辅助检查】

1. X 线检查 常无特殊发现。

2. 关节造影 双重对比造影可确定皱襞的存在及其类型，并能鉴别半月板损伤。

【诊断及鉴别诊断】

（一） 诊断

1. 有外伤史、劳损史。

2. 膝关节疼痛反复发作，不负重活动时有弹响和关节摩擦感，膝关节周围肌肉萎缩松弛，较健侧细。

3. 髌骨上方压痛，内侧压痛较外侧压痛多见，有时随膝关节活动，可在髌骨内侧缘摸到股骨关节面上滑动的痛性条索。

4. 膝关节伸直，由外向内推动髌骨，可诱发疼痛或摩擦感。

（二） 鉴别诊断

1. 髌骨软化症 膝前痛，上下楼梯痛，蹲起时疼痛，髌骨研磨试验阳性。髌骨压痛明显，可以有髌内侧疼痛，但体检时不会有痛性条索，压迫股内髁膝关节屈伸试验呈阴性。

2. 内侧半月板损伤 自觉症状常与髌内侧滑膜皱襞综合征近似，交锁常发生于力位，要解除交锁，膝关节常需反方向多次运动；压痛点在内侧膝眼和内侧关节间隙，麦氏征阳性。

3. 关节内游离体 疼痛为发作性。在膝关节交锁的同时，膝关节表面可触及"肿物"，而在缓解期无任何发现。体检时髌内侧压痛，病变不固定在髌内侧。

【治疗】

（一） 药物疗法

1. 内治法

急性期：治宜活血散瘀，消肿止痛，方用活血止痛汤。

慢性期：治宜舒筋通络，方用舒筋丸。

2. 外治法 可用海桐皮汤熏洗。

（二） **功能疗法**

本病行股四头肌和腘绳肌功能锻炼，以防止肌肉萎缩。

（三） **手术治疗**

症状明显、反复发作者，可行关节镜下滑膜皱襞切除术。

七、 髌下脂肪垫损伤

【概述】

髌韧带后面有脂肪垫，呈三角形，尖端附着股骨髁间窝前方，基底附着于髌骨下缘与髌腱两侧，其两侧游离呈分散状，其中以部分夹在两层滑膜之间，形成翼状皱襞。其主要功能是加强关节稳定和减少摩擦。

【中医病因病机及西医病因病理】

（一） **中医病因病机**

中医学认为，本病的发生主要是由于长期反复的屈伸膝部，导致膝部过劳，局部气血瘀滞，气血运行不畅，风寒湿邪乘袭而瘀阻经筋，流注关节而引起，属于劳损病变。风寒湿邪侵袭膝部筋肉、关节、经脉，导致营卫不和，经络受阻，气血运行不畅；或膝部长期反复的屈伸等活动使筋脉损伤、瘀血内停，导致膝部气血阻滞，局部肿胀，不通则痛。持续劳损，气血亏虚；瘀血内停，阻滞经络，气血运行不畅，局部组织得不到气血津液濡养，不荣则痛。

（二） **西医病因病理**

当脂肪过多或股四头肌失去张力，伸膝时脂肪垫可被挤压在胫骨与股骨之间，造成损伤。反复损伤导致脂肪水肿、出血、肥厚。年龄大的人由于膝关节退行性变，滑膜绒毛肥大，则髌下脂肪垫增厚。

（三） **平乐正骨学说**

本病属于膝痹病范畴，其病因病机核心一是气血失衡：持续劳损或外伤致气血离经外溢，停积膝部筋肉腠理之间，瘀血最易导致气滞难行，阻闭经络，则疼痛、肿胀、青紫；气能行血，气虚则推动无力而致血瘀，血失濡养之功，则肌肉筋骨失衡；二是脏腑功能失衡：劳伤后瘀阻经脉，痰瘀互阻，经脉失养，瘀阻致痹，瘀血不去，新血不生，日久则恶血归肝，致肝肾失养，脏腑运化无力，肝郁脾虚，气血生化乏源，脏腑经络失衡。如此恶性循环，进一步加重膝部损伤，形成膝部肿胀、青紫、疼痛，活动受限，日久可见筋肉痿痹，筋骨失用。

【临床表现】

本病的主要症状为膝关节活动时髌韧带后方疼痛，位置相对固定。一般无真正关节交锁，但常述关节乏力、僵硬。亦可突然出现刺痛和关节酸软感，反复肿胀。行走时患膝保持屈曲位，不能完全伸直。急性期检查时可见髌韧带两侧脂肪垫部肿胀，并有压痛，伸膝时疼痛加剧或有轻度关节积液。慢性病变，脂肪垫处增生肥厚、增高，触之硬韧，压痛轻微，膝伸直受限，股四头肌常有不同程度的萎缩。

【辅助检查】

1. X 线检查　可见脂肪支架纹理增粗，并由髌骨下向膝关节放射排列。

2. MRI 检查　髌下脂肪垫的信号混杂，损伤区 T1W1、T2WI 序列呈条片状、斑片状低信号，损伤严重者合并脂肪垫边缘撕裂，损伤后期部分病例合并大小不一的囊性变。

【诊断及鉴别诊断】

（一）　诊断

本病依据病史、症状和体征，即可做出诊断。

（二）　鉴别诊断

本病需与髌骨软化症相鉴别。髌骨软化症患者髌骨研磨试验阳性，单腿下蹲试验阳性。而髌下脂肪垫损伤多为阴性。

【治疗】

（一）　药物疗法

1. 内治法　损伤初期治宜活血化瘀，消肿止痛，以外治为主。后期治宜养血活血，通经活络，方用养血止痛丸。

2. 外治法　早期可外敷活血接骨止痛膏，后期可用海桐皮汤熏洗，以起化瘀散结的作用。

（二）　手法治疗

手法治疗对本病有很好的疗效，可以促进局部的血液循环，加速炎症的吸收，松解粘连，减轻疼痛，改善膝关节的功能。

患者仰卧位，膝关节伸直。点穴梁丘、血海、内外侧膝眼、阳陵泉、阴陵泉、足三里等。用擦法擦股四头肌、髌骨周围。用一指禅推法推髌腱两侧膝眼处。用揉法、捻法、散法由轻到重在膝眼处施术，使局部有酸热胀感。最后行膝关节屈伸运动。

（三）　功能疗法

本病进行加强股四头肌的功能锻炼。

（四）　手术治疗

病程超过半年，且疼痛严重，经非手术治疗无效者，可行手术治疗，手术切除肥大的脂肪垫。

八、膝关节创伤性滑膜炎

【概述】

膝关节囊由两层组织构成，外层为纤维层，内层为滑膜。膝关节的滑膜上起自股骨髁关节软骨边缘，向上约四横指处再反折向下止于髌骨关节面的上缘，与髌上囊相通，两侧由股骨髁内外侧软骨缘向后延展，形成股骨髁两侧的滑液囊间隙再返回行于伸膝筋膜内面，止于髌骨两侧。两侧的下方止于胫骨平台关节缘稍下，前侧由髌骨下缘向下覆盖脂肪垫翼状韧带止于胫骨平台前缘稍下。后侧起自股骨后髁关节软骨缘，向下止于胫骨平台的下缘。

膝关节的滑膜腔分为髌部及内、外髁部，内、外髁部以髁间隔为界，借髌部相交通，也可借髁间隔的小孔相交通。膝关节腔本身的容积并不大，但由于滑膜构成许多囊状隐窝，使体积大为增加，正常膝关节在伸直时容积为 60mL，在轻微屈曲时为 88mL。

膝关节滑膜具有分泌和吞噬两大作用。其分泌作用可制造和调节滑液，吞噬作用可从关节腔排除滑液及碎屑，从而起到润滑关节、营养关节软骨的功能。另外，膝关节负重大，运动产生的热量大，其滑膜面积也是全身最大，可扩散关节运动时产生的热量。

膝关节创伤性滑膜炎是由于急性创伤或慢性劳损引起的膝关节滑膜的无菌性炎症，以膝关节肿胀疼痛、屈膝活动受限为主要表现。本病为骨伤科临床的常见病，其发病率达 2%~3%。

【中医病因病机及西医病因病理】

（一）中医病因病机

中医学认为，本病多由痹症夹湿或湿气下注所致。气虚劳损脾虚或素体肥胖多湿，一方面导致膝关节的负荷增大，易形成慢性劳损；另一方面脾不健运，水湿下注，均可导致膝关节滑膜的肿胀、渗出及增生。急性创伤损伤经络，经络不通，气血循行受阻，水湿积聚形成滑膜水肿、渗出。气血瘀结形成滑膜结节性肿胀、疼痛、渗出。其他如寒痰或湿热流注，或风寒湿凝滞于膝关节，均可致滑膜不同程度地肿胀、渗出、增生，甚至侵蚀骨质。

（二）西医病因病理

膝关节滑膜本身血供丰富，很脆弱，易受伤出血，发生创伤性无菌性炎症反应。引起滑膜损伤的原因包括直接暴力和间接暴力，如膝关节直接受到暴力打击所造成的组织损伤；间接暴力造成的膝关节扭伤；膝关节长期慢性劳损致伤；膝关节周围骨折引起损伤；膝关节手术致滑膜损伤；膝关节内游离体所造成的损伤等。

膝关节受伤后，滑膜充血、水肿，形成关节腔积液。滑膜部分破裂出血，致血性渗出物积存，如不及时清除，则血液中的一部分有形物质如纤维素不能吸收，发生机化、纤维化，形成关节内粘连。正常的关节滑液为碱性液体，受伤后关节内酸性产物堆积，使其变为酸性，可促使纤维素沉积。同时，血性渗出物可刺激滑膜，致增生肥厚，纤维化、机化，从而影响关节活动。滑膜细胞内的溶酶体膜破坏，释放出各种水解酶，破坏溶解软骨基质的蛋白黏多糖，致关节软骨退行性变。

（三）平乐正骨学说

本病属膝痹病的范畴。其病因病机主要是由于外邪留滞、外伤、持续性劳损。反复而紧张的关节持续性运动，劳损膝部，导致膝部筋骨、气血失衡而发生疾病。气属阳，主动，主煦之，是生命活动的动力；血属阴，主静，主濡之，是生命活动的物质基础。气中有血，血中有气，气与血不可须臾相离，二者保持着相互依存、动态平衡的关系。当外伤、一次性劳损或慢性劳损超过膝部的承受力时，则破坏膝部的气血运行平衡关系，致气血运行不畅，严重者可致气血郁滞，不通则痛；外感六淫，侵袭膝部筋肉、关节、经脉，导致营卫不和，风寒湿之邪积聚膝部经络；或剧烈的关节运动等活动使筋脉损伤、瘀血内停，导致膝部气血阻滞，局部肿胀，不通则痛。持续劳损，气血亏虚；瘀血内停，阻滞经络，气血运行不畅，局部组织得不到气血津液濡养，不荣则痛。因此，见膝部肿胀、疼痛，久则可出现膝部筋肉痿痹。

【临床表现】

1. 急性创伤性滑膜炎 发生于创伤 6~7 小时，膝关节迅速肿胀、疼痛、乏力，局部温度增高，全身可有低热。关节间隙饱满，触之有波动、压痛。皮肤颜色及温度基本正常，关节活动无明显受限，浮髌试验阳性。膝关节伸屈活动受限，多置于轻度屈膝位，以保持关节腔最大容积。被动极度屈膝时，疼痛加重；压痛点不定，可在原发损伤处有压痛。

2. 慢性创伤性滑膜炎 多有急性创伤性滑膜炎病史，全身反应不明显，膝关节经常肿胀、酸痛、积液，症状可随运动量的大小而增减，经治疗症状减轻但易复发；增生肥厚的滑膜可触及摩擦音，局部压痛症状较轻，压痛点多在软骨边缘；长期慢性滑膜炎可致关节韧带松弛、关节软骨退化等症状；关节积液较多者浮髌试验阳性。

【辅助检查】

（一）影像学检查

1. X 线检查 侧位片可见髌下脂肪垫密度有不同程度的增高，范围自后向前，累及部分或全部脂肪垫。可见髌上囊及髌前软组织肿胀，有时可见股骨髁前后长条状软组织样密度影。慢性病例可见膝关节呈退行性改变。

2. MRI 检查 可以显示膝关节内少至 1mL 的积液，但难以鉴别关节积液是感染性的还是非感染性的。膝关节髌下脂肪垫在 MRI 矢状位上可显示清晰，但因脂肪组织在T1WI 及 T2WI 均为高信号，有轻微水肿时，也无明显的信号差异，加上费用高，不能作为滑膜炎的常规检查。

3. CT 检查　一般横断扫描帮助不大，采取关节腔充气后 CT 扫描，对滑膜皱襞综合征、滑膜肿瘤、滑膜炎等滑膜病有重要鉴别诊断价值。

（二）　**实验室检查**

关节穿刺抽出的积液为淡粉红色或深黄色，较黏稠，表面无脂肪滴，有时有絮状物，呈酸性，白细胞计数和红细胞计数明显增高，但细胞计数在 500 个/mm³ 以下。

【诊断及鉴别诊断】

（一）　**诊断**

创伤性滑膜炎诊断并不复杂，根据典型病史、症状、体征、X 线及 MRI 结合化验检查即可做出诊断，必要时可用关节镜了解膝关节内滑膜病变情况，辅助诊断。

（二）　**鉴别诊断**

1. 创伤性积血　创伤性积血表现为伤后即发生关节内积血，多伴随关节内骨折、韧带损伤及半月板损伤，关节周围青紫瘀斑明显，关节疼痛，活动受限，关节液为暗红色血性。

2. 化脓性关节炎　化脓性关节炎表现为关节的红肿热痛，活动明显受限，体温高，血白细胞总数及中性白细胞比率明显增高。关节液涂片可见脓球。

3. 膝关节结核　结核表现为低热、盗汗。X 线检查可见关节间隙狭窄或呈虫蚀样骨质破坏，血沉明显增快。

4. 类风湿关节炎　好发年龄在 15 岁以后，以女性多见，病程发展缓慢，开始有多关节性疼痛，常见的受累关节依次为手、腕、膝、肘、足、肩和髋，多为双侧发病，常见的局部症状为隐痛、关节僵硬，晨起明显，称为"晨僵"，肌肉呈保护性痉挛，形成关节畸形，甚至骨性强直。实验室检查血沉可增快，约 70% 的患者可出现类风湿因子阳性；关节滑液较混浊，黏稠度降低，黏蛋白凝固力差，滑液的糖含量降低。早期 X 线检查缺乏特异性，后期可见关节软骨下囊性变，附近骨组织呈磨砂玻璃样改变。

5. 色素绒毛结节性滑膜炎　多发于青壮年，以男性多见，多无明显外伤史，关节肿胀，可触及结节状肿块，可有关节交锁。新发病例关节积液多为血性，以后呈棕红或棕黄色，常为咖啡色液。X 线检查可发现膝关节骨质增生、囊性变，滑膜肿胀肥厚。

【治疗】

（一）　**药物疗法**

1. 内治法

急性创伤型：治宜通经活血，利水消肿，方用桃红四物汤加减。

慢性劳损型：治宜健脾利湿，益气活血通经，方用养血止痛汤加减。

2. 外治法　大戟 15g，芫花 15g，木瓜 15g，牛膝 15g，五加皮 15g，甘遂 12g，防己 15g，艾叶 30g，甘草 12g。2 日 1 剂，每日水煎洗 1~2 次。注意患肢保暖，以毛巾淋药敷洗。借助药力和热力综合作用于膝部，有利于改善局部的血液循环，减少渗出，降低炎症反应，加速病理产物的吸收排泄。注意：此药有毒，切忌入口。

（二）　手法治疗

急性期应制动，患肢伸直位，膝下垫薄枕。慢性期宜手法治疗，刺激关节周围肌肉充血，改善关节血管网的灌流量，使积液得以吸收。

患者仰卧位，双膝伸直，医者从患肢大腿至膝部，由上而下顺经络方向反复进行推揉数次，点按痛点、双膝眼等 1~2 分钟。然后医者一手按住患肢髌骨上缘，另一手握住踝部，嘱患者肌肉放松，先轻轻地、小幅度来回屈伸膝关节，最后将膝关节完全屈曲，然后伸直患肢。在髌骨外上方、髌骨内下方用拇指屈曲指关节，放于痛点内侧，另一手掌按于屈拇之上，用臂力推动拇指向外刮数下。

（三）　物理疗法

物理疗法常用的有热疗、磁疗、微波理疗等。通过对患处的理疗刺激皮肤和相关组织释放组胺，直接或间接地扩张血管，促进血液循环，使局部炎症渗出吸收，控制炎症反应，而达到止痛治病的功效。

创伤早期大量关节积液之前应冷敷，使膝周毛细血管收缩，减轻滑膜充血、水肿、渗出程度，减轻创伤性滑膜炎的发生、发展。

（四）　封闭疗法

若有明显关节积液，应在无菌条件下对膝关节行穿刺抽液，再用生理盐水反复冲洗关节直至无血性渗出物。然后关节内注入利多卡因+糖皮质激素或透明质酸钠。利多卡因能止痛，改善微循环，利于组织器官功能的恢复，糖皮质激素具有抗炎消肿的作用，并能减轻粘连，可减少炎症渗出，促进无菌性炎症吸收；玻璃酸钠为关节滑液的主要成分，注入透明质酸钠，可以补充因溶酶体释放导致玻璃酸钠降解所引起的含量不足，促使滑膜功能恢复。

（五）　手术或关节镜治疗

创伤性滑膜炎经非手术治疗无效后，西医常采用滑膜切除术。滑膜切除的适应证为未累及关节囊纤维层的所有早、中期滑膜炎。如果关节肿胀、疼痛持续 2 个月，经内科治疗无好转，就应积极行滑膜切除术。该手术创伤较小，但由于此类患者的关节滑膜病变时间较久，膝关节功能常有不同程度的粘连、僵硬、活动障碍，手术常可使粘连加重，关节活动进一步受限。因此，如能用非手术治疗本病，不但患者可免受手术之苦，也可大大改善关节功能。近年来，随着关节镜技术的成熟与推广，应用关节镜行滑膜切除，与切开关节腔进行滑膜切除相比较，具有切口小、创伤少、基本不影响关节的活动、功能恢复快、可重复手术等特点，越来越得到患者的青睐，并取得了满意的治疗效果。

（六）　功能疗法

急性创伤引起滑膜充血、水肿、渗出，继续大量活动会刺激滑膜，引发病情进一步加重。因此，受伤初期应正确处理休息与活动的关系。在积液未消退前，应暂停主动与被动活动，适当制动，过早活动可导致慢性滑膜炎，在休息与制动阶段，即应开始积极锻炼股四头肌（等长收缩），积液消退后，开始膝关节活动及行走，以利于关节功能的恢复。强调股四头肌锻炼是治疗中的关键。

九、　髌前滑囊炎

【概述】

膝关节是人体滑囊最多的关节。髌前滑囊位于皮肤与髌骨、髌韧带之间，覆盖于髌骨的下半部和髌韧带的上半部，易受外伤或慢性劳损而发生髌前滑囊炎。发病后以非手术治疗为主。

【中医病因病机及西医病因病理】

（一）　中医病因病机

中医学认为，本病一是由于劳损外损皮肉筋骨之形体，或内伤脏腑经络，皆引起气血之变化。气滞必血瘀，气血阻滞不通，外使关节不利，内致血脉闭塞，气无所行，而内伤脏腑，致脏腑功能失衡；二是局部的反复摩擦，或急性损伤致筋脉受损，气机失调，水湿积聚，滑膜肿胀、渗出。

（二）　西医病因病理

本病多由外伤和挤压、碰撞，膝关节剧烈或长时间的摩擦或受压所致。一般认为与职业有关，常发生在采煤工人和长期采取跪位的工作者。由于长期使髌前滑囊与地面接触受压，且以膝关节为轴的活动者，滑囊充血或出血，而导致髌前滑囊的无菌性炎症。

（三）　平乐正骨学说

人是一个有机的整体，人体的脏腑、气血、筋骨、经络紧密相连，由于脏腑功能失衡，局部经络受损，气机不畅，造成滑囊肿胀。局部疾病的发生是以机体脏腑、经络、气血等功能紊乱为基础的，是整体病理状态的具体反映。局部病症可以影响整体，整体病变也可以影响局部。外伤劳损，易致脾胃失健；暴力损伤，瘀血凝滞归肝，肝脾不调，常影响脾胃纳食和运化功能，导致气血生化乏源，瘀血阻络，血行缓慢，气血失衡，筋骨失养。

【临床表现】

（一）　病史

本病有膝关节创伤或感染病史，以及膝关节剧烈运动、长时间摩擦或压迫病史。

（二）　症状和体征

创伤引起的急性髌前滑囊炎表现为髌前疼痛、肿胀与压痛，被动征阳性，膝关节活动限制不明显。

急性化脓性髌前滑囊炎，则局部疼痛剧烈，表面皮肤红、热，且有全身症状。

慢性髌前滑囊炎表现为髌前疼痛及肿胀，在髌前呈球形隆起，压痛轻微或无压痛，关节活动不受限制。

【辅助检查】

（一）　影像学检查

1. X 线检查　慢性髌前滑囊炎偶见髌前钙化影像。

2. CT 检查　髌前软组织肿胀，皮肤与髌韧带间距增宽，囊区密度增高，质软均匀。

（二）　实验室检查

创伤引起的急性髌前滑囊炎，滑囊穿刺可有血性或棕黄色滑液。化脓性髌前滑囊炎，滑液为脓液，培养常有细菌生长。

【诊断及鉴别诊断】

（一）　诊断

本病根据病史、症状和体征，即可诊断。

（二）　鉴别诊断

1. 关节内积液病变　肿胀在关节内，除关节活动影响外，浮髌试验阳性。患肢做直腿抬高试验时，关节积液因向髌上囊流动而肿胀变小。

2. 结核性滑膜炎　患者多为儿童或青少年，常为单发，双侧很少同时受累。结核性滑膜炎也有肿胀、积液、慢性过程等特征，但关节呈弥漫性肿胀、疼痛，不红不热，浮髌试验阳性。穿刺液为黄色浑浊液体。细菌培养有可能有结核杆菌生长。患者可能伴有午后低热、盗汗、周身乏力、消瘦等全身症状。化验检查血沉增快，结核菌素试验阳性。照片仅见软组织肿胀。如果侵犯软骨或骨质，会出现关节间隙狭窄。

【治疗】

（一）　药物疗法

1. 内治法

急性髌前滑囊炎：治宜活血消肿，通经利湿，方用四物汤合五苓散。

化脓性髌前滑囊炎：病变初期，治宜清热解毒利湿，方用解毒饮加减；脓已形成尚未溃破者，治宜托里透脓解毒，方用透脓散加减。

慢性髌前滑囊炎：治宜益气活血，温经散结，方用利湿消肿汤加减。

2. 外治法

（1）急性髌前滑膜炎　用活血接骨止痛膏烊化后，撒平乐郭氏正骨展筋丹少许贴敷局部。

（2）化脓性髌前滑囊炎　病变初期，外用四黄散调敷患处；脓已形成尚未溃破者，外用红药膏涂患处，隔日更换 1 次。

（3）慢性髌前滑囊炎　外用苏木煎，2 日 1 剂，每日 2 次，水煎热敷温洗。

（二）　手法治疗

患者取仰卧位，屈髋。医者一手扶患膝，一手握踝部，按顺时针方向摇晃 10~20 次，以疏松膝关节。然后，医者一手拇指屈曲指关节，放于髌前压痛点，另一手手掌按于拇指之上，用臂力推动拇指与髌骨边缘垂直方向稳力分割 5~10 次。接着，医者双手拇指在髌前肿胀处点按，力量由轻到重，约 1 分钟。最后，医者一手抚小腿，一手推揉膝部 10~20 次而结束治疗。

（三）　手术治疗

1. 化脓性髌前滑囊炎已有脓性积液者应在内服清热解毒等中药的同时，尽早做切开引流术，以引邪外出。

2. 对慢性髌前滑囊炎囊壁较厚，囊液不易自行吸收，且硬结不适者，可行手术摘除滑囊。

十、　胫骨结节骨骺炎

【概述】

胫骨结节骨骺炎，又称胫骨结节骨骺软骨病，多见于经常从事剧烈运动的青少年男性，单侧受累或双侧受累。

胫骨结节骨骺是胫骨上端骨骺向前下方延长的部分，一般有一个骨化中心，16 岁时与胫骨上端骨骺的骨化中心融合，18 岁与胫骨上段的主骨融合。髌韧带附着于该处，在骨骺未闭合前容易被股四头肌牵拉致伤，从而阻断了胫骨结节骨骺的血运，发生缺血性坏死与增生。所以，本病最常见于 16 岁以前、12 岁以后的男生，多有近期剧烈运动史。

【中医病因病机及西医病因病理】

（一）　中医病因病机

中医学认为，生长发育期间，骨骺未闭合，组织脆弱，加上剧烈运动或慢性劳损，如长期下蹲劳动等，使髌韧带持续或反复牵拉胫骨结节骨骺，造成局部脉络损伤，气血循环不畅，筋骨失养而发病。

（二）　西医病因病理

本病主要是髌韧带的胫骨结节附着处舌状骨骺的损伤引起的骨软骨炎，钙化和骨化后造成局部隆突。患者在发病时正处于生长发育快速时期，筋骨未坚，骨骺未融合。在融合前该处血液供应来自髌韧带。剧烈运动或外伤时，髌韧带过度牵拉骨凸，可引起部分撕脱，从而影响血循环造成骨骺缺血。由于成纤维细胞的分化和成骨细胞的活动，髌韧带及其附近的软组织可出现异位骨化，并有新生小骨出现。由于髌韧带的牵拉，胫骨结节处的成骨细胞活跃，发生骨质增生，使胫骨结节增大，明显向前突出，胫骨近端骨骺可早期融合，在骨骺成熟期后，可造成高位髌骨和膝反屈的并发症。

（三）　平乐正骨学说

剧烈运动或长期慢性劳损后，外损皮肉筋骨之形体，引起气血之变化。气滞必血瘀，气血阻滞不通，导致脉络受损，血脉闭塞，气无所行，气血不畅，从而导致气血失衡；肢体的运动有赖于肝肾所藏之精血，精血充足则筋骨得养，肝之阴血不足，无以滋养肾精，则肾精亏虚，致使筋骨失养，筋之运行位置、解剖结构就会发生变化，从而造成筋骨失衡。

【临床表现】

（一）　病史

本病多见于 11~15 岁的男性少年。有剧烈运动或踢足球、长跑等反复劳损的病史。

（二）　症状

膝关节前方的局限性疼痛；患者上下阶梯、跑跳时疼痛明显；下跪时局部受髌韧带紧张牵拉，直接压迫而疼痛加重，休息后疼痛可缓解或消失。

（三）　体征

髌腱肥厚，胫骨结节增大，压痛点在髌腱附着处。膝关节无肿胀，浮髌试验阴性。膝关节在抗阻力伸直时或充分屈曲下蹲时疼痛加重。

【辅助检查】

1. X 线检查　早期胫骨结节前上方髌韧带附着处有软组织肿胀和肥厚，有时可见钙化或骨化"碎片"。中期胫骨舌状结节密度增高，不规则，边缘模糊成斑点状，游离骨片，并向前方移位，形成骨赘，甚至"碎裂"，且与骨干分离或呈高位髌骨。晚期游离小骨更加显著，胫骨结节呈不规则的"碎片"增生融合。

2. CT 检查　韧带增粗，韧带下见多个骨片，病程进展时韧带内见游离的圆形、卵圆形钙质样高密度影。胫骨干骺端前缘有较大的软组织密度骨质缺损区，胫骨结节骨骺不规则增大，密度不均，形态不一，并向上方移位。

【诊断及鉴别诊断】

（一）　诊断

1. 青少年胫骨结节局限性疼痛，有压痛、肿胀，但无红、热等急性炎症表现。

2. X 线显示胫骨结节前软组织肿胀，胫骨结节可由多个节裂块构成，髌腱阴影处可见不规则钙化区。

（二）　鉴别诊断

1. 骨肉瘤　多见于青少年，长管骨干骺端持续性疼痛，进行性加重，包块增长速度较快，有压痛、局部皮温增高、浅静脉怒张。X 线显示干骺端有偏心性溶骨破坏，边界不清，呈虫蚀状，骨皮质破坏。肿瘤突入软组织，可见骨外软组织块影，其基质多有不规则钙化和明显的骨膜反应。

2. 胫骨结节撕脱性骨折　伤后疼痛，膝关节伸屈受限，局部有轻度或中度肿胀，甚至有皮下瘀斑，局部压痛明显，被动伸屈膝关节可加剧疼痛。

【治疗】

（一）　**药物疗法**

1. 内治法　治宜活血通经止痛，方用活血止痛汤加减。

2. 外治法　可用平乐正骨展筋酊 20mL 加热水 500mL 局部热敷，或用活血接骨止痛膏贴敷患处。

（二）　**固定疗法**

症状轻者应限制体育活动，禁止跑跳活动 3~6 个月，可使症状缓解。中、重度者可用长腿管型行走石膏或支具固定 3~6 个月，随后限制体育活动 3~6 个月。

（三）　**封闭疗法**

髌腱及肌腱周围软组织有急性炎症时，可行局部封闭治疗。每周可重复注射 1 次，3 次为 1 个疗程。能迅速缓解症状，使隆突部分消散。

（四）　**手术治疗**

当非手术治疗无效，且症状持续，有明显畸形者，并造成功能障碍时，可考虑手术治疗。手术切除胫骨结节可获得良好效果，恢复较快，而危险很小。胫骨结节钻孔能改善局部血运，但病变愈合后，结节部的隆起仍存在，影响外观。常用的手术方法有：胫骨结节经皮钻孔术、胫骨结节骨钉插入术（Boswonth 手术）、不连接的胫骨结节切除术（Ferciot-Thomson 手术）。

十一、　剥脱性骨软骨炎

【概述】

剥脱性骨软骨炎常见于青年男性，可能与生长发育及过度活动有关，运动员比常人为多，是一种关节软骨及软骨下骨慢性坏死剥脱性疾患。本病绝大多数发生在膝关节股骨内侧髁软骨面。

【中医病因病机及西医病因病理】

（一）　**中医病因病机**

中医学认为，本病多属瘀血阻络，气血失养之痹症范畴。持续劳损、跌挫、扭转或外来暴力等损伤膝部，致筋骨损伤、经络受损、血脉破裂，血溢脉外，阻滞局部，血瘀气滞，气血津液运行不畅，不通则痛。血不利则为水，瘀血日久不去，聚湿生痰，痰瘀互结，阻滞局部，难化难移，致膝关节肿胀、疼痛，严重者阻碍膝关节正常活动，甚至使膝关节固定于一定位置难以活动，故见肘关节肿胀、疼痛，关节活动障碍。

（二） 西医病因病理

1. 外伤 可因外伤造成局限性关节面骨折、局部气血循行敷布受阻，而逐渐坏死脱落。

2. 劳损 反复多次轻微损伤、劳损，致局部络脉闭塞，局部骨失所养，而逐渐坏死脱落。

（三） 平乐正骨学说

本病属于膝痹病范畴，多为反复劳损、扭挫、外伤等因素作用于膝部，超过筋骨、血脉的承受能力，致筋损骨裂，离经之血瘀而不散，结于局部，为痛、为肿，影响膝关节正常功能活动。损伤之证应从气血论治，人体无论受到何种原因、何种形式的损伤，都会使气血紊乱、经络受阻。损伤瘀血最易导致气滞难行，创伤、闪挫、劳损等损及筋骨血脉，致使血液离经外溢，瘀于筋骨之间，阻闭经络，气机阻滞，则血行瘀阻更重，不通则痛。瘀血日久不去，与痰湿互结为患，形成异物，难化难移，阻碍关节正常活动，故可见膝关节肿胀、疼痛，关节活动障碍。

【临床表现】

（一） 病史

本病多数患者有小创伤史。

（二） 症状和体征

病变初期骨软骨尚未剥脱时，可出现活动时关节钝痛，同时常伴打软腿。骨片完全游离剥脱后，刺激局部可出现疼痛，并常出现关节交锁及关节积液。积液多者浮髌试验阳性。晚期由于游离体对关节面的刺激、磨损，可出现行走初期关节明显疼痛，活动后疼痛减轻，长距离行走疼痛又复加重的典型骨关节炎症状，关节活动明显受限，股四头肌萎缩。

【辅助检查】

1. X线检查 要摄正位、侧位、斜位不同角度X线片。早期在适当位置可见坏死骨块密度增高，周围有环形透亮区。死骨游离后，可见关节内游离体影像，并于适当位置可见关节面缺损。晚期可见关节间隙狭窄或不对称，关节面粗糙不平，关节边缘骨赘形成，软骨下骨密度不均匀等骨关节炎表现。

2. MRI检查 MRI检查将本病分为4级：①Ⅰ级：关节软骨完整，病变仅局限于骨。②Ⅱ级：可见骨软骨碎片的部分轮廓。③Ⅲ级：可见骨软骨碎片的整个轮廓，碎片可游离，有不牢固的表现。④Ⅳ级：骨软骨碎片剥脱并游离移位。

【诊断及鉴别诊断】

（一）　**诊断**

本病依据病史、症状和体征，以及影像学辅助检查，即可做出诊断。

（二）　**鉴别诊断**

本病需与骨软骨骨折相鉴别。骨软骨骨折发病较急，有着较为典型的急性膝关节扭伤病史，随之出现膝关节进行性肿胀；剥脱性骨软骨炎好发于股骨内侧髁关节面，髌骨发病相对少见，而骨软骨骨折好发于髌骨中下份中央嵴及其内侧及股骨外侧髁部位。剥脱性骨软骨炎拍片显示骨块边缘清晰规整，周围骨质反应性硬化，晚期可游离于关节内，而骨软骨骨折骨块边缘不齐，且 MRI 显示周围骨挫伤，内侧支持带损伤等。

【治疗】

青少年的剥脱性骨软骨炎保守治疗多能愈合，效果好；成人承重区则效果较差。

（一）　**药物疗法**

1. 内治法　治宜活血通络，强筋壮骨，方用四物汤加减。

2. 外治法　可用活血接骨止痛膏贴敷患处。

（二）　**固定疗法**

早期骨软骨片尚未剥离者，应行石膏固定患肢 6~8 周，同时加强股四头肌锻炼。

（三）　**手术治疗**

本病如已形成游离体，症状明显者，可手术摘除游离体。小块的骨软骨片或非承重区的骨软骨炎宜摘除骨软骨片。骨床可用细克氏针钻孔数个达骨髓浅面，可得到来自髓腔的间叶组织的外源性修复。

十二、　腘窝囊肿

【概述】

腘窝囊肿是一种滑膜囊肿，泛指腘窝内的滑囊炎，有关节囊和滑囊两个来源。前者为关节腔内压力升高，使滑膜经后关节囊薄弱区（如腘肌腱陷窝处）突出所形成的关节外滑膜疝或憩室；后者为发生在膝关节后面的滑囊炎。半数以上的腘窝囊肿系积液膨胀的腓肠肌内侧头-半膜肌腱滑囊，故又名 Baker 囊肿。本病可为单房或多房，内壁光滑或有矮乳头。

【中医病因病机及西医病因病理】

（一）　**中医病因病机**

中医学认为，本病的发生多因肝、脾、肾亏虚，膝部失养，复感寒邪，致气机阻滞，瘀血内结而发病。膝部长期劳损或淋雨感寒，超过膝部的调节能力，致脉络损伤，经脉不畅，气血循行受阻。气属无形，气伤则痛，血属有形，形伤肿，故作肿作痛；血不利则为水，瘀血日久则为水湿，水湿积聚不散，则渐成痞块；血瘀气滞，经脉痹阻，气塞不通，血壅不流，不通则痛，故见疼痛、肿胀。劳损后，人体正气不足，卫外不固，风寒湿邪乘虚内侵，与未散之水湿、瘀血结于局部，难化难移，形成包块、肿物，阻碍关节正常活动，故见关节屈伸不利。

（二）　西医病因病理

本病的发生多数与关节内疾患密切相关，骨性关节炎、类风湿关节炎、游离体、半月板撕裂和前交叉韧带撕裂等，均可能是导致本病发生的原因，其中以半月板撕裂，特别是内侧半月板后角损伤最常见。据统计，83%的腘窝囊肿是由半月板撕裂所引起的，其发病率占10%~41%，并随年龄增长而增加。儿童的腘窝囊肿多属先天性。

本病可分为原发性和继发性。原发性系膨胀的滑囊，起源于关节腔，而关节腔本身无其他病变，多见于儿童。继发性多见于成年人，常因结缔组织黏液退行性变或继发于关节的某种疼痛。从病理学上分析，囊壁为纤维组织与腱鞘相连者实为腱鞘囊肿，囊壁为滑膜组织与关节相通者实为关节疝，后者多见。

（三）　平乐正骨学说

本病属于膝部筋伤范畴。多因筋脉损伤，局部气血运行不畅，气机及水液运化失调，湿聚成痰，积于局部而成。肝、脾、肾亏虚，膝部失荣，复加外邪，超过膝部自我平衡能力，则致经脉受损，气机阻滞，气机不利则气血运行受阻，严重者可致气滞血瘀，经脉闭阻，气血津液瘀于局部而成痰饮、水湿、瘀血，三者互结形成包块，膝部活动障碍。若为风寒湿邪乘虚内侵，与内停之痰饮、水湿、瘀血互结，痹阻筋骨，则使肿块增大，筋骨关节滞凝、屈伸不利更甚，造成气血、筋骨失衡，故见膝部疼痛、肿块、活动受限等症状。

【临床表现】

（一）　症状

临床上多见于中年以上发病率最高，男性多于女性，患者可觉腘窝部不适或行走后胀感，有的无自觉症状。活动时有疲劳感，行走或久站后腘窝酸胀或不适感更明显，常无意中发现肿物存在，膝关节疼痛较轻。

（二）　体征

患肢伸到检查床末端之外，见股骨内侧髁有一囊性包块，伸膝站立时明显，无压痛或仅钝性压痛。膝关节最大限度伸直时肿胀最明显，张力增高而变硬，屈曲时缩小或不见，张力降低而变软；膝屈曲，用手加压揉按，或持续压迫，囊肿可缩小，可证明囊肿与关节腔相通。触诊时发现早期无压痛，有波动感，与皮肤不粘连，表面光滑。注意尽量不采取诊断性穿刺。

【辅助检查】

1. X 线检查　在腘窝有一个球形的软组织阴影。膝关节造影证实与腘窝囊肿相通。

2. MRI 检查　典型的 MRI 表现为位于腘窝内边界清楚的积液区，呈 T1WI 低信号和 T2WI 明显高信号强度，可有分隔多房状。囊肿破裂 MRI 显示皮下脂肪和筋膜层明显水肿。囊内伴有出血、游离体或碎屑，MRI 呈不规则或斑点状混杂信号。

3. 超声检查　根据图像表现，可将其分为 3 型：单纯囊肿型、分叶囊肿型、囊液混浊型。

【诊断及鉴别诊断】

（一）　诊断

本病依据病史、症状、体征，即可做出诊断。

（二）　鉴别诊断

本病诊断较为容易。但一种特殊类型的囊肿即所谓的流注性 Baker 囊肿，很可能是由于初期的囊肿破裂，内容物流向小腿区域，然后重新被滑膜样膜包裹，形成继发性囊肿。这种囊肿常在小腿形成显著的肿胀，并引起局部剧烈的炎性反应，因此有必要与小腿的深静脉血栓加以区别。小腿深静脉血栓形成，发生于腓肠肌和比目鱼肌的小静脉丛内，其临床表现为小腿轻度疼痛和压痛，伴或不伴水肿，Homans 征阳性。病史、体征及超声检查可明确鉴别。

【治疗】

（一）　药物疗法

内治法　治宜通阳益气，健脾利湿，方用五苓散加川牛膝、木瓜、黄芪、陈皮、丹参、炙甘草，水煎服。

（二）　手法治疗

术者以一手拇指按压于囊肿外缘，令患者迅速极度屈曲膝关节，同时术者拇指迅速向内前方用力拔压囊肿，反复 3~5 次。囊壁薄者多可奏效，囊肿消散。然后令患者每天做膝关节主动短促屈伸活动，以免复发。

（二）　囊内穿刺治疗

对单纯腘窝囊肿，可采用囊内穿刺抽液并注入氢化可的松，疗效较好。

（三）　火针疗法

1. 取穴　局部阿是穴（囊肿局部）。

2. 操作　患者取卧位，暴露患处，常规消毒。术者以左手拇指、食指挤住囊肿，将内物推至一边，避开血管及肌腱，使囊肿突起，右手先持三棱火针在酒精灯上烧红，对准囊肿中心迅速刺入深部，速进速出，刺 2~3 针，起针后，以双手挤压囊肿，挤出囊内浓稠胶冻状物质，再持直径为 0.75mm 的细火针在囊肿周围刺数针，挤至囊液全部流尽，使囊肿消失，用酒精棉球擦净创口，然后用消毒干纱布覆盖施术部位，加压包扎。2 天内不要沾水，避免剧烈运动，最好卧床休息。每周治疗 1 次。一般 2~3 次即愈。

火针治疗腘窝囊肿，以火针除腐排脓及散结消肿的作用，可以清除囊肿当中的瘀血污脓，又因为火针可以在高温下瞬间杀毒，不会出现感染，同时火针还可以借助火力来温壮阳气，通过补益心肺宗气以激发经气和卫气，对于机体的恢复有很好的补益作用。另外，火针还可以生肌敛疮，促使新肉化生、生长，使创口较快愈合。

（四） 手术治疗

手法不能奏效或反复发作者，可行手术切除囊肿。同时注意关节囊修补或囊肿蒂部外翻缝合，以免复发。

十三、 小腿三头肌损伤

【概述】

小腿三头肌包括腓肠肌、比目鱼肌。腓肠肌位于小腿后侧浅层，内侧头起自股骨内侧髁的表面，外侧头起自股骨外侧髁的表面，两头融合成宽大的腱性组织，与比目鱼肌的深腱联合组成跟腱，抵止于跟骨结节处。比目鱼肌起自胫腓骨近端后面，抵止于跟骨结节处。强大而有力，有强有力的踝跖屈作用，可屈小腿，提起足跟固定膝关节，防止躯体前倾，在人体的站立运动中有着重要的作用。

本病可分为新鲜损伤、陈旧性损伤。

【中医病因病机及西医病因病理】

（一） 中医病因病机

中医学认为，本病多因肌肉过度强烈收缩、直接暴力打击或金刃切割等外力引起。当该肌突然强烈收缩或作用于小腿后部的外力超过了其承受能力，致经脉受损，血溢脉外，不通则痛，故局部肿痛、青紫；经脉受阻，气血运行不畅，局部组织得不到气血津液濡养，不荣则痛；筋肉断裂失其正常维系功能和动力作用，致关节活动不利，故见肿痛、青紫、关节挛缩、活动受限、屈伸功能障碍。

（二） 西医病因病理

直接或间接暴力均可造成小腿三头肌损伤。最常见原因是跑跳过程中，膝关节伸直时突然提踵蹬地损伤，或膝关节伸直位受到强烈的外翻或内翻应力，造成腓肠肌内侧或外侧头损伤。直接撞击如撞伤、踢伤或利刃伤也可造成小腿三头肌损伤。长时间站立、行走后，小腿局部代谢产物堆积引起酸痛，也属慢性损伤。直接暴力多伤及肌腹或跟腱部位，慢性劳损多发于肌起点或肌肉与肌腱联合部。

（三） 平乐正骨学说

筋骨相互为用、互补平衡，筋束骨、骨张筋，筋联络四肢百骸，通行血脉，为骨提供连接与动力；骨支撑形体，为筋提供附着点和着力点。本病多由金刃、肌肉强烈收缩、外来暴力引起。肌肉强烈收缩或金刃、暴力突致损伤机体，致筋断脉损。筋断则失其联络四肢百骸、通行血脉及动力杠杆作用；脉损则血液难循常道，溢于脉外而成瘀血，阻滞局部，不通则痛；瘀阻气滞，气血运行不畅，局部组织得不到气血津液濡养，不荣则痛；筋系损伤，筋骨平衡失调，筋束骨无力，骨张筋不能，故见肿胀、青紫、疼痛、关节欲动不能、功能受限。

【临床表现】

（一） 病史

本病有直接与间接暴力史。

（二） 症状

直接暴力伤后，小腿后方疼痛、肿胀，屈膝运动受限，步行困难，不能用前足着地行走，全足负重时疼痛。劳损者肿胀不明显，感小腿后侧深层疼痛，久行久立后疼痛明显。

（三） 体征

直接暴力损伤，可见行走时膝关节保持在伸直位，多为伤腿在前，健腿在后。小腿后侧肿胀，严重者皮下瘀血，压痛阳性；若肌肉肌腱断裂可触及凹陷。提踵实验阳性。

劳损者，伸膝关节时疼痛加重，有时可波及腓总神经，出现小腿及足外侧皮肤感觉迟钝或麻木。压痛点在股骨外侧髁后面、腓肠豆的部位，向下可触及硬结或条索状物，又称腓肠肌籽骨综合征。

【辅助检查】

1. X 线检查 X 线片可排除骨折，有时可见腓肠豆增大增生。

2. MRI 检查 MRI 显示肌肉损伤，在 T1W1 序列表现为等信号，在 T2W1 及 T1RM 压脂序列表现为羽毛状或斑片状的高信号区，尤以羽毛状最为多见，肌肉大体形态保持完好。

3. 超声检查

（1）轻度损伤 三头肌超声显像为局部肌纤维纹理增粗、紊乱，无回声区长度小于 10mm。

（2）中度损伤 三头肌组织部分撕裂，超声显像为无回声区长度小于肌组织长度的 50%，三头肌与跟腱连续性尚存在。

（3）重度损伤 三头肌与跟腱连续性中断，无回声区长度大于三头肌组织长度的 50%。

【诊断及鉴别诊断】

（一） 诊断

本病依据病史、症状、体征，即可做出诊断。

（二） 鉴别诊断

本病需与血栓性静脉炎相鉴别。血栓性静脉炎表现为局部酸痛不适，血管彩超检查可以明确诊断。

【治疗】

本病应注意休息，早期应冷敷，加压包扎，抬高患肢；后期热敷，行功能锻炼。疼痛期可穿高跟鞋，使小腿三头肌松弛；疼痛缓解后可逐渐减低鞋跟高度。

（一） 药物疗法

1. 内治法

新鲜损伤：治宜活血化瘀，消肿止痛，方用桃红四物汤加减。

陈旧性损伤：治宜温经活血，舒筋散结，方用养血止痛丸。

2. 外治法 外用下肢洗药熏洗患肢。急性损伤后期或陈旧性损伤，行按摩活筋并配合外揉展筋丹或外搽展筋酊。

（二） 手法治疗

损伤后期和慢性劳损者（腓肠肌籽骨综合征），可行手法治疗。

患者取俯卧位，医者双拇指指腹顺小腿三头肌纤维方向自上而下行理筋手法 10~20 次。医者立于患者一侧，双手拇指戳点肌肉损伤的两端点，力量由轻到重，时间 1~2 分钟，再顺肌纤维方向进行揉捏 10~20 次。医者双手捏住局部硬结处，用拇指来回拨动 10~20 次，然后顺小腿三头肌纤维方向再按揉 10~20 次。

（三） 固定疗法

小腿三头肌损伤严重者可用行走石膏靴固定，一般可用弹力黏膏支持带固定或在去除石膏后使用。该支持带的目的是防止踝关节背伸，上端起于小腿肚后方，向下经小腿背侧，越过足跟经脚掌至足趾。在踝关节和足跟周围要仔细塑形，避免起皱压迫皮肤。

（四） 手术治疗

陈旧性损伤跟腱挛缩者，经非手术治疗无效可行跟腱延长术。

（五） 功能疗法

损伤中期练习踝关节背伸，牵拉小腿三头肌，以疼痛可忍受为度，防止肌肉粘连挛缩；后期可做双足并拢的下蹲起立运动和站立位足跟抬起运动。

第三节　踝及足部筋伤

一、 踝部韧带损伤

【概述】

踝部韧带的一般性损伤往往不被人们所重视，实际发病数倍于来就诊的患者。韧带损伤分为部分断裂和完全性断裂两类，前者称为踝关节的扭伤或捩伤，后者可发生踝关节的脱位或半脱位。三角韧带、下胫腓全部韧带或部分骨间膜同时损伤时，可出现下胫腓分离和距骨向外脱位。临床上以外踝的腓距前韧带损伤和下胫腓前韧带损伤为多见，三角韧带损伤常在踝关节骨折脱位中并发。

踝部韧带损伤可分为外踝韧带损伤、内踝韧带损伤、下胫腓韧带损伤 3 型。

外踝韧带损伤：外踝韧带包括腓距前韧带、腓跟韧带及腓距后韧带。外踝的腓骨尖较内踝长 1cm 左右，踝部扭伤时，很容易造成内翻位损伤，加之外侧韧带相对薄弱，故临床上多见外侧韧带损伤。在外伤时的瞬间，视足的屈伸位置不同，3 组韧带的受累亦不相同。如跖屈时以腓距前韧带损伤为多，背伸时则为腓距后韧带损伤，而中间位时以腓跟韧带损伤多见：①腓距前韧带：足在正常承重时，腓距前韧带与距骨的长轴走行方向一致；当踝跖屈时，其走行方向与胫骨纵轴一致，并变得紧张，此时如受到内翻应力时，腓距前韧带即产生撕裂与完全性断裂。②腓跟韧带：当踝关节处于跖屈，如内翻的应力进一步增加时，除产生腓距前韧带损伤外，还可以使腓跟韧带损伤。如果踝关节处于中立位，当踝关节极度内翻位时，则首先可产生腓跟韧带的损伤。腓跟韧带为外踝韧带中的主要结构，较为坚韧，当踝关节处于功能位时，起限制足内翻的作用，因而一旦断裂则踝关节外侧间隙增宽。③腓距后韧带：为外踝韧带中最强的一束，主要限制踝关节的过度背伸。腓距后韧带损伤主要因足超限内翻所致。

内踝韧带损伤：内踝韧带又名三角韧带，亦分为 3 束。前方为胫距前韧带，中为胫跟韧带和后方的胫距后韧带。此韧带分为深浅两层，十分坚韧，不易断裂。主要功能是限制踝关节外翻及过度外旋。大多数情况下，内踝韧带损伤由外翻或外旋暴力所致。此种外力通常引起内踝和（或）外踝骨折。但如果暴力来得十分突然，亦可引起内踝韧带断裂。其中单纯韧带断裂者少见，多并发有外踝骨折和（或）下胫腓关节分离。

下胫腓韧带损伤：下胫腓韧带位于下胫腓关节处，其韧带分为 3 部分：①前胫腓韧带：起自胫骨，斜向外上方，于腓骨前方为止。②胫腓骨间韧带：自胫骨下端外侧至腓骨下端内侧，实际上为骨间膜的延续，最为坚强。③后胫腓韧带：从胫骨下端后内侧至腓骨下端内侧。下胫腓韧带损伤主要因外翻及外旋暴力直接造成，临床上并非少见，但易漏诊；合并内踝韧带断裂（伴或不伴外踝骨折）的下胫腓韧带损伤，一般是内踝韧带先断裂，以致下胫腓韧带的张应力突然增加，一旦超过其最大限度，则引起断裂。

【中医病因病机及西医病因病理】

（一） 中医病因病机

中医学认为，本病属中医学"筋伤"范畴。中医学关于筋的概念包括筋膜、皮肉、筋络、筋腱等组织。早在《灵枢·筋脉》中就描述为"筋为刚"，认为筋是人体强健力量的源泉，《灵枢·本脏》曰："经脉者，所以行气血而营阴阳，濡筋骨，利关节也。"《灵枢·本脏》亦指出："是故血和则经脉流行，营复阴阳，筋骨劲强，关节清利矣。"踝部韧带损伤主要为不慎跌仆或外界暴力，导致局部气机闭塞，出现瘀血，气血运行不畅，气机阻滞不通，不通则痛。

（二） **西医病因病理**

西医学认为，造成踝部急性韧带损伤的暴力大致分为直接暴力、间接暴力及肌肉拉力3种，其中以间接暴力为主。多为在高低不平路面或上下楼梯时不慎失足，踝部处于极度内翻跖屈位，使外侧副韧带过度牵拉而引起损伤。轻者使胫腓下韧带部分断裂，重者可使韧带完全断裂并发踝关节半脱位和全脱位。或因踝关节远端超限外翻、外旋直接造成内踝和（或）下胫腓韧带损伤，此类损伤大多与内踝和（或）外踝骨折并存。

（三） **平乐正骨学说**

外伤暴力，致使筋脉损伤，血溢脉外，瘀血停留，败血归肝，血瘀气滞，表现为局部青紫、肿胀、疼痛、关节活动障碍，使气血失衡。筋为机体活动的动力、联络之纽带；气血运行不畅、筋骨失养，筋之运行位置、解剖结构就会发生变化，致筋弛、筋挛、筋翻、筋转、筋离等，筋之约束骨骼和稳定关节的功能减弱甚至丧失，产生骨错缝、骨折、脱位等病变，筋伤往往伴随骨伤的全过程，伤筋必然影响筋骨的平衡。筋骨失衡又会内动肝肾，肝血充盛，则肾有所藏，精有所滋。反之，肾精不足，则肝血生化无源；肝之阴血不足，无以滋养肾精，则肾精亏虚。因此，肝与肾任何一方受损，皆可致肝肾不足，造成肝所主之筋和肾所主之骨皆失养，出现筋骨同病。

【临床表现】

（一） **病史**

踝部急性韧带损伤大多有明确的外伤史。

（二） **症状和体征**

外踝韧带损伤时，临床上可发现患者的外踝前下方肿胀和疼痛，局部出现压痛，皮下产生瘀斑，关节活动受限及跛行等。将足被动跖屈并内翻时疼痛加重，而背伸和外翻时可使疼痛减轻；当其完全断裂时，踝关节处于跖屈位时可使距骨产生向前的位移。内踝韧带损伤除有内踝下区域（三角韧带附着处）疼痛、肿胀、皮下瘀血青紫、足运动受限外，内踝后方踝管可有肿胀瘀血。下胫腓韧带损伤时，症状与上述相似，但其疼痛、肿胀均在踝关节前方而不在侧面。

【辅助检查】

1.X线检查   在拍摄正侧位X线片时，小腿应内旋20°，使整个关节间隙等宽，胫骨与距骨之软骨下骨板也都平行。从胫骨下端软骨下骨板与外踝的软骨下线状影的连续对线关系出现台阶可以辨认出腓骨的轻微短缩，也可观察到距骨外移及外侧间隙增宽。外踝韧带损伤时，常规X线片上仅见局部软组织肿胀影，如果要使诊断进一步明确，可局麻后再拍内翻应力位X线片，并与健侧对比。正常胫距内翻角为5°～10°（胫骨下关节面与距骨上关节面做足内翻时的角度），如此角大于健侧 1 倍，表示腓距前韧带断裂；大于 2~3 倍，则为腓距前韧带和腓跟韧带撕裂；大于 5 倍，则为外踝韧带完全断裂，此时多合并腓骨远端骨折。侧位前后应力像上距骨无脱位，当腓距前韧带损伤后，距骨出现向前半脱位像。

内踝韧带断裂时可在局麻下拍踝关节外翻应力 X 线片，部分可显示胫腓下关节分离征。

下胫腓韧带损伤时，应做双踝对比拍片，观测双侧胫腓下关节之间距；必要时局麻后应力位拍片，即分别将踝关节置于外翻、外旋、内翻及正常位拍片，如显示胫腓骨分离，无论腓骨有无骨折，则表示三束韧带全部断裂，如腓骨下端在外展位时不外展，仅显示旋转，则表明后胫腓韧带未断裂。也可单将踝关节内翻拍片，若见到胫骨和腓骨间隙增大超过 3mm，则说明下胫腓韧带损伤，显示踝关节半脱位。

2. 踝关节穿刺造影　可发现造影剂自踝关节进入断裂的韧带损伤处。

3. MRI 检查　MRI 具有良好的软组织分辨力，能够确定踝部软组织内损伤血肿的范围，辨明韧带的撕裂、断裂损伤等。

【诊断及鉴别诊断】

（一）　诊断

本病依据病史、症状、体征，以及影像学检查，即可做出诊断。

（二）　鉴别诊断

本病需与踝关节骨折相鉴别。踝关节骨折局部压痛明显，又可见骨畸形、骨擦音等。X 线检查可以排除踝关节骨折。

【治疗】

（一）　药物疗法

1. 内治法

气滞血瘀型：主要是损伤早期，踝关节肿胀、疼痛明显，局部有皮下瘀斑，关节活动受限，舌质红、苔黄腻，脉弦紧。方用桃红四物汤加减。

筋脉失养型：多见于损伤后期，关节肿胀减退，伴有持续隐痛，步行乏力，舌淡白、苔薄。治宜舒筋活络，温经止痛，方用小活络丹。

2. 外治法　肿胀初期，采用外敷消肿化瘀止痛药物，如三七散、七厘散等；受伤中后期，肿胀减退，可用狗皮膏、伤湿止痛膏，配合活血舒筋的外洗药物，如下肢洗剂、苏木合剂等。

（二）　手法治疗

对于单侧踝部筋伤或部分韧带断裂，可用理筋手法。如外踝扭伤，患者取仰卧位后，术者双手相对，拇指在上拿住足部，做踝关节摇法，徐徐使足跖屈内翻，再在牵引下将足背伸、外翻，同时双手拇指向下按压伤处，用拇指在损伤的韧带处做捋顺法。

而对于陈旧性踝部韧带损伤：让患者取仰卧位，用拇指与其余四指配合，揉捏弹拨小腿后侧肌群3~5分钟，然后用拇指以柔和深达的方法按揉踝关节周围5分钟，特别是下胫腓联合韧带处、外踝前下方及跟腱两侧，再用一手拇指与食指轻用力夹持踝关节两侧，另一手持握患肢前足部，在稍用力拔伸下做踝关节屈伸、内外翻及环转运动3分钟。进行时宜平稳和缓，各方向均做数次。

（三） 封闭配合黏膏固定疗法

药物局部封闭采用2%利多卡因1.5mL及醋酸强的松龙0.5mL，混合均匀行痛点封闭。黏膏固定将踝关节置于轻度外翻位，若有距腓前韧带损伤再稍背伸，黏膏从足内侧起经足底、外踝，绕至小腿前外侧中段，叠瓦状固定3~4条，再用绷带缠绕加强固定，一般固定3周即可。

（四） 固定疗法

1. 外踝韧带不完全断裂 除一般性治疗如早期局部冷敷以外，患足应予以严格制动，以有利于韧带的修复：①前腓距韧带不完全性损伤：用小腿石膏固定于外翻、背伸位3~4周，拆石膏后以护踝制动及功能锻炼。②腓跟韧带不完全性断裂：踝关节功能位（90°~100°），外翻状小腿石膏固定4周左右，后续治疗同前。③后腓距韧带不完全性损伤：则用小腿石膏外翻、跖屈位固定4~5周。

2. 内踝韧带损伤中单纯内踝韧带不完全性损伤 一般以小腿石膏内翻位固定4~5周。轻度者亦可用宽胶布内翻位固定3周，解除固定后再行理疗及护踝外用。

3. 单纯性下胫腓韧带损伤 采用小腿石膏，并于踝关节上方两侧塑形加压（用双侧手掌部加压），以使其复位。固定4~6周后更换外用护踝。

（五） 手术治疗

1. 完全性外踝韧带断裂 除因全身情况不佳不能施术者外，原则上均应行韧带修复术。对修复困难的晚期病例，亦可用附近的部分腓骨短肌、大部或全部重建受损之韧带。

2. 并发骨折的内踝韧带完全断裂 对断裂的韧带行修补术，对有移位的骨折可同时行开放复位+内固定术（多为张力带或螺丝钉固定术）。术毕以小腿石膏制动4~5周。拆石膏后行功能锻炼及外用护踝。

3. 并发下胫腓关节分离的内踝韧带断裂（多伴有外踝骨折） 于手术的同时，用长螺钉将胫腓下关节固定，固定时间一般不超过6周。

4. 并发移位骨折的下胫腓韧带损伤 在对骨折行开放复位及内固定之同时，多选用长螺钉加压固定及复位，术后石膏制动6~8周，并根据骨折愈合情况决定石膏拆除的时机。

（六） 功能疗法

外固定之后，应尽早进行跖趾关节功能锻炼，进而可做踝关节背屈、跖屈活动，等肿胀消退后在医生指导下进行踝关节内外翻活动，防止韧带粘连，增强韧带的力量。

二、 腓骨长短肌腱损伤

【概述】

腓骨长短肌位于小腿外侧间隔，腓骨长肌起于腓骨小头及腓骨外侧面的上 1/3 和小腿深筋膜，肌束向下移行于长的肌腱，行于外踝的后方，经腓骨上支持带的深面，再经过腓骨肌下支持带深面的骨性纤维管，转至足底内侧。腓骨短肌，位于腓骨长肌的深面，起自腓骨外侧面下 1/3 及前后肌间隔，止于第 5 跖骨基底。腓骨肌腱外伤性的断裂较为少见，更多地表现为腓骨肌腱的滑脱。

【中医病因病机及西医病因病理】

（一） 中医病因病机

中医学认为，腓骨肌腱损伤多由暴力所致，属中医学"筋伤"范畴。外伤后经络受阻，气血阻滞，不通则痛，故外伤后局部多有肿痛。

（二） 西医病因病理

西医学认为，本病是由于稳定腓骨肌腱的一些结构改变所导致的疾病。腓骨外踝窝、纤维软骨缘和腓骨上支持带是稳定腓骨肌腱的基本结构，其中尤以腓骨上支持带最为重要。当踝关节受到突然强力背伸或内翻暴力时，腓骨肌猛烈收缩，导致腓骨上支持带的损伤，支持带失去对腓骨肌腱的控制，导致腓骨肌腱的脱位或半脱位。

（三） 平乐正骨学说

本病的病因病机核心为腓骨肌腱平衡失调，主要为力学失衡。突然暴力使局部静力及动力失衡，腓骨肌腱发生滑脱。肌纤维损伤，气滞血瘀，经络痹阻不通，局部出现肿痛。

【临床表现】

（一） 病史

急性损伤时多有明确的外伤史，受伤时患者可清晰听到局部声响，受伤后患者难以再继续行走。

（二） 症状和体征

外踝后外侧可见明显肿胀，局部有压痛。背伸外翻踝关节时局部出现疼痛。

【辅助检查】

1. X 线检查 可发现外踝外侧撕脱骨折。

2. CT 检查 可显示腓骨外踝窝的解剖形态及腓骨肌腱的位置。

3. MRI 检查 能更清楚地显示软组织损伤情况。

【诊断及鉴别诊断】

（一）　诊断

本病依据病史、症状、体征，即可做出诊断。

（二）　鉴别诊断

1. 跟腱断裂　急性跟腱断裂者多有明确的运动中损伤病史，大部分患者可清晰回顾受伤时脚踝后方有直接打击感或听到"砰"的一声，且损伤常发生于行突然暴发性弹跳动作时。不能提踵、跟腱后方凹陷且伴有肿胀或瘀斑。查体时局部可触及缺损，Thompson 征阳性。

2. 跟腱滑囊炎　跟腱囊发生炎症后，可出现跟腱前疼痛，局部肿胀向跟腱两侧突出。背伸踝关节，可引起疼痛。

【治疗】

（一）　药物疗法

1. 内治法

（1）中药辨证施治　治宜舒筋活络，活血行气，方用舒筋活血汤或身痛逐瘀汤加减。

（2）中成药　可给予活血止疼片、筋骨痛消丸等。

（3）西药　可给予非甾体类抗炎药口服，如依托考昔片、塞来昔布胶囊、洛索洛芬钠片等。

2. 外治法　可采用中药熏洗：采用自制温控中药熏洗床进行治疗。患者仰卧于熏洗床上，以跟部疼痛区域为中心，对准熏洗窗，每次 30 分钟，每日 2 次。两次熏洗间隔 4 小时以上，患者根据个人耐受性调整熏洗温度，一般温度控制在 58℃±2℃，最高不宜超过 65℃，以防止烫伤。中药熏洗 10～14 天。药物以活血通络、散寒除湿类为主。

（二）　手法治疗

可采用平乐正骨手法治疗：主要以理筋法为主，如推拿按摩、点穴手法，可有效促进局部血液循环，加速病理产物代谢，促使局部软组织修复而达到治疗和改善的目的。患者取俯卧位，术者站于患侧，给以推拿、滚揉及点穴类手法施治，手法以稳着透达为要领。

（三）　物理疗法

主要有 TDP 灯、低频脉冲电磁场和超短波治疗，配合外用药物（如扶他林软膏、红花油、展筋酊等）外搽患部，每日 2 次，每次 30 分钟，7 天为 1 个疗程。

（四）　固定治疗

可应用非负重小腿石膏固定踝关节于轻度跖屈位，固定时间一般为 5～6 周。非手术治疗失败率较高。

（五）　手术治疗

对于保守治疗失败或患者对愈后功能要求较高且希望尽早恢复运动功能的病例，可采取手术治疗。将支持带和骨膜通过打孔直接缝合于外踝上，术后用小腿石膏固定踝关节于轻度跖屈位6周。

（六）　疾病预防

结合腓骨长短肌腱损伤发生的流行病学特点，可以认识到突然的暴力运动是导致腓骨肌腱损伤的重要因素。运动前做好热身准备活动，运动时结合自身具体情况，选择适度的运动量，避免剧烈运动等，对于预防腓骨长短肌腱损伤的发生均有较大意义。

三、　跟腱断裂

【概述】

跟腱是人体内最粗、最强大的肌腱，长约15cm，它位于小腿下段后方，连接小腿三头肌和跟骨，其主要功能是负责踝关节的跖屈，对于行走、跑步、跳跃等动作的完成起着重要作用。跟腱断裂后患者的行走功能将受到严重影响。跟腱断裂常见于运动中。近年来，其发生率不断增加，这与人们对体育运动的兴趣不断增大、参与量不断增加，造成跟腱慢性劳损有关；也与人们平日案牍工作和静态生活的比例较高，但休闲时间又突然参与运动量较大、难度较高的休闲活动，跟腱无法承受这种突然超负荷的运动有关；同时多种慢性疾病引起的肌腱质量下降也容易引起跟腱断裂。

【中医病因病机及西医病因病理】

（一）　中医病因病机

中医学认为，本病因慢性劳损、正气不足、荣卫虚弱，复感风寒湿邪而成。患者素体荣卫气虚，或久居湿地，或冒湿淋雨，或感受风寒湿邪，引起湿邪客于脊背而行于足太阳膀胱经，致局部经脉不利，气血阻滞，不通则痛。湿性重着、黏滞，湿邪闭阻经络，气血不畅，故见沉重酸困；局部经脉闭阻，气血不畅，血不荣筋，则筋肉失养，久之板硬、活动不利，肌肉萎缩，肌力下降，最终导致跟腱断裂。

（二）　西医病因病理

西医学认为，平素长期静态生活，仅在周末参与体育休闲运动的生活方式导致急性跟腱断裂的发生率增加。跟腱断裂的发病率在工业化国家中为每年每10万人2~10例，而在其他国家却相当低。与其他类型的肌腱断裂相比（患者平均年龄超过60岁），跟腱断裂主要发生于年轻人中（平均年龄36岁）。在各种不同类型的跟腱断裂中，男性占绝对比例，男女发病比例为2∶1~19∶1。人们已经认识到跟腱断裂在白领及生活方式更为静态的人群中发病率较高；在气候温暖的5~8月份的"游玩季节"，由于体育活动的增加，跟腱断裂的发病率也较高。跟腱病变是最常见的与跑步相关的肌腱病变，在多年的长跑者中（跑龄超过10年），其发病率更高。

亦有人对跟腱断裂的发病机制提出不同的理论假设，即本病的发生与退变、愈合不良、机械负荷过重等有关。退变论认为，长年累月的静态生活造成肌腱的血供减少，后续不断的微损伤伴随着愈合能力受损导致广泛性肌腱退变、损伤。最终，受损的肌腱在一次强大的负荷下彻底断裂。多项血管造影与组织学分析研究都支持肌腱退化的观点。超过15%的急性跟腱断裂患者既往跟腱部位存在症状。急性跟腱断裂的组织学分析显示，在退变和坏死的肌腱组织中存在缺氧性退变、黏液样变和钙化，致使肌腱中的水分增加而胶原含量降低。病变的跟腱内还存在胶原变性、退变率增加，导致胶原失交联率增加。

引起跟腱断裂的较为少见的因素有：皮质激素的使用（局部注射或者全身使用导致胶原坏死）；合成类固醇的使用导致胶原发育异常及抗拉强度降低；喹诺酮类抗生素的使用；痛风、甲状腺功能亢进症、肾功能不全、动脉硬化；既往的跟腱损伤或病变；感染、系统性炎性疾病；高血压及肥胖等原因。

（三）　平乐正骨学说

"筋"的内涵相当宽泛，它概括了除骨以外的皮肉、筋、脉等组织，相当于西医学中的肌肉、肌腱、筋膜、韧带、周围神经、血管、软骨等的统称。跟腱断裂的病因病机核心为跟腱部平衡失调。一是力学失衡：长期的高负荷劳作，局部劳损，跟部静力及动力失衡，跟部肌腱长时间处于疲劳的状态，甚至钙化；久之，肌纤维损伤，气滞血瘀，经络痹阻不通，局部僵硬疼痛。二是气血失衡：正气不足、荣卫气虚，气虚血瘀，血不荣筋，加之跟部多裸露当风，风寒湿邪乘虚而入，痹阻经络而作痛，形成本虚标实之证。

【临床表现】

（一）　病史

急性跟腱断裂者多有明确的运动中损伤病史，大部分患者可清晰回顾受伤时脚踝后方有直接打击感或听到"砰"的一声，且损伤常发生于行突然暴发性弹跳动作时。

（二）　症状

多数跟腱断裂发生于运动中做弹跳或蹬踏动作时。患者常诉足跟后方有"砰"的撞击感，随即出现提踵无力，跟腱后方凹陷且伴有肿胀或瘀斑，无法完成蹬地、跳跃等动作。表现为行走困难及推进无力。

（三）　体征

查体最初表现为跟腱后方凹陷。随着软组织逐渐肿胀，这些体征常会被掩盖。常沿踝关节后方出现瘀斑和肿胀。最为简单可靠的检查方法，是通过挤压小腿后方肌肉（Thompson 征）来判断腓肠肌–比目鱼肌复合体的连续性。在俯卧位时挤压患者小腿后方肌肉，如果不能使足部出现可对抗重力的跖屈，就可以确诊为跟腱断裂。还可出现"足过度背伸征"，这需要与健侧足的背伸角度相对比。但是急性损伤后这一征象常由于患者疼痛拒动而难以引出。除非受伤后的时间足够长，疼痛不那么明显时才能发现。

【辅助检查】

1. X 线检查　可用于判断是否伴有跟腱附着部位的急性撕脱骨折。

2. MRI 检查　可发现跟腱断裂，且对于确诊跟腱部分断裂最为有效。

3. 超声检查　可用来评价两个肌腱断端之间的距离。

【诊断及鉴别诊断】

（一）**诊断**

本病依据病史、症状、体征即可做出诊断。

（二）**鉴别诊断**

1. 跟腱滑囊炎　正常在跟腱止点附近有两个滑囊，一个位于皮肤和跟腱之间，为皮下囊；另一个位于跟腱和跟骨后上结节之间，为跟腱囊。皮下囊受到刺激后发生炎症，局部红、肿、热、痛。跟腱囊发生炎症后，可出现跟腱前疼痛、局部肿胀后，向跟腱两侧突出。背伸踝关节，可引起疼痛。

2. 跟骨骨折　依典型的外伤史、足跟疼痛及压痛、足跟瘀血、宽而扁的畸形及跟骨向外倾斜呈外翻、外踝下方正常凹陷消失等，不难做出骨折判断。X 线片检查可帮助确诊。

【治疗】

（一）**药物疗法**

1. 内治法

（1）中药辨证施治

风寒痹阻型：治宜祛风散寒除湿，方用羌活胜湿汤或独活寄生汤加减。

血瘀气滞型：治宜舒筋活络，活血行气，方用舒筋活血汤或身痛逐瘀汤加减。

气血两虚型：治宜补益气血，舒筋活络，方用八珍汤或当归补血汤加减。

（2）中成药　可给予筋骨痛消丸、安络痛片等。

（3）西药　可给予非甾体类抗炎药口服，如塞来昔布胶囊、洛索洛芬钠、萘丁美酮、尼美舒利等，但长期服用需关注胃肠道反应。

2. 外治法

（1）中药熏洗　采用自制温控中药熏洗床进行治疗。患者仰卧于熏洗床上，以跟部疼痛区域为中心，对准熏洗窗，每次 30 分钟，每日 2 次。两次熏洗间隔 4 小时以上，患者根据个人耐受性调整熏洗温度，一般温度控制在 58℃±2℃，最高不宜超过 65℃，以防止烫伤。中药熏洗 10~14 天。药物以活血通络、散寒除湿类为主。

（2）中药湿热敷　需借助 TDP 灯进行治疗。根据患者病情进行中医辨证，开具中药处方，并将中药熬制成药汁备用。患者仰卧或坐位于治疗床上，以跟部疼痛区域为中心，用较大的纱布垫浸泡中药药汁，并将该药垫覆盖于疼痛区域，并用 TDP 灯进行加热，一般每次 30 分钟，每日 2 次，两次热敷间隔 4 小时以上，患者根据个人耐受性调整 TDP 灯的高度以调整温度，一般温度控制在（50℃±2℃），最高不宜超过 55℃，以防止烫伤。药物以活血通络、散寒除湿类为主。

（二）　手法治疗

可采用平乐正骨手法治疗：主要以理筋法为主，可有效促进局部血液循环，加速病理产物代谢，促使局部软组织修复而达到治疗和改善的目的。患者取俯卧位，术者站于患侧，给以推拿、滚揉及点穴类手法施治，手法以稳着透达为要领。

（三）　物理疗法

主要有 TDP 灯、低频脉冲电磁场和超短波治疗，配合外用药物（如扶他林软膏、红花油、展筋酊等）外搽患部，每日 2 次，每次 30 分钟，7 天为 1 个疗程。

（四）　手术治疗

对于保守治疗失败或患者对愈后功能要求较高且希望尽早恢复运动功能的病例，可采取手术治疗。手术方式多样，术式据探查所见跟腱损伤的具体情况而定，包括各种肌腱缝合术及选择邻近其他腱性组织进行的增加肌腱强度的技术。

近年来，随着手术技术的进步，再辅以平乐正骨特色疗法，大多数病例能取得比单纯手术治疗更好的疗效。积极的术后处理带来了很多益处：功能进一步恢复、患者满意度增加、并发症发生率下降，以及避免了石膏固定后的各种并发症（肌肉萎缩、肌力下降或肌腱强度减低、僵硬）。无论采用何种手术方法，术后患肢正确的固定及功能锻炼是手术成功的必要保证。

（五）　固定疗法

可应用跖屈位石膏或者硬质可穿脱的足靴，可促使两跟腱断端相互靠近来促进跟腱断端愈合，固定时间一般为 6~8 周。最初采用过膝关节的长腿支具，将膝关节限制于屈曲状态，而踝关节限制于跖屈状态，以最大限度地降低跟腱张力。1 个月后更换为膝下断腿支具，并随后不断减小跖屈角度。与手术治疗相比，非手术治疗后跟腱再断裂率较高（1.7%~10%），但其切口愈合不良、切口感染及神经损伤的发生率显著低于手术治疗。

（六）　功能疗法

根据患者情况适当采用中医按摩手法，对足背部、小腿三头肌、胫骨前肌、腓骨肌进行抚摩、轻手法推压以宣通气血、消肿散瘀，每个部位做 3 次，每个部位治疗时间约 1 分钟；然后从肿胀中心向心性推理，同时于损伤周围循经取穴，以逆经方向施按、压手法，每个方向做 2 次，每个方向治疗时间约 1 分钟。手法宜轻，时间宜短，这样既不加重组织损伤，又能疏通经络，达到消肿止痛的目的。最后对足背部、小腿三头肌、胫骨前肌、腓骨肌进行抚摩，约 2 分钟。治疗的体位要求在膝关节屈曲同时踝关节跖屈位进行，以防止跟腱的再次损伤。

（七）　疾病预防

结合急性跟腱断裂发生的流行病学特点，可以认识到超强度、超负荷的运动是导致跟腱断裂的重要因素之一。因而，尤其是对于长期静态生活或案牍工作者，逐步增加日常活动量，将周末的集中运动时间分散到1周当中去，且运动前做好热身准备活动，运动时结合自身具体情况，选择适度的运动量，减少过长的运动时间等，对于预防跟腱断裂的发生均有较大意义。

四、　跖跗关节扭伤

【概述】

跖跗关节，又称 lisfranc 关节，是由楔骨、骰骨与1~5跖骨组成的微动关节，背侧韧带、跖侧韧带及许多相互邻近的小韧带将它们联系在一起。其关节较为松弛，内翻活动度较大，故外侧的跖跗关节损伤比较多见。

【中医病因病机及西医病因病理】

（一）　中医病因病机

中医学认为，本病实为本虚标实之证，其本是肝肾亏虚、筋骨失养所致。"肝主筋，肾主骨"，肝肾不足，筋骨失去濡养。其标为瘀血痹阻，脉络不通，不通则痛。因此，治当以补益肝肾、强筋壮骨为主，活血祛瘀、祛风通络为辅。

（二）　西医病因病理

由高处坠下或行走失足、道路不平造成的足内翻内收或外翻外展，使跖跗关节韧带撕裂，关节失去稳定性，并可出现关节微细错位或异位。由于足内翻跖屈损伤机会较多，故本病以外侧跖跗关节扭伤比较多见。

（三）　平乐正骨学说

外伤暴力，致使筋脉损伤，血溢脉外，瘀血停留，败血归肝，致血瘀气滞，表现为局部青紫、肿胀、疼痛、关节活动障碍，致使气血失衡。筋为机体活动的动力、联络之纽带，气血运行不畅、筋骨失养，筋之运行位置、解剖结构就会发生变化，致筋弛、筋挛、筋翻、筋转、筋离等，筋之约束骨骼和稳定关节的功能减弱甚至丧失，产生骨错缝、骨折、脱位等病变。筋伤往往伴随骨伤的全过程，伤筋必然影响筋骨的平衡。筋骨失衡又会内动肝肾，肝血充盛，则肾有所藏，精有所滋。反之，肾精不足，则肝血生化无源；肝之阴血不足，无以滋养肾精，则肾精亏虚。因此，肝与肾任何一方受损，皆可致肝肾不足，造成肝所主之筋和肾所主之骨皆失养，出现筋骨同病。

【临床表现】

（一）　病史

本病一般有外伤史或扭伤史。

（二）症状和体征

轻则局部疼痛，轻度肿胀或无明显肿胀，行走时患部疼痛，不能用力；重则局部肿胀明显，青紫瘀血，足部不敢着地站立或行走。足内翻内收损伤时，骰骨与第 4、5 跖骨关节部位疼痛明显；足外翻外展损伤时，第 1 楔骨与第 1 跖骨组成的跗跖关节处疼痛明显。陈旧性损伤，行走时局部酸痛不稳，轻度的外伤即可再次扭伤，而形成习惯性扭伤。

【辅助检查】

X 线检查 拍摄足的前后正位、侧位及 30°斜位 X 线片，可显示损伤情况。

【诊断及鉴别诊断】

（一）诊断

本病依据病史、症状、体征，即可做出诊断。

（二）鉴别诊断

1. 跖痛症 二者都有行走时疼痛。但跖痛症疼痛可延及趾端，有针刺或烧灼感，往往需中止行走，休息或按摩后方能再走；严重者足跖及足背部肿胀，不能站立，检查时可见跖骨头跖部压痛明显，以 2~4 跖骨头部为甚，足横弓塌陷或消失，常与扁平足、蹞外翻、爪形足同时存在。

2. 跟下痛 二者皆可因行走突然足跟部踩到硬物，或下楼时用力过猛足跟着地而发生损伤。跟下痛检查可发现足跟着力部软组织坚韧、肥厚、压痛，以足跟前中央部最明显，有时可触到高突之硬结。X 线检查可发现有的跟骨结节处有骨刺形成。

3. 跟腱周围炎 二者都有疼痛感。但跟腱周围炎早期跟腱周围组织肿胀、疼痛，弹跳及行走时疼痛加剧，休息后减轻，局部皮肤颜色正常或轻度潮红，皮温多轻度增高，压痛明显，跟腱僵硬；跟腱两侧膨隆，可有波动感。

【治疗】

（一）药物疗法

1. 内治法

新鲜损伤：治宜活血化瘀，消肿止痛，方用活血灵加减。

陈旧性损伤：治宜养血活血，方用养血止痛丸。

2. 外治法 外敷消肿止痛膏，每日 1 剂，直至肿消痛止。

（二）手法治疗

扭伤早期可采用理伤手法。患者仰卧位，伤足伸于床边，助手用双手固定踝部，术者双手握住足的跖骨部位，先做对抗拔伸，然后在拔伸下做轻微摇摆，再做足内翻跖屈，外翻背屈，之后再用理筋手法理顺筋肌。治疗后患足适当包扎固定，并卧床休息 1 周，尽量减少下地活动。

（三）　封闭疗法

中后期仍有疼痛者，可采用醋酸强的松龙 12.5mg 加入 1% 普鲁卡因 2mL 做痛点封闭，每周 1 次，2~3 周为 1 个疗程。

五、　跟痛症

【概述】

跟痛症是足跟周围疼痛性疾病的总称，是指多种慢性疾患所引起的跟部包括跟后、跟跖、跟内和跟外侧急、慢性疼痛。跟痛症的病因病机繁多且复杂，在临床方面主要是足跟脂肪垫炎或萎缩、跟骨滑囊炎、跟骨骨刺、跟骨内高压及神经卡压等原因引起。本病多发生于中年以后的肥胖者，男性发生率高，大多数为慢性起病，一侧或两则同时发病。

临床上本病一般分为 3 类：①跟后痛：主要有跟后滑囊炎、跟腱止点撕裂伤、痹症型跟痛症。②跟下痛：主要有跖腱起点筋膜炎、跟骨下滑囊炎、跟骨脂肪垫炎、肾虚型跟痛症。③跟骨病：跟骨本身的疾病，如跟骨骨髓炎、骨结核，偶尔也是良性肿瘤或恶性肿瘤的易患部位，但跟骨病不属于筋伤学范围。

中医学认为，本属"痹症""肾痹"范畴，多因肝肾亏虚、筋失所养，复感风寒湿邪；或因慢性损伤，伤及筋骨，导致气血瘀滞，痰瘀内阻所致。中医治疗以补益肝肾、散寒祛湿、活血化瘀、通络止痛为基本原则。

【中医病因病机及西医病因病理】

（一）　中医病因病机

中医学认为，本病由于劳累过度，腰脚伤损，骨弱筋弛，加之高年之人，脾肾阳虚，肾精亏耗，不足以濡养筋骨，故发足跟疼痛。若起居失慎，露卧贪凉或久居湿地，则风寒湿之邪乘虚而入，痹阻经络，血脉滞涩，则发为痹症。

（二）　西医病因病理

1. 跟腱止点滑囊炎　主要因穿鞋摩擦所致，尤其是女性经常穿高跟鞋，鞋的后面与跟骨结节之间反复摩擦，导致跟骨结节处滑囊发生慢性无菌性炎症，使滑囊增大，囊壁增厚，发生本病。

2. 跟骨下脂肪垫炎　一般患者有外伤史，多因走路时不小心，足跟部被高低不平的路面或小石子所伤，引起跟骨负重点下方脂肪组织损伤，局部充血、水肿、增生。

3. 跟骨骨骺炎　本病症只发生于跟骨骨骺出现闭合这段时间内，跟骨第二骨化中心从 6~7 岁出现，13~14 岁逐渐闭合，故本病多发生在少年发育生长期。

4. 跖筋膜炎　本病症因职业关系长期站立在硬地面上工作，或因扁平足，使距腱膜长期处于紧张状态，在其起点处因反复牵拉发生充血、渗出，日久则骨质增生，形成骨刺。

5. 肾虚性跟痛症 年老体弱或久病卧床，肾气虚衰，则骨痿筋弛。西医学认为因久病卧床，足跟部因不经常负重而发生退行性变，皮肤变薄，跟下脂肪垫部分萎缩，骨骼发生脱钙变化而致。

（三） 平乐正骨学说

损伤日久，气血耗伤，同时四肢不健、运动减少，导致脾胃运化无力，水谷精微不能化生营血，筋骨失于濡养，气血化源不足，又导致脏腑经络功能失衡。年老体弱，肾精不足，则肝血生化无源，肝之阴血不足，无以滋养肾精，则肾精亏虚，故肝与肾任何一方受损，皆可致肝肾不足，造成肝所主之筋和肾所主之骨皆失养，出现筋骨失衡。

【临床表现】

（一） 病史

本病一般有跟骨结节周围慢性劳损史。

（二） 症状和体征

一般是跟部局部疼痛、肿胀，走路时加重或足跟底前内侧压痛。有时有其他畸形，如平底足等。跟骨跖腱膜附着处压痛阳性，跗骨窦、外踝后方、内踝后方压痛点压痛阳性，髌下脂肪垫压痛点阳性，有些患者内收肌大腿根部压痛点压痛阳性，阔筋膜张肌压痛点阳性，部分患者髂腰肌、髂翼外三肌压痛点阳性。

1. 跟后滑囊炎 在跟腱附着部位肿胀、压痛，走路时因鞋的摩擦疼痛加重，跟骨后上方有软骨样隆起。表面皮肤增厚，皮色略红、肿胀，触之有囊样弹性感，局部压痛明显。

2. 跟腱止点撕裂伤 有反复损伤的病史，跟腱附着处疼痛、肿胀、压痛，足尖着地无力，足跖屈抗阻力减弱。

3. 痹症型跟痛症 跟部肿胀、疼痛、皮肤色红，肤温稍高，跟骨部压痛，活动稍有跛行，跟部受力时疼痛增加。

4. 跖腱起点筋膜炎 站立或行走时，跟骨下面疼痛，疼痛可沿跟骨内侧向前扩展到足底。尤其早晨起床后，或休息后开始走路时疼痛更加明显，活动一段后疼痛减轻，压痛点在跟骨负重点的微前方跖腱膜处。

5. 跟下滑囊炎 走路或站立时跟下疼痛明显，跟骨结节下方可有肿胀，局部有压痛，按之可有囊性感。

6. 跟下脂肪垫炎 站立或走路时跟骨下方疼痛，按压时有肿胀性硬块感，并有压痛。

7. 肾虚型跟痛症 行走或站立时觉双腿酸软无力，双跟部酸痛，走路越长酸痛越明显。

（三）　中医辨证分型表现

1. 气滞血瘀型　痛有定处，疼痛拒按，行走受限。

2. 肝肾亏虚型　站立或行走时跟部酸痛、隐痛、乏力，疼痛喜按，触之痛减。

3. 寒凝血瘀型　疼痛拒按，喜热怕凉。

【辅助检查】

X 线检查　提示跟骨跖腱膜附着处跟骨骨刺形成。

【诊断及鉴别诊断】

（一）　诊断

本病依据病史、症状、体征，即可做出诊断。

（二）　鉴别诊断

1. 跟骨骨髓炎　跟骨骨髓炎虽有跟痛症状，但局部可有明显的红、肿、热、痛等急性感染的征象，严重者伴有高烧等全身症状。实验室检查和 X 线检查可明确诊断。

2. 跟骨结核　跟骨结核多发于青少年，局部症状明显，肿痛范围较大，全身情况差，并有低热盗汗、疲乏无力、食欲不振等症状。实验室检查及 X 线检查可鉴别之。

【治疗】

（一）　药物疗法

1. 内治法

（1）中药辨证施治

气滞血瘀型：治宜活血化瘀，通经止痛，方用独活寄生汤加减。

肝肾亏虚型：治宜滋补肝肾，通络止痛，方用金匮肾气丸。

寒凝血瘀型：治宜温经散寒，祛风除湿，方用阳和汤加减。

（2）西药　口服非甾体类抗炎药，如西乐葆、消炎痛等。

2. 外治法

（1）中药外敷　川芎、威灵仙、炒白芥子、刘寄奴、威灵仙、制乳香、没药、冰片研末，用适量食醋调匀成稠膏状，敷贴患处，2 天更换 1 次，3 次为 1 个疗程。

（2）中药熏洗　选用中药透骨草、伸筋草、桂枝、川芎、威灵仙、红花、牛膝、木瓜、制川乌、制草乌、艾叶、苏木、独活、花椒、刘寄奴、威灵仙，将所有药物加工粉碎至极细粉末状，并分袋包装。将 1 袋药末倒入小桶中，加入煮沸开水约 2000mL，双足熏蒸 5~8 分钟。随后将双足浸泡约 30 分钟。每日 1 次，10 天为 1 个疗程。

（二）　手法治疗

采用揉法从上至下放松臀部肌群、半腱肌、半膜肌、股二头肌、腓肠肌、跟腱及跟骨内外侧软组织；患者屈膝，术者依次点按委阳、委中、合阳、承筋、承山、飞扬、跗阳诸穴；捏、拿、揉腓肠肌，再弹拨足底部足底腱膜、趾短屈肌、踇展肌等肌肉，顺时针按揉足跟部，按揉范围逐渐缩小，重点按揉跟骨结节略偏内侧处及跟骨结节外侧突，以患者自觉足跟及足底产生酸胀感为宜。手法治疗每周 2~3 次，6 次为 1 个疗程。

（三）针灸疗法

选取 L3~L4 或 L4~L5 夹脊为主穴，根据临床症状选用腰俞、胞肓、臀中、昆仑、太溪、仆参、水泉、昆仑、仆参、申脉、三阴交等穴，毫针平补平泻法针刺，留针 30 分钟，每日 1 次，5 次为 1 个疗程，疗程间休息 2 天，治疗 3 个疗程。

（四）封闭疗法

普鲁卡因加醋酸可的松局部封闭，每周 1 次，可连用 3~5 次。

（五）其他

减少承重，站立和行走跟下垫海绵圈，使痛点位于中空位置，减轻痛点压迫等，也可获得较好的治疗效果，经上诉处理无效后可行滑囊切除手术。

六、跖痛症

【概述】

跖骨头挤压跖神经所引起的跖部疼痛称为跖痛症。足有两个弓，一是横弓，也称跖弓，由 5 个跖骨头组成，以第 1 和第 5 跖骨头为基石；另一个是纵弓，由跟、距、舟、第 1 楔骨和第 1 跖骨组成，形成拱桥，以跟骨和第 1 和第 5 跖骨头三点负重。本病好发于中老年体弱的妇女、非体力工作的男性，或者是某些消耗性疾病之后，青少年较少见。

【中医病因病机及西医病因病理】

（一）中医病因病机

中医学认为，本病一是先天禀赋不足，二是气虚筋弛，加之外力长期挤压，使足横弓塌陷所致。

（二）西医病因病理

本病可因足部骨性结构异常，韧带缺乏弹性或太松，以及骨间肌与蚓状肌萎缩或失去弹性，人体承重时产生横弓塌陷，第 2、3、4 跖骨头下垂，挤压跖神经所致。另外，由于慢性劳损或跖骨头部遭遇外力挤压的刺激，也可产生损伤性神经痛。

（三）平乐正骨学说

本病一是久病体虚，肝血不足，失于濡养，致筋脉拘急；筋肉失养，身体逐渐消瘦，肾精虚损而髓空，脾虚而气血生化乏源，导致脏腑经络功能失衡。二是损伤日久，正气亏虚，营卫不和，气血运行不利，血络之中再生瘀滞，虚中有滞，而致肿胀疼痛。三是气血紊乱、经络受阻、脏腑失调，从而使机体处于失衡状态，气血失衡必然影响经络脏腑，进而也必然会导致筋骨失衡。

【临床表现】

（一）　**症状**

1. 松弛型跖痛症

（1）前足跖骨头跖面横韧带上有持续性疼痛，不负重时疼痛立即减轻或消失。严重时患者行走或站立时患足跖部不能着地，有时需改变着力点才能减轻疼痛。

（2）跖面压痛，侧方挤压跖骨头可以减轻疼痛，可在第1、2跖骨头之间摸到间隙。

（3）前足变宽，足底2、3跖骨头处可见胼胝，骨间肌萎缩者足趾呈爪形。

2. 压迫性跖痛症

（1）行走时前足疼痛，为阵发性放射痛，呈刺痛或刀割样疼痛，疼痛放射至第3、4趾，有时因剧痛而致行走或站立停止。

（2）患足细长，前足有被挤压现象。

（3）跖面有压痛，而侧方挤压跖骨头可加重或引起疼痛。

（4）第3、4趾可有感觉异常。可于第3、4趾跖面摸到肿块。

（二）　**体征**

跖骨头跖部压痛明显，以第2~4跖骨头为甚，足横弓塌陷或消失。常与扁平足、姆外翻、爪形足同时存在。

【辅助检查】

X线检查　可见第1、2跖骨及两楔状骨间隙增宽，第2、3跖骨粗壮肥大，密度增加；第1跖骨短缩，内翻畸形。

【诊断及鉴别诊断】

（一）　**诊断**

本病根据症状、体征，并结合X线检查，即可做出诊断。

（二）　**鉴别诊断**

本病需与跖骨头软骨炎相鉴别。跖骨头软骨炎常发生于青少年，以女性多见，虽然症状与跖痛症类同，但X线表现为跖骨头骨骺致密、碎裂，关节间隙增宽。

【治疗】

（一）　**药物疗法**

1. 内治法

（1）中药辨证施治　治宜养血舒筋，温经止痛，方用升气定痛汤加减。

（2）西药　口服非甾体类抗炎药。

2. 外治法　采用活血化瘀、温经通络的药物外敷或熏洗。

（二）　**手法治疗**

患者仰卧位，下肢伸直。术者先点按阴谷、阴陵泉、三阴交、太溪、照海等穴位。

然后以拇指点按、揉捻痛点，再以擦法使足底发热。

（三） 固定与功能疗法

跖部疼痛严重者，宜适当休息，并抬高患肢，症状好转后避免长途跋涉，穿用合适的鞋子，以垫高跖骨头近端，使跖骨头少持重，减少疼痛。同时进行跖趾关节运动训练，做跖趾关节跖屈、背伸活动，增强肌力。

（四） 封闭疗法

可选用醋酸泼尼松龙 12.5mg 加 1%普鲁卡因或曲安奈德 15mg、2%利多卡因 1.5mL、生理盐水 2mL 做封闭治疗。

（五） 手术治疗

长期非手术治疗无效者，可考虑手术治疗，常用方法有跖骨头悬吊术、跖骨截骨术等。

七、 跖腱膜炎

【概述】

跖腱膜为足底腱膜的一部分，系足底深筋膜中央腱性增厚部分，起于跟骨结节内侧突，对维持足弓有重要作用。当跖腱膜承受了超过其生理限度的作用力时，这种反复长期的超负荷将诱发炎症，形成退变、纤维化，导致跖腱膜炎。本病好发于较肥胖的中年妇女和喜爱运动者，如长时间跑跳的专业运动员、舞蹈家及长距离行走者；另外，喜好穿软底鞋和大运动量的人也多见。

【中医病因病机及西医病因病理】

（一） 中医病因病机

中医学认为，本病的病因病机为肾虚正气不足，寒湿为患。足居下而多受寒湿，肾阴、肾阳的虚损导致正气不足，寒湿之邪乘虚而入，凝滞于下，致筋脉瘀滞，瘀血内阻，不通则痛。

（二） 西医病因病理

西医学认为，在节律性应力的反复牵引下使足底前部负重增加，致使跖部肌腹和肌腱表面的致密结缔组织因过度活动、牵拉、挤压而引起腱膜缺血，跖腱膜跟骨结节附着处发生慢性纤维组织炎症，以后形成骨刺，被包在跖腱膜的起点内，这种骨刺可引起踇展肌、趾短屈肌和跖腱膜内侧张力增加，或引起滑膜囊炎，出现足跟痛，称为跖腱膜炎。

（三） 平乐正骨学说

本病的病因病机核心为足部平衡失调。一是力学失衡：其一，长期的足部行走，足底肌腱的牵拉，使足底部姿势性静力及动力失衡，足底肌群长时间处于牵拉紧张状态，甚至痉挛；其二，足底神经处于持续牵张状态，二者共同作用，久之则肌纤维损伤，气滞血瘀，经络痹阻不通，局部僵硬疼痛。二是气血失衡：正气不足、荣卫气虚，气虚血瘀，血不荣筋，足居下而多受寒湿，寒湿之邪乘虚而入，凝滞于下，致筋脉郁滞，瘀血内阻，痹阻经络而作痛，形成本虚标实之证。

【临床表现】

（一）　病史

急性伤者多有外伤史，如行走时足部突然踩着坚硬物或下楼时不小心足跟着地过猛；慢性损伤者多见于40上的中老年人，女性较男性多发，起病缓慢，可有甚至数年的病史。

（二）　症状

晨起或长时间休息后开始站立行走时，逐渐出现足跟底及足心的疼痛；而活动后疼痛可减轻。因为当休息过后，腱膜恢复到原状，而当白天活动的时候，腱膜继续被拉伸，也刚好是疼痛消退的时候。

（三）　体征

可有整个跖腱膜的压痛，以跟骨结节内侧处明显，足趾、踝关节在被动背伸时疼痛和压痛更明显。

【辅助检查】

X 线检查　无异常，常用于与其他疾病的鉴别。

【诊断及鉴别诊断】

（一）　诊断

本病依据病史、症状、体征，即可做出诊断。

（二）　鉴别诊断

1. 足跟脂肪垫炎　二者都可见足底部疼痛。但足跟脂肪垫炎压痛点在跟骨负重区，有时可有触及皮下的脂肪纤维块；而跖腱膜炎有整个跖腱膜的压痛，以跟骨结节内侧处明显。

2. 跟骨骨刺　二者都可见足底部疼痛。但跟骨骨刺在 X 线片上常见跟骨结节有大小不等的骨刺，而跖腱膜炎 X 线片无异常情况。

3. 跟骨高压症　二者都可见足底部疼痛。但跟骨高压症患者多为中老年人，可单侧或者双侧，在跟骨的内侧、外侧、跖侧均有压痛和叩击痛；而跖腱膜炎有整个跖腱膜的压痛，以跟骨结节内侧处明显。

【治疗】

（一）　药物疗法

1. 内治法

（1）中药辨证施治　治宜补益气血，舒筋活络，方用八珍汤或当归补血汤加减。

（2）中成药　可给予筋骨痛消丸、安络痛片等。

（3）西药　可给予非甾体类抗炎药口服，如塞来昔布胶囊、洛索洛芬钠、萘丁美酮、尼美舒利等，但长期服用需关注胃肠道反应。

2. 外治法　中药熏洗：患者仰卧于熏洗床上，以足部疼痛区域为中心，对准熏洗窗，每次 30 分钟，每日 2 次。两次熏洗间隔 4 小时以上，患者根据个人耐受性调整熏洗温度，一般温度控制在 58℃±2℃，最高不宜超过 65℃，以防止烫伤。中药熏洗 10~14 天。药物以活血通络、散寒除湿类为主。

（二）　手法治疗

1. 平乐正骨手法　主要以理筋法为主，可有效促进局部血液循环，加速病理产物代谢，促使局部软组织修复而达到治疗和改善的目的。患者取仰卧位，术者站于患侧，给予推拿、擦揉及点穴类手法施治，手法以稳着透达为要领。

2. 平乐正骨展筋丹揉药法　该法尤其适用于跖腱膜炎有固定痛点的患者。术者沉肩、悬腕、垂肘，拇指螺纹面蘸少许展筋丹，以掌关节运动带动拇指螺纹面在穴位上以画圆的方式运动，要求拇指螺纹面与穴区或痛区皮肤轻轻接触，运动时同皮肤摩擦，但不能带动皮肤，揉药范围约 1 元硬币大小，频率为每分钟 100~120 次，每穴操作 2~3 分钟，局部皮肤微感发热即可。取穴以痛为腧，辨证选穴。

（三）　功能疗法

1. 跖筋膜牵伸训练　患者取椅坐位，屈患侧腿，将患足置于健侧膝上（跷二郎腿）。术者握住患足足趾尽力背屈，至足弓紧张为止。

2. 坐位腓肠肌牵伸训练　患者取长坐位，患侧下肢伸直，取一长条形毛巾勾住患足，前脚掌踩住毛巾中点，双手各握毛巾两端向躯干牵拉使踝背屈，直至感觉腓肠肌紧张。

3. 站立位腓肠肌牵伸训练　患者面墙，双脚前后分开站立，患足在后，足趾正对健足足跟，患侧膝保持伸直位，足跟紧贴地面。双臂前伸双手推在墙面上，躯干向墙面倾斜使患侧踝背屈直至感觉到患侧腓肠肌紧张。牵伸过程中前面的健侧下肢呈弓步并可逐渐下压重心，以保证腓肠肌的牵伸效果。

4. 站立位跟腱牵伸训练　患者面墙，双脚前后分开站立，各动作要领同站立位腓肠肌牵伸训练，但需屈曲患侧膝关节，使踝背屈，以牵拉跟腱。

（四）　物理疗法

主要有 TDP 灯、低频脉冲电磁场和超短波治疗，配合外用药物（如扶他林软膏、红花油、展筋酊等）外搽患部，每日 2 次，每次 30 分钟，7 天为 1 个疗程。

（五）　针刀疗法

患者俯卧位，足跟向上，在跟骨跖腱膜附着处（往往是压痛最明显处）进针刀，刀口线和足纵轴垂直，针体和足跟后面呈 60°角，进针深度达骨质，做横行切开剥离 3~4 下。术后，医者一手使患足过度背屈，同时另一手拇指向足背方向推顶紧张的跖腱膜 2~3 次即可。以上治疗每 5~7 天 1 次，3~5 次为 1 个疗程。一般不超过 2 个疗程。

（六）　封闭疗法

患者俯卧于治疗床上，屈膝 90°，足底朝上，常规消毒铺布，选取 5mL 注射器，7 号针头，以压痛点最明显处为进针点，快速刺入至跟骨骨面后，回抽无血缓慢注入封闭液（曲安奈德注射液 40mg+2% 利多卡因 3mL），每周 1 次，连续治疗 2 次。

八、　跟腱周围炎

【概述】

跟腱即小腿三头肌肌腱，其与臀大肌、股四头肌一同在维持下肢平衡、稳定及运动功能方面起主要作用。跟腱的主要作用为跖屈踝关节，屈曲膝关节，是行走和弹跳的主要肌腱。和其他肌腱一样，跟腱也有腱膜、腱鞘及滑囊和脂肪垫等附属结构，这些结构因任何原因而发生充血、水肿、渗出，即为跟腱周围炎。

【中医病因病机及西医病因病理】

（一）　中医病因病机

1. 急性损伤　由于撞挤或弹跳或跑步等剧烈运动，用力过猛，使跟腱周围组织突然受挫或掖伤，脉络受损，局部气血瘀滞不能畅行，作肿作痛。

2. 慢性劳损　长途跋涉或反复弹跳，跟腱与其周围组织反复摩擦，致局部筋脉受伤，作肿作痛。

3. 外伤感染或湿热下注　跟腱周围皮肤外伤，邪毒乘虚而入；或附近有疖肿等感染灶，直接蔓延至跟腱周围；或湿热内蕴，下注于局部而发病。

（二）　西医病因病理

西医学认为，本病是跟腱下滑囊及跟后滑囊的一种局部非特异炎症性疾病。其病因病理特点主要是慢性劳损。穿硬帮鞋致使跟后皮下滑囊水肿，引起局部纤维浆液渗出，炎性致痛物质析出，形成纤维织炎，引发局部疼痛；日久致部分肌筋膜组织纤维机化、粘连、挛缩，形成瘢痕，组织僵硬，并导致肌力下降。

（三）　平乐正骨学说

本病一是气滞血瘀，经络痹阻不通，局部疼痛、肿胀。二是气血失衡，正气不足、荣卫气虚，气虚血瘀，血不荣筋，加之足跟多裸露当风，风热之邪乘虚而入，痹阻经络而作痛，形成本虚标实之证。

【临床表现】

（一）　病史

本病一般有运动损伤史、穿硬帮鞋史，外伤后治疗不当或外感风热等病史。

（二）　症状

本病以活动时疼痛为主，适当休息后疼痛可减轻，劳累后复加重；"反反复复，轻轻重重"或"时轻时重，迁延难愈"为其临床特点。

急性损伤型有明显掫伤史，早期跟腱周围组织肿胀、疼痛，弹跳及行走时疼痛加剧，休息后减轻，局部皮肤颜色正常或轻度潮红，皮温多轻度增高，压痛明显，跟腱僵硬。若未得到及时恰当治疗，可延转为慢性（进入中后期）。

（三）　体征

跟腱止点周围有固定压痛点，且压痛点固定、抗阻痛，严重者可触及波动感。

（四）　中医辨证分型表现

1. 血瘀气滞型（急性期）　有明显掫伤史，早期跟腱周围组织肿胀、疼痛，弹跳及行走时疼痛加剧，休息后减轻，局部皮肤颜色正常或轻度潮红，皮温多轻度增高，压痛明显，跟腱僵硬。

2. 气血两虚期（慢性期）　晨起足跟部隐隐疼痛，劳累时加重，休息后缓解。

3. 热毒蕴结型（化脓期）　足跟剧烈疼痛，局部红肿热痛，触之有波动感。

【辅助检查】

（一）　影像学检查

1. X 线检查　拍摄跟骨侧位 X 线片，早期无明显改变，长期迁延不愈者，可见跟腱止点周围钙化灶。

2. MRI 检查　可见跟腱止点周围炎性渗出或增生，跟腱止点周围跟腱纹理欠均匀。

3. 超声检查　跟腱滑囊积液，跟腱组织肿胀、增粗，以及跟腱周围软组织肿胀等。

（二）　实验室检查

多无明显异常，化脓期可见血白细胞升高、中性粒细胞比例升高。

【诊断及鉴别诊断】

（一）　诊断

本病依据病史、症状、体征，以及影像学检查，即可做出诊断。

（二）　鉴别诊断

1. 跟骨高压症　二者都可表现为足跟部的疼痛。但跟骨高压症痛点不固定，并且范围较大，足跟部憋胀感明显。

2. 跖腱膜炎　二者皆可见足跟后部疼痛。但跖腱膜炎痛点在足底部稍偏前，且随着跖腱膜的紧张，症状加重。

3. 止点性跟腱炎　二者都有足跟部的疼痛，鉴别较为困难，并且相互转化。止点性跟腱炎主要表现为跟腱止点的疼痛，长期不愈可发展为跟腱周围炎。

【治疗】

（一）　药物疗法

1. 中药辨证施治

血瘀气滞型（急性期）：治宜活血消肿止痛，方用活血灵加减。

气血两虚型（慢性期）：治宜益气活血，温经舒筋，方用舒筋汤加减。

热毒蕴结型（化脓期初期）：治宜清热解毒，利湿消肿；已成脓者治宜透脓解毒；脓已溃者治宜托里生肌。

2. 中成药　可给予活络消痛胶囊、小金丸、金乌骨通胶囊等。

3. 西药　可给予非甾体类抗炎药口服，如双氯芬酸钠缓释胶囊、依托考昔、尼美舒利、吲哚美辛，但需关注胃肠道反应。

（二）　手法治疗

早期局部肿胀可用拇指、食指在跟腱两侧轻揉推擦，以达通络活血、消肿止痛的目的。可反复操作，每日 2 次。伤肢可抬高平放，减少活动。

中后期肿胀消退，但跟腱局部变性硬化，则可使用提、推、拨、按等手法，手法应轻柔，不能过重，因此时肌腱变性钙化，手法过重可能人为造成跟腱断裂。

（三）　固定疗法

损伤较轻时，要卧床休息，抬高患肢，避免做踝关节背伸运动；损伤严重时，要用小腿石膏托，将踝关节固定于跖屈位 3~4 周。

（四）　物理疗法

主要有 TDP 灯、低频脉冲电磁场和超短波治疗，配合外用药物（如按摩膏、红花油、展筋酊等）外搽患部，每日 2 次，每次 30 分钟，7 天为 1 个疗程。

（五）　手术治疗

脓肿已形成者，应及时做切开引流术，以引邪外出，促进康复。

（六）　封闭疗法

1. 局部封闭　①定点：用手触摸寻找压痛点，即为治疗点，做好标记。②操作：常规消毒后，用 5mL 注射器吸取复方倍他米松悬混液 10mg+2% 利多卡因 2mL，从标记点垂直进针，在皮层注药后刺至跟腱注药，然后退针至筋膜浅层，并向各个方向注射完余药。注射后换新的注射器对下一个治疗点进行封闭治疗。

2. 臭氧注射　臭氧注射仍采取局部封闭定点方法，局部注射时用 30μg/mL 臭氧 5mL 替代封闭混合液即可，其余步骤同局部封闭操作方法。

九、　跗骨窦综合征

【概述】

由于跗骨窦内及其邻近结构病变产生的一系列症状，称为跗骨窦综合征。

【中医病因病机及西医病因病理】

（一）　中医病因病机

参见"平乐正骨学说"。

（二） 西医病因病理

踝关节内翻扭伤后造成距跟骨间韧带和前韧带及其他结构的损伤可能是跗骨窦综合征最常见的原因。另外，距下关节的损伤，也可能导致跗骨窦综合征的出现。跗骨窦部位的疼痛可能由于韧带的损伤和距下关节的不稳定，以及由于创伤后的局部炎症引起组织血流缓慢，产生窦内高压。而跗骨窦内神经血管的损伤，也使韧带的本体感觉损伤，加重了距下关节的不稳定。

（三） 平乐正骨学说

本病的病因病机一是损伤在外损皮肉筋骨之形体的同时，又引起气血之变化，气滞必血瘀，气血阻滞不通，外使关节不利，内致血脉闭塞，气无所行，气血不畅，导致气血失衡；二是肢体的运动有赖于肝肾所藏之精血，精血充足则筋骨得养，方能维持协调平衡，从而共同完成肢体活动。跌打闪挫后导致骨损筋伤，内动于肝肾，精血亏虚，筋骨不荣，则筋伤不复，筋骨失濡，机体筋骨之动态平衡关系遭到破坏，则踝关节失稳，而出现行走无力。

【临床表现】

（一） 症状

跗骨窦区疼痛，足旋后或内收时加重。行走时局部疼痛，尤其在不平的路面。大部分患者伴有打软症状，但无机械性不稳。

（二） 体征

1. 压痛 跗骨窦区有锐性压痛。

2. 踝被动内翻痛 踝关节做被动内翻或旋后检查时，跗骨窦部疼痛。

3. 抽屉试验和内翻试验 无踝关节不稳定。

【辅助检查】

1. X 线检查 骨质与关节无异常改变。

2. CT 检查 亦不能发现病变。

3. MRI 检查 可能显示的异常有：①在 T1 和 T2 像上的低信号，可能为纤维化病变。②T1 低信号，T2 高信号，表示可能有滑膜炎症或非特异性炎性改变。③跗骨窦内多个液体积聚，可能为滑膜囊变。

【诊断及鉴别诊断】

（一） 诊断

本病依据症状、体征，即可做出诊断。

（二） 鉴别诊断

1. 踝关节外侧副韧带陈旧损伤 症状以不稳为主，压痛点在距腓前韧带或跟腓韧带处，抽屉试验和内翻试验发现踝关节稳定性差，MRI 可显示韧带陈旧损伤。

2. 距下关节损伤 X 线或 MRI 检查有距下关节骨软骨损伤征象。

【治疗】

（一）　非手术治疗

非手术治疗包括超声波治疗、水疗，口服非甾体类抗炎药，以及局部封闭。局部封闭即向跗骨窦内注射 2% 利多卡因 2mL 和强的松 1mL 的混合物，通常效果良好。50%~70% 的患者非手术治疗有效。

（二）　手术治疗

本病非手术治疗无效时，可进行手术治疗。

1. 切开手术　外踝 Ollier 切口，注意保护足背外侧皮神经，切除跗骨窦的脂肪垫。如果跟距骨间韧带有损伤并引起炎症，应清除炎症组织。

2. 关节镜下手术　可应用关节镜技术切除跗骨窦内炎症组织，同时可判断跗骨窦韧带有无损伤。本手术创伤小，临床效果良好。

第十三章 躯干部筋伤

第一节 颈部筋伤

一、颈部扭挫伤

【概述】

因各种暴力使颈部过度扭转、牵拉或直接打击，引起颈部软组织损伤者，称为颈部扭挫伤。本病多发生于青壮年。当暴力作用于颈部，有时可能合并有颈椎骨折或脱位，甚至可损伤颈段脊髓，临床上必须仔细检查，以免误诊。

本病以青壮年为主要易患人群，多存在颈部扭挫伤病史，以颈部疼痛或伴上肢放射痛为主要表现，可伴有头部前伸侧偏畸形，症状 24~48 小时达到高峰，逐渐缓解，劳累、治疗不当或再次受伤时症状可加重，休息时可减轻或缓解，治疗上以保守治疗为主。

【中医病因病机及西医病因病理】

（一） 中医病因病机

中医学将本病归属于"骨伤""伤筋"等范畴。本病的发生与外伤有关，外伤后经络损伤，血溢脉外，阻滞经络，加上经络本身损伤，出现气机阻滞，经脉不通，不通则痛。

（二） 西医病因病理

当颈部猛然扭闪，或扛重物，或从高处坠下，或棍棒直接打伤，可使颈部筋肉出现挫伤、过度牵拉扭转、肌肉韧带嵌顿等情况。颈部的屈伸活动有赖于头夹肌、肩胛提肌、斜方肌和颈部的筋膜与韧带等组织来完成，当颈部突然屈伸时，肌肉可在其起点或肌腹处发生部分纤维撕裂伤。在日常生活中，颈部突然前屈后伸，或反复小幅度活动均可导致颈部肌肉扭伤，如高速行驶的汽车，突然停车或刹车后，头部出现过度前屈，然后出现后伸等动作，轻者出现肌肉、滑膜、韧带拉伤，严重者可以出现韧带断裂，骨骼出现压缩骨折或过伸位撕脱骨折等；继续损伤可能造成脊髓挫伤、脊髓震荡等情况发生，也可能导致椎间盘突出，压迫脊髓或神经根出现一系列症状。颈部扭挫伤也有因钝性物体打击颈部软组织所致者，局部软组织损伤较为严重；也有传导损伤者，多数高处坠下可出现传导损伤。单纯的颈部扭挫伤临床上较为少见。

（三）　平乐正骨学说

颈椎的内外稳定系统的平衡是维持颈椎生理功能的重要保证。稳定系统的平衡被打破后，出现动静力学平衡失调。颈椎间盘退变，椎间隙变窄，椎体间失稳、滑脱、错位均是颈椎出现急性扭挫伤的基础。筋骨并重是治疗伤科疾病的重要原则，在伤科诸疾的诊治中要重视筋与骨的相互依存、动态平衡关系，筋骨平衡失调是出现本病的重要原因，骨骼的位置关系、筋的劳损导致在扭挫伤过程中，二者不能相互依靠，从而出现症状。气血失衡也是本病发病的重要原因，正所谓"正气存内，邪不可干"，正气不足、荣卫气虚，气虚血瘀，血不荣筋，加之颈项裸露当风，风寒湿邪乘虚而入，痹阻经络而作痛。因此，治疗本病出现的急性损伤的同时，应恢复颈椎的生物力学平衡、筋骨平衡及气血平衡。

【临床表现】

（一）　病史

本病多有钝性打击、猛然扭闪、扛重物、高处坠下等病史。本病多发于青壮年。

（二）　症状

1. 颈部疼痛　疼痛是本病最为重要的特征，颈部活动时疼痛加重，多数患者24~48小时达到高峰，活动到极限范围时疼痛最为明显，有负重感，疼痛可向肩背部放射。

2. 颈部活动受限　颈部活动受限也是本病的重要特征之一。前屈、后伸、旋转、侧屈均可见明显疼痛，多数一侧较另外一侧活动受限及疼痛程度明显。在患处可摸到肌肉痉挛并有压痛，甚至局部有轻度肿胀。

3. 颈部以上症状　如头晕、头痛、头昏、耳鸣、复视等，是由于颈部交感神经损伤或椎动脉缺血缺氧后的表现，也可出现恶心、呕吐等症状。

4. 肢体症状　脊髓或神经根出现刺激后可见上肢或下肢症状，或四肢均出现症状。症状的不同与受伤时姿势的不同有明显关系，侧方摔倒后多可出现单侧肢体的酸痛麻木症状，甚至出现无力、不能站立行走等。

5. 脊髓功能障碍　大小便异常是脊髓损伤、水肿的结果。

（三）　体征

颈部有不同程度的侧偏畸形及僵硬现象，为"头部前伸侧偏畸形"。多数表现疼痛点明确，压痛明显，多在受累颈椎横突下方及关节突关节附近。击顶试验、转头试验、转头看物试验、屈颈试验阳性。远端神经可表现为疼痛过敏，腱反射活跃或正常。

1. 击顶试验　患者端坐，医者用手握拳叩击患者头顶，造成椎间孔突然缩小，关节突关节挤压，神经根受刺激出现上肢放射痛或麻木者为阳性，提示椎管、椎间孔狭窄或脊髓受压。

2. 转头试验　患者端坐，嘱患者向一侧快速转头，转到最大范围后迅速回到正常位置，如果出现头晕或头晕症状加重，说明在转头过程中椎动脉受到挤压或者牵拉刺激，提示颈性眩晕、椎动脉型颈椎病等。

3. 转头看物试验　嘱患者看自己肩部或身旁某物，若患者不能或者不敢贸然转头，或者转动全身观看，说明颈椎或颈肌有疾患，如颈椎结核、颈椎强直、落枕等。

4. 屈颈试验　患者站立位或端坐，突然将头颈前屈，由于椎管内有效间隙突然减少，致使脊髓处容易遭受激惹的敏感状态，双下肢或四肢可有"触电"样感觉即为阳性，提示颈部扭挫伤、脊髓型颈椎病或颈椎肿瘤等。

（四）　中医辨证分型表现

1. 血瘀气滞型　头颈、肩背、上肢麻木、疼痛，多为刺痛，痛有定处，夜间加重，或有肢体固定区域麻木等，舌质紫暗，或有瘀点、瘀斑，脉弦涩或细涩。

2. 风寒湿痹型　颈肩臂疼痛、麻木，颈部活动不利、僵硬，恶风寒，无汗，全身发紧，口不渴，舌质淡红、苔薄白，脉弦紧。

【辅助检查】

（一）　影像学检查

1. X 线检查　可查看颈椎曲度异常，椎体骨质增生、骨折或脱位、失稳、滑脱等，颈椎异常活动度，颈椎活动受限的部位等情况。

2. CT 检查　观察椎体有无骨折，寰枢关节有无脱位或半脱位，椎间盘是否突出，椎间关节是否增生等。

3. MRI 检查　观察椎间盘是否变性、突出等，椎管是否狭窄，椎间孔是否挤压，脊髓形态及受压变性等情况。观察椎体、脊髓、神经根及颈椎周围韧带肌肉的水肿、渗出等情况。

（二）　实验室检查

本病急性期，可见血白细胞增多，但是比率多无明显异常。

【诊断及鉴别诊断】

（一）　诊断

1. 有明确的颈椎外伤病史。

2. 颈部疼痛，可向肩背部放射，夜间疼痛明显。

3. 颈部活动受限也是颈部扭挫伤的重要特征之一。前屈、后伸、旋转、侧屈均可见明显疼痛，多数一侧较另外一侧活动受限及疼痛程度明显。

4. 有头晕、头痛、头昏、耳鸣、复视等颈部以上症状，是由于颈部交感神经损伤或椎动脉缺血缺氧后的表现。

5. 脊髓出现刺激后可见上肢或下肢症状，或四肢均出现症状。

6. 脊髓功能障碍，可出现大小便异常等。

7. 应除外颈部其他疾患（落枕、肩周炎、风湿性肌纤维组织炎、神经衰弱等所致的肩颈部疼痛）。

（二） 鉴别诊断

1. 颈型颈椎病 两者发病相似，多于晨起时发病，故易被混淆。两者主要症状均在颈部，病史颈部扭挫伤主要有明确外伤史，颈型颈椎病主要为慢性劳损病史；颈型颈椎病的压痛点多见于棘突及两侧椎旁处，程度多较轻，用手压之患者可忍受，且疼痛范围与受累的神经根分布区一致；而颈部扭挫伤的压痛点则见于肌肉损伤局部，以两侧肩胛内上方处为多见，急性期疼痛剧烈，颈部压痛范围广，压痛常无法忍受；颈型颈椎病患者一般不伴有颈部肌肉痉挛，而在颈部扭挫伤则可触及明显肌肉条索束。

2. 落枕 落枕的主要特征就是颈部疼痛、活动受限，与颈部扭挫伤相似。多数患者在受伤6~12小时内症状逐渐达到高峰，与颈部扭挫伤不同。落沈一般不伴有头部及上肢症状，无脊髓功能障碍表现，但可以逐渐演变为慢性症状，成为颈型颈椎病、神经根型颈椎病等。落沈的发生与睡前酗酒、近期劳累等情况有密切关系。

3. 肩周炎 肩周炎与颈部扭挫伤比较，前者多在50岁前后发病，后者任何年龄均可发病，多发生于青壮年；两者均与外伤有关，但前者外伤多为肩部韧带的撞击及牵扯伤，后者多为颈部外伤；两者均可出现颈肩部症状，但是前者症状主要在肩部，多向肘部牵扯，颈部症状较轻，后者症状主要在颈部，肩部可有放射性疼痛，但后者的压痛点主要在颈部，肩部多无明确压痛点。

【治疗】

一般治疗原则：早期制动及固定，后期康复锻炼。颈部扭挫伤的患者一般首选固定，这样可限制颈椎活动，避免颈部肌肉及骨关节再次损伤，减少椎间关节创伤性反应，有利于组织水肿炎症的消退。颈围固定连续应用1~2周，如佩戴时间较长，可以引起颈部肌肉萎缩、关节僵硬，故颈围的固定时间应适可而止。

（一） 药物疗法

1. 内治法

（1）中药辨证施治

血瘀气滞型：治宜活血行气，通络止痛，方用身痛逐瘀汤加减。

风寒湿痹型：治宜祛风散寒除湿，通络蠲痹止痛，方用蠲痹汤加减。

（2）中成药 损伤之初以活血化瘀为主，可用羌活灵仙丸；损伤中期以舒筋活络止痛为主，可服舒筋活血丸；损伤后期宜温经通络，可用大活络丹、小活络丹等。

（3）西药 对急性期疼痛明显、影响睡眠、神经根炎性反应剧烈者，可应用消炎止痛剂，如双氯芬酸钠、氯诺昔康、萘丁美酮胶囊等，但应用一般不超过5天；也可适当短时间给予激素、脱水药物；同时应配合给予维生素B_{12}等药物，以营养神经。

2. 外治法　中药熏洗：一般在损伤 48 小时以后开始，采用电脑控制中药雾化熏洗床进行。熏洗床上铺一次性中单，患者平卧，颈部暴露于熏洗雾化孔，颈部前方及双侧用毛巾被掩盖，避免药汽散发，温度以个体耐受为度。每日 2 次，每次 30 分钟。方药：透骨草、伸筋草各 30g，威灵仙、五加皮、千年健、三棱、莪术各 20g，艾叶、川椒、红花各 10g。用自动煎药机煎制成袋，每日 1 剂。

（二）　手法治疗

可采用平乐正骨手法治疗：急性期可用理顺手法。患者端坐位，术者一手扶住患者头部，一手以中指点按风池、风府、天柱、肩井等穴。然后使用一指禅推法及提捏法施术于颈部肌肉数次。

缓解期可用手法松解关节，恢复颈椎的关节紊乱，纠正错位，减轻对脊髓神经、神经根、血管、肌肉韧带的卡压和刺激，最终达到治疗本病的目的。

（三）　牵引疗法

多功能床头牵引治疗为平乐正骨疗法中既安全又系统科学的治疗方法，颈椎牵引是平乐正骨理论体系中重要一环，是防治颈椎病症的一种常用的有效方法之一。本病的牵引治疗主要小重量、短时间间断牵引，不仅可以制动颈椎，还可以缓解肌肉痉挛，促进肌肉韧带的修复。

（四）　针灸疗法

可针刺风池、天柱、大椎、合谷等穴。配合电针止痛效果较好，后期可以配合局部温针治疗。

（五）　封闭疗法

1. 局部注射　用手触摸颈部关节突关节局部压痛点，此即为治疗点，做好标记，常规消毒后，用 5mL 注射器吸取曲安奈德悬混液 25mg+2% 利多卡因 1mL+维生素 B_{12} 针剂 0.5mg，从标记点垂直进针，刺入 3~5cm，如有接触骨面感，退针 3mm，回抽无血液后再将药物注入。保持局部针孔干燥 3 小时。

2. 臭氧注射　仍采取局部注射定点方法，用 30μg/mL 臭氧 5mL 替代注射混合液即可，其余步骤同局部注射操作方法。

（六）　其他疗法

本病亦可采用中药薄贴、中药酊剂、中药热熨、物理治疗等。

二、落枕

【概述】

落枕又称"落枕"，是一种颈部软组织损伤的常见疾病，好发于青壮年，以冬春季多见。落枕的常见发病经过是入睡前并无任何症状，晨起后却感到项背部酸困疼痛，颈部活动受限。这说明本病起于睡眠之后，与睡枕及睡眠姿势有密切关系。

【中医病因病机及西医病因病理】

（一）　中医病因病机

中医学将本病归属于"落枕""项强"等范畴。《素问·骨空论》首次论述："落枕在肩上横骨间，折使揄臂齐肘正，灸脊中。"指出了本病的发病病位及治疗方法。清代胡廷光《伤科汇纂·旋台骨》载："有因挫闪及落枕而颈强痛者。"说明本病的发生与外伤有关，主要是颈椎睡眠后突然出现的酸困疼痛、活动受限等症状。本病的病机主要是经络损伤，出现气机阻滞，经脉不通，不通则痛。加之，风寒外邪侵袭，痹阻经络；也可由于肝肾亏虚，复感外邪，出现本虚标实之证。

（二）　西医病因病理

本病的发生与颈椎关节平坦、关节囊松弛、活动度大等有关。睡姿不当、枕头过高、软硬不当或高低不平等是本病的重要病因，颈部软组织损伤是本病发生发展过程中的一个结果。夜间睡眠姿势不良，头颈长时间处于过度偏转的位置；或因睡眠时枕头不合适，过高、过低或过硬，使头颈处于过伸或过屈状态，均可引起颈部一侧肌肉紧张，使颈椎小关节扭错，时间较长即可发生静力性损伤，局部肌肉韧带充血水肿。加上晚上受凉，局部血液循环运行障碍加重，致使局部血液回流受阻，出现颈椎关节紊乱、错位，滑膜充血、水肿、嵌入等，引起颈部疼痛、活动受限，发生本病。

（三）　平乐正骨学说

本病的发生最重要的原因是筋骨失养，复感外邪。平素缺乏锻炼，筋骨失养，气血运行不畅，颈椎内源性稳定系统出现退变，睡眠姿势不良或枕头过高，导致头颈部长时间处于过度偏转的位置，引起颈部肌肉紧张，逐渐出现损伤，外源性稳定系统被破坏。颈椎的内外稳定系统的平衡失调即是动静力学平衡失调。筋骨平衡失调及气血功能失调也是出现本病的重要原因，骨骼的位置关系发生紊乱，肌肉韧带的生物力线发生改变，导致筋骨不能相互依靠，正气不足、荣卫气虚，气虚血瘀，血不荣筋，加之颈项夜晚多裸露当风，风寒湿邪乘虚而入，痹阻经络而作痛，最终导致本病的发生。因此，治疗本病出现的急性损伤的同时，应恢复颈椎的生物力学平衡、筋骨平衡及气血平衡。

【临床表现】

（一）　病史

多数患者有夜晚睡眠位置欠佳、枕头位置或高度不当，或受凉病史。

（二）　症状

1. 颈部疼痛　疼痛是本病最重要的特征，颈部活动时疼痛加重，多数患者 6～12 小时达到高峰，活动到极限范围时疼痛最为明显。

2. 颈部活动受限　颈部活动受限也是本病的重要特征。在患处可摸到肌肉痉挛并有压痛，甚至局部有轻度肿胀。多数患者不仅出现颈椎活动受限，也可出现头部偏向患侧后仰畸形。

（三）　体征

颈部有不同程度的侧偏畸形及僵硬现象，为"头部后仰患侧偏畸形"。多数表现疼痛点明确，压痛明显，多在受累颈椎关节突关节附近。检查患者时转头受限，转头看物试验阳性。腱反射一般正常。

（四）　中医辨证分型表现

1. 血瘀气滞型　头颈、肩背疼痛，多为刺痛，痛有定处，夜间加重，舌质紫暗，或有瘀点、瘀斑，脉弦涩或细涩。

2. 风寒湿痹型　颈肩疼痛，颈部活动不利、僵硬，恶风寒，无汗，全身发紧，口不渴，舌质淡红、苔薄白，脉弦紧。

3. 肝肾亏虚型　颈肩臂疼痛、麻木，可向臂、手部出现放射，颈部活动不利，可因劳累或寒冷后而加重，可同时兼有腰酸膝软、头晕眼花、耳鸣、耳聋、倦怠乏力的症状，舌质暗红，脉沉细弱。

【辅助检查】

（一）　影像学检查

1. X 线检查　落枕患者 X 线检查一般无明显异常，但是颈椎曲度异常，有椎体骨质增生、脱位、滑脱等表现，可通过前屈后伸功能位 X 线片查看颈椎活动受限的部位，用于病症的鉴别。

2. CT 检查　观察椎体有无骨折，寰枢关节有无脱位或半脱位，椎间盘是否突出，椎间关节是否增生等。

3. MRI 检查　观察椎间盘是否变性、突出等，椎管是否狭窄，椎间孔是否挤压，脊髓形态及受压变性等情况。观察椎体、脊髓、神经根及颈椎周围韧带肌肉的水肿、渗出等情况。

（二）　实验室检查

急性期可见血白细胞增多，其余基本正常。

【诊断及鉴别诊断】

（一）　诊断

1. 本病因睡眠姿势不良或夜晚感受风寒后所致，晨起出现颈部疼痛、活动受限症状。

2. 急性发病，睡眠后一侧颈部出现疼痛、酸胀，活动时伤侧疼痛加剧，严重者使头部歪向患侧。偶见向上肢或背部放射，活动不利。

3. 患侧常有颈肌痉挛，胸锁乳突肌、斜方肌、菱形肌及肩胛提肌等处压痛。在肌肉紧张处可触及肿块和条索。

（二）　鉴别诊断

1. 颈型颈椎病　两者发病相似，落枕多于晨起时发病。两者主要症状均在颈部，落枕急性发作，颈型颈椎病主要为慢性劳损病史。两者压痛点基本相似，颈型颈椎病的压痛点多见于棘突及两侧椎旁处，程度多较轻，用手压之患者可忍受，且疼痛范围与受累的神经根分布区一致；而落枕的压痛点则见于肌肉损伤局部，并可在压痛区触及明显肌肉条索束。

2. 颈部扭挫伤　颈部扭挫伤多是外伤急性发病，主要特征就是颈部疼痛、活动受限，与落枕相似。但落枕多数患者在受伤 6~12 小时内症状逐渐达到高峰，较颈部扭挫伤不同，颈部扭挫伤患者多数 24~48 小时达到高峰。颈部扭挫伤多伴有头部及上肢症状，落枕则一般不伴有此类症状。

3. 小儿寰枢关节半脱位　小儿寰枢关节半脱位与落枕比较，两者均可出现颈部疼痛症状，但是前者症状主要在寰枕部位，后者疼痛症状主要集中在颈肩部，压痛点也有明显不同。两者均出现颈椎屈伸旋转活动功能受限，前者受限部位多在颈椎上段，后者多在中下段。后者的发病年龄多在成年人，前者多发于小儿。两者均与外伤有关，但前者多受直接外伤，后者多见睡眠中出现肌肉牵拉伤或挤压伤。

【治疗】

一般治疗原则：早期制动及固定，后期康复锻炼。这样可限制颈椎活动和保护颈椎，避免颈部肌肉及骨关节再次损伤，减少椎间关节创伤性反应，利于组织水肿炎症的消退。

（一）药物疗法

1. 内治法

（1）中药辨证施治

血瘀气滞型：治宜活血行气，通络止痛，方用身痛逐瘀汤加减。

风寒湿痹型：治宜祛风散寒除湿，通络蠲痹止痛，方用蠲痹汤加减。

肝肾亏虚证：①阳虚型：治宜补益肝肾，温阳通督止痛，方用右归丸加减。②阴虚型：治宜补肾，滋阴通督止痛，方用左归丸加减。

（2）中成药　损伤之初以活血化瘀为主，可用羌活灵仙丸、活血灵、颈痛消丸；损伤中期以舒筋活络止痛为主，可服养血止痛丸；损伤后期宜温经通络，可用大活络丹、小活络丹等。

（3）西药　急性疼痛期可选用抗炎止痛药、非甾体类抗炎药等，能快速起到抗炎、止痛的作用，对于本病的早期治疗有明确效果。

2. 外治法　在 12 小时内或疼痛剧烈时暂时不行中药熏洗治疗，先进行冷敷可以缓解肌肉出现水肿加重等情况。24 小时后开始中药熏洗治疗。采用自制温控中药熏洗床进行治疗。患者仰卧于熏洗床上，以颈部疼痛区域为中心，对准熏洗窗，每次 30 分钟，每日 2 次，两次熏洗间隔 4 小时以上，患者根据个人耐受性调整熏洗温度，一般温度控制在 58℃±2℃，最高不宜超过 65℃，必须注意防止烫伤。中药熏洗 10~14 天。

药物以活血通络、散寒除湿类为主。

（二）　**手法治疗**

落枕患者不管什么时间就诊，首先给予颈椎平乐正骨手法治疗，根据患者疼痛部位及程度给予不同手法。

急性期可以先行颈部理顺手法。患者取坐位，术者站于身后，用一手轻按颈部，找出最痛点，然后用一手拇指从该侧颈上方开始，直到肩背部为止，依次理顺点穴，对最痛点用力，直至感明显酸胀即表示力量已够，避免揉搓，如此反复 2~3 遍；再以空心拳轻叩按摩过的部位，重复 2~3 遍。理顺手法治疗后行平乐正骨手法，嘱患者旋转头部至极限，头部轻度前屈，术者用一侧肘部屈曲托于患者下颌部位，另一手拇指扶于病变棘突高侧，其余手指托于后枕部，术者上肢保持不动，腰髋向上用力提拉，带动患者头部向上，常听到"咔咔"声响，对侧同样进行，手法结束。通过手法治疗后，可迅速使痉挛的颈肌松弛而止痛。

缓解期患者可于双侧颈椎自上而下缓慢按摩揉搓，使局部肌肉发热，促进局部肌肉及韧带修复。

（三）　**牵引疗法**

牵引疗法为平乐正骨疗法中既安全又系统科学的治疗方法。牵引治疗本病的原则是中等重量短时间牵引，牵引过程中可以缓慢晃动颈椎，促进颈椎关节及周围肌肉的理顺。

（四）　**物理疗法**

主要有 TDP 灯、低频脉冲电磁场和超短波治疗，配合外用药物（如展筋酊、扶他林软膏、红花油等）外搽患部，每日 2 次，每次 30 分钟，7 天为 1 个疗程。

（五）　**针灸疗法**

可针刺肩井、风池、天柱、颈百劳、大椎、合谷、阿是穴等穴位。配合电针止痛效果较好，后期可以考虑配合温针治疗。

（六）　**功能疗法**

落枕治疗过程中，可以行一定范围内的活动锻炼，但避免活动范围过大及动作过猛；运动过程中应缓慢，逐渐增大屈伸、旋转等功能锻炼范围及力度。适当进行颈部肌肉及肩部肌肉活动，有助于本病的恢复。

三、　项韧带劳损

【概述】

项韧带是指颈部后方从颈椎棘突尖向后扩展成三角形板状的弹性纤维膜层，向上附着于枕外隆凸及枕外嵴，向下达第 7 颈椎棘突并续于棘上韧带，与棘上韧带和颈椎棘突间韧带同源，是颈部肌肉附着的双层致密弹性纤维隔。项韧带对维持头颈部位置关系及颈部运动均有重要影响。颈部的频繁屈伸活动就会造成项韧带的损伤，长时间损伤的累积，发展成为钙化，终致劳损。本病多发生于中老年患者，也有青壮年在长期低头劳累后出现。

项韧带劳损是颈椎疾病的一种典型表现，是颈椎椎间失稳的重要标志，也可单独成病。其主要特征就是颈部僵硬疼痛、颈椎前屈功能受限，一般不伴有头部及上肢症状，但可以牵扯出现背部棘上韧带疼痛症状。

【中医病因病机及西医病因病理】

（一）　中医病因病机

中医学很早就已对颈椎的结构、功能有了一定的认识，在《内经》中将颈椎称为"天柱"，虽没有明确提出过项韧带劳损这一名称，但在很多论述及条目中都有关于颈椎病的描述。《灵枢·五邪》谓："邪在肾，则病骨痛阴痹。阴痹者，按之而不得，腹胀腰痛，大便难，肩背颈项痛，时眩。"均说明肝肾亏虚及久伤久劳是出现筋骨病变的重要因素，也是项韧带劳损的病因。

（二）　西医病因病理

项韧带钙化是项韧带劳损典型的病理表现，是指项部的韧带出现的一种钙化现象。从病因上看，可由外伤及颈椎退行性变而发生项韧带钙化。在颈部外伤时，项韧带可与棘上韧带一并断裂，也可自棘突的附着部单独撕裂，此时可发生广泛出血，最后出现项韧带钙化。在颈椎间盘及颈椎关节发生退行性变化时，则出现颈椎关节节段性失稳，椎体承受力量不均匀，在相当该节段水平的项韧带可发生损伤及钙化，这可能是由于颈椎失稳，项韧带负荷过多，受损伤的概率增多的缘故，甚至在退变的基础上，可再出现骨化，此时可在颈后部触及硬块。项韧带的钙化、骨化和退行性变多见于颈椎中下部。

（三）　平乐正骨学说

颈椎损伤过程也是颈椎力学平衡失衡的结果。长时间低头劳作、多次颈椎受伤等情况，均可出现颈椎间盘及颈椎关节发生退行性改变，则出现颈椎节段性失稳，椎体及椎间盘的承受力量不均匀，生物力线发生改变，腰骶部、胸椎的病变导致脊柱平衡失调，项韧带的负荷逐渐增多增大，过多刺激及应力集中点出现，导致项韧带的损伤，出现恶性循环，在相应节段水平的项韧带出现损伤及钙化，这也是筋骨平衡失调导致的结果。筋骨并重是骨伤科疾病的重要原则，颈椎间关节增生退变，出现失稳，筋的负荷增加，筋骨平衡失调，出现本病。气血失衡也是本病发病的重要原因，正气不足、荣卫气虚，局部经络痹阻不通而作痛。

【临床表现】

（一）　病史

项韧带劳损是一慢性发病过程，多数患者均为长期低头劳作人群，多有局部受凉、劳损病史。

（二）　症状

1. 颈部僵硬疼痛　僵硬疼痛是本病最为重要的特征，压痛点多在病变部位的项韧带上，部分在棘突顶点可见明显按压痛。

2. 颈部活动受限　项韧带钙化多见低头活动受限，其他活动范围未见明显异常。

（三）　体征

本病最重要的体征是项韧带局部触及硬结。在病变早期项韧带损伤期，无硬结，主要为局部项韧带周围压痛；随着病程逐渐加重，在项韧带出现硬结，大小与病程及是否继续劳损有关系。部位多在颈 4~6 棘突水平部位。检查患者时低头受限，转头看物试验可阳性。

（四）　中医辨证分型表现

1. 血瘀气滞型　头颈、肩背疼痛，多为刺痛，痛有定处，夜间加重，舌质紫暗，或有瘀点、瘀斑，脉弦涩或细涩。

2. 风寒湿痹型　颈肩疼痛，颈部活动不利、僵硬，恶风寒，无汗，全身发紧，口不渴，舌质淡红、苔薄白，脉弦紧。

3. 肝肾亏虚型　颈肩臂疼痛、麻木，可向臂、手部出现放射痛。颈部活动不利症状，可因劳累或寒冷后而加重，可同时兼有腰酸膝软、头晕眼花、耳鸣、耳聋、倦怠乏力、面色无华等，舌质暗红，脉沉细弱。

【辅助检查】

1. X 线检查　项韧带损伤患者 X 线检查一般无明显异常；但是项韧带钙化患者项韧带可见明显钙化区，部分钙化区域可见断裂。与颈部触诊相比，钙化区面积明显较小，患者的颈椎曲度变直、反弓，椎体骨质增生、失稳，特别是钙化区相对的椎体周缘增生明显，椎间盘退变，椎间隙变窄。

2. CT 检查　观察项韧带钙化区域大小，椎间盘是否突出，椎间关节是否增生，椎体失稳、错位等。

3. MRI 检查　观察椎间盘是否变性、突出等，特别是项韧带钙化对应的椎管是否狭窄，椎间孔是否挤压，脊髓形态及受压变性等情况。

【诊断及鉴别诊断】

（一）　诊断

1. 有颈部僵硬疼痛、活动受限等症状。

2. 项韧带附近可见硬结，可大可小，多数可以移动，有弹响。

3. CT 或 X 线检查显示项韧带钙化。

（二）　鉴别诊断

本病症状简单明确，而颈椎病、颈部扭挫伤、落枕等疾病中均有相似临床表现，但是项韧带劳损的损伤主要在项韧带，症状集中在颈后正中，低头功能受限，多是慢性发病，颈部症状加上 X 线或 CT 检查可发现项韧带骨化及钙化影像，故鉴别不难，但要分清主次。

【治疗】

（一）　药物疗法

1. 内治法　中医药辨证论治及中成药口服治疗可以参考落枕，按照血瘀气滞型、风寒湿痹型、肝肾亏虚型进行分型治疗，按照同病异治、异病同治的原则，选择不同的治疗方法及治疗方药进行。并根据伴随症状进行随症加减。

西药的应用不外乎抗炎止痛药、非甾体类抗炎药、肌松剂等口服。

2. 外治法

（1）中药熏洗　中药熏洗治疗不仅可以调整全身情况，更可以直接作用于局部，促进局部症状的改善。热力不仅可以直接促进局部血液循环，加快代谢废物及炎性介质的吸收，也可以促使中药有用成分直接作用于局部水肿的韧带，促进僵硬的颈部肌肉及韧带软化，减轻局部刺激及炎症水肿。

（2）中药热熨　热熨具有温经通络、舒筋活络、活血止痛、散结祛寒的功效。热熨是将外用药物水煮或笼蒸热后外敷于患处，以不烫伤皮肤为度。每次使用 30 分钟，凉后加热继续使用。本法能够促进局部韧带损伤的修复，减轻机化反应，促进炎症吸收，达到修复项韧带的目的。

（二）　手法治疗

本病治疗手法的选择非常重要，局部的按摩、揉搓等手法需慎重选择，原因主要是可能加重项韧带的损伤出血，因为项韧带血液供应较差，恢复较慢。可以对颈椎项韧带周围肌肉进行手法松解，达到促进项韧带修复的目的。平乐正骨平衡理论认为本病的根本原因为颈椎内外平衡失调、筋骨平衡失调、脊柱上下平衡失调，可针对脊柱进行平脊手法治疗，能够达到改善颈椎生物力线，缓解项韧带所受张力的目的。具体手法可以进行颈椎关节松动手法，胸椎、腰椎、骶髂关节调整手法，以影响颈椎的生物应力线，减少项韧带的损伤。

（三）　牵引疗法

牵引治疗的目的主要是恢复颈椎的生物力线，恢复颈椎动静力学平衡。牵引治疗本病的原则是中等重量牵引，以促进颈椎关节周围肌肉的力线恢复。

（四）　针灸疗法

可针刺风池、天柱、颈百劳、大椎、阿是穴等穴位。配合艾灸效果良好。

（五）　针刀疗法

针对项韧带损伤及钙化，可以进行针刀治疗。针刀治疗适用于项韧带劳损的任何时期，对项韧带周围粘连进行针刀松解，可以缓解局部症状，也可以促进局部血液循环，达到治疗本病的目的。

（六） 功能疗法

功能锻炼是本病恢复的一大重要措施。适当进行颈部肌肉屈伸活动，可以恢复颈椎外源性稳定系统，恢复动力学平衡。颈部主要选择屈伸、旋转等锻炼。肩部肌肉对颈椎的稳定性起到很重要的作用，恰当的肩部肌肉功能锻炼有助于本病的恢复。

（七） 其他治疗

本病的治疗方法还有很多，物理疗法如中频或低频或高频电治疗、光波，以及外贴膏药，涂搽酊剂、药膏等。在此基础上，给予温热辅助治疗，以达到更好的效果。

四、颈椎病

【概述】

颈椎病是指由于颈部肌肉韧带外伤或劳损造成椎间盘及椎间关节退变、增生、生物力线发生改变，刺激局部软组织、神经根、椎动脉、脊髓、交感神经等出现一系列以颈部疼痛、活动受限、肢体疼痛麻木、头晕等为主要症状的疾病。颈椎病是一种常见的颈段脊柱慢性退行性疾病，常在中年以后发病，发病率在 3.8% ~ 17.6% 之间，且有上升趋势，其发病年龄趋于年轻化。据统计，在正常的工作中，有 90% 的人患有不同程度的颈椎病。

【中医病因病机及西医病因病理】

（一） 中医病因病机

中医学关于颈椎病的论述，散见于"项强""项肩痛""痹症""痿症""眩晕"等。在《灵枢·百病始生》及《素问·宣明五气》中也记载该病的发生与过度疲劳有关，"用力过度，则络脉伤。阳络伤则血外溢……阴络伤则血内溢"。"五劳所伤，久视伤血，久卧伤气，久坐伤肉，久立伤骨，久行伤筋，是谓五劳伤"。讲述劳损、正气不足是本病发生的基础，外感风寒湿邪是本病发生的直接原因。《妇人良方·颈项强痛方论》记载："夫颈项属足太阳膀胱，足少阴肾，二经相为表里。若感风寒湿气，则发热恶寒，颈项强急，腰背反张，脉沉迟弦细。"《素问·痹论》曰："风寒湿三气杂至，合而为痹也，其风气胜者为行痹，寒气胜者为痛痹，湿气胜者为著痹也。"说明古医家认为风寒湿邪侵袭是本病的重要原因。张仲景《金匮要略方论》中也指出本病与年龄、体虚有关，"人年五六十，其病脉大者，痹夹背行……皆因劳得之"。《古今医鉴》曰："病臂病为风寒湿所搏；有血虚作臂背痛，盖血不荣筋故也，因湿臂痛，因痰饮流入四肢，令人肩背酸，两手软痹。"《针灸甲乙经》云："颈项强身寒，头不可以顾……"《素问·长刺节论》曰："病在骨，骨重不可举，骨髓酸痛，寒气至，名曰骨痹。"《诸病源候论》云："由体虚，腠理开，风邪在于筋故也……则使筋挛；邪客于足太阳之络，令人肩背拘急也。"详细论述了颈椎病的相关症状。因此，本病的发生多由于肝肾亏虚、筋骨失养而骨赘内生；或劳累过度耗伤精血，营卫气血失调，复感风寒湿邪，侵袭经络肌表，颈项部经脉气血阻滞；或因跌仆损伤，动作失度，损伤颈部脉络，使气血运行不畅，气滞血瘀所致。

（二）　西医病因病理

1. 发病原因　本病是中、老年人常见病、多发病之一。据统计，幼年颈椎病的发病率逐年升高。

（1）慢性劳损　颈部的活动度在脊柱关节中是最大的，是符合人体生理需要的条件的。但长期大幅度的不规律活动是造成颈椎病变的最大生理原因。

（2）外伤　外伤是颈椎病发生的直接因素。外伤前患者已经有了不同程度的病变，使颈椎处于高度危险状态，外伤直接诱发本病的发生。颈椎活动范围较大，在出现颈椎外伤的瞬间，颈椎的位置决定了损伤的程度及类型，可以引发不同的临床症状。因此，在询问病史中要详细询问受伤时的体位，分析临床表现，为明确诊断打下良好基础。

（3）不良姿势　不良的姿势是颈椎损伤的另外一大原因。长时间低头工作，躺在床上看电视、看书，喜欢高枕，长时间操作电脑，剧烈地旋转颈部或头部，在行驶的车上睡觉，这些不良的姿势均会使颈部肌肉处于长时间的疲劳状态，容易发生损伤。睡眠时枕头过高、过低均使颈椎处于非生理位置，加速颈部的退变及损伤程度。俯卧位睡眠使头颈部极度扭转，这样容易引起颈部肌肉、韧带、关节等的劳损和退行性改变，导致颈部疾病的发生。

（4）感染　感染是颈部疾患的原因之一。上呼吸道感染后出现颈部酸困疼痛是人们常见的生活经验，这也间接证明了感染可以诱发颈椎病。特别是慢性的咽部感染，使局部的炎症向周围渗透，诱发颈椎局部低毒性感染，出现刺激症状。因此可以说，感染是诱发颈椎病的重要原因。

（5）发育异常　颈椎的发育不良或发育畸形也是颈椎病发生不可忽视的原因之一。单侧椎动脉缺如的患者，椎动脉型颈椎病的发生率几乎是100%。另外，颅底凹陷、先天性融椎、根管狭窄、椎管狭窄等先天发育异常，也是本病发生的重要原因。

2. 病理过程　颈椎病是一个连续的过程，但从病理角度看，可将其分为3个阶段。

（1）椎间盘的变性阶段　长时间不正当颈部活动可以造成颈部椎间盘的不断超负荷刺激，促使其逐渐退变，纤维环变性所造成的椎节不稳是髓核退变加速的主要原因。

（2）骨刺形成阶段　骨刺形成阶段是上一阶段的延续或同时发生。长期劳损的韧带及关节囊的水肿、机化、钙化，并最终在附着点形成骨刺。骨刺常见于两侧钩椎关节、小关节边缘及椎体后上缘，椎体后下缘及椎体前缘亦不少见。后期可有广泛的骨质增生，黄韧带、后纵韧带亦可同时增生钙化。

（3）刺激及损伤阶段　单纯的退变不一定产生临床症状和体征，这也是颈椎病与颈椎退变之间的区别。只有当以上两个病理阶段的变化对周围组织产生影响而引起相应变化才具有临床意义。脊柱对脊髓的压迫可来自前方和后方，也可两者皆有。前方压迫以椎间盘和骨赘为主。侧方和后侧方的压迫来自黄韧带、小关节等，主要表现以感觉障碍为主的症状。对脊神经根的压迫主要来源于钩椎关节及椎体侧后缘的骨赘。椎动脉的病变主要是由于长期的椎体增生、退变、前后旋转移位后，致使椎动脉迂曲变形，血液供给不足。

（三）　平乐正骨学说

气血是人体生命活动之总纲，也是伤科病机之总纲。颈部筋骨损伤，可引起脏腑功能紊乱，气血运行失常。气血平衡，则机体安；气血失衡，则病患生。颈部损伤首犯气血，气血乱则颈部痛生，故其辨证论治核心就是调理气血至平衡状态，则颈肩上肢疼痛可去，活动如常。

根据生物力学研究发现，生物力学失衡是引起颈椎病的重要原因，也是颈椎平衡失调的重要原因，正常人的颈椎平衡由两方面来维持：①内源性稳定系统：包括椎体、附件及椎间盘，为静力平衡。②外源性稳定系统：包括肌肉、韧带的调节和控制。

椎间盘退变是颈椎病出现最重要、最早的表现。一般纤维环的退变、变性要早于髓核，椎间盘一旦变性，失去正常的生理功能，并出现形态学改变，丧失传递和扩散应力的能力，椎体及周围关节开始退变，出现椎体不稳、错位或滑脱，出现内源性稳定失调。脊柱的运动是在神经和肌肉、韧带的协调作用下完成的，主动肌肉负责发动和完成运动，而拮抗肌是控制和修正运动，脊柱随时都要保持一种动态平衡。一旦运动力线发生改变，就会产生相应旋转力或剪力，就需要肌肉的收缩将其抵消以保持平衡，出现肌肉韧带的损伤。这是外源性稳定失衡。

在颈部静态时，内源性及外源性稳定系统处于静力学平衡；在颈部运动状态，两大稳定系统处于动力学平衡。静力学平衡和动力学平衡处于动态平衡中，如果任何一个平衡遭到破坏，都会引起生物力学失衡，最终导致颈椎病的发生。颈椎病的发病不仅与局部病变有关，也与整个脊柱的平衡遭受破坏有关。颈椎病变是脊柱病变的一个部位，颈部疾病的发生发展必然导致整个脊柱平衡的破坏，颈椎以外的脊柱、筋骨平衡失调，也会诱发颈椎疾病的发生。

【临床表现】

（一）　病史

本病患者多由于长期不良姿势工作，导致局部肌肉关节疲劳损伤，出现颈部酸困疼痛不适症状，加上受风、受凉等刺激因素逐步加重，并随着年龄逐渐增大，生理机能逐步退化，症状逐渐严重，若出现外伤等情况则突然发病。

（二）　症状

1. 颈部疼痛　颈部疼痛是颈椎病的首发症状。疼痛是最早出现的症状，疼痛点主要集中在软组织的附着点、颈椎棘突、横突及关节突关节等部位。

2. 肩臂疼痛　随着颈椎病的逐步加重，疼痛范围会逐渐增大，从颈部逐渐发展到肩背部，甚至出现上肢的症状。

3. 肢体麻木　肢体麻木是因颈椎神经根受到压迫所致，也是颈椎病发展的一个重要标志。

4. 活动受限　颈椎活动受限是颈椎病一个重要表现，是颈椎关节突关节、钩椎关节出现交锁、错位的表现。

5. 头晕头痛　头晕头痛是颈椎病中另一个重要表现。是颈椎退变、错位后出现椎动脉刺激压迫，导致交感神经刺激而出现症状。多数患者为颈椎上段肌肉、关节出现病变的表现。

6. 肢体无力　随着神经根、脊髓的压迫加重，运动神经纤维的坏死，肢体逐渐出现无力症状。

7. 伴随症状　颈部神经及血管较为丰富，颈部病变后出现的伴随症状较为复杂，可以出现眼部酸胀、干涩，视力下降等眼部问题，也可以出现胸闷心慌等心脏症状，也可以出现不规则汗出、失眠多梦、恶心呕吐等交感神经症状，也可以出现血压异常、心律失常、咽部感觉异常等表现。

（三）**体征**

1. 颈部体位畸形　颈部有不同程度的畸形及僵硬现象，多数表现为"头部前伸畸形"，神经根型颈椎病可以出现"侧偏畸形"，也可出现"患肢上举抱头畸形"，也可出现"挺胸畸形"等。

2. 击顶试验　患者端坐位，医者用手握拳叩击患者头顶，造成椎间孔突然缩小，神经根受刺激出现上肢放射痛或麻木者为阳性，提示椎管、椎间孔狭窄或脊髓受压。

3. 转头试验　患者端坐位，嘱患者向一侧快速转头，转到最大范围后迅速回到正常位置，如果出现头晕或头晕症状加重，说明在转头过程中椎动脉受到挤压或者牵拉刺激，提示椎动脉型颈椎病等。

4. 转头看物试验　嘱患者看自己肩部或身旁某物，若患者不能或者不敢贸然转头，或者转动全身观看，说明颈椎或颈肌有疾患，如颈椎结核、颈椎强直、落枕等。

5. Jackson 压头试验　当患者头部处于中立位和后伸位时，检查者于头顶部依纵轴方向施加压力，若上肢出现放射性疼痛症状加重者，即为阳性。

6. 屈颈试验　患者站立位或端坐位，突然将头颈前屈，由于椎管内有效间隙突然减少，致使脊髓处于容易遭受激惹的敏感状态，双下肢或四肢可有"触电"样感觉即为阳性，提示脊髓型颈椎病或颈椎肿瘤等。

7. 椎间孔挤压试验　患者取坐位，头稍后仰并向患侧屈曲，医生双手叠加于头顶，双上肢置于头部双侧保护，向下挤压颈椎，引起颈部疼痛、上肢放射痛者为阳性。

8. 臂丛神经牵拉试验　患者坐位，医者一手扶头，一手牵拉患肢前臂，两手反向用力，推头拉臂，患肢出现放射痛或麻木则为阳性。

9. 阿德森试验（Adson 试验）　　患者取坐位，两臂放于膝上，先比较两侧桡动脉搏动力量，然后嘱患者深吸气后屏住呼吸，仰头并将下颌转向患侧，同时下压肩部，再比较两侧脉搏，若患者桡动脉搏动减弱或消失，即为阳性。该法主要检查有无颈肋和前斜角肌综合征。

10. 挺胸试验　　患者立正站立，两臂后伸，若出现桡动脉搏动减弱或消失，臂手部有麻木感或疼痛，即为阳性。该法用于检查有无肋锁综合征。

11. 椎间孔分离试验　　患者取坐位，医生一手托下颌，另一手托住后枕部，向上牵拉，如患者能感觉颈部及上肢疼痛症状减轻，即为阳性。

颈椎病不同类型，其阳性体征不同。颈型颈椎病多见击顶试验阳性，转头试验阳性。神经根型颈椎病多见臂丛神经牵拉试验阳性，椎间孔挤压试验阳性，肩部下压试验阳性；颈神经受到刺激时，其远端部位早期表现为疼痛过敏。椎动脉型颈椎病多见转头试验阳性等。当受到压迫较重或者时间较久时，其远端部位表现为感觉减退；支配肱二头肌及肱三头肌腱的主要神经受到兴奋时，腱反射活跃，反之则腱反射减退或消失；神经根受到压迫后，轻者其所支配的肌肉力量减弱，重者尚可见到肌肉萎缩。

（四）　中医辨证分型表现

1. 血瘀气滞型　　头颈、肩背、上肢麻木、疼痛，多为刺痛，痛有定处，夜间加重，舌质紫暗，或有瘀点、瘀斑，脉弦涩或细涩。

2. 风寒湿痹型　　颈肩臂疼痛、麻木，颈部活动不利症状僵硬，恶风寒，无汗，全身发紧，口不渴，舌质淡红、苔薄白，脉弦紧。

3. 痰浊中阻型　　头重头晕，恶心，泛泛欲呕，肢倦乏力，胸脘痞闷，纳呆，甚则昏厥猝倒，舌淡、苔白厚腻，脉濡滑。

4. 肝阳上亢型　　眩晕，耳鸣，头痛，听力下降，失眠多梦，面红，目赤，性情急躁易怒，肢麻震颤，舌红少津，脉弦细。

5. 脾肾阳虚型　　颈部冷痛，肩臂麻木，颈部僵硬，四肢不温，畏寒喜暖，疲乏无力，舌淡胖、苔薄白，脉弦细弱。

6. 气血两虚型　　头晕，目眩，面色苍白，身疲乏力，四肢倦怠，心悸气短，舌质淡、苔薄白，脉细无力。

7. 肝肾亏虚型　　颈肩臂疼痛、麻木，可向臂、手部放射痛，颈部活动不利症状可因劳累或寒冷后而加重，可同时兼有腰酸膝软、头晕眼花、耳鸣、耳聋、倦怠乏力的症状，舌质暗红，脉沉细弱。

（五）　西医分型表现

1. 颈型颈椎病　　几乎所有患者都有长期低头劳作的情况，个别患者有颈部摔鞭样损伤、直接暴力、间接暴力等外伤病史。该型以青壮年居多，但对于椎管矢状径较宽者，可在 45 岁以后首次发病。

（1）颈部酸痛　本型常见症状以颈部酸痛不适感为主，尤其患者常常诉说头颈不知放在何种位置好。约半数患者颈部活动受限或被迫体位，个别患者上肢可有短暂的反射性感觉异常，如上肢酸困疼痛等。

（2）活动受限　颈部活动受限是本病重要体征，检查时可见患者颈部呈伸直位。

2. 神经根型颈椎病　本型发病率仅次于前者，临床亦较多见，主要表现为与脊神经分区一致的感觉、运动及反射障碍。

（1）颈部疼痛　根据神经根受压的原因及部位不同而症状表现轻重不一。如因慢性劳损引起，单纯钩椎关节退变、骨质增生等，则颈部疼痛症状较轻微，甚至无特殊发现；如因急性发病者，局部窦椎神经、神经根出现严重水肿及炎性反应，多伴明显的颈部痛、椎旁压痛、颈椎棘突或棘间直接压痛或叩痛。

（2）肩臂疼痛、麻木症状　双侧或单侧上肢疼痛、放射痛、麻木为本类型的主要表现特征。在颈部侧偏、后伸等运动过程中出现加重，具有典型的根性症状，其范围与受累椎节相一致。沿神经根分布区向下放射到前臂和手指，轻者为持续性酸痛、胀痛，重者可如刀割样、针刺样疼痛；与根性痛相伴随的是该神经分布的其他感觉障碍，如感觉过敏、抚摸有触电感及神经根支配区域有麻木、明显感觉减退等。

（3）活动受限　颈部活动受限是本型颈椎病急性期的主要体征，由于椎间隙变窄，椎间孔变小，神经根受累水肿，轻微的颈部活动均可能加重神经根的压迫，从而出现颈椎活动受限，特别是后伸、侧屈活动范围明显较小。

（4）根性肌力障碍　以前根受压者为明显，早期肌张力增高，但很快减弱并肌肉萎缩。受累范围仅局限于该脊神经所支配的肌肉。

（5）腱反射改变　即该脊神经根所参与的反射弧出现异常。早期呈活跃状态，而中、后期则减退或消失。

3. 椎动脉型颈椎病

（1）头晕　头颈部活动和姿势改变诱发或加重头晕是本病的一个重要特点。头部静止时症状减轻或消失。头晕主要是在头颅旋转、过度屈伸后出现以天旋地转、如坐舟船、猝倒为主要表现形式，眼前有视雾、闪光、暗点、一过性黑蒙、暂时性视野缺损及失明等症状，时常伴有头重脚轻、下肢发软、站立不稳等感觉，甚至出现恶心、呕吐等症状。

（2）偏头痛　为多发症状，约80%，常因头颈部突然旋转而诱发，以颈枕部为重，多呈跳痛或刺痛状，多为单侧出现。

（3）猝倒　猝倒是该型颈椎病的又一大特点，大多数入院病史均有过猝倒经历。发作前多无明确征兆，在骑车、行走等过程中，颈部活动后，突然出现双下肢无力、眼前发黑，摔倒在地，过程中多半神志清醒，起来后可以继续工作及行走。

（4）迷路症状　主要表现为耳鸣、听力减退及耳聋等症状。

（5）记忆力减退　主要表现为失眠、记忆力减退等症状，约 60% 的病例出现此种现象，往往与长期脑部供血不足有关。

（6）视力障碍　约有 40% 的病例出现视力减退、视力模糊、复视及短暂的失明等，这主要是由于大脑枕叶视觉中枢、颅神经核及内侧束缺血所致。

（7）感觉障碍　可有面部、口周、舌体、四肢或半身麻木，有的伴有针刺感、蚁行感，有的可有深感觉障碍。

（8）其他伴随症状　以神经衰弱、精神抑郁、发音不清、嘶哑为主要表现，主要是由于延髓缺血及颅神经受累所致。

4. 脊髓型颈椎病

（1）颈部疼痛　根据病变部位不同而症状表现轻重不一。脊髓型颈椎病是颈型及神经根型的进一步发展，故颈部疼痛症状较浅，甚至消失。

（2）肩臂疼痛　上肢疼痛、放射痛为本类型的表现特征。多为双侧症状，疼痛相对较轻，在颈部侧偏、后伸等运动过程中出现加重，往往不具有典型的根性症状。

（3）锥体束征　为脊髓型颈椎病之主要特点。临床上多先从下肢无力、双腿发紧及抬步沉重等开始，渐而出现踩棉花感、抬步打飘、跛行、易跌倒、足尖不能离地、步态笨拙及胸部束带感等。检查时可发现反射亢进，踝、膝阵挛及肌肉萎缩等典型症状。逐渐出现上肢麻木无力、手部持物易坠落，最后呈现为痉挛性瘫痪。锥体束受累表现为以下 3 种类型：①中央型（上肢型）：是由于锥体束深部先被累及，因该神经纤维束靠近中央管处，故称为中央型。症状先从上肢开始之后方波及下肢。②周围型（下肢型）：挤压力先作用于锥体束外侧，症状表现首先为下肢，上肢也可出现症状，但程度仍以下肢为重。③前中央血管型（四肢型）即上肢同时发病者。该型的特点是经治疗痊愈快，非手术治疗有效。

（4）肢体麻木　由于脊髓丘脑束同时受累所致。该束纤维排列顺序与前者相似，自内向外依次为颈、上肢、胸、腰、下肢和骶部的神经纤维，故其出现症状的部位与前者相一致。在脊髓丘脑束内的痛、温觉纤维亦有所差异，即痛、温障碍明显，而触觉可能完全正常。

（5）反射障碍　主要有以下表现：①生理反射异常：视病变波及脊髓的节段不同，各生理反射出现相应的改变，多为亢进或活跃，腹壁反射和肛门反射可减弱或消失。②病理反射出现：以 Hoffmann 征及掌颏反射的阳性率为最高，病程后期，踝阵挛、髌阵挛及 Babinski 征均可出现。

（6）自主神经症状　临床亦非少见，可涉及全身各系统，其中以胃肠、心血管及泌尿系统为多，起初以尿急、排空不良、尿频及便秘多见，渐而引起尿潴留或大小便失禁。

（7）瞬时压迫症状　突然将头颈前屈或后伸时，致使脊髓处容易遭受激惹的敏感状态，双下肢或四肢可有"触电"样感觉。这是严重脊髓型颈椎病的典型症状。

5. 食管压迫型颈椎病

（1）吞咽障碍　早期主要为吞服硬质食物有困难感，食后胸骨后有异常感（烧灼、刺痛），渐而软食与流质饮食亦出现吞咽障碍。

（2）其他症状　单纯此型者少见，约80%病例尚伴有脊髓或脊神经根或椎动脉受压症状。

6. 混合型颈椎病　混合型颈椎病是指有2型同时存在者。该型多发的原因，是由于颈部神经根、颈段脊髓、颈交感神经节以及椎动脉等在解剖位置上互为毗邻，生理功能上密切相关，故在颈椎病的发生发展过程中时常同时或先后受到刺激，出现几种症状的混合。

【辅助检查】

（一）影像学检查

1. X 线检查　正常50岁以上的男性、60岁以上的女性约有90%存在颈椎椎体骨刺，故有 X 线平片之改变，但不一定有临床症状。

（1）张口位　观察齿状突骨折或缺失，有无寰枢关节脱位、半脱位，寰椎侧块宽度是否等宽，环齿间距是否相等，寰枢关节间隙是否一致，头部有无偏歪等。

（2）正位　观察颈椎是否侧弯，椎体是否旋转，钩椎关节及椎间隙有无增宽、变窄、退变、增生等，第7颈椎横突有无过长，有无颈肋等。

（3）侧位　颈椎侧位片可从以下几个方面查看：①曲度的改变：颈椎发直、生理前突消失或反弯曲。②骨质增生：椎体周缘、关节突关节、前后接近椎间盘的部位是否有骨质增生及韧带钙化等。椎体前方骨刺是否对食管造成刺激压迫。③椎间隙变窄：椎间盘退变、含水量减少，发生纤维变性而变薄，表现在 X 线片上为椎间隙变窄。④半脱位及椎间孔变小：椎间盘变性以后，椎体间的稳定性低下，椎体往往发生半脱位或失稳。⑤项韧带钙化：项韧带钙化是颈椎病的典型病变之一。⑥先天性异常：如颅底凹陷、寰椎缺如、融椎等。

（4）斜位　颈椎左右斜位片，主要用来观察椎间孔的大小及钩椎关节骨质增生的情况。

（5）前屈后伸功能位　主要查看颈椎异常活动度，有无失稳、滑脱等情况，在颈椎过伸过屈侧位 X 线片中，可以见到椎间盘的弹性有改变。

2. CT 检查　CT 检查已用于诊断椎弓闭合不全、骨质增生、椎体暴破性骨折、后纵韧带骨化、椎管狭窄、脊髓肿瘤所致的椎管扩大或骨质破坏，测量骨质密度以估计骨质疏松的程度。

（1）普通平扫　观察椎体有无骨折，寰枢关节有无脱位或半脱位，椎间盘是否突出，椎间关节是否增生等。

（2）二维重建　观察颈椎椎管是否狭窄，钩椎关节、关节突关节是否增生、侧弯、滑脱，寰枢关节错位，后纵韧带钙化等情况。

（3）三维重建　椎体滑脱、骨折、错位等，寰枢关节错位、骨折等。

3. MRI 检查

（1）普通平扫　观察椎间盘是否变性、突出等，椎管是否狭窄，椎间孔是否挤压，脊髓形态及受压变性等情况。

（2）压脂像　观察椎体、脊髓、神经根及颈椎周围韧带、肌肉的水肿、渗出等情况。

（3）MRA　观察椎动脉的形态、走行、受压部位、变异等情况。

（二）　肌电图检查

颈椎病的肌电图主要是针对神经损伤的，不论是颈椎病还是周围神经疾病都可使神经根长期受压而发生变性，从而失去对所支配肌肉的抑制作用。因此，在一侧或两侧上肢肌肉中出现纤维电位，偶尔出现少数束颤位。小用力收缩时，多相电位正常，不出现巨大电位；大用力收缩时，呈完全干扰相；运动单位电位的平均时限和平均电位正常。振幅为 $1\sim2mV$。颈椎病因椎间盘广泛变性，引起骨质增生，损害神经根的范围较广，出现失神经支配的肌肉也多些。在病变的晚期和病程较长的患者，在主动收缩时，可以出现波数减少和波幅降低。而颈椎间盘突出症往往为单个椎间盘突出，其改变多为一侧上肢，失神经支配的肌肉呈节段分布。根据神经传导及电位不同，可以区别是神经根性损害还是神经干性损害。

（三）　实验室检查

颈椎病急性期可见血白细胞增多，但是比率多无明显异常。

【诊断及鉴别诊断】

（一）　诊断

本病临床表现与影像学所见相符合者，可以确诊；具有典型颈椎病临床表现，而影像学所见正常者，应注意除外其他病患后方可诊断颈椎病；仅有影像学表现异常，而无颈椎病临床症状者，不应诊断为颈椎病。

1. 颈型颈椎病

（1）主诉头、颈、肩疼痛等异常感觉，并伴有相应的压痛点。

（2）X 线片显示颈椎曲度改变或椎间关节不稳等。

（3）应除外颈部其他疾患（落枕、肩周炎、风湿性肌纤维组织炎、神经衰弱及其他非椎间盘退行性变所致的肩颈部疼痛）。

2. 神经根型颈椎病

（1）具有较典型的根性症状（麻木、疼痛），且范围与颈脊神经所支配的区域相一致。

（2）椎间孔挤压试验试验或臂丛神经牵拉试验阳性。

（3）影像学所见与临床表现相符合。

（4）痛点封闭无明显效果（诊断明确者可不做此试验）。

（5）除外颈椎外病变（胸廓出口综合征、网球肘、腕管综合征、肘管综合征、肩周炎、肱二头肌腱鞘炎等）所致以上肢疼痛为主的疾患。

3. 椎动脉型颈椎病

（1）曾有猝倒发作，并伴有颈性眩晕。

（2）转头试验阳性。

（3）X线片显示节段性不稳定或枢椎关节骨质增生。

（4）多伴有交感神经症状。

（5）除外眼源性、耳源性眩晕。

4. 脊髓型颈椎病

（1）临床上出现颈脊髓损害的症状。

（2）X线片显示椎体后缘骨质增生、椎管狭窄。

（3）颈椎MRI检查显示椎间盘变性、突出，脊髓受压变性等。

（4）除外脊髓侧索硬化症、脊髓肿瘤、脊髓损伤、继发性粘连性蛛网膜炎、多发性末梢神经炎等。

5. 食管压迫型颈椎病

（1）临床上出现吞咽困难，并见其他类型颈椎病的表现，多为颈型表现。

（2）X线片显示椎体前缘骨质增生，食管受到刺激。

（3）排除食管肿瘤等器质性病变。

（二）鉴别诊断

1. 颈型颈椎病的鉴别诊断

（1）颈部扭挫伤　系颈部肌肉扭伤所致。因其发病与颈型颈椎病相似，多于晨起时发病，故两者易被混淆。颈部扭挫伤的病因多是由于睡眠时颈部体位不良，以致局部肌肉被扭伤，完全不同于因椎间盘退变而引起的颈型颈椎病。

（2）肩周炎　肩周炎又名"冻结肩""肩周炎"，因其多在50岁前后发病，故又称之为"五十肩"。患者大多能自愈。其好发年龄与颈椎病相似，且多伴有颈部受牵症状，两者易混淆。颈型颈椎病所引起的疼痛多以棘突及椎旁处为中心，而肩周炎患者的疼痛则多局限于肩关节及其周围处；颈型颈椎病一般不影响肩部活动，而肩周炎患者的肩关节活动范围均明显受限，尤以外展时为甚，呈"冻结"状。

（3）风湿性肌纤维组织炎　风湿性肌纤维组织炎为一种慢性疾患，多与风寒、潮湿等有关。风湿性肌纤维组织炎患者具有风湿病的一般特征，如全身关节肌肉酸痛，咽部红肿，红细胞沉降率增快，类风湿因子阳性和抗链球菌溶血素"O"测定多在500U 以上；风湿性肌纤维组织炎患者的局部症状多以酸痛感为主，范围较广，畏风寒，多无固定压痛，叩之有舒适感。

（4）其他疾患　凡是可引起颈部疼痛和不适感的疾患均应进行除外诊断，尤其是脊柱本身的各种先天性畸形、炎症等。因此，对所有主诉颈部症状者，应按常规拍摄正侧位 X 线片，首先除外各种可在 X 线片上显示的器质性疾患。

2. 神经根型颈椎病的鉴别诊断

（1）脊髓型颈椎病　脊髓型颈椎病的典型临床表现主要为上肢的下运动神经元损害和下肢的上运动神经元损害。当病变仅仅累及脊髓的中央灰质尤其是脊髓的前角和或后角时，临床表现主要为双侧上肢的下运动神经元性瘫痪，腱反射减弱或消失，但下肢检查并无异常发现。当脊髓型颈椎病表现为一侧上肢症状时容易混淆，此时 MRI 检查所提供信息常具有重要价值。神经根型颈椎病还可与脊髓型颈椎病同时存在。

（2）枕骨及寰枢椎疾患　枕颈部伤病常引起枕大神经痛。枕大神经为颈 2 神经后支组成的感觉神经，与颈 3 神经根损害所致疼痛较难鉴别，影像学检查有助于明确病因，必要时还应进行颅神经、小脑功能及眼底检查。

（3）颈椎其他疾患　如椎管狭窄、后纵韧带骨化、感染、肿瘤等，影像学检查可明确诊断。

（4）肺、纵隔肿瘤　如肺上沟肿瘤，可侵犯臂丛神经引起肩臂疼痛，体检可在锁骨上窝触及肿块，影像学检查可明确肿瘤所在部位及范围。

（5）胸廓出口综合征　胸廓出口综合征主要病因包括颈肋、前斜角肌肥厚及锁骨、肩胛骨喙突或第 1 肋骨畸形愈合或不愈合等。最常见的症状为上肢的疼痛、麻木或疲劳感，其次为肩部和肩胛部的疼痛，再次为颈部的疼痛。根据受压组织的不同，主要症状不同，其中多数主要表现为神经受压症状，以臂丛下干受累机会为多，故常表现为尺神经支配区的损害症状。

（6）臂丛神经炎　臂丛神经炎常急性或亚急性起病，首发症状为一侧肩部及上肢的剧烈疼痛，并可伴有发热等全身症状。

（7）肩部疾患　如肩周炎、肩袖损伤等。以肩部疼痛、活动障碍为突出症状，二者可合并存在，肩关节造影及 MRI 检查有助于明确诊断。

（8）颈肩臂综合征　颈肩臂综合征以自颈部向肩、臂及手指的放射疼痛为主要症状，与颈椎不良姿势体位引起的肌肉疲劳有关。

（9）颈肩手综合征　颈肩手综合征表现为上肢自主神经功能异常，除肩、手指疼痛外，尚有手指肿胀及颜色、温度改变，随后即发生骨质疏松。

（10）上肢周围神经卡压　如腕管综合征、尺管综合征及迟发性尺神经损害等，根据相应症状、体征及神经电生理检查多可明确诊断。应指出的是，颈椎病患者可同时伴有上肢周围神经卡压。

3. 椎动脉型颈椎病的鉴别诊断

（1）梅尼埃病　梅尼埃病常突然发作，为四周景物或自身有旋转或摇晃的错觉，发作刺激性（如光线、情绪波动等）加重；严重时常伴有恶心呕吐、面色苍白、出汗多等迷走神经症状；发作时间持续，多在1~3天内逐渐缓解，为反复发作，间歇期一般无症状。

（2）良性阵发性眩晕　良性阵发性眩晕常为外伤、耳病、年老、噪音性损伤及使用链霉素过敏，使内耳椭圆囊的耳石变性、移位（地心引力作用）所致。常见于50~60岁妇女。可见位置性眼球震颤。

（3）冠状动脉供血不全　冠状动脉供血不全的症状是心前区疼痛剧烈，伴有胸闷气短，只有一侧或两侧上肢尺侧的反射疼痛而无上肢颈脊神经根刺激症状。心电图有异常改变。服用硝酸油类药物时，症状可以减轻。

（4）神经官能症　神经官能症没有颈椎病的X线改变，无神经根和脊髓压迫症状，应用药物治疗有一定效果。但需长期观察，反复检查，以便鉴别诊断。

4. 脊髓型颈椎病的鉴别诊断

（1）脊髓肿瘤　脊髓肿瘤患者有颈、肩、臂、手指的疼痛或麻木，同侧上肢为下运动神经元的损伤，下肢为上运动神经元的损伤。症状逐渐发展到对侧下肢，最后到达对侧上肢。压迫平面以下感觉减退及运动障碍，最后发展为脊髓横贯性损害表现。其特点是：X线平片显示椎间孔增大，椎体或椎弓破坏；脊髓梗阻部位造影呈倒杯状；在完全梗阻病例，脑脊液呈黄色，易凝固，蛋白含量增高。

（2）后纵韧带骨化症　后纵韧带骨化症是因为后纵韧带的骨化使椎管狭窄，影响脊髓血液循环，严重者可压迫脊髓引起瘫痪。脊髓造影及CT、MRI检查对其诊断有很大的帮助。

（3）枕骨大孔区肿瘤　其症状是枕后痛，同侧上肢痉挛性麻痹，并发展到下肢、同侧下肢和对侧上肢，手和前臂肌肉有萎缩现象，有时可出现感觉改变。其特点为：脊髓造影，梗阻的位置较高，碘油难以到达颅腔；可出现颅凹脑神经的症状；晚期可引起脑压升高，有眼底水肿、脑膜刺激征。

（4）脊髓空洞症　脊髓空洞症好发于颈胸段，有感觉障碍，有时感到臂部疼痛。其特点为：发生于年轻人，多为20~30岁；痛觉与其他深浅感觉分离，以温度觉减退或消失为明显。

（5）原发性侧索硬化症　原发性侧索硬化症是一种原因不明的神经系统疾病，当侵犯皮层脊髓运动束时，表现为双侧锥体束损伤，肌张力增高，浅反射消失，肌肉萎缩。其特点为：无感觉障碍，脊髓造影无阻塞现象。

（6）肌萎缩性侧索硬化症　肌萎缩性侧索硬化症是一种原因不明的脑干运动核、皮层脊髓束和脊髓前角细胞损害的疾病。其发病缓慢，好发于中年人的颈膨大部。其症状特点为：上肢肌肉萎缩性瘫痪，小肌肉明显，手呈鹰爪形；下肢痉挛性瘫痪，腱反射活跃或亢进；病变发展到脑干时，可发生延髓麻痹而死亡。其鉴别点为：无感觉障碍；脊髓造影无梗阻现象。

【治疗】

本病复杂多样，不同类型其治疗方法不同，同一种治疗方法治疗不同类型的颈椎病时，所用的具体处方也不一样，运用不恰当可能出现病情加重的后果。

（一）　药物疗法

1. 内治法

（1）中药辨证施治

血瘀气滞型：治宜活血行气，通络止痛，方用身痛逐瘀汤加减。

风寒湿痹型：治宜祛风散寒除湿，通络蠲痹止痛，方用蠲痹汤加减。

痰浊中阻型：治宜燥湿化痰，通络止痛，方用二陈汤加减。

肝阳上亢型：治宜平肝潜阳，活血通络，方用天麻钩藤饮加减。

脾肾阳虚型：治宜温阳益气，舒筋活络，行气止痛，方用黄芪桂枝五物汤加减。

气血两虚型：治宜益气养血，通络止痛，方用归脾汤加减。

肝肾亏虚型：①阳虚型：治宜补益肝肾，温阳通督止痛，方用右归丸加减。②阴虚型：治宜补肾，滋阴通督止痛，方用左归丸加减。

（2）中成药

养血止痛丸：每次 1 袋，每日 2~3 次，温开水送服。

颈痛消丸：每次 1 袋，每日 2~3 次，温开水送服。

加味益气丸：每次 1 袋，每日 2~3 次，温开水送服。

（3）西药　对急性期疼痛明显，影响睡眠，神经根炎性反应剧烈者，可应用消炎止痛药及非甾体类抗炎药，如对乙酰氨基酚、双氯芬酸钠、美洛昔康、萘丁美酮、依托度酸、舒林酸和阿西美辛等，但应用一般不超过 1 周；必要也可给予激素、脱水药物；同时应配合给予营养和调节神经系统的药物，如维生素 B_{12}、甲钴胺胶囊、谷维素等。

2. 外治法　外治的方法很多，主要有中药熏洗、薄贴、酊剂、热熨等。

（1）中药熏洗　中药熏洗作为一种治疗方法被广泛地应用于骨科临床，颈椎病的治疗也不例外。中药辨证施治不仅可以调整全身情况，更可以直接作用于局部，促进局部症状的改善。应用中药熏洗治疗，热力不仅可以直接促进局部血液循环，加快代谢废物及炎性介质的迅速清除，也可以促使中药有用成分直接作用于局部水肿的组织，促进僵硬的颈部肌肉及韧带软化，减轻局部刺激及炎症水肿。

中药熏洗疗法采用电脑控制中药雾化熏洗床进行，熏洗床上铺一次性中单，患者平卧，颈部暴露于熏洗雾化孔，颈部前方及双侧用毛巾被掩盖，避免药汽散发，温度以个体耐受为度，每日 2 次，每次 30 分钟。常用药方：透骨草、伸筋草各 30g，威灵仙、五加皮、千年健、三棱、莪术各 20g，艾叶、川椒、红花各 10g。用自动煎药机煎制装袋，每日 1 剂。

（2）中药薄贴　贴法具有活血化瘀、通络止痛、祛风散寒之功效。对颈肩部进行贴敷对各型颈椎病均可起到较好的辅助治疗作用。具体的贴剂有狗皮膏、筋伤保健膏、舒筋活血止痛膏、通络祛痛膏、颈痛贴、云南白药膏、万通筋骨贴等。

（3）中药酊剂　酊剂有伤筋药水、平乐正骨展筋酊、活血酒等，每日擦揉颈部患处，可缓解肌肉痉挛，活血止痛，可作为其他疗法的辅助疗法。

（4）中药热熨　热熨法具有温经通络、舒筋活络、活血止痛、舒筋散结、祛寒止痛的功效。是将药物粉碎为粗粉，搅匀，装布袋封口，或水煮或笼蒸热后外敷于患处，以不能烫伤皮肤为度，每次使用 30~60 分钟，凉后加热继续使用。外用药物有：透骨草、伸筋草、威灵仙、生山楂、川乌、草乌、川椒、细辛、海桐皮、红花、木鳖子、羌活、艾叶、防风等。

（二）手法治疗

1. 平乐正骨手法　手法是治疗颈椎病的主要方法之一，手法可以通过外力直接作用于损伤部位，通过手的力量和技巧，来调节机体生理、病理变化而达到治疗目的。

颈椎错位、半脱位、错缝、侧弯、滑脱、失稳等是颈椎病常见的骨关节位置异常，多发生在关节突关节、钩椎关节，甚至发生在椎体与椎体之间。其根本是颈椎内外平衡失调、动静力学系统平衡失调的结果。颈椎的关节紊乱应用手法技巧可以对颈椎的错位进行纠正，减轻错缝对脊髓神经、神经根、血管、肌肉韧带的卡压和刺激，最终达到治疗颈椎病的目的。

长期的颈椎损伤后，颈部肌肉出血、机化明显，加之感受风寒湿邪的侵袭，更容易造成颈部气血凝滞，继之颈部肌肉韧带柔韧性发生改变，僵硬、挛急，甚至出现断裂，久而久之发生粘连。恰当的手法松解可以缓解局部肌肉韧带的拘挛，剥离局部软组织的粘连，有利于颈部肌肉韧带的康复，加强颈部功能，消除颈部疼痛。

（1）定点旋转扳法　定点旋转整脊手法治疗颈椎病，即支撑颈椎的局部错位的关节突或棘突，在一定的拔伸牵引力及旋转力作用下，推动关节突，使偏歪或错缝的颈椎关节复位。具体操作：患者端坐位，嘱患者旋转前屈头部至极限，术者用一手拇指顶于高凸棘突高侧，用另一侧手肘部屈曲托于患者下颌部位，前胸顶于患者头部一侧，小范围内快速旋转扳动，常听到"咔嚓"响声，手法结束。

（2）不定点旋转扳法　不定点旋转整脊手法，即无明确支撑颈椎关节突或棘突，旋转整体颈椎，在一定的拔伸牵引力及旋转力作用下，使颈椎的序列得到重整，使多阶段的小错缝达到复位。具体操作：患者端坐位，嘱患者旋转头部至极限，头部轻度后伸，术者用一侧肘部屈曲托于患者下颌部位，另一手拇指扶于高凸棘突高侧，其余手指托于后枕部，术者上肢保持不动，腰髋向上用力提拉，同时小范围小幅度旋转头部，带动患者头部向上，常听到"咔咔"声响，对侧同样进行，手法结束。

（3）提拉推顶扳法　提拉推顶整脊手法，即患者出现明显的曲度变直、反弓后，前屈位提起患者头部，推顶颈椎反弓的定点椎体棘突，致使颈椎曲度恢复正常。

根据不同类型的疾病选择不同的手法进行治疗，一般可以达到良好的治疗目的。盲目的手法推拿或者旋扳可能会造成颈椎病的加重，甚至出现全身瘫痪、半身瘫痪等严重情况。

2. 正乐正骨展筋丹揉药治疗　术者沉肩、垂肘、悬腕，拇指螺纹面蘸少许展筋丹，以掌指关节运动带动拇指螺纹面在穴位上以画圆的方式运动，要求拇指螺纹面与穴区或痛区皮肤轻轻接触，与皮肤摩擦，但不能带动皮肤，揉药范围约为 1 元硬币大小，频率为每分钟 100~120 次，每穴操作 2~3 分钟，局部皮肤微感发热即可。

颈型颈椎病主要选择颈部穴位为主，如风池、大椎、玉枕、天宗、颈百劳、阿是穴等。神经根型颈椎病选用风池、天宗、颈百劳、肩井、肩贞、肩髃、曲池、手三里、列缺、合谷、后溪等；如果是交感型可在颈型选穴基础上加内关、三阴交、合谷，失眠多梦者可加用太阳、上星、百会，耳鸣者可加用翳风、听宫、听会、太冲等。椎动脉型颈椎病可在颈型选穴基础上加太渊、风池、足三里、三阴交等。脊髓型颈椎病如果出现双侧上肢的症状后，可以加用所有神经根型的穴位；如果出现双侧下肢无力、痉挛时，应加用百会、风府、至阳、风市、阳陵泉、委中、涌泉、膻中、承山等。

（三）牵引疗法

牵引疗法为平乐正骨疗法中既安全又系统科学的治疗方法，是平乐正骨理论体系中重要一环，亦是防治颈椎病的一种常用的有效方法之一。牵引常用的方法有坐位牵引和卧位牵引，均用枕颌带进行。重量可根据患者的体重及具体病情而定，一般情况下可从 3~4kg 开始，逐渐增加重量。牵引角度也应根据患者具体情况、不同的病变椎体及病情需要相应的调整。牵引时间为每日 1~3 次，每次 20~60 分钟，10 天为 1 个疗程。

卧位牵引也称水平牵引，患者平卧于床上，同时抬高床头 20~30cm，以防止患者沿牵引方向移动。患者颈部垫枕，系好枕颌带并与牵引绳一端连接好，通过床头牵引架上的滑轮后，牵引绳的另一端接上所需要的牵引重量。外伤性颈椎病急性期可以选择颅骨牵引或枕颌带牵引。

坐位牵引也称垂直牵引，患者端坐于牵引架下，双手放于膝盖上，将枕颌布带系好后，挂在较头部稍宽的铁弓两端，弓中间与牵引绳的一端连接，通过两个滑轮后另一端接上所需要的重量。

平乐正骨根据不同的牵引角度及其产生的不同作用，提出"优值牵引法"治疗颈型颈椎病。在临床工作中将牵引角度、牵引重量、牵引时间称为牵引的值，运用某一特定的牵引值对颈椎病患者实施牵引治疗所取得的临床疗效最优，称此特定的牵引值为牵引优值。用牵引优值对脊柱病进行牵引治疗的方法，称为优值牵引法。根据不同类型的颈椎病、不同的病变椎体部位，而选择不同的牵引角度、不同的牵引重量及不同的牵引时间施行牵引。同一病变椎体在牵引的不同治疗阶段选择不同的牵引角度及重量是其操作的关键所在。通常先进行前屈位牵引，继而中立位，最后背伸位牵引，这样不仅能够治疗多种不同类型的颈椎病，也能恢复颈椎正常的生理曲度，达到良好的治疗目的。

（四）　物理疗法

理疗就是利用各种物理因子如声、光、电、磁等，以达到治疗和防御疾病目的的方法。其在颈椎病非手术治疗中占有相当重要的地位，一般性的颈椎病可采用超短波、磁疗、蜡疗、红外线疗法，低、中频脉冲电刺激疗法，水疗等方法治疗，可消炎消肿，镇痉止痛，缓解肌肉痉挛，降低纤维结缔组织张力，松解粘连，软化瘢痕，以促进神经、肌肉和关节运动功能的恢复。

（五）　针灸疗法

经络功能的正常运转可以帮助身体气血的正常运行，经络功能失调，在全身各条经络均有明显反应，其反应程度的不同，说明局部病变的严重程度。在颈椎，十二正经、奇经八脉均有明显的关联，使用针刺及艾灸等方法刺激颈椎疾患的相应反应点，可以起到通经活络、消炎镇痛、活血化瘀的作用。

现代研究证明，针刺一方面可以使局部致炎、致痛物质如5-羟色胺、H^+等含量明显降低，也可以刺激体内内循环，改善神经根周围的血液循环，加快致炎、致痛物质的代谢和吸收。另外，针刺能够刺激体内的内分泌系统，加快分泌内源性镇痛物质排泄，如吗啡肽等。常用的止痛片、曲马多片等是根据体内的镇痛物质给予的外源性镇痛物质。"治痿独取阳明"是经典的中医针刺指导，在进行针刺的时候，应该选择不同的体位进行针刺治疗，舒适的体位可以让患者更容易接受治疗。

根据不同的颈椎病选择不同的穴位进行针刺，针刺方法可以"急性期为泻，慢性期为补"为原则。颈型颈椎病主要选择颈部穴位为主，如风池、大椎、玉枕、天宗、颈百劳、阿是穴等。

神经根型颈椎病，应在上述穴位的基础上加用肩井、肩贞、肩髃、曲池、手三里、列缺、合谷、后溪等。

椎动脉型颈椎病，可以加用太渊、风池、足三里、三阴交等。

脊髓型颈椎病，如果出现双侧上肢的症状后，可以加用所有神经根型的独立穴位；如果出现双侧下肢无力、痉挛时，应加用百会、风府、至阳、风市、阳陵泉、委中、涌泉、膻中、承山等。

以上穴位每组 4~6 穴为主，以 10 天为 1 个疗程，补泻兼施，留针 30 分钟，病情严重者，可以加用电针治疗。

艾灸疗法是将艾绒放置在腧穴或反应点上燃烧，通过温熨、烧灼，将艾火的温热力及药物作用穿透皮肤，并作用于颈部，以起到温通颈部经脉、活血止痛、祛风除寒的作用，减轻局部的韧带及肌肉粘连，加速颈椎病的康复。根据颈椎病不同的反应点选择不同的艾灸穴位，可以达到良好的效果。

（六）　固定疗法

颈椎病患者一般不需要固定，但在颈椎病急性发作期可适当制动、固定颈部。这样可限制颈椎活动和保护颈椎，减少神经根的磨损，减少椎间关节创伤性反应，有利于组织水肿的消退，巩固疗效，防止复发。

常用的颈部固定工具是围领和颈托，可用纸板、皮革和石膏制作。一般固定于颈椎中立位，硬纸板围领可连续应用 1~2 周。如佩戴时间较长，可以引起颈部肌肉萎缩、关节僵硬及对围领的依赖性，并且在突然解除后往往症状加重，故颈围的固定时间应适可而止。

（七）　穴位注射及封闭疗法

穴位注射与针刺有异曲同工之妙，不同的是穴位注射要根据不同的颈椎病选择不同的药物进行不同穴位的注射。穴位注射的药物不仅可以直接作用局部神经及血管，达到不同的治疗目的，更可以刺激所在经络，促使气血运行加速。

封闭疗法与穴位注射基本相似，不同的是封闭疗法的注射部位不同，直接注射于受卡压或刺激的神经根、血管、肌肉附近，使药物的作用直接作用于受损部位，起到良好的治疗作用。应用神经阻滞药物直接注射交感神经节如星状神经节，可以缓解或解除交感神经型颈椎病的部分症状。两种治疗方法中，选择的药物基本类似，起到的作用有所区别。如神经根卡压后出现明显的上肢神经根刺激征，就可以选择臭氧或神经营养药物进行神经根管注射，使药液直接作用于受损神经根，起到修复神经根的作用。

（八）　针刀疗法

针刀疗法适用于神经根型颈椎病的早期治疗，大多数患者的症状可得到缓解。操作时宜在棘间、棘旁压痛明显处，或触摸到肌肉痉挛处，行棘间韧带和头夹肌松解。亦可在相应痛点较明显处行棘间、椎板间黄韧带松解。对于项背部筋膜，项背肌腱止点处的痛点也可行针刀松解治疗。由于颈部解剖关系复杂，神经、血管较重要，针刀操作时一定要仔细、稳妥，定位准确，以免造成不必要的损伤。

（九）　功能疗法

颈椎病患者需要适当休息，但不能绝对化。病情稳定后，需积极地进行功能活动，以调整颈椎和周围软组织的关系，缓解脊髓及神经根的病理刺激，改善血液循环，松弛痉挛肌肉，增强肌力和颈椎的稳定性，恢复颈椎动静力学平衡，缓解颈椎病的症状。在颈椎病的急性发作期应以静为主，动为辅；在慢性期以动为主，做项臂争力、左顾右盼、拔项、回头望月、"米"字操等，此外还可进行体操、打太极拳、练八段锦等运动。但椎动脉型颈椎病患者不宜进行大幅度的颈部旋转锻炼。

五、颈椎间盘突出症

【概述】

颈椎间盘突出症是临床上较为常见的脊柱疾病之一，发病仅次于腰椎间盘突出症。是由于颈椎间盘髓核、纤维环、软骨板，尤其是髓核，发生不同程度的退行性变后，在外界因素的作用下，导致椎间盘纤维环破裂，髓核组织从破裂之处突出或脱出于椎管内，从而造成相邻的组织刺激或压迫，如脊神经根和脊髓受压，引起颈部酸胀、活动受限，颈肩背部疼痛、上肢麻木酸痛等一系列症候群。本病多发生于青壮年，急性发病，临床症状较明显，经及时诊断及早期积极治疗，90%以上病例可痊愈；不能及时治疗者，多可遗留神经损害症状，如上肢麻木无力、下肢痉挛性瘫痪等；严重时可发生高位截瘫，危及生命。

【中医病因病机及西医病因病理】

（一）中医病因病机

中医学没有颈椎间盘突出症的专门论述和病名，但对颈椎病的病因、病机及其治疗记载并不少见。中医学认为，本病的病因无外乎外感、外伤、慢性劳损、肝肾亏虚、气血不足等几个方面。平素身体虚弱，阳气不足，卫外不固，腠理空虚，易为风、寒、湿等六淫之邪乘虚侵袭，痹阻筋脉、关节、肌肉，导致营卫不和，经络不通，发生疼痛、麻木、酸楚，或肢体活动不利。外邪痹阻经脉，经络阻滞，血脉运行不畅，滞而为瘀，瘀血阻滞经络，可出现关节屈伸不利；瘀血与外邪结合，痹阻经络，深入骨髓，导致关节僵硬、肿胀。病初邪在经脉，日久耗伤气血，损及肾脏，虚实相兼。

（二）西医病因病理

1. 发病原因　本病是青壮年常见病、多发病之一。本病由于颈部创伤、退行性变等因素所致。致伤原因主要是加速暴力使头部快速运动，导致颈部损伤，多见于交通事故或体育运动等。一般认为本病是在椎间盘发生一定程度退行性变的基础上，受到一定外力作用发生的，但亦可在原无明显退变的椎间盘劳累后出现。

（1）年龄因素　随着年龄的增长，人体各部件的退变也日益增加，颈椎同样会产生各种退行性改变，而椎间盘的退变是本病发生发展中最关键的因素。

（2）慢性劳损　各种超过正常范围的过度活动带来的损伤，如不得法的倒立、翻筋斗等，造成纤维环破裂，髓核溢出。

（3）外伤 在颈椎退变、失稳的基础上，头颈部的外伤更易诱发颈椎间盘突出症的发生与复发。

（4）咽喉部炎症 当咽喉部或颈部有急性或慢性炎症时，因周围组织的炎性水肿，很容易诱发症状出现或使病情加重。

（5）颈椎的先天性畸形 发育性椎管狭窄、先天性椎体融合、颅底凹陷等，致使轻度椎间盘突出，可以诱发症状发生。

（6）代谢因素 由于各种原因造成人体代谢失常，特别是钙、磷代谢和激素代谢失调者，容易发生本病。

2. 病理过程 椎间盘是人体各组织中最早和最易随年龄发生退变的组织。由于年龄的增长，髓核丧失一部分水分及其原有弹性，其功能发生退化，轻微外伤即可引起椎间盘突出。颈椎过伸性损伤可使近侧椎体向后移位，屈曲性损伤可使双侧小关节脱位，结果椎间盘后方张力增加，导致纤维环和后纵韧带破裂，髓核突出。创伤性颈椎间盘突出最具特点的病理征象是椎间盘软骨板撕脱、破裂，而有别于椎骨钩突裂隙和椎间盘中央裂隙等颈椎间盘退行性改变征象。颈椎间盘软骨板裂口常呈线性裂缝，接近椎骨终板，并与之平行，同时常累及椎间盘周围纤维环，靠近椎体边缘，表现为"边缘损伤"。髓核可通过裂隙突出。

颈椎间盘突出以颈 3/4、4/5、5/6 三个间隙最为多见。当外力致椎间盘纤维环和后纵韧带破裂，髓核溢出，突出的髓核组织易引起神经根及颈脊髓受压。颈神经根受压后水肿炎性改变，出现分布区的剧烈疼痛，颈脊髓受压后变细变软，并可在早期形成空洞，脊髓损伤区域不大，但不少患者可因此出现不同程度的瘫痪状态。

（三） 平乐正骨学说

本病的发生发展与颈椎动静力学平衡遭到破坏有直接关系。椎间盘退变是颈椎间盘突出症发生的最根本原因。一般颈椎间盘的退变从纤维环的退变开始，随后出现髓核退变，逐渐劳损或损伤导致椎间盘的弹性减弱，其主要生理功能下降，在颈椎活动过程中，对椎间盘的应力挤压过大，导致椎间隙变窄，椎体间不稳、错位等，这是颈椎间盘突出的基础，也是颈椎内源性稳定系统破坏的根本原因。椎间隙变窄，椎体的失稳、错位、滑脱等情况，势必造成椎体稳定系统的张力过大，脊柱周围肌肉韧带的应力变大，损伤及退变也就逐渐加重，这是脊柱外源性稳定系统的破坏。在颈部静态时，内源性及外源性稳定系统处于静力学平衡；在颈部运动状态，颈部的肌肉韧带及椎体、关节、椎间盘两大稳定系统处于动力学平衡。静力学平衡和动力学平衡处于动态平衡中，如果任何一个平衡遭到破坏，都会引起生物力学失衡。外伤、过伸、过屈位损伤都是破坏动静力学平衡的因素，也是本病发生的诱因。

【临床表现】

（一） 病史

本病发病与颈部损伤和椎间盘发生退行性变有直接关系，亦与颈部外伤或过度劳损有关。此类患者多发生于青壮年，多有外伤病史。根据患者损伤大小及损伤部位，症状多种多样。

（二） 症状

1. 颈肩部疼痛 颈肩部疼痛是椎间盘突出症的首发症状。疼痛是最早出现的症状，疼痛点主要集中在横突及关节突关节等部位。随着突出刺激神经根的逐步加重，疼痛范围会逐渐增大，从颈部逐渐发展到肩背部，出现上肢典型神经根症状。

2. 上肢症状 患侧上肢疼痛麻木感，重者可出现受累神经节段支配区的剧烈疼痛，如刀割样或烧灼样，同时伴有针刺样或过电样窜麻感，甚者出现上肢无力、握力减退等现象。疼痛症状可因咳嗽而加重。上肢不能下垂，下垂或摆动时上肢症状加重，上举或患肢抱头可缓解。

3. 脊髓症状 突出严重压迫脊髓者，可出现双侧上肢疼痛、麻木无力症状，伴有双下肢行走不稳、步态笨拙、活动不灵等；常伴有胸、腰部束带感；重者可卧床不起，甚至呼吸困难，大、小便失禁等。

4. 活动受限 颈椎活动受限是颈椎间盘突出症的重要表现，特别是后伸活动受限，椎管容积及神经根管容积缩小，可能加重神经根及脊髓的压迫。后伸活动受限缓解也是颈椎间盘突出症是否恢复的重要体征。

5. 伴随症状 颈椎间盘突出症发生发展过程中常伴随以下症状：头痛，眩晕，心悸，胸闷，步态失稳，四肢无力等。颈部神经及血管较为丰富，颈部病变后出现的伴随症状较为复杂，椎动脉刺激、窦椎神经刺激、交感神经刺激、脊髓受压、炎性刺激均可导致类似症状出现。

（三） 体征

1. 颈部体位畸形 颈部有不同程度的畸形及僵硬现象，多数表现为"头部前伸健侧偏畸形"，也可以出现患侧肢体"上举抱头畸形""挺胸畸形"等。

2. 触摸痛 是脊神经根严重刺激、水肿时的神经激惹征，不同的神经根刺激在上肢不同部位出现触摸痛、烧灼感等，严重的中央突出型多在腰腹部或下肢出现触摸痛、烧灼感，是脊髓水肿的标志。

体征检查：早期多见后伸试验阳性，击顶试验阳性，臂丛神经牵拉试验阳性，双侧椎间孔压缩试验阳性；腱反射活跃或亢进，中央突出型可见霍夫曼征阳性、踝阵挛阳性等病理反应出现。后期可见上肢腱反射减退或消失，下肢反射亢进。

（四） 中医辨证分型表现

1. 血瘀气滞型 颈肩背部疼痛，上肢麻木无力，多为烧灼样疼痛，痛有定处，夜间加重，舌质紫暗，或有瘀点、瘀斑，脉弦涩或细涩。

2. 风寒湿痹型　颈肩臂疼痛、麻木，颈部活动不利、僵硬，恶风寒，无汗，全身发紧，口不渴，舌质淡红、苔薄白，脉弦紧。

3. 痰浊中阻型　头晕头重，恶心，泛泛欲呕，肢倦乏力，胸脘痞闷，纳呆，甚则昏厥猝倒，舌淡、苔白厚腻，脉濡滑。

4. 气血两虚型　头晕，目眩，面色苍白，身疲乏力，四肢倦怠，心悸气短，舌质淡、苔薄白，脉细无力。

5. 肝肾亏虚型　颈肩臂疼痛、麻木，可向臂、手部出现放射痛，颈部活动不利症状可因劳累或寒冷后加重，可同时兼有腰膝酸软、头晕眼花、耳鸣、耳聋、倦怠乏力的症状，舌质暗红，脉沉细弱。

（五）西医分型表现

1. 侧方突出型　由于颈脊神经根受到刺激或压迫，表现为单侧的根性症状。轻者出现颈脊神经支配区的疼痛麻木感，重者可出现受累神经节段支配区的剧烈疼痛，如刀割样或烧灼样，同时伴有针刺样或过电样窜麻感，疼痛症状可因咳嗽而加重。此外，尚可出现上肢发沉、无力、握力减退、持物坠落等症状。

2. 旁中央突出型　有单侧神经根及单侧脊髓受压的症状。除有侧方突出型的表现外，尚可出现不同程度的单侧脊髓受压的症状，表现为病变水平以下同侧肢体肌张力增加、肌力减弱、腱反射亢进、浅反射减弱，并出现病理反射，可出现触觉及深感觉障碍；对侧则以感觉障碍为主，即有温度觉及痛觉障碍，而感觉障碍的分布多与病变水平不相符合，病变对侧下肢的运动机能良好。

3. 中央突出型　此型无颈脊神经受累的症状，表现为双侧脊髓受压。早期症状以感觉障碍为主或以运动障碍为主，晚期则表现为不同程度的上运动神经元或神经束损害的不全痉挛性瘫痪，如步态笨拙，活动不灵，走路不稳，常有胸、腰部束带感，重者可卧床不起，甚至呼吸困难，大、小便失禁。检查可见四肢肌张力增加，肌力减弱，腱反射亢进，浅反射减退或消失，霍夫曼征、髌阵挛及踝阵挛阳性。

【辅助检查】

（一）影像学检查

1. X 线检查　每个病例均应常规拍摄颈椎正位、侧位及动力位 X 线平片。观察颈椎生理前凸减小或消失，受累椎间隙变窄情况；颈椎动力位 X 线片上受累节段不稳，是否出现较为明显的假性脱位。

2. CT 检查　CT 检查已用于诊断骨质增生、椎体爆裂骨折、后纵韧带骨化、椎管狭窄、脊髓肿瘤。横断层图像可以清晰地见到硬膜鞘内外的软组织和蛛网膜下腔，故能正确地诊断椎间盘突出症；二维重建可以观察颈椎椎管是否狭窄，钩椎关节、关节突关节是否增生，是否侧弯，是否滑脱，后纵韧带钙化等情况。因此，CT 检查对本病的诊断有一定帮助，但在常规 CT 片上往往不能确诊。也可采用脊髓造影＋CT 检查（CTM）诊断本病。

3. MRI 检查 MRI 检查对本病的诊断具有重要价值。其准确率明显高于 CT 检查和脊髓造影。在 MRI 片上可直接观察到椎间盘向后突入椎管内，椎间盘突出成分与残余髓核的信号强度基本一致。在中央突出型者，可见突出椎间盘明显压迫颈髓，使之局部变扁或出现凹陷，受压部位的颈髓信号异常。在侧方突出型者，可见突出的椎间盘使颈髓侧方受压变形，信号强度改变，神经根部消失或向后移位。

（二） **肌电图检查**

本病早期，肌电图常无明显变化，2 周后可见神经传导减慢。

（三） **实验室检查**

本病早期，出现免疫炎症反应，可见血白细胞增多、中性粒细胞比率轻度升高，血糖升高等，其他多无明显异常。

【诊断及鉴别诊断】

（一） **诊断**

1. 有急性发作病史，在出现外伤或扭伤等后，多数在 24~48 小时之内出现，并达到高峰；也有慢性发作，大多在连续劳累后发生。

2. 有脊神经根或脊髓受压的典型症状，上肢具有较典型的根性症状（麻木、疼痛、无力），且范围与颈脊神经所支配的区域相一致；脊髓可出现颈脊髓受压刺激症状；颈部活动受限，多以前屈及后伸受限为主。

3. 早期多见后伸试验阳性，击顶试验阳性，臂丛神经牵拉试验阳性，双侧椎间孔压缩试验阳性；腱反射活跃或亢进，中央突出型可见霍夫曼征阳性、踝阵挛阳性等病理反应出现。后期可见上肢腱反射减退或消失，下肢反射亢进。

4. CT、MRI 检查提示椎间盘有明显的突出或脱出，并压迫颈髓或神经根。本病无颈椎骨折或脱位征，但约 50% 的病例伴有椎管狭窄征。

（二） **鉴别诊断**

1. 脊髓型颈椎病 脊髓型颈椎病的典型临床表现与颈椎间盘突出症中央突出型相似，主要脊髓受压刺激后出现双上肢疼痛、麻木及下肢无力等症状，前者主要慢性发病较多，后者为急性发病；两者预后不同，前者由于长时间脊髓受压，多见脊髓变性为主，后者短时间损伤，以脊髓水肿为主，前者预后较差，后者经过恰当治疗后多可痊愈，但是未经正确治疗，多可转化为前者。MRI 检查可显示脊髓是急性损伤还是慢性变性。

2. 神经根型颈椎病 神经根型颈椎病的典型表现与颈椎间盘突出症侧方突出型相似，主要是颈椎脊神经根受压刺激出现急性神经根刺激症状。两者发病机制不同，前者为颈椎椎间盘的退变，造成椎间隙变窄，椎体不稳，钩椎关节、关节突关节等增生，使神经受到刺激压迫而引起；后者主要为颈椎间盘突出压迫神经根引起；前者起病较慢，后者多为急性发病；预后不同，前者治疗后多可复发，后者经过正确治疗后多可痊愈。

3. 后纵韧带骨化症　后纵韧带骨化症因为后纵韧带的骨化使椎管狭窄，影响脊髓血液循环，严重者可以压迫脊髓，引起瘫痪。脊髓造影及 CT、MRI 检查对其诊断有很大的帮助。

4. 脊髓空洞症　脊髓空洞症好发于颈胸段，有感觉障碍，有时感到臂部疼痛。其特点为：发生于年轻人，多为 20~30 岁；痛觉与其他深浅感觉分离，以温度觉减退或消失为明显。

5. 原发性侧索硬化症　原发性侧索硬化症是一种原因不明的神经系统疾病，当侵犯皮层脊髓运动束时，表现为双侧锥体束损伤，肌张力增高，浅反射消失，肌肉萎缩。其特点为：无感觉障碍，脊髓造影无阻塞现象。

6. 肌萎缩性侧索硬化症　肌萎缩性侧索硬化症是一种原因不明的脑干运动核、皮层脊髓束和脊髓前角细胞损害的疾病。发病缓慢，好发于中年人的颈膨大部。其症状特点为：上肢肌肉萎缩性瘫痪，小肌肉明显，手呈鹰爪形；下肢痉挛性瘫痪，腱反射活跃或亢进；病变发展到脑干时，可发生延髓麻痹而死亡。其鉴别点为：无感觉障碍；脊髓造影无梗阻现象。

【治疗】

治疗原则：本病治疗的首要原则是卧床制动休息及佩戴颈围，避免活动促使神经根炎症水肿进一步加重，避免出现二次损伤。颈围固定连续应用 2~4 周，如佩戴时间较长，可引起颈部肌肉萎缩，关节僵硬，故症状缓解后，应及时逐渐摘掉颈围。急性期疼痛剧烈，治宜牵引、制动、局部封闭、刺血拔罐疗法、药物应用等，以缓解疼痛。缓解期首先选用非手术治疗，以理筋、整脊、牵引、中药熏洗、功能锻炼为治疗原则。

（一）药物疗法

1. 内治法

（1）中药辨证施治

血瘀气滞型：治宜活血行气，通络止痛，方用补阳还五汤加减。

风寒湿痹型：治宜祛风散寒除湿，通络蠲痹止痛，方用蠲痹汤加减。

痰浊中阻型：治宜燥湿化痰，通络止痛，方用二陈汤合涤痰汤加减。

气血两虚型：治宜益气养血，通络止痛，方用归脾汤加减。

肝肾亏虚型：①阳虚型：治宜补益肝肾，温阳通督止痛，方用右归丸加减。②阴虚型：治宜补肾，滋阴通督止痛，方用左归丸加减。

（2）中成药　损伤之初以活血化瘀为主，可用活血灵、羌活灵仙方、防风归芎汤；损伤中期以舒筋活络止痛为主，可服养血止痛丸、颈痛消丸；损伤后期宜温经通络，可用加味益气丸、大活络丹、小活络丹等。

（3）西药　西药主要用于缓解疼痛、局部消炎、放松肌肉：①非甾体类抗炎药：这类药物具有抗炎、止痛作用，是治疗本病最常用的药物，如双氯芬酸、美洛昔康、萘丁美酮、依托度酸、舒林酸和阿西美辛等。②营养神经系统的药物：脊神经损伤后可用维生素 B_{12}、甲钴胺分散片等，有助于神经损伤的恢复；脊髓受压刺激可用神经节苷脂等药物，大剂量静脉应用可以缓解脊髓炎性水肿等症状。③脱水类药物：对于损伤早期患者疼痛剧烈者，可给予脱水类药物，如甘露醇、七叶皂苷钠、速尿等，可消除神经根、脊髓周围的水肿，减轻局部损伤，避免水肿造成的二次损伤。④糖皮质激素类：在颈椎间盘突出症急性期、神经根水肿、脊髓压迫刺激症状明显时，可以大剂量短时间应用，甲基泼尼松龙琥珀酸钠的临床规范应用可以缓解脊髓休克、震荡、压迫刺激等症状，不仅恢复脊髓功能，对于脊髓神经的水肿炎性改变有明显的抑制作用。

2. 外治法　早期（24 小时以内）以局部冰敷颈部为主，减少颈椎间盘的渗出及出血，减轻脊髓水肿及神经根的炎性反应；48 小时后恢复期可以给予温热类中药外治，主要有中药熏洗、热敷、外贴膏药、涂搽酊剂、药膏等。一般颈椎间盘突出症患者颈部避免活动，故可以给予中药薄贴、中药酊剂、中药热熨等床头治疗，可以达到活血化瘀、通络止痛之功效。风寒湿痹型患者可以在损伤后及时应用中药熏洗等治疗，治疗方法同颈椎病。

（二）　手法治疗

1. 平乐正骨手法　手法是治疗颈椎间盘突出症的重要方法之一，手法可以通过外力直接作用于损伤部位，通过手的力量和技巧，来调节机体生理、病理变化，调整骨关节、椎间盘突出物与受累神经根之间的关系，而达到治疗目的。但是对不同类型的颈椎间盘突出症来说，手法的选择非常重要。本病的早期，一般慎用手法治疗，特别是晃动类、揉搓类、推拿类手法，对于中央突出型早期禁用手法治疗，避免脊髓再次损伤。

本病恢复期，可以进行手法松解治疗，通过手法的治疗，可以刺激穴位所在经脉，使经气贯穿通行，达到通经活络、纠正关节错位的目的。督脉、太阳经、少阳经、阳明经走行于颈椎的两侧，在手法推拿、点按各经局部穴位时，可以刺激经气的运行，使连接头部和胸部的颈椎经脉贯通，促进气血通畅运行，代谢废物及时排泄，局部肿胀疼痛可以得到消退，气行则瘀血得散，血活则筋骨得养。

颈椎错位、失稳、错缝、滑脱等，是颈椎间盘突出症常见基础病因，针对这些骨关节位置异常，进行针对性纠正关节手法治疗，可以纠正颈椎生物力线，恢复颈椎生理弯曲，减轻突出物对脊髓神经、神经根的卡压和刺激。

（1）定点旋转扳法　患者端坐位，嘱患者旋转前屈头部至极限，术者用一手拇指顶于高凸棘突高侧，用另一侧手肘部屈曲托于患者下颌部位，前胸顶于患者头部一侧，小范围内快速旋转扳动，常听到"咔嚓"响声，手法结束。

（2）提拉推顶扳法　提拉推顶整脊手法，即患者出现明显的曲度变直、反弓后，前屈位提起患者头部，推顶病变椎体棘突，调整椎间盘突出物与受累神经根之间的关系，减轻神经根压迫。

盲目的手法推拿或者旋扳均可能会造成颈椎脊髓压迫、神经根卡压的加剧，甚至出现全身瘫痪、半身瘫痪等严重情况，危及患者生命，应引起重视。

2. 平乐正骨展筋丹揉药法　术者沉肩、垂肘、悬腕，拇指螺纹面蘸少许展筋丹，以掌指关节运动带动拇指螺纹面在穴位上以画圆的方式运动，要求拇指螺纹面与穴区或痛区皮肤轻轻接触，与皮肤摩擦，但不能带动皮肤，揉药范围约为1元硬币大小，频率为每分钟100~120次，每穴操作2~3分钟，局部皮肤微感发热即可。主穴可取风池、风府、阿是穴、颈百劳、肩井、曲池等。

（三）　牵引疗法

牵引疗法是治疗本病的重要方法之一，是平乐正骨理论体系中重要一环。选择平乐正骨的"优值牵引法"，对本病的治疗有指导意义。一般选择卧位牵引，采用枕颌带进行。重量可以根据患者的体重及具体病情而定。一般情况下，颈椎上段牵引重量从2~4kg开始，中段从3~5kg开始，下段从4~6kg开始，根据患者适应情况及症状缓解情况，逐渐增加重量；牵引角度选择，早期前屈位，上段前屈角度小，下段前屈角度最大，达到前屈30°；选择牵引时，突出物的大小对牵引有一定影响，突出物相对较小时，可以选择大重量、大角度前屈治疗，对于突出较大时，选择角度要适中，过度前屈可影响椎管容积，加重后突的髓核组织对脊髓前中央动脉的压迫，加重症状；对于中央突出型较为严重者，慎重选择牵引治疗。牵引值的选择也应根据患者具体情况、症状恢复情况及病情阶段做出相应的调整。牵引时间为每日1~3次，每次20~60分钟，10天为1个疗程。

（四）　物理疗法

物理疗法可参考"颈椎病"。

（五）　针灸疗法

针刺颈部穴位，可使针刺效应直接作用于患处，起到改善颈部微循环，抑制痛性及伤害性信息传导。电针是在针刺的基础上加电流，通过电刺激可抑制痛觉传导，使人体痛阈升高，从而达到镇痛之效。通常认为，频率快的密波，有镇静、缓减肌肉和血管痉挛的功能；频率慢的疏波，能引起收缩，提高肌肉韧带的张力。临床可根据不同情况选择疏波、密波或疏密波。

1. 颈椎间盘突出症可进行针刺、电针、艾灸等治疗；根据不同的类型及症状表现选择不同的穴位，以"急性期为泻，慢性期为补"为原则。颈部穴位选择风池、大椎、玉枕、天宗、颈百劳、阿是穴等。

2. 上肢症状明显者，应在上述穴位的基础上加用肩井、肩贞、肩髃、曲池、手三里、列缺、合谷、后溪等。

3. 脊髓症状明显者，应加用百会、风府、至阳、风市、阳陵泉、委中、涌泉、膻中、承山等。

4. 对于本病风寒湿痹型可选用艾灸治疗，通过温熨、烧灼，将艾火的温热力及药物作用穿透肌肤，并作用于颈部，以起到温通颈部经脉、活血止痛、祛风除寒的作用。

（六）　穴位注射及封闭疗法

穴位注射及封闭疗法对于本病有一定的治疗作用。但封闭疗法针对局部治疗，消除局部炎症为主，穴位注射的穴位主要是根据不同的病变部位进行选择，不同的药物注射不同的穴位，穴位注射的药物不仅可以直接作用于神经及血管，也可以通过刺激穴位、经络，促使气血运行加速。选择穴位注射的药物一般有维生素 B_{12}、利多卡因、丹参注射液、红花注射液等。局部封闭治疗药物一般选择混合制剂，维生素 B_{12}、地塞米松、生理盐水、维生素 B_1、甲钴胺注射液、红花注射液等。封闭治疗直接注射于受卡压或刺激的神经根、血管、肌肉附近，使药物直接作用于受损部位，达到良好的治疗作用。如神经根卡压后出现明显的上肢神经根刺激征，也可以选择臭氧或神经营养药物进行神经根管注射，使臭氧、药液直接作用于受损神经根，起到消除局部炎症、减轻疼痛、修复神经根的作用。

（七）　针刀疗法

针刀疗法适用于颈椎间盘突出症的后期治疗。前期应用药物、制动等方法消除脊髓及神经根的炎性刺激，大多数患者的症状可得到缓解，遗留部分神经损伤症状不能恢复者，可以选择针刀治疗。操作点选择在颈椎关节突关节附近，左右上下 4 个点进行针刀松解治疗。由于颈部解剖关系复杂，神经、血管较重要，针刀操作时一定要仔细、稳妥，定位准确，以免造成不必要的损伤。

（八）　功能疗法

颈椎间盘突出症急性发作期主要以制动固定为主，颈部避免大幅度活动。等到颈部症状逐渐好转，颈部活动范围逐渐增大后，可以适当进行颈椎功能锻炼：①双掌搓颈：十指交叉贴于后颈部，左右来回进行摩擦，可以促进颈部肌肉、韧带血液循环，特别是针对疼痛轻、麻木无力症状较重的患者，颈部搓热对恢复有一定帮助。②项臂争力：双手交叉置于颈后，头颈部向后用力，双手向前用力，相互对抗用力，头部保持中立位，反复进行。③肩部四方向锻炼：耸肩缩脖、下沉肩部、扩胸含胸等动作，使肩部与颈椎联系肌肉得到康复训练，改善血液循环，松弛痉挛肌肉，增强肌力和颈椎的稳定性。④前屈后伸：颈椎间盘突出症患者颈部活动功能恢复后，可以进行前屈后伸功能锻炼，以调整颈椎骨关节与周围软组织的关系，缓解脊髓及神经根的压迫刺激。⑤其他：如左顾右盼、拔项、回头望月、"米"字操等锻炼，一般情况可以在症状消失后进行。颈椎间盘突出症的锻炼与颈椎病急性发作期一样，应以静为主，动为辅，逐渐加大锻炼力度。

六、 寰枢关节错缝

【概述】

寰枢关节错缝又称寰枢关节半脱位，是指在外力、劳损、感染等作用下使寰枢关节位置错动，刺激或压迫局部的血管、神经、肌肉所出现的一组症状。

【中医病因病机及西医病因病理】

（一） 中医病因病机

中医学认为，本病多因正气不足、荣卫虚弱，或复感热毒之邪灼伤津液，筋失所养，筋肉松弛，无力束骨，而造成寰枢关节半脱位。

（二） 西医病因病理

西医学认为，本病多见于儿童。由于儿童骨骼、韧带及关节处于发育阶段，尚不健全，遇喉痹、痄腮等颌、颈、枕部热毒化脓疾患，致寰枢关节部横韧带及十字韧带发生单侧痉挛，牵拉关节，致其旋转错位。

（三） 平乐正骨学说

本病的病因病机核心为寰枕部筋骨平衡失调。长期的低头劳作，或睡姿不良或遇喉痹、痄腮等颌、颈、枕部热毒化脓疾患等，热毒之邪灼伤津液，筋失所养，造成寰枕部韧带受损，肌力失衡，长期的肌力失衡而致关节错位，形成标本俱实之证。

【临床表现】

（一） 病史

颈部的外伤、劳损史，或小儿多有上呼吸道感染病史。

（二） 症状

偏头痛或后枕部疼痛，患者多有头晕症状，且转头时多有加重；小儿多有斜颈畸形并伴有颈部旋转或屈伸受限。

（三） 体征

寰枢部压痛（两侧风池穴凹陷处），可触及隆起或高突。

（四） 中医辨证分型表现

1. 痰湿中阻型 头晕目眩，头痛如裹，胸闷泛恶，甚则呕吐痰涎，嗜睡，苔白腻，脉濡滑。

2. 肝阳上亢型 头晕目眩，两目干涩，急躁易怒，面色潮红，少寐多梦，口干口苦，舌红苔黄，脉弦。

3. 气血两虚型　眩晕，面色不华，神疲懒言，心悸失眠，食少乏力，舌淡，脉弱。

4. 气虚瘀滞型　头晕，头痛，疼痛如刺，痛处不移而拒按，身倦无力，少气懒言，面色淡白或晦暗，舌淡暗或见瘀斑，脉沉涩。

5. 热毒蕴结型　颈痛伴斜颈，咽喉肿痛，发热，口渴喜冷饮，舌质红、苔黄，脉弦数。

【辅助检查】

1. X 线检查　张口位摄 X 线片可见齿状突偏歪或前倾，寰枢关节双侧间隙不等宽。颈椎侧位 X 线摄片颈 2~3 有成角变化，颈椎生理曲度变直或加大。正位 X 线片可见颈椎侧弯并有颈椎旋转。

2. CT、MRI 检查　寰枢椎 CT、MRI 检查可协助诊断。

3. 经颅多普勒（TCD）检查　椎动脉、椎-基底动脉 TCD 检查可提示单侧或双侧椎动脉供血不足或椎-基底动脉供血不足。

【诊断及鉴别诊断】

（一）　诊断

本病依据病史、症状、体征，即可做出诊断。

（二）　鉴别诊断

1. 梅尼埃病　梅尼埃病为内耳膜迷路积水，表现为发作性眩晕，波动性听力减退及耳鸣。其特点是耳鸣加重后眩晕发作，眩晕发作后耳鸣逐渐减轻或消失。耳鼻喉科可协助诊断。

2. 三叉神经痛　三叉神经分布区内反复发作的阵发性短暂剧烈疼痛，而不伴三叉神经功能破坏的表现称三叉神经痛。为骤然发作的剧烈疼痛，发作时患者常紧按或擦病侧面部可减轻疼痛，严重者可伴有同侧面部肌肉的反射性抽搐，在三叉神经的皮下走形穿出骨孔处，常有压痛点。

3. 脑桥、小脑角病变　表现为眩晕及一侧听力进行性减退，行走不稳。CT 或 MRI 检查可见病侧脑桥、小脑角处占位性病变；X 线摄片可显示病侧听道扩大，张口位寰枢椎无错位。

4. 急性缺血性脑血管病　急性缺血性脑血管病临床上又称短暂性脑缺血血管病，多见于中年以上患者，发作时 2 分钟即出现症状，但多在 15 分钟内恢复，无后遗症。表现为对侧肢体或面部肌肉无力、瘫痪、麻刺感，或感觉消失，构音障碍；或突然眩晕，或口周麻刺感，双侧肢体感觉异常，或出现共济失调。

5. 局限性脑梗死　局限性脑梗死即脑卒中（俗称"中风"），多以中年以上高血压、糖尿病、心脏病或高血脂者高发。表现为一侧性头痛，眩晕、呕吐，对侧身体感觉异常，偏瘫，语言不清等。CT、MRI 检查可协助诊断。

【治疗】

（一）药物疗法

1. 内治法

（1）中药辨证施治

痰湿中阻型：治宜化痰祛湿，健脾和胃，方用半夏白术天麻汤加减。

肝阳上亢型：治宜平肝潜阳，息风通络，方用天麻钩藤饮加减。

气血两虚型：治宜补养气血，健运脾胃，方用归脾汤加减。

气虚瘀滞型：治宜补气活血，祛瘀通络，方用通窍活血汤加减。

热毒蕴结型：治宜清热解毒，活络止痛，方用仙方活命饮加减。

（2）中成药　可给予筋骨痛消丸、金乌骨通胶囊、独一味胶囊等。

（3）西药　严重眩晕者可静脉滴注扩张血管类药物，如川芎嗪注射液、丹参注射液、天麻素注射液、奥扎格雷钠等。亦可口服尼莫地平、盐酸氟桂利嗪胶囊等。

2. 外治法

（1）中药熏洗　采用自制温控中药熏洗床进行治疗。该法适用于头晕不甚，可平卧的寰枢关节错缝患者。操作方法：患者仰卧于熏洗床上，以枕项部疼痛区域为中心，对准熏洗窗，每次 30 分钟，每日 2 次，两次熏洗间隔 4 小时以上，患者根据个人耐受性调整熏洗温度，一般温度控制在 58℃±2℃，最高不宜超过 65℃，以防止烫伤。中药熏洗 10~14 天。药物以活血通络、散寒除湿类为主。

（2）中药湿热敷　需借助 TDP 灯进行治疗。操作方法：该方法须事先根据患者病情进行中医辨证，开具中药处方，并将中药熬制成药汁备用。患者俯卧于治疗床上，以枕项部疼痛区域为中心，用较大的纱布垫浸泡中药药汁，并将该药垫覆盖于枕项部疼痛区域，并用 TDP 灯进行加热，一般每次 30 分钟，每日 2 次，两次热敷间隔 4 小时以上，患者根据个人耐受性调整 TDP 灯的高度以调整温度，一般温度控制在 50℃±2℃，最高不宜超过 55℃，以防止烫伤。药物以活血通络、散寒除湿类为主。

（二）手法治疗

本病主要以理筋手法为主，施法着重在颈枕部，可有效促进局部血液循环，加速病理产物代谢，促使局部软组织修复，达到治疗和改善错缝的目的。

1. 平乐推拿手法　拿捏颈枕部肌肉，使枕筋膜松软，寰枢关节局部韧带松弛，更好地进行手法治疗。松解完枕部筋膜后，再进行项韧带及竖脊肌的松解，上掸下顺，逐步进行，并松解斜方肌等肩背部肌肉。

2. 平乐正骨展筋丹揉药法　术者沉肩、垂肘、悬腕，拇指螺纹面蘸取少许展筋丹，以掌指关节运动带动拇指螺纹面在穴位上以画圆的方式运动，要求拇指螺纹面与穴区或痛区皮肤轻轻接触，运动时同皮肤轻轻摩擦，但不能带动皮肤，揉药范围约 1 元硬币大小，频率为每分钟 100~120 次，每穴操作 2~3 分钟，局部皮肤微感发热即可。取穴以风府、风池穴为主。

3. 复位手法　复位手法的实施必须使患者局部的肌肉及韧带达到复位条件，才可以进行。基本条件就是寰枢关节局部韧带松弛。寰枢关节在松弛的条件下进行复位，以避免局部骨折的可能性，也为复位的成功打下坚实的基础。具体的复位手法有以下几种。

（1）坐位旋转复位法　患者坐位，术者站于患者身后，嘱患者轻微前屈头部，一手扶住患者头后部，一手掌托于下颌，向一侧旋转头部，等到旋转有阻力时，轻微加力，快速旋动5°左右，听到"咔"的声音后，提示复位成功。根据需要，可进行另外一侧的手法复位。

（2）仰卧位复位术　患者平卧于床上，术者位于床头，一手扶住患者头后部，一手掌托于下颌，在一定牵引力量下，轻微前屈头部进行操作，操作过程与坐位旋转复位法相同。

（3）侧卧定点复位术　患者侧卧于床上，术者位于床头，一手拿住枕部，拇指顶于寰椎侧块或枢椎横突，一手托于下颌，前臂托住头部，两手相互错动，听到"咔"的声音后，提示复位成功。这种手法主要适用于寰枢椎横向平移错位。

（4）端提推顶复位　患者坐位，两助手用枕颌带前屈15°位提起患者头部，术者站于患者身后，用拇指定于枢椎棘突，快速推动，听到"咔"的声音后，提示复位成功。这种手法主要适用于寰枢椎前后平移错位。

复位后应进行颈围固定，保护局部复位的关节，避免再次错位或损伤。如果在复位的过程中出现四肢麻木，或者局部疼痛难忍，或者突然晕厥等情况时，应立即停止复位治疗，让患者平卧后吸氧，进一步检查患者情况，进行对症治疗。

（三）　牵引疗法

1. 坐位牵引　采用枕颌带悬吊牵引，根据患者体重、年龄、病程长短及错位机制而设定牵引重量、角度、时间、次数（1个疗程）。一般从小重量开始，逐渐加大重量，时间以20~50分钟为宜。

2. 卧位牵引　多用仰卧位，床头滑轮悬吊，重量、角度依病情而调整变化。

（四）　物理疗法

主要有TDP灯、低频脉冲电磁场和超短波治疗，配合外用药物（如扶他林软膏、红花油、展筋酊等）外搽患部，每日2次，每次30分钟，7天为1个疗程。

（五）　针灸疗法

多采用平补平泻手法，取穴如风池、百会、风府、列缺等，每日1次。也可采用电针疗法。

（六）　针刀疗法

针刀疗法适用于成人有顽固性偏头痛的寰枢关节错缝患者。操作方法：患者俯卧位，局部常规消毒、铺巾，龙胆紫做标记，应用朱氏 4 号针刀治疗。每周 1 次，3 次为 1 个疗程。进针点为枕大神经或枕小神经出口处。

（七）　功能疗法

加强头颈部的锻炼，锻炼要求稳慢，不求速度，要求动作认真、到位，这样才能收到锻炼的预期效果。

（八）　其他疗法

如局部封闭注射、臭氧注射等也可酌情选择。

七、颈椎小关节错缝

【概述】

颈椎小关节错缝又称颈椎小关节紊乱症，系指颈椎小关节在外来暴力作用下，发生微小错动而不能自行复位，造成颈椎功能障碍。本病常因外伤劳累或受凉等因素诱发，起病较急，治愈后容易复发。长期发作者可促使颈椎的退行性改变，加速颈椎病的发展。本病多见于中青年。

【中医病因病机及西医病因病理】

（一）　中医病因病机

中医学认为，本病是气血不通，痹阻经络，易受风寒、劳累、不良姿势的影响而诱发形成，属于中医学"骨错缝"范畴。清代吴谦《医宗金鉴·正骨心法要旨》云："旋台骨，又名玉柱骨，即头后颈骨三节也，一名天柱骨……一曰打伤，头低不起，用端法治之；一曰坠伤，左右歪斜，用整法治之；一曰仆伤，面仰头不能垂，或筋长骨错，或筋聚，或筋强骨髓头低，用推、端、续、整四法治之。"

（二）　西医病因病理

西医学认为，本病与颈椎的解剖结构有较大关系。颈椎小关节是指颈椎中的上位椎体的下关节突和下位椎体的上关节突所组成的关节突关节。颈椎的关节突较为低小，下位椎体的上关节突面朝上偏于后方，上位椎体的下关节突面朝下偏于前方。其中，C2 的上关节面近于水平，在 6°～20°之间，C3～C7 的上关节面逐渐向额状位移行，C3～C6 上关节面与水平面成 45°～60°，而 C7 上关节面一般与水平夹角在 60°以上。因此，颈椎有较大幅度的屈伸、旋转和侧弯范围。由于颈椎后关节囊松弛，可滑动，横突间缺乏横突韧带，故颈椎的稳定性较小。

（三）　平乐正骨学说

本病的核心病因病机为力学失衡和筋骨失衡。一为力学失衡：即不良应力的影响。当颈椎受到不良应力，如急刹车时乘客头部前后摆动，睡眠时枕头过高过低致使颈部悬空或扭曲，或睡眠中由于肌肉充分放松时猛然翻身旋动颈部等，均可使小关节超出正常活动范围而发生移位。二为筋骨失衡：慢性劳损及颈椎退行性变使颈椎发生移位，可致关节滑膜嵌顿在椎后关节中。此外，上、下关节突发生向前后左右等细小错动，使关节突关节面的排列失去正常关系，棘间、棘上韧带紧张，颈部肌群痉挛，失去平衡协调，将错位的小关节交锁在不正常的位置上，就会发生颈椎小关节错缝。

【临床表现】

（一）　病史

本病有颈部的外伤、劳损病史。

（二）　症状

一般起病较急。伤后颈部疼痛转动不利，动则疼痛加剧，可出现头颈偏歪，部分患者可出现头晕、上肢及手部麻木等症状。

（三）　体征

在患椎棘突旁约后关节处可有压痛。移位明显者在触摸时，多能在指下感到棘突偏歪或台阶样不平整。转体征阳性。

【辅助检查】

1. X线检查　X线检查可有颈椎生理弧度变直、双边征、双突征、椎体后缘连线在某节段不连续等；此外，从正位片尚可见棘突偏歪、偏离中线等。

2. CT、MRI检查　CT、MRI检查可协助诊断。

【诊断及鉴别诊断】

（一）　诊断

本病依据病史、症状、体征，即可做出诊断。

（二）　鉴别诊断

1. 落枕　落枕为睡醒后出现颈部疼痛，多为一侧，头常歪向患侧，活动不利，颈项不能自由旋转后顾，旋头时与上身同时转动，以腰部代偿颈部的旋转活动。疼痛可向肩背部放射。颈部肌肉痉挛压痛，触之如条索状。斜方肌、大小菱形肌等处亦有压痛。X线片显示颈部骨关节无明显异常。

2. 颈部结核　颈部结核患者有全身性结核的症状，如食欲缺乏、午后潮热、血沉增快、结核菌素试验强阳性等。颈后部及侧方有压痛，活动受限，并屈曲畸形。X线检查显示椎体有骨质破坏，甚至死骨。

3. 颈椎病　颈椎病无明显外伤史，慢性起病，呈慢性病程。臂丛神经牵拉试验、头部叩击试验、椎间孔挤压试验等阳性，是其特征之一。可伴有其他神经功能障碍，如下肢麻木、感觉和运动功能障碍、大小便功能障碍等；或头痛、头晕、猝倒等急性脑供血不足的表现。X线侧位片可见生理前凸消失、骨赘形成、椎间隙变窄等。

4. 颈部或其邻近组织的急性感染　如颈部淋巴结炎，其主要表现为局部肿胀、体温升高、血白细胞计数增高。

【治疗】

（一）　药物疗法

1. 中药辨证施治

伤气型：治宜理气止痛，方用葛根汤加减。

伤血型：治宜活血化瘀止痛，方用桃红四物汤加减。

气血两伤型：治宜活血化瘀，理气止痛，方可用葛根汤、复元活血汤加减。

2. 中成药　可给予筋骨痛消丸、颈复康、金乌骨通胶囊、独一味胶囊等。

3. 西药　对症给予非甾体类抗炎药、肌松药等，如双氯芬酸钾、氯唑沙宗、美索巴莫胶囊等。

（二）　手法治疗

手法治疗可采用提牵旋转复位法。患者坐于凳上，术者站其背后，先在颈部轻柔按摩，使其筋肉松弛。然后用一手托持下颌，一手托枕部，在双手同时用力向上提牵头部的情况下，使头先缓缓做俯仰动作，或左右旋转，即可复位。若症状不缓解，可以上法使左右旋转至最大限度时，再轻轻顿推一下，即可复位。复位后可以痛为腧，给予展筋丹穴位揉药治疗，以结束手法。手法以稳、准、巧、快为要点。

（三）　牵引疗法

牵引疗法可采用仰卧位枕颌布带牵引。患者仰卧位，颈前屈 10°～15°，放置牵引带，牵引重量由轻到重逐渐增加，一般 2～6kg，根据患者年龄、体质和心电图、脑血流图、血压、心率、牵引前后病情的变化，适当增减牵引量和牵引时间。牵引为每日 2 次，每次 40 分钟，两次牵引间隔需超过 4 小时。

（四）　物理疗法

物理疗法主要有 TDP 灯、低频脉冲电磁场和超短波治疗，配合外用药物（如扶他林软膏、红花油、展筋酊等）外搽患部，每日 2 次，每次 30 分钟，7 天为 1 个疗程。

（五）　针灸疗法

针灸疗法取风池、列缺、颈夹脊（患椎相应夹脊穴）、肩井穴为主穴。配穴取秉风、天宗、肩髃、曲池穴。以上主穴每次必取，配穴分成两组轮换使用，使用 40mm 毫针。患者取俯伏坐位，夹脊穴斜刺，提插法得气后，行平补平泻法 3 分钟，留针 2 分钟，每日 1 次，10 次为 1 个疗程，中间不间断。

（六）　针刀疗法

患者坐位或俯卧位，头前屈，定点，根据影像学检查，结合手术部位检查确定松解剥离，局部常规消毒，铺无菌洞巾，病灶通常在颈椎横突和小关节旁棘突。在病变椎体两棘突间，针刀与颈后中线平行，针身与体面垂直，加压进针刀，先纵行剥离 2～3 刀，再将针身向下倾斜刺，沿上位棘突下缘纵行剥离 2～3 刀，出针。病变在颈椎小关节压痛处或粘连结节处，同上法，达骨面将针刀退出 1mm 左右纵行疏通剥离，再调整刀口，横行剥离 2~3 刀。针刀剥离出针后无菌敷料覆盖。针刀治疗通过闭合性松解粘连，以及对一些肌肉、韧带的高应力点松解，能有效改善脊柱两旁肌肉和韧带的紧张和痉挛，恢复脊柱的稳定性。

（七）　功能疗法

在颈部疼痛消失后，应逐步渐进性地进行颈肌的锻炼，一开始不可做过多的活动，应逐渐增加颈肌的力量和弹性，以增强颈椎的稳定性和灵活性。受伤后及整复后必须采用颈托固定。

八、　项背肌筋膜炎

【概述】

项背肌筋膜炎又称项背部肌纤维组织炎、肌肉风湿病，是发生于项背部筋膜、肌肉、韧带、肌腱等软组织的无菌性炎症性疾病。本病好发于中年女性，以产妇及伏案工作者多见。随着电脑的普及、现代生活节奏的加快及工作方式的转变，本病的发病率越来越高。

【中医病因病机及西医病因病理】

（一）　中医病因病机

中医学认为，本病因慢性劳损、正气不足、荣卫虚弱，复感风寒湿邪而成。患者素体荣卫气虚，或久居湿地，或冒湿淋雨，或感受风寒湿邪，引起湿邪客于脊背而行之于足太阳膀胱经，致局部经脉不利，气血阻滞，不通则痛。湿性重着、黏滞，湿邪闭阻经络，气血不畅，故见沉重酸困；局部经脉闭阻，气血不畅，血不荣筋，则筋肉失养，久之板硬、活动不利，最终致肌肉萎缩，肌力下降。

（二）　西医病因病理

西医学认为，本病是以项背部软组织纤维化改变为特征的一种局部非特异炎症性疾病。其病因病理特点主要是：慢性劳损或外感风寒等因素，使项背部肌肉痉挛，血管收缩、缺血、水肿，引起局部纤维浆液渗出，炎性致痛物质析出，形成纤维织炎，引发局部疼痛；日久致部分肌筋膜组织纤维机化、粘连、挛缩，形成瘢痕，组织僵硬，并导致肌力下降。

（三）　平乐正骨学说

本病的病因病机核心为项背部平衡失调。一是力学失衡：长期的低头劳作，头部重力前置，其一，颈项部姿势性静力及动力失衡，项背肌群长时间处于牵拉紧张状态，甚至痉挛；其二，颈神经后支处于持续牵张状态，致其支配的项背肌群反射性痉挛，二者共同作用，久之则肌纤维损伤，气滞血瘀，经络痹阻不通，局部僵硬疼痛。二是气血失衡：正气不足、荣卫气虚，气虚血瘀，血不荣筋，加之项背多裸露当风，风寒湿邪乘虚而入，痹阻经络而作痛，形成本虚标实之证。

【临床表现】

（一）　病史

本病一般有项背部劳损、外伤后治疗不当或外感风寒等病史。

（二）　症状

项背部酸困，肌肉僵硬发板，有沉重感，疼痛常与天气变化有关，阴雨天及劳累后可使症状加重。

（三）　体征

项背部有固定压痛点，且压痛较为广泛。项背部肌肉僵硬，沿骶棘肌行走方向可触及条索状改变，活动无明显异常。

（四）　中医辨证分型表现

1. 风寒痹阻型　项背疼痛板滞，舌淡苔白，脉弦紧。

2. 血瘀气滞型　晨起项背僵硬疼痛，痛有定处，舌质紫暗、苔薄，脉弦涩。

3. 气血两虚型　项背隐痛，时轻时重，劳累后疼痛加重，休息后缓解，舌淡苔少，脉细。

【辅助检查】

X 线检查　多用于与其他疾病的鉴别诊断。

【诊断及鉴别诊断】

（一）　诊断

本现依据病史、症状、体征，即可做出诊断。

（二）　鉴别诊断

1. 颈椎病（颈型）　二者都可见项背部疼痛、上肢活动受限。但颈椎病还可见头痛、颈部僵硬不适等症状，X 线可见颈椎异常改变；而项背肌筋膜炎一般无异常，偶可见钙化点。

2. 前斜角肌综合征　二者皆可见项背部疼痛及上肢放射痛。但前斜角肌综合征常伴有下臂丛神经和血管受压表现，放射痛在上肢尺侧并伴有麻木感，艾德森试验、手臂上举试验阳性，无结节。

3. 肩周炎　二者都有肩周疼痛并随天气变化而加剧。但肩周炎患者年龄多在 50 岁上下，压痛点明显，多见于三角肌止点、三角肌下滑膜囊、冈上肌喙突止点、肱二头肌长头腱等处，外展、外旋、背伸活动明显受限；而项背肌筋膜炎压痛广泛，压痛点多在肩胛骨内上角、大小菱形肌等处。

【治疗】

（一）**药物疗法**

1. 内治法

（1）中药辨证施治

风寒痹阻型：治宜祛风散寒除湿，方用羌活胜湿汤或独活寄生汤加减。

血瘀气滞型：治宜舒筋活络，活血行气，方用舒筋活血汤或身痛逐瘀汤加减。

气血两虚型：治宜补益气血，舒筋活络，方用八珍汤或当归补血汤加减。

（2）中成药 可给予筋骨痛消丸、颈复康、金乌骨通胶囊、安络痛片等。

（3）西药 可给予非甾体类抗炎药口服，如塞来昔布胶囊、洛索洛芬钠、萘丁美酮、尼美舒利等，但长期服用需关注胃肠道反应。

2. 外治法

（1）中药熏洗 采用自制温控中药熏洗床进行治疗。该法适用于各种分型的项背肌筋膜炎患者。操作方法：患者仰卧于熏洗床上，以项背部疼痛区域为中心，对准熏洗窗，每次 30 分钟，每日 2 次，两次熏洗间隔 4 小时以上，患者根据个人耐受性调整熏洗温度，一般温度控制在 58℃±2℃，最高不宜超过 65℃，以防止烫伤。中药熏洗 10~14 天。药用以活血通络、散寒除湿类为主。

（2）中药湿热敷 需借助 TDP 灯进行治疗。该法适用于各型项背肌筋膜炎患者。操作方法：该方法须事先根据患者病情进行中医辨证，开具中药处方，并将中药熬制成药汁备用。患者俯卧于治疗床上，以项背部疼痛区域为中心，用较大的纱布垫浸泡中药药汁，并将该药垫覆盖于项背部疼痛区域，并将 TDP 灯对准药垫进行加热，一般每次 30 分钟，每日 2 次，两次热敷间隔 4 小时以上，患者根据个人耐受性调整 TDP 灯的高度以调整温度，一般温度控制在 50℃±2℃，最高不宜超过 55℃，以防止烫伤。药物以活血通络、散寒除湿类为主。

（二）**手法治疗**

本病主要以理筋手法为主，如推拿按摩、点穴及弹拨类手法，可有效促进局部血液循环，加速病理产物代谢，促使局部软组织修复而达到治疗和改善项背肌筋膜炎的目的。

1. 平乐正骨手法 患者取俯卧位或坐位，术者站于患者一侧，在项背部给予推拿、捺揉及点穴类手法，手法以稳着透达为要领。

2. 平乐正骨展筋丹揉药法 该法适用于各型项背肌筋膜炎患者，尤其适用于项背肌筋膜炎有固定痛点的患者。操作方法：术者沉肩、垂肘、悬腕，拇指螺纹面蘸少许展筋丹，以掌指关节运动带动拇指螺纹面在穴位上以画圆的方式运动，要求拇指螺纹面与穴区或痛区皮肤轻轻接触，运动时同皮肤摩擦，但不能带动皮肤，揉药范围约 1 元硬币大小，频率为每分钟 100~120 次，每穴操作 2~3 分钟，局部皮肤微感发热即可。取穴以痛为腧，辨证选穴。

（三）　牵引疗法

项背肌筋膜炎牵引多以放松颈项部软组织痉挛为主，故其牵引多以卧位顺势牵引为主，一般以前屈 5°~15° 为宜，重量宜轻不宜重，多为 3~5kg，每日 2 次，每次 30~40 分钟，两次牵引间隔需超过 4 小时。

（四）　物理疗法

物理疗法主要有 TDP 灯、低频脉冲电磁场和超短波治疗，配合外用药物（如扶他林软膏、红花油、展筋酊等）外搽患部，每日 2 次，每次 30 分钟，7 天为 1 个疗程。

（五）　针灸疗法

本病主要以局部取穴、足太阳膀胱经及阿是穴为主，常取风门、肺俞、魄户、膏肓、委中等穴，每日 1 次，2 周为 1 个疗程。

（六）　针刀疗法

针刀疗法适合各型项背肌筋膜炎患者。操作方法：患者俯卧位，局部常规消毒、铺巾，龙胆紫做标记，应用朱氏 4 号针刀治疗。每周 1 次，3 次为 1 个疗程。

1. 颈、胸椎棘突压痛者，经棘突表面进针，与脊柱方向平行，进针至筋膜层，做纵形切割 1~2 刀。

2. 肩胛骨内侧压痛者，经肩胛骨内侧缘，与皮肤呈 60° 角，紧贴骨面进针，到达筋膜层后做针刀纵行疏通、横行剥离。

3. 颈背部触及痛性结节者，经痛点表皮进针，进针方向要与结节或硬条索长轴方向一致，与局部相应层次的肌纤维走向一致，深度穿透筋膜到达结节或硬条索，切割 1~2 刀，感觉针下松动即可。

4. 颈、背部僵硬者，在僵硬处取 4~6 点，进针至筋膜层后，用针刀做十字切割，可闻"嚓嚓"声。

（七）　封闭疗法

1. 局部注射　①定点：用手触摸项背部软组织，寻找压痛点，可触及硬结条索状物者即为治疗点，做好标记。②操作：常规消毒后，用 5mL 注射器吸取曲安奈德悬混液 25mg+2% 利多卡因 2mL+维生素 B_{12} 针剂 0.5mg，从标记点垂直进针，在皮层注药后刺至深筋膜，有"沙沙"响声时注射 1/3 药物，再刺破筋膜进针少许，注药，然后退针至筋膜浅层，并向各个方向注射完余药。注射完后换新的注射器对下一个治疗点进行封闭治疗。

2. 臭氧注射　仍采取局部封闭定点方法，局部注射时用 35μg/mL 臭氧 5mL 替代封闭混合液即可，其余步骤同局部封闭操作方法。

（八）　功能疗法

本病的功能锻炼主要以项背肌锻炼为主，主要有耸肩、双手背伸、大云手等。

第二节　胸背部筋伤

一、岔气

【概述】

"岔气"又称急性胸肋痛。在日常生活中由于突然用力过猛或搬扛抬重物时用力不当或咳嗽时用力过猛等情况,容易导致岔气,出现胸肋痛。

【中医病因病机及西医病因病理】

(一)　中医病因病机

中医学认为,本病是因气血、经络、脏腑受伤,气机失调所致。中医辨证以伤气伤血者为多见,伤气者胸肋胀满,呼吸受限,窜痛无定处;伤血者痛有定处,局部较明显压痛,多为刺痛,此症多属肋椎关节错缝。

(二)　西医病因病理

西医学认为,本病因为间接暴力,致使肋椎关节半脱位或肋间软组织损伤,肌肉韧带撕裂,组织间出血渗出,酸性代谢产物积聚,刺激或压迫肋间神经,引起肋间神经痛而发病。

(三)　平乐正骨学说

本病多因猛然转身,弯腰拾物,咳嗽或打喷嚏时,气为之震,震则激,激则壅,壅则凝聚不畅,而形成岔气,则引起机体某一部位疼痛。

【临床表现】

(一)　病史

患者多有用力过度或不当,或突然进气受伤,或猛然转身、弯腰拾物、咳嗽或打喷嚏病史。

(二)　症状

本病常见于胁肋部,起病突然,局部不红不肿,无明显压痛,以自觉疼痛为主要症状。重者不能直背伸腰,转体、深呼吸、咳嗽、喷嚏或大声说话时疼痛加重。其临床表现为胸部闷胀作痛,痛无定处,疼痛面积较大,尤其是在深呼吸、咳嗽及转侧活动时,因牵掣胸部而诱发疼痛或窜痛,并有呼吸急促不安,胸部烦闷,背部牵引作痛,胸部会有针扎感觉或顶压感。

(三)　体征

一般无红肿、压痛等客观体征,可有胸肋部活动明显受限,不敢深呼吸、不敢咳嗽或转动身体表现,有时出现带状的痛区,触之痛甚。

(四)　中医辨证分型表现

1. 伤气型　伤后胸胁胀闷,疼痛走窜而不固定,压痛点不明显,深呼吸、咳嗽时疼痛明显，口干苦，纳呆，便秘，舌苔薄白或薄黄，脉弦紧。

2. 伤血型　伤后胸胁部胀痛或刺痛，入夜尤甚，痛有定处，局部微肿，咳呛可使疼痛加重，甚则痛苦呻吟，呼吸不畅，胸背佝偻，转侧困难，或有咯血，或痰中带血，舌质暗红，脉弦紧。

【辅助检查】

1. X 线检查　拍摄胸椎正侧位 X 线片，一般无明显异常改变。依据不同的年龄段，有些可见胸椎退行性改变的影像学表现。

2. 红外线成像检查　可见异常改变区域。

【诊断及鉴别诊断】

（一）　诊断

本现依据病史、症状、体征，即可做出诊断，X 线等影像学检查主要是为了排除其他疾患。

（二）　鉴别诊断

1. 胸椎小关节错缝　二者都可见胸背部疼痛。但胸椎小关节错缝多有过度运动或受伤史，疼痛较为严重，痛引前胸，咳嗽、行走震动均会明显加重疼痛感，疼痛部位较为局限，患处棘突旁有固定压痛，棘突可有偏歪，X 线检查可见患椎棘突有歪斜改变。

2. 肋间神经痛　二者皆可见胸背部疼痛。但肋间神经痛是沿肋间神经走行至胸腹部呈半环形的放射性疼痛、刺痛、灼痛，疼痛剧烈，皮肤常有感觉过敏或减退，多局限于一侧，或有上呼吸道感染、带状疱疹表现。

3. 隐性肋骨骨折　隐性肋骨骨折常发生于胸部（第 2~4 肋）前胸壁，较局限，仅有轻微疼痛。CT 检查可发现骨折影征。后期出现骨痂、局部肿胀。

【治疗】

（一）　药物疗法

1. 内治法

（1）中药辨证施治

伤气型：治宜疏肝行气止痛，方用柴胡疏肝散、金铃子散加减。

伤血型：治宜活血化瘀止痛，方用复元活血汤或血府逐瘀汤加减。

（2）中成药　可给予筋骨痛消丸、活血止痛胶囊、云南白药胶囊等。

（3）西药　可给予非甾体类抗炎药及肌松药口服，如双氯芬酸钾、复方氯唑沙宗胶囊等。

2. 外治法　舒筋活血祛痛膏、活血接骨止痛膏等外用。

（二）　手法治疗

本病可采用平乐正骨展筋丹揉药法，以发挥手法及药物共同作用。患者取坐位，术者站在患者身后，根据"以痛为腧"的理论选取阿是穴：在患部疼痛处寻找压痛的集中点，给予展筋丹揉药点按治疗，每穴 2 分钟左右；再拿患侧内关穴 2~3 分钟（在拿内关 1 分钟后，令患者咳嗽数声，在每次咳嗽时需同时加重拿法的刺激量），然后沿疼痛处肋间隙从背部向胸骨方向抹 2~3 次；最后按揉足三里穴约 2 分钟结束手法。若有胸椎小关节错缝者，则加用提端法或膝顶法整脊复位。

（三）　针灸疗法

1. 针刺或指压疗法。取后溪、内关任一穴，针刺或指压，可立即见效。针刺多用泻法。

2. 分别取患侧曲池、丘墟、照海，曲池直刺，丘墟透照海，或丘墟、照海二穴对刺。手法：行捻转手法，先补后泻。留针 30 分钟。每日 1 次。

（四）　其他疗法

本病还可选取穴位注射、局部封闭注射、臭氧注射等方法治疗，适用于少数疼痛剧烈、难以控制者。

二、胸部屏挫伤

【概述】

胸部屏挫伤是一种常见的损伤。胸部因负重进气或受暴力撞击而致胸部气血、经络、胸壁软组织损伤者，称为胸部屏挫伤。由负重进气所致的损伤，称胸部屏伤；因暴力直接作用于胸壁软组织所致的损伤，称胸部挫伤。无论是胸部屏伤或者挫伤皆是以胸胁部疼痛、胀闷为主症的损伤性疾患。

【中医病因病机及西医病因病理】

（一）　中医病因病机

中医学认为，胸部屏伤，多因进气用力举重、搬提重物、扛抬重物时用力不当或姿势不良，提拉扭转，筋肉过度牵拉而产生损伤，导致气机阻滞，运化循行失职，郁滞横逆，经络受阻，不通则痛，出现伤气的症状。因此，屏伤多以伤气为主。损伤严重者，则由气及血，导致气血两伤。

胸部挫伤，多因外力直接撞击胸部，如挤压、拳击、碰撞、跌仆等，使胸部皮肤、筋肉受挫，筋脉损伤，血溢于脉外，以致瘀血停滞，产生伤血的症状。因此，胸部挫伤以伤血为主。气与血相辅相成，相互联系与影响，可由血伤及气，成为气血两伤。若新伤失治，气滞不通，血瘀未化，可反复发作而为陈伤。

（二）　西医病因病理

本病多系直接外力引起，如拳击、碰撞、跌仆、踢伤等。这些外力多引起软组织实质性损伤，甚至合并骨折，称为胸背部挫伤，临床上较为常见。也有间接外力引起者，如举重体力不达，或提拉重物扭转身躯过猛等，这类损伤很少造成软组织实质性损伤，称为胸部屏伤，临床亦较多见。

（三）　平乐正骨学说

本病因经气受阻而入岔道，气不循经而横逆胸胁，则发为胸部屏伤。临床检查多无明显肿胀和固定压痛点，疼痛窜走无定处，呼吸、咳嗽、俯仰转侧会使疼痛加重。由于皮肉直接受挫，胸壁脉络受损，血离经脉，瘀滞局部，则为胸部挫伤。临床可见伤处肿胀，或有皮下瘀斑，压痛明显而固定。

【临床表现】

（一）　病史

本病一般有明显的外伤史。

（二）　症状和体征

1. 胸部屏伤　胸胁部疼痛、胀闷，疼痛窜走无定处，呼吸、咳嗽、俯仰转侧会使疼痛加重。

2. 胸部挫伤　胸胁部疼痛、胀闷，疼痛、压痛明显而固定。

若伤后失于治疗，则病情缠绵不愈，症见胸胁部隐痛，时轻时重，稍劳累即能诱发，但外无肿胀，固定压痛不明显。

（三）　中医辨证分型表现

1. 伤气型　伤后胸胁胀闷，疼痛走窜而不固定，压痛点不明显，深呼吸、咳嗽时疼痛明显，口干苦，纳呆，便秘，舌苔薄白或薄黄，脉弦紧。

2. 伤血型　伤后胸胁部胀痛或刺痛，入夜尤甚，痛有定处，局部微肿，或见瘀斑，咳呛可使疼痛加重，甚则痛苦呻吟，呼吸不畅，胸背佝偻，转侧困难，或有咯血，或痰中带血，舌质暗红，脉弦紧。

3. 气血两伤型　兼具上述两型的症状。

4. 胸胁陈伤型　有明显的胸部外伤史，胸部隐痛，经久不愈，时轻时重，劳累即可诱发，但外无肿胀及固定之压痛，舌质暗紫或有瘀斑，脉细涩。

【辅助检查】

X 线检查　一般拍摄胸肋 X 线平片，多无异常发现，可用于鉴别诊断。

【诊断及鉴别诊断】

（一）　诊断

本病依据病史、症状、体征，即可做出诊断。

（二）　鉴别诊断

本病需与肋骨骨折相鉴别。肋骨骨折胸廓挤压试验阳性，有骨擦感，X 线或 CT 检查可发现肋骨骨折征象。

【治疗】

胸部屏伤或挫伤均能导致气滞血瘀，故其治则应按新伤、陈伤和伤气、伤血或气血两伤论治。一般以中药内治为主，可配合外用药物、手法按摩、针灸和功能锻炼治疗。

（一）**药物疗法**

1. 内治法

（1）中药辨证施治

伤气型：治宜疏肝理气止痛，方用柴胡疏肝散加减。

伤血型：治宜活血化瘀止痛，方用复元活血汤或血府逐瘀汤加减。

气血两伤型：治宜活血化瘀，理气止痛，方用柴胡疏肝散、复元活血汤加减。

胸胁陈伤型：治宜行气破瘀，佐以调补气血，方用三棱和伤汤加减。

（2）中成药 可给予筋骨痛消丸等。局部瘀肿疼痛者，宜消瘀退肿，以行气止痛类药膏外敷，可选用双柏散、消炎散等。陈伤隐痛或有风寒湿痹者，宜用温经散寒、祛风止痛类膏药外贴，可选用狗皮膏药、万应膏、万灵膏等。若皮肤完好，可于伤处贴活血接骨止痛膏。

（3）西药 可给予非甾体类抗炎药、肌松药口服，如双氯芬酸钾、复方氯唑沙宗胶囊等。

2. 外治法 可采用中药熏洗治疗，适用于陈伤型伴有筋肉结节患者。

（二）**手法治疗**

以伤气为主者，手法以摇拍为主。患者正坐位，医者先用手指点按内关、缺盆、肺俞、肝俞、至阳等穴。医者再以右手握、拉住伤侧手指，使该侧手臂处于外展位，由前向后，由后向前，做圆圈形地摇动6~9次。然后使该手臂做快速上下抖动数次。并以同法施予于对侧。若有胸闷、呼吸不畅者，医者将右手五指并拢，身体微向前俯，手掌部呈拱屈状用力拍击患者背部数下。

以伤血为主者，以揉摩手法为主。患者取卧位，医者用手掌沿肋间隙由前向后施揉摩2~3分钟，随后集中于疼痛部位施揉摩法。

（三）**针灸疗法**

针灸治疗取内关、公孙、委中等穴，配以支沟、阳陵泉等穴，用强刺激手法，每日1~2次，7天为1个疗程。

（四）**功能疗法**

急性期应适当的半卧位休息，并鼓励患者咳嗽、做深呼吸运动。缓解期应嘱患者尽量下地活动，进行肩胸的功能锻炼，如双臂旋转、大小云手、大鹏展翅势等。

（五）**其他疗法**

如臭氧注射、针刀疗法等，适用于陈伤型伴有筋肉结节患者。

三、 胸肋关节紊乱症

【概述】

胸肋关节紊乱症是当人体受到外力作用或卧姿不当、动作不妥时，导致脊柱胸段侧弯、扭动，使胸肋软骨关节间不完全性分离错位或脱位，造成局部肿胀、刺痛及相应肋间神经痛的一种疾病。本病多为外力所致，故又名胸肋关节滑脱综合征、创伤性肋间神经炎等。本病多见于体力劳动者，尤其是从事搬运工作的人，也见于胸背活动不当而发病者。

【中医病因病机及西医病因病理】

（一） 中医病因病机

中医学对本病很早就有所认识，属于"筋出槽""伤筋""骨错缝"范畴，尤其在《医宗金鉴·正骨心法要旨》中说："或有跌仆闪失，以致骨缝开错，气血瘀滞，为肿为痛，宜用按摩法按其经络……其患可疗。"强调手法复位治疗能使"筋入槽""骨对缝"，是治疗该类疾病的关键手段。

（二） 西医病因病理

胸肋椎关节由肋骨的后端与胸椎构成，包括肋小头关节与肋横突关节。肋小头关节由肋骨小头关节面与胸椎椎体两侧的肋凹及椎间盘构成，以上两关节均为平面关节，关节囊松弛。因胸椎姿势不正，或突然改变体位，引起胸背肌肉掠伤或胸椎小关节错位，滑膜嵌顿，继而破坏了胸椎的力学平衡和胸椎运动的协调性。同时各种损伤可刺激感觉神经末梢，引起疼痛，并反射性地引起肌肉痉挛，进而引起关节病变，解剖部位的改变，发生交锁或扭转。长时间的交锁及各种炎性反应均可导致胸肋关节粘连，影响其功能，出现胸痛、呼吸运动受限等相应的一系列症状，多发生在第8、9、10肋。

（三） 平乐正骨学说

本病属"骨缝开错"范畴，是由于胸肋关节力学平衡失调所致。因外力作用，引起微小错离。间接外力是引起关节错缝的主要原因，如强力扭转、牵拉、躲闪、过伸等，凡超过关节的正常活动范围者，均可能引起关节错缝，或使关节囊或韧带嵌锁于关节缝内，继而产生疼痛、活动不能。根据受伤机制分为嵌夹型和旋转型，分型施以手法治疗。

【临床表现】

（一） 病史

本病多有过度运动或受伤史。

（二） 症状

多为突然扭动、闪挫后，出现一侧胸、背部剧烈疼痛，肋下岔气痛，有的放射至颈项处，身体僵持在某一体位，活动则疼痛加剧，咳嗽、深呼吸时疼痛加剧，呼吸浅促、不能平卧；也可出现心慌、胸闷、腹胀、嗳酸等植物神经紊乱症状。

（三）　体征

胸部活动明显受限，呼吸浅促，患处胸椎棘突偏移，胸肋椎关节处有明显压痛点，牵拉患侧上肢常激发或加重疼痛，可扪及患处椎旁软组织紧张、僵硬、痉挛性结节或条索状物，压痛明显。

（四）　中医辨证分型表现

1. 伤气型　伤后胸肋胀闷，疼痛走窜而不固定，压痛点不明显，深呼吸、咳嗽时疼痛明显，口干苦，纳呆，便秘，舌苔薄白或薄黄，脉弦紧。

2. 伤血型　伤后胸肋部胀痛或刺痛，入夜尤甚，痛有定处，局部微肿，或见瘀斑，咳呛可使疼痛加重，甚则痛苦呻吟，呼吸不畅，胸背佝偻，转侧困难，或有咯血，或痰中带血，舌质暗红，脉弦紧。

3. 气血两伤型　兼具上述两型的表现。

（五）　西医分型表现

1. 嵌夹型　胸背部疼痛剧烈而敏锐，但指不出具体疼痛点，保持俯身僵硬姿势，背肌显著痉挛僵硬，常保持一个畸形姿势，转动不能。

2. 旋转型　背部一侧疼痛不适，疼痛相对较轻，肌肉僵硬，活动旋转时疼痛加重，常伴有神经根激惹症状，触摸脊柱可发现患处胸椎棘突偏移或稍有后突征。

【辅助检查】

1. X 线检查　可能发现患处胸椎棘突偏移征。

2. 红外线成像检查　可见异常改变区域。

【诊断及鉴别诊断】

（一）　诊断

本病因 X 线等辅助检查难以发现异常，故其主要依据病史、症状及体征做出诊断。

（二）　鉴别诊断

1. 肋间神经痛　二者皆可见胸背部疼痛。但肋间神经痛是沿肋间神经走行至胸腹部呈半环形的放射性疼痛、刺痛、灼痛，疼痛剧烈，皮肤常有感觉过敏或减退，多局限于一侧；查体患处肌肉多无结节或条索样改变。

2. 隐性肋骨骨折　隐性肋骨骨折常发生于胸部（第 2~4 肋）前胸壁，较局限，仅有轻微疼痛。CT 检查可发现骨折影征。后期出现骨痂，局部肿胀。

3. 冠心病　冠心病也会出现胸部伴背部剧烈疼痛，但冠心病胸痛服用硝酸甘油有效，心电图或冠脉造影可发现异常；局部用药或阻滞治疗，疼痛无缓解。

【治疗】

（一）　药物疗法

1. 中药辨证施治

伤气型：治宜疏肝理气止痛，方用柴胡疏肝散加减。

伤血型：治宜活血化瘀止痛，方用复元活血汤或血府逐瘀汤加减。

气血两伤型：治宜活血化瘀，理气止痛，方用柴胡疏肝散、复元活血汤加减。

2. 中成药　口服筋骨痛消丸，每次 6g，每日 2 次。

3. 西药　可短时间对症给予非甾体类抗炎药、肌松药，如双氯芬酸钾、氯唑沙宗、美索巴莫胶囊等。

（二）　手法治疗

手法复位可矫正脊柱椎体与肋骨之间小关节突位置关系，解除神经根压迫，缓解肌痉挛，促进血液循环，减轻组织充血、水肿，效果立竿见影。在手法复位的基础上配合展筋丹穴位揉药治疗，可标本兼治。

1. 患者取俯卧位或坐位，术者站于患者一侧，在背部给予推拿、滚揉及点穴类手法施治，手法宜稳准透达，放松肌肉，缓解患者紧张。

2. 嵌夹型：嘱患者坐矮凳，双手抱头，医生站其身后，一足蹬在患者坐凳后部，使屈曲的膝部（垫一薄小枕）能顶压在错位关节处，医生两手从患者肩下穿出固定双侧胸背部，双手向后扳肩挺胸时，医生膝向前上顶压错位关节，听到整复响声即为复位。旋转型：嘱患者俯卧，用掌根抵住紊乱的肋椎关节（即压痛处），嘱患者深吸一口气，再慢慢呼出，待呼气末时，医者双手突然向前上方推按，可听到明显的弹响声即可。

3. 以痛为腧，给予展筋丹穴位揉药治疗，以结束手法。手法以稳、准、巧、快为要点。

（三）　功能疗法

功能疗法具有治疗和预防该病的双重作用，以扩胸伸展方式为主，主要有扩胸运动、吊单杠、大云手、挺胸后伸等。

（四）　其他疗法

如局部封闭注射、臭氧注射、针刀疗法等，适合于后期局部粘连等病情顽固患者。

四、　胸背肌筋膜炎

【概述】

胸背肌筋膜炎，又称胸背部肌纤维组织炎、肌肉风湿病，是发生于胸背部筋膜、肌肉、韧带、肌腱等软组织的无菌性炎症性疾病。本病好发于中年女性，以长期伏案工作、肩背重物者多见。随着电脑的普及、现代生活节奏的加快及工作方式的转变，本病的发病率越来越高。

【中医病因病机及西医病因病理】

（一）　中医病因病机

中医学认为，本病因慢性劳损、正气不足、荣卫虚弱，复感风寒湿邪而成。患者素体荣卫气虚，或久居湿地，或冒湿淋雨，或感受风寒湿邪，引起湿邪客于脊背而行之于足太阳膀胱经，致局部经脉不利，气血阻滞，不通则痛。湿性重着、黏滞，闭阻经络，气血不畅，故见沉重酸困；局部经脉闭阻，气血不畅，血不荣筋，则筋肉失养，久之板硬、活动不利，最终致肌肉萎缩，肌力下降。

（二）　西医病因病理

西医学认为，本病是以胸背部软组织纤维化改变为特征的一种局部非特异炎症性疾病。其病因病理特点主要是：慢性劳损，或外感风寒等因素，使胸背部肌肉痉挛、血管收缩、缺血、水肿，引起局部纤维浆液渗出，炎性致痛物质析出，形成纤维织炎，引发局部疼痛；日久致部分肌筋膜组织纤维机化、粘连、挛缩、形成瘢痕，组织僵硬，并导致肌力下降。

（三）　平乐正骨学说

本病的病因病机核心为胸背部平衡失调。一是力学失衡：长期的低头弯腰劳作，头部重垂力前置，其一，背部姿势性静力及动力失衡，胸背肌群长时间处于牵拉紧张或负重状态，甚至痉挛；其二，胸神经背支处于持续牵张状态，致其支配的胸背肌群反射性痉挛，二者共同作用，久之则肌纤维损伤，气滞血瘀，经络痹阻不通，局部僵硬疼痛。二是气血失衡：正气不足、荣卫气虚，气虚血瘀，血不荣筋，加之风寒湿邪乘虚而入，痹阻经络而作痛，形成本虚标实之证。

【临床表现】

（一）　病史

本病一般有胸背部劳损、外伤后治疗不当或外感风寒等病史。

（二）　症状

初起感胸背部酸困胀麻不适，逐渐出现疼痛僵硬，或牵掣胸胁痛，有沉重感，疼痛常与天气变化及劳累有密切关系。

（三）　体征

胸背部有固定压痛点，压痛较为广泛，胸背部肌肉僵硬，沿骶棘肌行走方向可触及条索状改变，活动无明显异常。

（四）　中医辨证分型表现

1. 风寒痹阻型　胸背疼痛板滞，舌淡苔白，脉弦紧。

2. 血瘀气滞型　晨起胸背僵硬疼痛，痛有定处，舌质紫、苔薄，脉弦涩。

3. 气血两虚型　胸背隐痛，时轻时重，劳累后疼痛加重，休息后缓解，舌淡苔少，脉细。

【辅助检查】

1. X 线检查　拍摄胸椎正侧位 X 线片，一般无明显异常改变。根据不同的年龄阶段，可有胸椎退行性改变的影像学表现。

2. 红外线成像检查　可见异常改变区域。

【诊断及鉴别诊断】

（一）　**诊断**

本病依据病史、症状、体征及有关辅助检查，即可做出诊断。

（二）　**鉴别诊断**

1. 胸椎小关节错缝　二者都可见胸背部疼痛。但胸椎小关节错缝多有过度运动或受伤史，疼痛较为严重，痛引前胸，咳嗽、行走震动均会明显加重疼痛感，疼痛部位较为局限，患处棘突旁有固定压痛，棘突可有偏歪；X 线检查可见患椎棘突有歪斜改变。而胸背肌筋膜炎一般无异常，偶可见钙化点。

2. 肋间神经痛　二者皆可见胸背部疼痛。但肋间神经痛是沿肋间神经走行至胸腹部呈半环形的放射性疼痛、刺痛、灼痛，疼痛剧烈，皮肤常有感觉过敏或减退，多局限于一侧；查体患处肌肉多无结节或条索样改变。

3. 骨质疏松症　二者都有广泛性的背部困痛僵硬表现。但骨质疏松症好发于中老年人，特别是绝经后女性，除背部困痛外，常合并腰、四肢关节等部位疼痛、发凉、怕冷不适，伴有驼背体征；X 线检查可见骨小梁稀疏或压缩骨折，骨密度检查示骨质疏松样改变。

【治疗】

（一）　**药物疗法**

1. 内治法

（1）中药辨证施治

风寒痹阻型：治宜祛风散寒除湿，方用羌活胜湿汤或独活寄生汤加减。

血瘀气滞型：治宜舒筋活络，行气止痛，方用舒筋活血汤或身痛逐瘀汤加减。

气血两虚型：治宜补益气血，舒筋活络，方用八珍汤或当归补血汤加减。

（2）中成药　可给予筋骨痛消丸、加味益气丸、伸筋片等。

（3）西药　可给予非甾体类抗炎药、肌松药等，如塞来昔布胶囊、醋氯芬酸片、氯唑沙宗、美索巴莫胶囊等，但长期服用需关注胃肠道及心脑血管不良反应。

2. 外治法

（1）中药熏洗　采用自制温控中药熏洗床进行治疗。该法适用于各种胸背肌筋膜炎，尤其适用风寒痹阻型患者。操作方法：患者仰卧于熏洗床上，以胸背部疼痛区域为中心，对准熏洗窗，每次 30 分钟，每日 2 次，两次熏洗间隔 4 小时以上，患者根据个人耐受性调整熏洗温度，一般温度控制在 58℃±2℃，最高不宜超过 65℃，以防止烫伤。中药熏洗 10~14 天。药物以活血通络、散寒除湿类为主。

（2）中药湿热敷　需借助 TDP 灯进行治疗。该法适用于各型胸背肌筋膜炎患者。操作方法：首先根据患者病情进行中医辨证处方，并将中药熬制成药汁备用。患者俯卧（仰卧）于治疗床上，以胸部（背部）疼痛区域为中心，用较大的纱布垫浸泡中药药汁，并将该药垫覆盖于胸背部疼痛区域，并用 TDP 灯进行加热，一般每次 30 分钟，每日 2 次，两次热敷间隔 4 小时以上，患者根据个人耐受性调整 TDP 灯的高度以调整温度，一般温度控制在 50℃±2℃，最高不宜超过 55℃，以防止烫伤。药物以活血通络、散寒除湿类为主。

（二）　手法治疗

本病主要以理筋手法为主，如推拿按摩、点穴及弹拨类手法，可有效促进局部血液循环，加速病理产物代谢，促使局部软组织修复，而达到治疗和改善胸背肌筋膜炎的目的。

1. 平乐正骨手法　患者取俯卧位或坐位，术者站于患者一侧，在背部给予推拿、擦揉及点穴类手法施治，手法以稳准透达为要领。

2. 平乐正骨展筋丹揉药法　该法适用于各型胸背肌筋膜炎，尤其适用于有固定痛点的患者。操作方法：术者沉肩、垂肘、悬腕，拇指螺纹面蘸取少许展筋丹，以掌指关节运动带动拇指螺纹面在穴位上以画圆的方式运动，要求拇指螺纹面与穴区或痛区皮肤轻轻接触，运动时同皮肤轻轻摩擦，但不能带动皮肤，揉药范围约 1 元硬币大小，频率为每分钟 100~120 次，每穴操作 2~3 分钟，局部皮肤微感发热即可。取穴以痛为腧，辨证选穴。

（三）　针灸疗法（温针、隔物灸）

本病取穴足太阳膀胱经及阿是穴为主，常取风门、肺俞、膏肓、委中等，每日 1 次，2 周为 1 个疗程。

（四）　针刀疗法

患者俯卧位，局部常规消毒、铺巾，龙胆紫做标记，应用朱氏 4 号针刀治疗。每周 1 次，3 次为 1 个疗程。

胸椎棘突压痛者，经棘突表面进针，与脊柱方向平行，进针至筋膜层，做纵形切割 1~2 刀。

肩胛骨内侧压痛者，经肩胛骨内侧缘，跟皮肤呈 60°，紧贴骨面进针，到达筋膜层后做针刀纵行疏通、横行剥离。

背部触及痛性结节者，经痛点表皮进针，进针方向要与结节或硬条索长轴方向一致，与局部相应层次的肌纤维走向一致，深度穿透筋膜到达结节或硬条索，切割 1~2 刀，感觉针下松动即可。

背部僵硬者，在僵硬处取 4~6 点，进针至筋膜层后，用针刀做十字切割，可闻"嚓嚓"声。

（五） 功能疗法

功能锻炼是后期阶段预防本病复发或降低复发率的重要手段，以胸背肌锻炼为主，主要有后仰前屈、耸肩、双手背伸、大云手、挺胸后伸等。

（六） 封闭疗法

1. 局部注射 ①定点：用手触摸软组织，寻找压痛点，可触及硬结条索状物者即为治疗点，做好标记。②操作：常规消毒后，用 10mL 注射器吸取曲安奈德悬浊液 15mg+2%利多卡因注射液 2mL+维生素 B_{12} 针剂 0.5mg+0.9%氯化钠注射液 3mL，从标记点垂直进针，在皮层注药后刺至深筋膜，有"沙沙"响声时注射 1/3 药物，再刺破筋膜进针少许，注药，然后退针至筋膜浅层，并向各个方向注射完余药。注射结束后，无菌纱布覆盖，预防感染。

2. 臭氧注射 仍采取局部痛点注射方法，取 5~10mL 医用臭氧，浓度为 30~40μg/mL，行局部注射，可行多点注射，隔日或 2~3 日注射 1 次，3~5 次为 1 个疗程。注射结束后，无菌纱布覆盖，预防感染。

五、 肩胛内缘疼痛症

【概述】

肩胛内缘疼痛症，多认定为"肩胛肋骨综合征"或"肌筋膜炎"，俗称"凤尾伤"。表现为一侧或双侧肩胛骨内缘或内下缘疼痛，以酸胀痛为主，偶有抽掣痛，劳累后或天气变化时加重，可合并同侧颈肩臂部疼痛。本病临床并不少见，因其疼痛长期反复发作，经久难愈，因而给治疗带来困难。

【中医病因病机及西医病因病理】

（一） 中医病因病机

本病属中医学"痹症"范畴，多因颈背部慢性劳损，加之风寒湿邪乘虚入里，直入肌肉、关节、筋脉，邪气壅阻、气血凝塞、血运不畅发而为病。

（二） 西医病因病理

现代有学者认为，本病的发病机理一为斜方肌的肌筋膜无菌性炎症或痉挛，卡压副神经所致；二是由于附着于肩胛骨的肩胛提肌、大小菱形肌共同悬吊肩胛骨并协助肩胛骨做旋转运动，当上肢劳累过度或上背部驼背时，应力增加而导致疼痛；三是胸部慢性器质性病变（如肺结核），可增加其痛点，反射性引起肩胛内缘疼痛的发生。

（三） 平乐正骨学说

本病主要因伤风感冒及肩背部受凉后，风寒湿邪乘虚而入，风寒湿邪凝结于太阳经，阻闭经络而发病；或是慢性积累性损伤，造成局部经脉受损，气血循行不畅而作痛。

【临床表现】

（一） 病史

本病一般有背部慢性劳损、外感风寒受凉、轻微肌肉拉伤等病史。

（二） 症状

疼痛常位于肩胛内缘，痛有定处，头部转动及患侧上肢活动时可引起或加重疼痛。咳嗽等亦可加重疼痛。遇冷症状加重，得温症状减轻。偏湿重者背部沉困、重着不适。

（三） 体征

局部不红不肿，有明显固定压痛点，严重者在肩胛内缘处可触及一痛性条索状物，拒按，拘急不能转侧。

特殊检查：患者取站立位，双臂胸前交叉，双手搭在双侧肩上，肩胛骨向外滑动，痛性硬结或痛性筋束，即敏感点或称激痛点，做局部封闭治疗性诊断试验阳性。另有部分患者屈颈试验可为阳性。

（四） 中医辨证分型表现

1. 风寒湿滞型 以风寒湿邪凝结于太阳经所致者，游走性疼痛或重痛，舌淡，苔白，脉弦紧。

2. 慢性劳损型 以慢性劳损，积累性损伤为主因者，劳累后疼痛加重，休息后缓解，少气，舌淡紫、苔少，脉细或涩。

【辅助检查】

1. X 线检查 肩胛部 X 线平片均无异常改变，少数患者下颈段可见不同程度增生等退行性改变。

2. 红外线成像检查 可见患处有异常区域改变。

【诊断及鉴别诊断】

（一） 诊断

本病依据病史、症状、体征，即可做出诊断。

（二） 鉴别诊断

1. 胸椎小关节错缝 二者都可见胸背部疼痛。但胸椎小关节错缝多有过度运动或受伤史，疼痛较为严重，痛引前胸，咳嗽、行走震动均会明显加重疼痛感，疼痛部位较为局限，患处棘突旁有固定压痛，棘突可有偏歪，X 线检查可见患椎棘突有歪斜改变。

2. 胸背肌筋膜炎 二者皆可见背部疼痛。但胸背肌筋膜炎背部疼痛范围广泛，疼痛程度较轻，查体患处肌肉多见结节或条索样改变。

3. 颈型颈椎病 二者均可见项背部疼痛、上肢活动受限。但颈型颈椎病还可见头痛、颈部僵硬不适等症状，X 线检查可见颈椎异常改变；而肩胛内缘疼痛症 X 线检查一般无异常。

【治疗】

（一） 药物疗法

1. 内治法

（1）中药辨证施治

风寒湿滞型：病变初期，治宜调和营卫，方用葛根汤加减；日久，治宜温经散寒，蠲痹止痛，方用蠲痹汤加减。

慢性劳损型：治宜益气养血，通经止痛，方用神效黄芪汤加减。

（2）中成药　口服筋骨痛消丸、颈痛片等。

（3）西药　可给予非甾体类抗炎药物、肌松药口服，如复方氯唑沙宗胶囊、双氯芬酸钾、醋氯芬酸片等，但长期服用需关注胃肠道不适反应。

2. 外治法　可采用中药熏洗治疗。药用以活血通络、散寒除湿类药物为主，每日 2 次，每次 30 分钟，两次熏洗间隔 4 小时以上，避免烫伤及受凉。

（二） 手法治疗

本病多采用平乐正骨理筋手法治疗。

1. 研揉法　寻找痛点，然后以拇指指腹蘸取少许展筋丹点按于痛点之上，顺时针旋转研揉。手法由轻到重，再逐渐减轻，研揉约 1 分钟，然后按压片刻，隔日 1 次。

2. 弹拨法　以拇指端按于痛点及条索状物之上，上下左右各弹拨 10 下，然后以手掌按压局部片刻。再点按一侧足三里穴 1~2 分钟，以利于病变局部肌肉放松、归位，减除症状，同时又有健脾运湿、益气血之功。

（三） 针灸疗法

本法适用于痛甚者，以通经止痛。

1. 针刺法　取穴大杼、附分、肺俞、委中。大杼、附分、肺俞皮下浅斜刺，委中直刺，均用泻法。

2. 隔姜灸　以痛为腧，每个痛点行 2~3 壮即可，每日 1 次，7 次为 1 个疗程。注意避免烫伤。

（四） 其他疗法

其他还可采用臭氧注射、局部封闭或针刀疗法，适用于病情较顽固者。

六、 肋间神经炎

【概述】

肋间神经炎又名肋间神经痛，是指一根或几根肋间神经支配区的经常性疼痛并有发作性加剧，是老年人常见的胸痛原因之一。本病分为原发性和继发性，临床上常见的是继发性肋间神经炎，原发性肋间神经炎较少见。继发性肋间神经炎是由邻近器官和组织的病变引起，如胸腔器官的病变（胸膜炎、慢性肺部炎症、主动脉瘤等），脊柱和肋骨的损伤，老年性脊椎骨性关节炎，胸椎段脊柱的畸形，胸椎段脊髓肿瘤，带状疱疹病毒感染等。

【中医病因病机及西医病因病理】

（一）　中医病因病机

中医学将本病列为"胸肋骨痹"的范畴。认为本病的形成有内、外两大因素。内因为气血虚弱，营卫表里不和，阴阳失调，筋骨失养；或肝气郁结，营卫不和，气血不能通达，滞塞于局部而发病，多因情志不舒而诱发。外因则是偶尔胸肋部闪挫，风寒湿邪入侵，瘀滞筋骨，阻塞脉络，致气血运行不通所致；或气滞血瘀，风热入侵经络，毒热交炽，气血壅遏不通，不通则痛而发病。

（二）　西医病因病理

肋间神经由胸髓发出后，经前根和后根联合而组成。共有 12 对，胸神经分为前支、后支、脊膜支和交通支。前支位于肋间内、外侧肌之间，称为肋间神经，走行在肋间动脉的下面。本病大多为继发性，多由感染、外伤、风湿、肾炎、糖尿病、中毒性末梢神经损害所致，或肿瘤、脓肿、肋间软组织炎症等刺激脊神经而引发。本病实际上仅仅是一个症状的名称，是指一根或几根肋间神经支配区的经常性疼痛，为中老年人常见的胸痛原因之一。

（三）　平乐正骨学说

本病核心病因病机为胸胁气血平衡失调。其病因有三：一则外感风热之毒邪，侵袭经络，致气机不利而成气滞，气为血之帅，血为气之母，气行则血行，气滞则血凝，瘀久化热，气随热结，血随气滞，气血壅遏不通，不通则痛。二则由于情志不遂，肝失条达，肝郁气滞，脉络受阻，经气不利，血行不畅则成瘀。三则由于跌仆损伤、慢性劳损而致血瘀阻络。三种原因最终均可致胸胁气血平衡失调，气血壅遏不通，不通则痛，而生本病。

【临床表现】

（一）　病史

本病可有外感风热毒邪、慢性劳损、情志不畅及轻微外伤等病史。

（二）　症状

从背部胸椎开始沿肋间走行至胸腹部呈半环形的放射性疼痛，多为持续性或阵发性的刺痛或灼痛，咳嗽、打喷嚏、深呼吸、躯体活动时均可使疼痛加重。若为带状疱疹引起的，可在神经支配区的皮肤上产生成群呈带状的水疱和丘疹，发病时有低热、疲倦、食欲不振等前驱症状，继而局部出现感觉过敏、烧灼感或程度不等的胸腹壁深部疼痛。

（三）体征

病变胸椎棘突旁和肋间隙有明显压痛，受累神经的分布区常有感觉过敏或感觉减退等神经功能损害表现。典型的根性肋间神经炎患者，屈颈试验阳性；病程长的患者可有肋间皮肤的触觉减退及肌肉发僵、痉挛或挛缩的体征。有些患者可发现各种原发疾病的相应体征。

（四）中医辨证分型表现

1. 肝气郁结型　胸胁满闷胀痛，或连及少腹，精神抑郁，善太息，多因情志不舒，生闷气而诱发，与心情变化有密切关系，疼痛每随情志变化而增减，得喜则轻，遇怒则重，饮食减少，苔薄白，脉弦。

2. 风热入侵、血瘀痰著型　疼痛窜及胸胁、上臂则为气滞，局部隆起，压痛明显，痛点固定不移，日轻夜重，舌质紫暗或有瘀点瘀斑、苔薄白或腻，脉涩。

3. 肝阴不足型　胁肋隐痛，绵绵不休，两目干涩，爪甲枯脆，口干咽燥，心中烦热，颧红，潮热，或有筋挛，舌红少苔，脉弦细而数。

【辅助检查】

1. X 线检查　一般无明显异常，胸椎偶有退变征象；但若是继发者需行胸透、超声、心电图检查以排除肝胆、心血管、肺脏疾病。

2. 红外线成像检查　可见异常改变区域。

【诊断及鉴别诊断】

（一）诊断

本病依据病史、症状、体征，即可做出诊断。

（二）鉴别诊断

1. 胸膜炎　胸膜炎可有发烧，咳嗽，胸痛，咳嗽时胸痛加重；胸部 X 线可见阴影，肋膈角变钝或消失。

2. 隐性肋骨骨折　隐性肋骨骨折常发生于胸部（2~4 肋）前胸壁，较局限，仅有轻微疼痛。CT 检查可发现骨折影征，后期出现骨痂，局部肿胀。

3. 肺炎　肺炎有咳嗽、胸痛、咯吐腥臭脓血痰等表现，胸部 X 线可见肺部有片状阴影。

4. 胆囊炎　胆囊炎右肋下疼痛，可放射到背部、肩胛，右肋下有叩击痛，墨菲征阳性；超声检查可见胆囊增大，胆囊壁增厚。

【治疗】

基本原则：治疗应明确原发病灶，采用适当的治疗方法，可用药物、理疗、针灸、推拿等治疗方法。

（一）　药物疗法

1. 内治法

（1）中药辨证施治

肝气郁结型：治宜疏肝理气，宽胸散结，方用自拟疏肝解郁汤加减。

风热入侵、血瘀痰著型：治宜活血化痰止痛，清热凉血解毒，方用复元活血汤加减。

肝阴不足型：治宜滋阴疏肝，方用一贯煎加减。

（2）中成药　筋骨痛消丸 6g，每日 2 次，口服；疏肝止痛片，每次 4 片，每日 3 次，口服；杞菊地黄丸，每次 9 粒，每日 2 次，口服。

（3）西药　可对症给予非甾体类抗炎药及抗病毒药物，如塞来昔布胶囊、双氯芬酸钠、吡罗昔康贴片、吲哚美辛巴布膏，盐酸吗啉胍片（病毒灵）等。

2. 外治法　可采用中药湿热敷：该方法需事先根据患者病情进行中医辨证，开具中药处方，并将中药熬制成药汁备用。患者俯卧于治疗床上，以胸背部至肋间疼痛区域为中心，用较大的纱布垫浸泡中药药汁，并将该药垫覆盖于疼痛区域，并用 TDP 灯加热。一般每次 30 分钟，每日 2 次，两次热敷间隔 4 小时以上，患者根据个人耐受性调整 TDP 灯的高度以调整温度，一般温度控制在 50℃±2℃，最高不宜超过 55℃，以防止烫伤。药用以活血通络类为主。

（二）　手法治疗

本病多采用平乐正骨理筋手法治疗。

1. 松解止痛手法　用揉法在病变的胸椎局部及周围治疗 6~8 分钟。

2. 疏理手法　叩击背部 1~2 分钟，施以展筋丹穴位揉药治疗，取穴以痛为腧。

（三）　针灸疗法

1. 毫针　取穴阿是穴、支沟、阳陵泉、太冲、阳辅等。操作：常规针刺得气后用泻法，留针 20 分钟，每日 1 次。10 次为 1 个疗程。阿是穴针后可加拔罐。也可以用电针治疗。

2. 梅花针　取穴肋间隙的痛点及与痛点成水平的背部上、中、下 3 个背俞穴。操作：轻轻叩击，以局部皮肤微红充血为度。

（四）　其他疗法

较为顽固者，可考虑肋间神经根局部封闭。对于带状疱疹的皮肤损害可外用保护干燥剂，如樟脑扑粉、炉甘石洗剂或龙胆紫溶液。适当配合使用肾上腺皮质激素及 B 族维生素类药物，会有更好的疗效。

七、 肋软骨炎

【概述】

肋软骨炎又称为泰齐（Tietze）综合征、胸肋综合征，是发生在肋软骨与肋骨交接处的非感染性肿胀与疼痛。本病一般历时 2~3 个月，可自行缓解或消失，但部分患者反复发作，时好时犯，时轻时重，迁延数月甚至数年。本病属于中医学"骨痹"范畴，在冬春季节发病者较多。其发病原因不十分明确，目前尚缺乏统一认识，多认为与病毒感染、机械损伤应力有关。本病多发于 20~35 岁成年人，男女比例为 1:9。有研究发现，本病的发病与吸烟成正比，而与性别、种族、年龄、高血压和糖尿病无明显相关性。

【中医病因病机及西医病因病理】

（一） 中医病因病机

中医学认为，本病病因病机主要有三：一是肝气郁结，营卫不和，气血不能通达，滞塞于局部而发病，多因情志不舒而诱发。二是气滞血瘀、风热入侵，疼痛窜及胸胁、上臂，则为气滞；局部隆起，压痛明显，痛点固定不移，乃为血瘀。气滞血瘀，风热入侵经络，毒热交炽，气血壅遏不通，不通则痛。三是慢性劳损或胸肋部闪挫，局部筋脉损伤，气血凝滞，或夹风寒湿邪乘虚而入，留滞阻闭经络而发病。本病与肝、肺、肾三脏关系密切。

（二） 西医病因病理

本病病因至今尚不明确，一般认为可能与病毒感染有关（因为患者多有上呼吸道感染病史），以及因搬运重物、急剧扭转或因胸部挤压等，使胸肋关节软骨造成急性损伤；或因慢性劳损，使肋软骨充血、水肿、渗出、增生、纤维化等，最终导致发病。

（三） 平乐正骨学说

本病核心病因病机为胸胁气血平衡失调。其病因有三：一则外感风热之邪，外邪侵袭经络，致气机不利而成气滞，气为血之帅，血为气之母，气行则血行，气滞则血凝，瘀久化热，气随热结，血随气滞，气血壅遏不通，不通则痛。二则由于情志不遂，肝失条达，肝郁气滞，脉络受阻，经气不利，血行不畅则成瘀。三则由于跌仆损伤、慢性劳损而致血瘀阻络。三种原因最终均可致胸胁气血失调，气血壅遏不通，不通则痛；久之气滞血瘀，壅塞于局部，而见局部隆起。

【临床表现】

（一） 病史

本病患者可能有上呼吸道感染等病毒感染史；或因搬运重物、急剧扭转、胸部挤压等造过成胸肋关节软骨急性损伤；或有慢性劳损病史等。

（二）　症状

本病好发于第 2、3 肋骨与肋软骨交接处。发病原因不同，起病有急有缓。主要症状为局部酸胀、刺痛，轻度隆起、肿胀，质地坚硬，压痛明显，皮肤不红不热，皮下粘连。深呼吸、患侧上肢活动时及劳累时症状加重，休息后减轻。以胸肋部闪挫引起者尤为明显。

（三）　体征

患处肋软骨肿胀，局部肿大隆起，压痛明显，痛处固定不移，严重时深呼吸、咳嗽或活动患侧上肢时疼痛加剧。

（四）　中医辨证分型表现

1. 气滞血瘀、风热入侵型　疼痛窜及胸胁、上臂则为气滞；局部隆起，压痛明显，痛点固定不移乃为血瘀。

2. 肝气郁结型　多因情志不舒，生闷气而诱发，与心情变化有密切关系，得喜则轻，遇怒则重。

3. 慢性劳损型　多见于从事上肢重体力劳动者，或发生于用力不当之后，与劳逸有密切关系。劳累后症状明显加重，休息后减轻。

【辅助检查】

1. X 线检查　无明显异常，多用于与其他疾病的鉴别诊断。

2. 红外线成像检查　可见异常改变区域。

【诊断及鉴别诊断】

（一）　诊断

本病根据病史、典型症状、体征，即可做出诊断。

（二）　鉴别诊断

1. 肋间神经痛　肋间神经痛发病时，疼痛可由后向前，沿相应的肋间隙放射呈半环形；疼痛呈刺痛或烧灼样痛。咳嗽、深呼吸或打喷嚏时疼痛加重。疼痛多发于一侧的一支神经。体检发现，胸椎棘突旁和肋间隙有明显压痛；典型的根性肋间神经痛患者，屈颈试验阳性；受累神经的分布区常有感觉过敏或感觉减退等神经功能损害表现。

2. 隐性肋骨骨折　隐性肋骨骨折常发生于胸部（2~4 肋）前胸壁，较局限，仅有轻微疼痛。CT 检查可发现骨折影征，后期出现骨痂，局部肿胀，容易与肋软骨炎混淆。

3. 冠心病　冠心病可有持续性胸痛，但服用硝酸甘油后多有效，心电图或冠脉造影可发现异常；局部用药或阻滞治疗，疼痛无缓解。

4. 肿瘤　肋软骨良性肿瘤生长慢，可与肋软骨炎相似，但疼痛和压痛不明显。恶性肿瘤生长较快，X 线片可显示骨质破坏。

5. 胆囊炎　胆囊炎右肋下疼痛，可放射到背部、肩胛，右肋下有叩击痛，墨菲征阳性。超声检查可见胆囊增大，胆囊壁增厚。

6. 乳房疼痛性疾患　妇女患肋软骨炎多数以乳房疼痛就诊，因肋软骨炎的疼痛常放射到乳房，故肋软骨炎易与乳房疼痛性疾患相混淆。但鉴别并不困难，若系乳房本身疾患，常可在乳房摸到肿块或条索状物，或乳房局部皮肤发红等。肋软骨炎常因咳嗽、深呼吸、举臂侧身等使疼痛加剧，而乳房疼痛则不受这些因素的影响。

【治疗】

（一）**药物疗法**

1. 内治法

（1）中药辨证施治

气滞血瘀、风热入侵型：治宜活血止痛，清热凉血，方用复元活血汤加减。

肝气郁结型：治宜疏肝理气，宽胸散结，方用自拟疏肝解郁汤。

慢性劳损型：治宜活血理气，通经止痛，方用逍遥散加减。

（2）中成药　逍遥丸，每次 6g，每日 2 次，口服。

（3）西药　可对症给予非甾体类抗炎药及抗病毒药物，如双氯芬酸钠、醋氯芬酸片、吡罗昔康贴片、吲哚美辛巴布膏等，盐酸吗啉胍片（病毒灵）等。

2. 外治法

（1）活血止痛膏烊化后撒展筋丹 0.3 克贴患处。

（2）中药湿热敷：该方法需事先根据患者病情进行中医辨证，开具中药处方，并将中药熬制成药汁备用。患者侧卧于治疗床上，以患部疼痛区域为中心，用较大的纱布垫浸泡中药药汁，并将该药垫覆盖于疼痛区域，并用 TDP 灯进行加热，一般每次 30 分钟，每日 2 次，两次热敷间隔 4 小时以上，患者根据个人耐受性调整 TDP 灯的高度以调整温度，一般温度控制在 50℃±2℃，最高不宜超过 55℃，以防止烫伤。药物以活血通络、散寒除湿类为主。

（二）**手法治疗**

本病可采用平乐正骨展筋丹揉药法，最适于气滞血瘀、风热入侵型或慢性劳损型。操作方法：术者沉肩、垂肘、悬腕，拇指螺纹面蘸取少许展筋丹，以掌指关节运动带动拇指螺纹面在穴位上以画圆的方式运动，要求拇指螺纹面与穴区或痛区皮肤轻轻接触，运动时同皮肤轻轻摩擦，但不能带动皮肤，揉药范围约 1 元硬币大小，频率为每分钟 100~120 次，每穴操作 2~3 分钟，局部皮肤微感发热即可。取穴以痛为腧，辨证选穴。

（三）**封闭疗法**

1. 局部注射　操作方法：①定点：用手触摸胸肋部软组织，寻找压痛点，可触及肿块硬结条索状物者即为治疗点，做好标记。②操作：常规消毒后，用 5mL 注射器吸取曲安奈德悬浊液 15mg+2% 利多卡因注射液 2mL+维生素 B_{12} 针剂 0.5mg 配制成混合液，从标记点缓慢进针，切勿进针过深，回抽无血无气后，注射药液。一般注射 1~3 次即可。

2. 臭氧注射　仍采取穴位或局部痛点注射方法，取 5~10mL 医用臭氧（浓度为 30~40μg/mL）行局部注射，隔日或 3~5 日注射 1 次，3~5 次为 1 个疗程。

第三节　腰部筋伤

一、急性腰扭伤

【概述】

急性腰扭伤通常被称为"闪腰"，是腰部肌肉、筋膜、韧带等软组织因外力作用突然受到过度牵拉而引起的急性撕裂伤，常发生于搬抬重物、腰部肌肉强力收缩时，多数系间接外力所致。本病较为常见，好发于男性青年，随着体力劳动的减少，本病发生率有所降低，但现代化办公条件以及人们疏于活动锻炼，使得偶尔干重活的人群也时有发生。本部分所讨论的急性腰扭伤主要偏重于肌肉的急性扭挫伤。

【中医病因病机及西医病因病理】

（一）中医病因病机

中医学对本病有较深刻的认识。《金匮翼》说："瘀血腰痛者，闪挫及强力举重得之……若一有损伤，则血脉凝涩，经络壅滞，令人卒痛不能转侧……"故有"闪腰"之称。《医部全录》说："腰脊者，身之大关节也，故机关不利而腰不可以转也。"故又有"椎骨错缝"之称。

（二）西医病因病理

脊柱为承重的支柱结构。在胸椎，有肋骨与胸骨所构成的胸廓在其两侧及前方起保护作用，故胸椎不易发生扭伤。而在腰椎，由于无其他骨骼支架支撑，前方为松弛的腹腔，故腰椎的稳定性主要依靠韧带与肌肉维持。假如肩负重物时，由于路滑、跳跃或跨沟等突发因素使身体失去平衡，则沉重物体通过脊柱的杠杆作用产生强大的拉力或压力，使腰椎所附着的韧带、筋膜、肌肉、关节囊遭受损伤。通常是在韧带、筋膜附着的骨骼处引起撕裂伤，此时大部或一部分纤维断裂，局部有出血、水肿及渗出等病理改变。

（三）平乐正骨学说

本病的病因病机核心为腰部平衡失调。一是力学失衡：因外伤后致使腰椎软组织之间力学失衡，造成腰椎附着的韧带、筋膜等损伤，继而诱发局部肌肉的剧烈痉挛，造成剧烈疼痛。二是腰椎内环境的失衡，因腰椎附着的肌肉、韧带、筋膜等损伤，造成局部的出血、水肿，并产生大量的致炎物质，继而产生剧烈的疼痛，加重局部肌肉的痉挛。

【临床表现】

（一） **病史**

本病一般有明确腰部扭伤史。

（二） **症状**

腰部一侧或两侧剧烈疼痛，活动受限，不能翻身、坐立和行走，常保持一定强迫姿势以减少疼痛。有时在受伤当时腰部有响声或有突然断裂感。外伤后即感腰痛，不能继续用力，疼痛为持续性，活动时加重，休息后也不能消除，咳嗽、大声说话、腹部用力等均可使疼痛增加。伤后重者疼痛剧烈，当即不能活动；轻者尚能工作，但休息后或次日疼痛加重，甚至不能起床。

（三） **体征**

腰部僵硬，主动活动困难，翻身困难，骶棘肌或臀大肌紧张，使脊柱侧弯。损伤部位有压痛点。

（四） **中医辨证分型表现**

1. 气滞血瘀型　腰部剧烈疼痛，腰肌痉挛，腰部不能挺直，俯仰屈伸转侧困难，舌质紫暗、苔薄，脉弦涩。

2. 湿热内蕴型　劳动时姿势不当或扭闪后腰部板滞疼痛，有灼热感，可伴腹部疼痛，大便秘结，尿黄赤，舌苔黄腻，脉濡数。

【辅助检查】

X 线检查　常检查腰椎正侧位，症状较轻者 X 线检查多无异常，损伤严重者，X 线表现为腰椎侧弯或见腰生理前凸消失。棘上、棘间韧带断裂者侧位片表现棘突间距离增大或合并棘突骨折。

【诊断及鉴别诊断】

（一） **诊断**

本病依据病史、症状、体征，即可做出诊断。

（二） **鉴别诊断**

1. 腰椎间盘突出症　两者都可出现腰部剧烈疼痛。但腰椎间盘突出症伴下肢放射性疼痛，腰部功能活动受限，直腿抬高试验、腰部叩击试验、胸腹垫枕试验均为阳性，X 线片可协助诊断。

2. 腰椎压缩骨折　两者都可出现腰部疼痛、活动受限等。但腰椎压缩骨折有从高处跌落史或腰部间接暴力史，可伴有腹胀、便秘等症状，X 线显示椎体楔状改变。

3. 肾绞痛　两者都可出现腰部剧烈疼痛。但肾绞痛多为一侧腰背部绞痛，向会阴部放射，可伴有小便困难、血尿、恶心、呕吐、大汗淋漓等症状。

【治疗】

（一）　**药物疗法**

1. 内治法

（1）中药辨证施治

气滞血瘀型：治宜舒筋活络，活血行气，方用舒筋活血汤或身痛逐瘀汤加减。

湿热内蕴型：治宜清热利湿，通络止痛，方用加减木防己汤。

（2）中成药　可给予筋骨痛消丸、金乌骨通胶囊、安络痛片等。

（3）西药　可给予非甾体类抗炎药及肌松药口服，如复方氯唑沙宗、美索巴莫胶囊等，但长期服用需关注胃肠道反应。

2. 外治法　可用麝香虎骨膏贴敷患处。

（二）　**手法治疗**

本病急性期以制动休息为主，慎用手法治疗。缓解期主要以㨰法、拍法、捏法等理筋手法为主，以缓解肌肉痉挛，从而达到理顺肌肉、缓痉止痛的目的。

（三）　**物理疗法**

1. 冷敷疗法：适用于本病的急性期，缓解期切勿使用。冷敷疗法主要是利用人体对冷的生理反应，减轻局部组织充血和出血，使毛细血管收缩，微血管通透性降低，减轻局部充血肿胀及末梢神经压迫引起的疼痛。操作方法：冷敷首先以冰块或人工冰袋（温度在 $-4\sim3$℃为宜）对患处行冷敷，冷敷时需常移动冰块，勿停滞不动，以患部疼痛变麻木至稍有消失为宜。每次冷敷 15~20 分钟，每日 3 次，1~2 天即可。冷敷时切勿将冰袋直接接触皮肤，以防冻伤。

2. 其他还有 TDP 灯、低频脉冲电磁场和超短波治疗，配合外用药物（如扶他林软膏、红花油、展筋酊等）外搽患部，每日 2 次，每次 30 分钟，7 天为 1 个疗程。

（四）　**针灸疗法**

本病取穴主要以督脉、足太阳膀胱经及阿是穴为主，常取后溪、委中、阿是穴、肾俞、腰阳关等穴，每日 1 次，2 周为 1 个疗程。急性期也可采用刺络拔罐疗法，将疼痛最剧烈的点定为阿是穴，在局部按摩，使得局部肌肉充血肿胀，三棱针消毒后快速刺破皮肤，使之出血，然后迅速在出血部位拔罐。隔日 1 次，3 次为 1 个疗程。

（五）　**封闭疗法**

1. 局部注射　操作方法：①定点：用手触摸腰背部软组织，寻找压痛点，可触及硬结条索状物者即为治疗点，做好标记。②操作：常规消毒后，用 5mL 注射器吸取曲安奈德悬混液 25mg+2% 利多卡因 2mL+维生素 B_{12} 针剂 0.5mg，从标记点垂直进针，在皮层注药后刺至深筋膜，有"沙沙"响声时注射 1/3 药物，再刺破筋膜进针少许，注药，然后退针至筋膜浅层，并向各个方向注射完余药。

2. 臭氧注射　仍采取局部封闭定点方法，局部注射时用 35μg/mL 臭氧 5mL 替代封闭混合液即可，基余步骤同局部注射操作方法。

（六） 功能疗法

本病的功能锻炼主要以腰背肌锻炼为主，以增强腰椎稳定性，防止复发。但在急性期不宜进行，宜在疼痛缓解期进行。主要有燕飞、拱桥、倒走等。

二、 腰部韧带损伤

【概述】

腰部韧带主要有前纵韧带、后纵韧带、棘间韧带、棘上韧带、黄韧带、髂腰韧带、横突间韧带及脊椎各关节囊韧带。腰部韧带损伤多见于棘上韧带、棘间韧带和髂腰韧带。棘上韧带为索状纤维组织，比较坚韧，但在腰骶部较为薄弱。棘间韧带位于相邻的两棘突之间，呈长方形，其腹侧与横韧带相连，背侧与背部长肌的筋膜和棘上韧带融合在一起，棘间韧带纤维较短。下腰部活动度大，韧带所受压力也最大，故腰至骶之间棘间韧带的部分损伤机会也最多。髂腰韧带比较坚韧，自髂嵴后部的内侧面至第5腰椎横突，呈向内、向下的斜行走向。该韧带有限制第5腰椎前屈的功能，当腰部完全屈曲时，竖脊肌完全放松，该韧带将承受巨大的牵拉力，故弯腰工作时易致髂腰韧带损伤。腰部韧带损伤常见于青壮年体力劳动者。损伤之后，若失治或误治，可转为慢性韧带损伤。

【中医病因病机及西医病因病理】

（一） 中医病因病机

中医学认为，本病多属"腰痛"范畴。多因素体肾虚、慢性劳损或外伤后治疗不当、感受湿邪等而成。长期劳损后或闪挫跌仆后治疗不当或感受湿邪，留滞肌肉、筋膜，以致筋膜不和，肌肉筋膜拘挛，经络闭阻，致气虚血瘀或血瘀气滞，气为血之帅，血为气之母，气血瘀滞相互作用，不通则痛，不荣则痛，血瘀客于腰背部经络，气血运行障碍而致腰痛。

（二） 西医病因病理

腰部韧带产生病变的常见原因有：①频繁腰前屈活动的积累性损伤，由于不断的牵拉腰棘间韧带而发生劳损性病变。②腰过度前屈活动可造成棘上或棘间韧带过度牵拉而发生病变，产生症状。③暴力的直接打击及闪挫和扭转，都可使棘上或棘间韧带直接损伤而发生病变。

（三） 平乐正骨学说

本病的病因病机核心为腰部韧带的动态平衡失调。当腰部韧带损伤时，该处组织必然出现粘连、瘢痕和挛缩，致使腰部的动态平衡被打破，故而产生一系列症状。在急性发作时，病变组织会产生水肿和大量的炎性物质，刺激神经末梢使症状加重；损伤日久，腰部韧带损伤结疤挛缩，形成顽固性疼痛。再者是腰部韧带力学的失衡，当腰部肌肉、筋膜损伤后，韧带失去保护，受力增加，易导致韧带损伤。反之，腰部韧带受损后，腰部支持、稳定能力降低，腰部肌肉、筋膜为之代偿，易产生腰肌、筋膜的损伤。

【临床表现】

（一）　病史

本病一般有劳损史或外伤病史。

（二）　症状

急性损伤者有外伤史，呈撕裂样、针刺样或刀割样剧痛，致使腰活动受限。慢性劳损者多有长期弯腰工作或大幅度屈腰运动的病史，发病初始腰局部酸困不适，逐渐发展到疼痛。

（三）　体征

局部可出现肿胀、瘀斑，腰肌痉挛，棘突间有明显压痛，腰部活动明显受限，前屈受限尤为明显。直腿抬高试验和屈膝屈髋试验均可呈阳性。合并棘上韧带、棘间韧带断裂时，棘突间距离可加宽。如髂腰韧带损伤，其在髂嵴后部与第5腰椎间三角区有深压痛，屈腰旋转脊柱致腰痛加剧。

（四）　中医辨证分型表现

1. 血瘀气滞型　腰部剧烈疼痛，肌肉板硬，压痛明显，舌质紫暗、苔薄，脉弦涩。

2. 气血两虚型　发作时腰部疼痛，常有慢性腰腿痛病史，劳累后疼痛加重，休息后缓解，舌淡、苔少，脉细。

【辅助检查】

X 线检查　棘上、棘间韧带断裂者，可有棘突间距增大。X 线摄片对诊断或排除骨折、脱位有十分重要的意义。

【诊断及鉴别诊断】

（一）　诊断

本病依据病史、症状、体征，即可做出诊断。

（二）　鉴别诊断

1. 腰肌劳损　两者都可出现腰部疼痛。但腰肌劳损疼痛多为慢性，无急性外伤史，以酸胀痛为主，休息后减轻，劳累后加重，反复发作，肌肉起止点有较固定的压痛点。

2. 腰椎小关节紊乱症　两者都可出现腰部剧烈疼痛、活动受限等。但腰椎小关节紊乱症多数伴有外伤或用力不当病史，发病较急，疼痛较剧烈，腰部活动明显受限，病变关节突关节处有固定压痛点，且疼痛多数经复位后可明显减轻；腰部韧带损伤则不具备以上特征。

【治疗】

（一） 药物疗法

1. 内治法

（1）中药辨证施治

血瘀气滞型：治宜舒筋活络，活血行气，方用舒筋活血汤或身痛逐瘀汤加减。

气血两虚型：治宜补益气血，舒筋活络，方用八珍汤或当归补血汤加减。

（2）中成药 可给予筋骨痛消丸、椎间盘丸、金乌骨通胶囊、安络痛片等。

（3）西药 可给予非甾体类抗炎药口服，如洛索洛芬钠、萘丁美酮、尼美舒利等，但长期服用需关注胃肠道反应。

2. 外治法

（1）伤湿止痛膏、活血接骨止痛膏、舒筋活血祛痛膏等外敷。

（2）中药熏洗：采用自制温控中药熏洗床进行治疗。该法适用于各种分型的腰部韧带损伤患者。操作方法：患者仰卧于熏洗床上，以腰部疼痛区域为中心，对准熏洗窗，每次30分钟，每日2次，两次熏洗间隔4小时以上，患者根据个人耐受性调整熏洗温度，一般温度控制在58℃±2℃，最高不宜超过65℃，以防止烫伤。中药熏洗10~14天。药用以活血止痛、舒经通络类药物为主。

（二） 手法治疗

本病以理筋手法为主，通过理顺肌肉，缓解局部痉挛，理筋通络，减轻疼痛。

1. 平乐正骨手法

（1）理筋复位 适用于棘上韧带撕裂或从棘突上剥离者。患者取站立或端坐位，医者坐于患者身后，以两手拇指触摸棘突，手摸心会，找到棘上韧带剥离处。嘱患者略弯腰，医者一手拇指按于被剥离的棘上韧带上端，向上推按牵引；另一手拇指左右拨动已剥离的韧带，找到剥离面，然后顺脊柱纵轴方向由上而下顺势按压，使其复位。

（2）理筋通络 适用于韧带扭伤而未发生断裂者。患者取俯卧位，医者先在其脊柱两侧施以按揉法，然后用拇指在棘上韧带方向垂直做弹拨治疗，并沿棘上韧带方向做上抹法，再于腰背部督脉直擦，以透热为度。

2. 平乐正骨展筋丹揉药法 该法适用于各种类型腰部韧带损伤患者。术者沉肩、悬腕、垂肘，拇指螺纹面蘸少许展筋丹，以掌关节运动带动拇指螺纹面在肱骨大小结节部以画圆的方式运动，要求拇指螺纹面与穴区或痛区皮肤轻轻接触，运动时同皮肤摩擦，但不能带动皮肤，揉药范围约1元硬币大小，频率为每分钟100~120次，每穴操作2~3分钟，以局部皮肤微感发热即可。

（三） 物理疗法

物理疗法主要有TDP灯、低频脉冲电磁场和超短波治疗，配合外用药物（如扶他林软膏、红花油、展筋酊等）外搽患部，每日 2 次，每次 30 分钟，7 天为 1 个疗程。

（四）　针灸疗法

本病主要以局部取穴、足太阳膀胱经及阿是穴为主，常取委中、阿是穴、肾俞、腰阳关、命门、志室等穴，强刺激，每日 1 次，2 周为 1 个疗程。

急性期疼痛也可采取三棱针点刺放血疗法，取穴位同针刺法，点刺出血约 2mL 即可。

（五）　封闭疗法

封闭疗法适合各型腰部韧带损伤患者。

操作方法：①定点：用手触摸软组织，寻找压痛点，可触及硬结条索状物者即为治疗点，做好标记。②局部封闭：常规消毒后，用 5mL 注射器吸取曲安奈德悬混液 25mg+2% 利多卡因 2mL+维生素 B_{12} 针剂 0.5mg，从标记点垂直进针，在皮层注药后刺至深筋膜，有"沙沙"响声时注射 1/3 药物，再刺破筋膜进针少许，注药，然后退针至筋膜浅层，并向各个方向注射完余药。注射完后换新的注射器对下一个治疗点进行封闭治疗。每周 1 次。

（六）　功能疗法

本病的功能锻炼主要以腰背肌锻炼为主，增强腰椎稳定性，防止复发。早期应卧硬板床休息 1~2 周。若棘上韧带或棘间韧带断裂者，应给予固定，可佩戴腰围 3 个月加以保护。腰部疼痛消失后，应进行积极的腰背肌锻炼，注意避免过度前屈活动。

三、　腰椎小关节紊乱症

【概述】

腰椎小关节是指腰椎关节突关节，其关节囊有丰富的神经末梢，关节囊内的滑膜中也有丰富的髓神经纤维和毛细血管。腰椎小关节接近矢状位，有利于腰椎前屈、后伸运动，当超过运动范围不能复位时，就会嵌压滑膜和关节囊，引起腰痛、腰椎活动受限等临床症状，称为腰椎小关节紊乱症。本病因发病急骤，疼痛剧烈，常与急性腰扭伤相混淆。

【中医病因病机及西医病因病理】

（一）　中医病因病机

本病属"骨错缝"范畴。患者素体体虚，长期劳损后或闪挫跌仆治疗不当，致气虚血瘀或血瘀气滞，气为血之帅，血为气之母，气血瘀滞相互作用，不通则痛，不荣则痛，故见腰椎处剧烈疼痛；气血瘀滞，则腰部气血运行缓慢或瘀滞，致使腰椎局部板硬、活动受限等。

（二）　西医病因病理

西医学认为，人体的腰椎，其后关节由上位椎骨的下关节突及下位椎骨的上关节突所构成。小关节面有软骨覆盖，具有一小关节腔，周围有关节囊包绕。其内层为滑膜，能分泌滑液，以利关节运动。腰椎关节突关节面的排列则为半额状位及半矢状位，其横切面近似弧形，对伸屈、侧屈及旋转均较灵活。当腰部突然闪扭、弯腰前屈和旋转运动时，小关节间隙张开，关节内负压增大，滑膜即可进入关节间隙中。如果伸屈时关节滑膜被夹于关节间隙，就会造成小关节的滑膜嵌顿或小关节半脱位，滑膜可因关节的挤压而造成严重的损伤。滑膜和关节囊有丰富的感觉和运动神经纤维，因而引起剧烈的疼痛和反射性肌痉挛。如不及时解脱嵌顿，就会产生慢性严重腰痛。

（三）　平乐正骨学说

本病的病因病机核心为腰椎小关节平衡失调。一是力学失衡：因慢性劳损或外伤后治疗不当致使腰椎小关节之间力学失衡，造成滑膜和关节囊的嵌顿或交锁，继而诱发局部肌肉的剧烈痉挛，造成剧烈的疼痛。二是腰椎小关节内环境的失衡，滑膜和关节囊有丰富的感觉和运动神经纤维，因为滑膜和关节囊的嵌顿或交锁，滑膜和关节囊产生大量的致炎物质，加重了局部肌肉的痉挛，肌肉痉挛解除不及时，肌肉则变板硬，继而形成腰椎活动显著受限。

【临床表现】

（一）　病史

本病一般有腰部扭伤及劳损病史。

（二）　症状

本病的发病率一般较高，常在弯腰取物或抬搬物品时腰部"咔嗒"作响后就产生了严重的腰痛，腰部的任何活动均会使腰痛症状进一步加剧。因此，患者活动明显受限，不能做任何屈伸及侧弯活动，尤其是后伸及向患侧弯曲更为受限，翻身困难。多数患者没有下肢的麻痛症状。

（三）　体征

查体可见骶棘肌痉挛，病变相应的腰椎关节突关节部位有明显压痛，但无向下肢的放射痛，一般无下肢神经体征，直腿抬高试验阴性。

（四）　中医辨证分型表现

1. 血瘀气滞型　腰部剧烈疼痛，肌肉板硬，压痛明显，舌质紫暗、苔薄，脉弦涩。

2. 气血两虚型　腰部隐隐作痛，常有慢性腰腿痛病史，劳累后疼痛加重，休息后缓解，舌淡、苔少，脉细。

【辅助检查】

1. X 线检查　可见小关节不对称，关节间隙增大、重叠、退变增生等，可有脊柱侧弯、腰椎生理前凸消失等继发改变。

2. CT 检查　可见关节突增生，关节间隙增宽、对合不良，关节突关节退变，软骨下硬化，关节内碎骨、积液、积气等改变。

【诊断及鉴别诊断】

（一） 诊断

本病依据病史、症状、体征，结合 X 线及 CT 检查，即可做出诊断。

（二） 鉴别诊断

1. 椎间盘源性腰痛 两者都可出现腰部剧烈疼痛、活动受限等。但椎间盘源性腰痛疼痛多为持续性疼痛，较短时间内难以缓解，且椎间盘造影可明确看到椎间盘变性；腰椎小关节紊乱症经复位后疼痛可明显消失，不易复发。

2. 腰肌劳损 两者都可出现腰部疼痛。但腰肌劳损疼痛多为慢性，无急性外伤史，以酸胀痛为主，休息后减轻，劳累后加重，反复发作，肌肉起止点有较固定的压痛点；而腰椎小关节紊乱症多无上述特征。

3. 腰椎间盘突出症 两者都可出现腰部剧烈疼痛、活动受限等。但腰椎间盘突出症腰痛伴下肢放射性痛麻，直腿抬高试验阳性，加强试验阳性，腰椎 CT、MRI 检查示相应节段可见椎间盘突出影像。

另外，若患者为老年人，应需与腰椎压缩骨折、结核、肿瘤等相鉴别。

【治疗】

（一） 药物疗法

1. 中药辨证施治

血瘀气滞型：治宜活血化瘀，行气止痛，方用舒筋活血汤或身痛逐瘀汤加减。

气血两虚型：治宜补益气血，舒筋活络，方用八珍汤或当归补血汤加减。

2. 中成药 可给予筋骨痛消丸、金乌骨通胶囊、安络痛片等。

3. 西药 可给予非甾体类抗炎药及肌松药口服，如塞来昔布胶囊、双氯芬酸钾、萘丁美酮、复方氯唑沙宗等，但长期服用需关注胃肠道反应。

（二） 手法治疗

本病主要以斜扳复位手法为主，通过放松腰背肌、快速旋转复位，使嵌顿的滑膜解除压迫。

1. 平乐正骨手法 患者取侧卧位，患侧在上，髋、膝关节屈曲，健侧髋、膝关节伸直。医者可立于患者前侧或背侧，一手置于其肩部，另一手置于其臀部，两手相对用力，使患者上身和臀部做反向旋转（肩部旋后，臀部旋前，同时令患者腰部尽量放松），活动到最大程度时，用力做一稳定推扳动作。此刻往往可听到清脆的弹响声，腰痛一般可随之缓解。

2. 平乐正骨展筋丹揉药法 该法适用于疼痛缓解期腰椎小关节紊乱症患者。术者沉肩、悬腕、垂肘，拇指螺纹面蘸少许展筋丹，以掌关节运动带动拇指螺纹面在肱骨大小结节部以画圆的方式运动，要求拇指螺纹面与穴区或痛区皮肤轻轻接触，运动时同皮肤摩擦，但不能带动皮肤，揉药范围约 1 元硬币大小，频率为每分钟 100~120 次，每穴操作 2~3 分钟，以局部皮肤微感发热即可。

（三）牵引疗法

牵引疗法多以放松肌肉、缓解痉挛为主，多采用卧位顺势牵引，一般以前屈 5°~15°为宜，重量宜轻不宜重，多为 16~20kg，每日 2 次，每次 30~40 分钟，两次牵引间隔需超过 4 小时。

（四）物理疗法

1. 冷敷疗法：适用于本病的急性期，缓解期切勿使用。冷敷疗法主要是利用人体对冷的生理反应，减轻局部组织充血和出血，使毛细血管收缩，微血管通透性降低，减轻局部充血肿胀，以及末梢神经压迫引起的疼痛。操作方法：冷敷首先以冰块或人工冰袋（温度在-4℃~3℃为宜）对患处行冷敷，冷敷时需常移动冰块，勿停滞不动，以患部疼痛变麻木至稍有消失为宜。每次冷敷15~20分钟，每日 3 次。冷敷时切勿将冰袋直接接触皮肤，以防冻伤。

2. 其他还有低频脉冲电磁场和超短波治疗，配合外用药物（如扶他林软膏、红花油、展筋酊等）外搽患部，每日 2 次，每次 30 分钟，7 日为 1 个疗程。

（五）针灸疗法

本病主要以局部取穴、足太阳膀胱经及阿是穴为主，常取委中、阿是穴、肾俞、腰阳关等穴，每日 1 次，2 周为 1 个疗程。

（六）封闭疗法

操作方法：①定点：用手触摸腰部软组织，寻找压痛点，可触及硬结条索状物者即为治疗点，做好标记。②局部封闭：常规消毒后，用 10mL 注射器吸取曲安奈德悬浊液 20mg+2%利多卡因注射液 3mL+维生素 B_{12} 针剂 0.5mg+氯化钠注射液 3mL，从标记点垂直进针，在皮层注药后刺至深筋膜，有"沙沙"响声时注射 1/3 药物，再刺破筋膜进针少许，注药，然后退针至筋膜浅层，并向各个方向注射完余药。必要时注射完后换新的注射器对下一个治疗点进行封闭治疗。

（七）功能疗法

本病的功能锻炼主要以腰背肌锻炼为主，以增强腰椎稳定性，防止复发。主要有燕飞、拱桥、倒走等。

四、腰椎间盘突出症

【概述】

腰椎间盘因诸多因素致纤维环破裂，髓核突出，刺激或压迫后纵韧带、硬膜囊、神经根或马尾神经，出现腰痛，沿神经支配区域感觉、运动障碍及马尾神经症状者，称为腰椎间盘突出症，是腰腿痛的常见病因之一。中医学称之为"腰腿痛"或"腰痛连膝"等。据报道，本病的发病率约占门诊腰腿痛患者的15%。本病好发于20~50岁的青壮年，男性多于女性。其发病部位以腰4、5为多见，腰5、骶1次之，腰3、4及其以上节段较少见。本病为临床的常见病与多发病，严重影响患者正常的生活与工作。随着现代社会的进步和工作与生活方式的改变，办公室久坐人群逐步增多，也使本病的发病率出现了高发与低龄化趋势。本病85%~90%多可通过非手术治疗痊愈或好转，需手术治疗者仅为少数。

【中医病因病机及西医病因病理】

（一）中医病因病机

本病属于中医学"腰痛症""痹症""痿证"的范畴。从《内经》的经典论述到历代医家对腰痛、痹症等疾病的理论探讨，中医学对本病的病因病机有完整的论述。认为其病因是外伤、劳损与外感风寒湿热邪气，导致营卫失调、气血经络受损，或是由于肝肾不足，外邪乘虚而入，致使气血瘀阻而发病。《素问·逆调论》曰："营气虚则不仁，卫气虚则不用，营卫俱虚，则不仁而不用。"《诸病源候论》对本病的论述比较全面，其曰："凡腰痛病有五：一曰少阴，少阴肾也，十月万物阳气伤，是以腰痛。二曰风痹，风寒著腰，是以痛。三曰肾虚，役用伤肾，是以痛。四曰臀腰，坠堕伤腰，是以痛。五曰寝卧湿地，是以痛……劳损于肾，动伤经络，又为风冷所侵，血气击搏，故腰痛也。阳者不能俯，阴者不能仰，阴阳俱受邪气者，故令腰痛不能俯仰。"

（二）西医病因病理

相邻两个椎体之间有椎间盘连接，构成脊椎骨的负重关节，为脊柱活动的枢纽。椎间盘由纤维环、髓核、软骨板所组成，有稳定脊柱、缓冲震荡等作用。纤维环是由坚韧致密的弹性纤维在软骨基质中交织而成，与上下椎体紧密相连。髓核是一种含水分较多的胶状物，纤维环与上下椎体面上的软板，把髓核限制在一个球形腔内。随着年龄的增长，以及不断遭受挤压、牵拉和扭转等外力作用，使椎间盘逐渐发生退化，髓核含水量逐渐减少，而失去弹性，继之使椎间隙变窄，周围韧带松弛或产生裂隙，形成腰椎间盘突出症的内在原因。在外力作用下，如弯腰提起重物时椎间盘后部压力增加，容易发生纤维环破裂和髓核向后外侧突出。因在日常生活或劳作中，脊柱前屈运动较其他活动多，当脊柱前屈运动时，有使髓核向后移位的倾向；又因椎体前方和后方各有一条纵贯全长的坚强韧带，前方的叫前纵韧带，后方的叫后纵韧带，后纵韧带的两侧很薄弱。所以，椎间盘常在后纵韧带的两侧突出。此处也正是脊神经穿出椎间孔的所在，故突出的椎间盘可压迫脊神经，引起明显的神经痛症状。亦有患者无明显外伤史，而于受凉后而发病，由于腰部着凉后腰肌痉挛，促使已有退行性变的椎间盘突出、神经根受压后而变扁，发生充血、水肿、变性，日久可有周围组织的增生肥厚，甚至与突出的椎间盘发生粘连。初起时神经根受激惹，出现该神经根支配区放射性痛、感觉过敏、腱反射亢进等症状，以后部分神经纤维功能丧失，则除放射痛以外，尚有支配区感觉减退、腱反射减弱或消失、肌肉萎缩等现象。目前，临床上对于本病的病因有三种学说：机械压迫学说、炎性反应学说及免疫反应学说，大多情况下以上三种病因同时存在，只是在不同的病变阶段，以某一种原因表现为主。

（三）　平乐正骨学说

本病的病因病机核心为腰部平衡失调，具体表现为腰部筋骨互用平衡失调和气血共调平衡失衡。骨强则筋健，筋健则骨强，筋健骨强，腰椎健康。若慢性劳损或外伤致腰椎间盘突出则为筋伤，筋伤则失束骨之用，而致腰椎骨骼及关节失稳或错位，反会加重腰部筋伤，筋骨互用失衡，腰痛丛生。气血是人体生命活动之总纲，也是伤科病机之总纲。腰部筋骨损伤，可引起脏腑功能紊乱，气血运行失常。气血平衡，则机体安；气血失衡，则病患生。腰部损伤首犯气血，气血乱则腰痛生。

【临床表现】

（一）　病史

本病多发于青壮年，以男性多见，有腰部外伤、积累性劳损或外感风寒湿邪等病史。

（二）　症状

反复发作的腰腿痛或单纯性腰痛或下肢放射痛。棘间及椎旁有固定压痛点，并向臀部及下肢放射，因咳嗽、喷嚏或翻身而加重。腰椎出现侧弯、平腰或后凸畸形，腰部活动受限。患肢可出现肌肉萎缩、受累神经根区的感觉减退或迟钝，踝及姆趾背伸、跖屈力减弱。

（三）　体征

1. 脊柱姿势　患者常出现脊柱姿势的异常改变，如腰椎过度前屈、腰椎生理曲度平直或反张、腰椎侧凸。

2. 脊柱运动受限　患者的脊柱前屈、后伸、侧弯及旋转等运动均可有不同程度的受限，尤以后伸疼痛最明显。

3. 压痛点和放射痛　一般在病变棘突间隙及椎旁 $1 \sim 2cm$ 处，有明显压痛点，常引起下肢放射性疼痛。据报道，其阳性率可达 90% 左右。

4. 直腿抬高试验及加强试验阳性　该试验阳性多提示腰3、4，腰4、5，或腰5、骶1椎间盘突出，但阴性不能排除腰3、4以上的椎间盘突出。

5. 股神经牵拉试验　该试验阳性多提示腰2、3椎间盘突出。

6. 感觉改变　表现为受压神经根所支配的皮肤节段会出现感觉改变，先为感觉过敏，后为感觉迟钝或消失。

7. 腱反射改变　股神经受压，膝反射减低或消失；骶1神经根受压，跟腱反射减低或消失。

8. 肌萎缩及肌力减退　某些病程长、反复发作的患者常出现患侧股四头肌及小腿肌萎缩，肌力下降。

（四）　中医辨证分型表现

1. 气血瘀阻型　腰部痛如针刺，固定不移，昼轻夜甚，不能转侧，舌质暗或有瘀斑，脉弦涩。

2. 肝肾亏虚型　腰部疼痛，膝部乏力，劳累加剧，卧则减轻，形体消瘦，舌质淡，脉沉细。

3. 寒湿侵袭型　腰部冷痛重着，转侧不利，静卧疼痛不减，得寒则重，得温则舒，舌质淡苔白，脉紧。

（五）　西医分型表现

1. 依据椎间盘突出的位置分型

（1）单侧型　临床最常见，突出和神经根的受压仅限于一侧。其中突出在神经根孔及其根孔之外，称为极外侧型，临床上较为少见，容易被混淆或漏诊。

（2）双侧型　突出发生在同一间隙的两侧，患者两下肢症状交替出现，或两侧肢体均有症状，但无马尾神经受压症状。

（3）中央型　突出位于中央，直接压迫马尾神经，患者出现大小便功能障碍及鞍区麻木。

2. 依据椎间盘突出的程度分型

（1）幼弱型　纤维环为不全破裂，其外层尚保持完整，髓核可以还纳，破裂的纤维环可能得以愈合。

（2）成熟型　纤维环连同髓核一并突出不能还纳，通常需要手术治疗。

（3）中间型　其纤维环破裂程度较幼弱型严重。此型可有突出物还纳和不能还纳两种情况。

3. 依据突出程度和病理类型分型

（1）椎间盘膨出型　指纤维环完整，髓核位于纤维软骨环范围之内，又可分为环状膨出和局限性膨出两种：①环状膨出：膨出在相邻椎体骺环之间，呈弥漫性环状隆起，纤维环完整。一般无神经根受压，但可能有节段性椎管狭窄，从而波及神经根和马尾神经。②局限性膨出：纤维环完整，呈局限性隆起，可压迫或刺激神经根而引起临床症状。切开纤维环，髓核并不突出。

（2）椎间盘突出型　纤维环部分破裂，表层完整，突出的髓核为薄层纤维环所约束，切开纤维环后髓核自行突出。此型可引起严重的临床症状。

（3）椎间盘脱出型　纤维环完全破裂，髓核已穿过纤维软骨环，但未穿过后纵韧带，突出物易与周围组织发生粘连。

（4）椎间盘游离型　髓核已穿过纤维软骨环及后纵韧带，并游离到椎管或到达神经根孔，压迫马尾神经或神经根。

【辅助检查】

（一）　**影像学检查**

1. X 线检查　常规拍摄腰椎正侧位片，疑有滑脱时需拍摄双斜位片。正位片有时可见脊柱侧弯；侧位片可显示腰椎前凸消失，椎间隙变窄，有时前窄后宽，椎体上下缘骨质增生。X 线检查对腰椎间盘突出症的诊断仅为参考，其意义主要在于排除腰椎其他病变，如结核、肿瘤、脊柱的先天畸形等。

2. 椎管造影　对少数疑难病例，如疑有椎管内肿瘤或椎管狭窄等情况，可采用椎管造影检查。

3. CT 检查　CT 检查于本病有较大的诊断价值，可观察到突出物的直接影像及与神经根、硬膜囊的相邻关系，并可了解椎管容积、黄韧带、神经根管等情况，对明确真正的病因起着非常重要的作用。目前已作为本病的常规检查。

4. MRI 检查　MRI 检查能直接观察脊髓和髓核，直接显示椎间盘突出的影像，对椎间盘突出的大小和硬膜囊与神经根受压的程度均可细致清楚地显示出来。

（二）　**肌电图、红外线成像检查**

本病除出现下肢疼痛、麻木等感觉神经受侵害的病理改变以外，还可出现运动神经受损及下肢植物神经紊乱的病理改变，故进行肌电图、红外线成像检查对于病情的判定及治疗方案的制定亦有一定的指导意义。

（三）　**实验室检查**

多无异常。少数急性期患者血白细胞或血沉轻度增高。

【诊断及鉴别诊断】

（一）　**诊断**

本病依据病史、症状、体征，以及影像学检查，即可做出诊断。

1. 有腰部外伤、积累性损伤或外感风寒湿邪等病史。

2. 有腰痛，或下肢放射痛，或腰痛伴随下肢放射痛的症状。

3. 临床应进行神经牵拉类试验检查，并进行系统腰腿部查体以排除椎管外疾患。

4. 进行腰椎 X 线、CT、MRI 检查，结合其节段、部位以明确诊断。

（二）　**鉴别诊断**

1. 腰椎管狭窄症　腰椎管狭窄症多发于中年人，起病缓慢，主要症状为腰痛、腿痛及间歇性跛行，站立行走时症状加重；休息、下蹲时症状可减轻。一般 X 线片、椎管造影或 CT 检查可明确诊断。

2. 腰椎结核　部分腰椎结核患者可出现以腰痛或坐骨神经痛为主的临床表现，易与腰椎间盘突出症相混淆。但结核常为缓慢发病，进行性加重，无间歇期，多伴有午后潮热、盗汗、全身乏力、身体逐渐消瘦，且实验室检查多有血沉加快，肺部多有原发病灶。X 线片可发现椎间隙变窄，椎体边缘模糊不清，有明显骨质破坏及寒性脓肿形成，有时可见腰椎小关节的破坏。

3. 梨状肌综合征　梨状肌综合征的症状与腰椎间盘突出症很相似，但患者多无腰痛及脊柱体征，在梨状肌处有明显压痛，或伴下肢放射痛。直腿抬高试验60°以前疼痛明显，但超过60°后疼痛减轻。梨状肌局部痛点封闭可使症状减轻或消失，为与腰椎间盘突出症的鉴别要点。

4. 骶髂关节炎　骶髂关节炎的压痛在髂后上下棘及骶髂关节处，骨盆分离、挤压试验均为阳性。X线片显示骶髂关节间隙模糊、硬化或狭窄。

5. 马尾神经肿瘤　马尾神经肿瘤初期因侵及一条神经根，可出现根性痛，表现为腰痛、腿痛或腰腿痛，类似椎间盘突出症的神经功能障碍。但肿瘤的生长是持续发展的，故其症状多呈渐发的持续性加重，无间歇，不因卧床休息而减轻。后期因肿瘤增大侵及多个神经根，故症状由一腿扩展到另一腿，出现双下肢自下而上的疼痛麻木，最终导致马鞍区麻木，直肠、膀胱功能障碍，这与中央型椎间盘突出症所出现的马尾神经障碍是不同的。马尾神经肿瘤患者腰穿多显示不完全或完全梗阻，且脑脊液检查蛋白含量增高，脊髓造影或MRI检查可明确病变部位。

6. 腰背肌筋膜炎　腰背肌筋膜炎又称纤维组织炎，好发于腰背筋膜、棘上和棘间韧带及髂嵴后部等肌筋膜附着处，属软组织风湿性疾病。其发作时腰痛剧烈、活动受限、腰肌痉挛，疼痛有时牵扯到臀部、大腿两侧，甚至小腿，但其性质属牵扯性疼痛，与腰椎间盘突出症所引起的根性疼痛实质不同。腰背肌筋膜炎缺乏阳性体征，无感觉及反射改变，偶可摸到硬结或条索状物，可有明显的压痛点，痛点封闭可使疼痛症状消失。

7. 第三腰椎横突综合征　第三腰椎横突综合征可有外伤或劳损史，表现为腰痛、臀部疼痛，活动时加重，疼痛可牵涉大腿后侧，少数到小腿。但查体直腿抬高试验阴性，无下肢放射痛及神经根受累改变。常可触及腰3横突过长，于骶棘肌外缘横突处局部有明显压痛点，做横突及周围浸润封闭，症状可明显缓解。

【治疗】

本病急性期首要是卧床制动休息，避免活动促使神经根炎症水肿进一步加重。因发病急，疼痛剧烈，宜在实验室检查无明显禁忌证的前提下，采用骶管注射疗法、硬膜外腔注射疗法及刺血拔罐疗法等以缓解疼痛。缓解期首先选用非手术治疗，如药物、手法、针灸、功能疗法等。

（一）　药物疗法

1. 内治法

（1）中药辨证施治

气血瘀阻型：治宜活血化瘀，舒筋止痛，方用桃红四物汤加减。

肝肾亏虚型：治宜补益肝肾，舒筋止痛，方用独活寄生汤加减。

寒湿侵袭型：治宜温经散寒，祛风除湿，方用乌头通痹汤加减。

（2）中成药　①腰痛宁胶囊：每次 4~6 粒，每日 1 次，口服。②金乌骨通胶囊：每次 3 粒，每日 3 次，口服。③筋骨痛消丸：活血行气，温经通络，消肿止痛，适用于血瘀、寒湿类腰椎间盘突出症患者。每次 6g，每日 2 次，温开水送服。30 天为 1 个疗程。

（3）西药　对急性期疼痛明显，影响睡眠，神经根炎性反应剧烈者，可应用消炎镇痛剂，如氯诺昔康、双氯芬酸钠、萘丁美酮胶囊等，但应用一般不超过 1 周；必要也可给予激素、脱水药物短时间应用；同时应配合给予 B 族维生素类药物，如甲钴胺等，以营养神经。

2. 外治法　可采用中药熏洗。该法适用于各型腰椎间盘突出症患者，尤其适用于腰椎间盘突出症有下肢发凉及喜温喜按的患者。但对于腰椎间盘突出症急性期患者应慎用。操作方法：患者仰卧于熏洗床上，以 L4、L5 为中心对准熏洗窗，每次 30 分钟，每日 2 次，两次熏洗间隔 4 小时以上，患者根据个人耐受性调整熏洗温度，一般温度控制在 58℃±2℃，最高不宜超过 65℃，以防止烫伤。中药熏洗 10~14 天。药物以活血通络、散寒除湿类为主。

（二）　**手法治疗**

手法治疗本病安全、简便易行，疗效满意。

1. 基本推拿手法

（1）揉摩法　患者俯卧位，术者立其身旁，以双手拇指和手掌自肩部起循脊椎两旁足太阳膀胱经路线自上而下，揉摩脊筋，过承扶穴后改用揉捏，下至殷门、委中而过承山穴，重复 3 次。

（2）按压法　患者俯卧位，术者双手交叉，右手在上，左手在下，以手掌自第 1 胸椎开始，沿督脉向下按压至腰骶部，左手在按压时稍向足侧用力，反复 3 遍。再以拇指点按腰阳关、命门、肾俞、志室、居髎、环跳、承扶、委中等穴。

（3）搓法　患者俯卧位，术者于背腰部督脉和足太阳膀胱经，自上而下施行搓法，直至下肢承山穴以下，反复 3 次。重点在下腰部可反复多次施术。

（4）牵引按压法　患者俯卧位，两手抓住床头，一助手在床前拉住患者腋部，一助手拉住两踝，向两端拔伸牵引 5~10 分钟。术者立于患者一侧，用拇指或手掌按压椎旁压痛点。按压时力由轻变重。

（5）牵抖法　患者俯卧位，双手住抓床头，术者立于患者足侧，双手握住患者双踝，在用力牵引的基础上，进行上下抖动。然用手掌揉按下腰部，反复进行 2~3 次。

（6）扳腿法　患者俯卧位，术者一手按住腰部，另一手托住患者对侧膝关节部，使该下肢尽量后伸，双手同时交替用力，可听到有弹响声，左右各做 1 次。

（7）扳肩法　患者俯卧位，术者一手按住腰部，另一手抓住肩部，将肩扳到后伸位不能后伸时，推按腰部之手突然用力下按，有时可听到弹响声，左右各做 1 次。

（8）推腰拉腿法　患者侧卧位，术者一手推腰部向前，另一手握其足踝向后拉，如拉弓一样使腰部过伸，并有节奏地一松一紧晃动腰部。

（9）斜扳法　患者健侧卧位，健侧下肢伸直，患侧下肢屈曲放在健侧小腿上部。术者站在患者面前，一手扶住患者髂骨后外缘，另一手扶住患者肩前方，同时推肩向后，按髂骨向前，使腰部扭转，有时可听到或感觉到"咔嗒"响声。

（10）滚摇伸腿法　患者仰卧位，两髋膝屈曲，使膝尽量靠近腹部。术者一手扶两膝部，一手夹两踝部，将腰部旋转滚动，再将双下肢用力牵拉，使之伸直。

2. 复位类手法

（1）旋转复位手法　患者端坐方凳上，两足分开与肩同宽。以右下肢疼痛为例，术者立于患者之右后侧，右手经患者右腋下至颈后，用手掌压住颈后，同时嘱患者双足踏地，臀部正坐不要移动，术者左拇指推住偏歪的腰椎棘突之右侧压痛处。一助手面对患者站立，两腿夹住并用双手协助固定患者左大腿，使患者在复位时能维持正坐姿势。然后术者右手压住患者颈部，使上半身前屈60°~90°，再继续向右侧弯，在最大侧弯时使患者躯干向后内侧旋转。同时左手拇指向左顶腰椎棘突，此时可感到指下椎体轻微错动，有"咔嗒"响声。最后使患者恢复正坐，术者用拇指、食指自上而下理顺棘上韧带及腰肌。

（2）三维整脊疗法　令患者俯卧于复位床上，使病变椎间位于两床板交界处，胸背部固定于头胸板上，骨盆固定于臀腿板上，前后紧绳，将胸背固定带和骨盆固定带拉紧。事前根据患者身高、体重、性别、年龄、病变部位及病变程度确定数据，将牵引距离、成角方向、成角度数和旋转方向、旋转度数等数据输入电脑，由电脑控制自动完成各种动作。同时配合术者手法对病变椎间施加顶推或按压的力，在 1/3 秒的时间内即可完成脊柱椎间三维改变的一次关键性治疗。适应证：轻度中央型腰椎间盘突出症患者。禁忌证：伴有脊柱结核、严重骨质疏松患者，严重内脏疾患、体质严重虚弱者，孕妇，有出血倾向者，压迫马尾神经出现大小便失禁者，病变椎间融合或有骨桥形成者。

3. 正乐正骨展筋丹揉药法　该法适用于各型腰椎间盘突出症患者，尤其适用于腰椎间盘突出症腰部有固定痛点的患者。操作方法：术者沉肩、垂肘、悬腕，拇指螺纹面蘸取少许展筋丹，以掌指关节运动带动拇指螺纹面在穴位上以画圆的方式运动，要求拇指螺纹面与穴区或痛区皮肤轻轻接触，运动时同皮肤轻轻摩擦，但不能带动皮肤，揉药范围约 1 元硬币大小，频率为每分钟 100~120 次，每穴操作 2~3 分钟，局部皮肤微感发热即可。主穴取肾俞、大肠俞、环跳，根据辨证选取配穴，气血瘀阻型宜活血化瘀，舒筋止痛，配委中、三阴交；肝肾亏虚者宜滋补肝肾，舒筋通络，配绝骨、阳陵泉；对寒湿侵袭者，配阴陵泉、丰隆。

4. 牵弹三步法 该法为洛阳正骨医院治疗腰椎间盘突出症的首选后期独特疗法。患者经前期牵引、熏洗及展筋丹揉药治疗 10~15 天后可实施该法。该法对中央型腰椎间盘突出症为最佳适应证。但不适用于腰椎间盘突出症急性期患者。对椎间盘突出块状巨大或伴有钙化及侧隐窝狭窄患者应慎用。60~65 岁老年患者应慎用，65 岁以上患者应禁用。操作方法：患者床头牵引 10~15 天后，实施弹压手法。患者俯卧于牵引床上，胸部和髋部常规缚扎牵引带后，在骨盆下方及胸前下方各垫一长 50cm、高 10cm、宽 40cm 海绵软枕一个，使病变间隙之腹部悬空，将牵引重量根据患者耐受程度设定为超体重 10%~30%，持续牵引 10~15 分钟，待患者骶棘肌充分松弛后实施弹压手法。术者站立于患侧（中央型突出站立于症状较重一侧），一手掌根按压于相应病变节段棘突间隙，中指正对脊柱方向（或上或下），另一手虎口叠加于腕背部，双肘关节伸直，向腹部垂直连续弹压（弹压过程中嘱患者张口呼吸，切勿闭气），压力为 30~50kg（电脑牵引床可显示弹压力公斤数），频率为每分钟 120 次，此时牵引力维持不变，患者如无不良反应，连续弹压约 10 分钟即停止手法，逐渐减小牵引重量至电脑显示牵引力为 0，去掉软垫，患者同身手掌置于腰骶部，用直尺越过手掌连接胸 12 椎体棘突和骶骨岬，直尺下的胸 12 棘突、手掌、骶骨岬在同一水平面表明手法到位，嘱患者深呼吸，去除牵引带。如未达到标准，视患者耐受性可重复操作一遍，仍不能达到标准者不再强求。弹压后予行扳伸手法，具体为患者健侧卧位（如中央型突出则症状较轻侧卧位），健肢贴紧床面并伸直，患肢尽量屈曲。术者面对患者，一手肘推肩向后，一手肘压臀并用拇指压住病变间隙上位棘突（如有棘突偏歪则以偏歪棘突为准），双肘交错用力，调整力线，当力线传导至拇指下并有阻抗感时突然发力，闻及"喀嚓"弹响声同时拇指下有关节松动感时即告复位。然后嘱患者仰卧，腰骶部垫厚约 10cm 海绵软垫，助手固定骨盆，术者将患者双下肢分别直腿抬高，并做踝关节背伸，高度以患者能耐受为限，但不低于 50°，不高于 100°。先健侧、后患侧，每侧 3 次（如中央型突出则先症状较轻侧、后症状较重侧）。施术后患者绝对卧床 3 天，直线翻身，平卧时腰下加自制腰垫，高度不低于 2cm，以维持腰曲。并应用 20% 甘露醇 250mL 静滴，每日 1 次，连用 3 天。绝对卧床 3 天后，患者床上行腰背肌锻炼、四肢活动 1~2 个小时，测血压正常后，佩戴腰围下床活动，注意保持正确姿势，避免突然弯腰。

（三） **牵引治疗**

本病采用多功能床头对抗牵引治疗。该法适用于腰椎间盘突出症在进行下肢牵拉疼痛可减轻或不加重的患者。但对于腰椎间盘突出症急性期患者应慎用。

操作方法：将多功能床头牵引架固定于床尾，床尾抬高，患者排空二便后，俯卧位骨盆牵引带牵引，牵引重量为体重 1/3~1/2，每次 40 分钟，每日 2 次，两次牵引间隔 4~6 小时。要求骨盆牵引带上缘绑扎在髂嵴以上，尾部牵引仰角 30°±5°。牵引结束后患者常规卧床 30 分钟可佩戴腰围下床，牵引 10~14 天。部分疼痛剧烈、根性刺激症状明显的患者可先用屈曲位牵引，牵引重量、角度同俯卧位牵引，但患者仰卧牵引时小腿下需垫一棉枕，使屈髋屈膝约 90°。目的在于拉宽椎间隙，扩大椎间孔和神经根管，并使腰部肌肉、韧带松弛，打破恶性循环，为手法整脊做准备。

（四）　针灸疗法

本病选取肾俞、大肠俞、关元俞、环跳、承山、委中、绝骨、阿是穴等，每次 4~5 穴，每日 1 次，10 天为 1 个疗程。

（五）　功能疗法

功能疗法在本病的治疗中起着非常重要的作用，贯穿于整个治疗过程中。通过功能锻炼对于激发患者的主观能动性，增强自信心，促进功能恢复的作用不可忽视。功能锻炼应体现动静结合的原则，依照疾病的不同时期进行，急性期患者以制动为主，患者应减少下地，适度行床上锻炼即可。恢复期则可下地练习，除进行慢跑、太极拳、五禽戏等之外，主要针对腰背、腹部的肌肉练习，如燕飞式、拱桥式、倒走式等。

（六）　其他疗法

1. 注射疗法　急性根性刺激症状较重者，亦可酌情行痛点或神经根封闭、臭氧注射、骶管注射，选用得当可取得较好的治疗效果，也不失为一种有效的椎管内病变的止痛疗法。但应注意解剖关系，无菌操作及适应证、并发症的预防和处理。

2. 针刀疗法及埋线治疗　也可酌情选用。

3. 微创疗法　适用于经保守治疗效果不佳的极外侧型椎间盘突出症者。

4. 手术治疗　除适用于具有急诊手术指征的腰椎间盘突出症患者以外，其余的经系统保守治疗 3~6 个月无效者，方可选择手术治疗。

五、　第三腰椎横突综合征

【概述】

第 3 腰椎是腰椎活动的中心，其横突最长，横突尖端易受外力影响出现损伤。如因急慢性损伤导致第 3 腰椎横突与附近组织发生牵拉、摩擦、压迫刺激，进而出现以腰 3 横突处疼痛、单侧下肢疼痛、腰部活动障碍等症状，称为第三腰椎横突综合征。腰肌劳损患者中，表现为第三腰椎横突综合征者较多见。临床上，腰 2、4 横突尖端也有类似腰 3 横突的病变，故有人将第三腰椎横突综合征归入横突间综合征中。本病多见于体型瘦长的青年人，尤以体力劳动者常见。本病属于中医学"伤筋"范畴。

【中医病因病机及西医病因病理】

（一）　中医病因病机

中医学认为，本病多因先天禀赋不足，加之慢性劳损或急性损伤而成。患者机体禀赋不足，长期劳损或急性损伤，致使伤处经脉受损，气机凝滞，经络堵塞，血循不畅，不通则痛，故患处疼痛，经络支配部位疼痛，甚或腰部活动受限等。

（二） 西医病因病理

西医学认为，腰 3 横突由于解剖学和生物力学因素，所受的应力较大。腰椎前屈、侧弯及旋转运动时易致横突尖端附着的软组织出现肌肉撕裂、小血管破裂等病理变化，引起组织水肿、压迫和刺激腰神经后支的外侧支，引起所支配的肌肉痉挛，并在局部形成纤维化、瘢痕样组织，出现一系列症状。腰 3 横突过长或两侧不对称等解剖学变异，也是发病原因之一；寒冷刺激也会诱发本病。

（三） 平乐正骨学说

本病的病因病机核心为腰背部在劳作或静力状态下的平衡失调。一是力学失衡：长期的弯腰劳作，体重折力点集中于腰 3 横突处。其一，腰背部姿势性静力及动力失衡，腰背肌群长时间处于牵拉紧张状态，甚至痉挛；其二，腰背神经后外侧支处于持续牵张状态，致其支配的腰背肌群反射性痉挛，二者共同作用，久之则肌纤维损伤，气滞血瘀，经络痹阻不通，局部僵硬疼痛。二是气血失衡：正气不足、荣卫气虚，气虚血瘀，血不荣筋，加之腰背部多裸露当风，风寒湿邪乘虚而入，痹阻经络而作痛，形成本虚标实之证。

【临床表现】

（一） 病史

本病一般有腰背部劳损、外伤后治疗不当或外感风寒等病史。

（二） 症状

患者单侧或双侧腰痛，或腰臀部疼痛，活动时或静坐时久加剧。腰部疼痛滞涩，受寒或劳累后加重；疼痛有时向臀部、同侧内收肌和大腿前侧放射，但不超过膝关节。腰部活动稍受限制，腰部后仰无疼痛，向前侧、对侧弯腰受限。

（三） 体征

患侧竖脊肌痉挛，腰 3 横突尖端有明显的局限压痛，疼痛可轻度上行、下散。早期竖脊肌、臀肌丰满，内收肌痉挛（由腰 2~4 闭孔神经支配）；重者，晚期可见竖脊肌、臀肌痉挛，臀中肌可触及索条状物，有压痛。

（四） 中医辨证分型表现

1. 风寒痹阻型 腰背部疼痛滞涩，舌淡、苔白，脉弦紧。

2. 血瘀气滞型 晨起单侧或双侧腰背僵硬疼痛，痛有定处，舌质紫暗、苔薄，脉弦涩。

3. 气血两虚型 单侧或双侧腰背部隐痛，时轻时重，劳累后疼痛加重，休息后缓解，舌淡苔少，脉细。

【辅助检查】

X 线检查 X 线平片一般无异常发现，少数可见腰 3 横突明显过长或不对称等。

【诊断及鉴别诊断】

（一） 诊断

本病依据病史、症状、体征，即可做出诊断。

（二） 鉴别诊断

1. 腰椎间盘突出症 腰椎间盘突出症除腰痛以外，伴患肢坐骨神经痛，呈阵发性加剧，直腿抬高试验受限，棘旁压痛伴患肢放射痛等。

2. 腰椎肿瘤 中年以上腰椎肿瘤患者腰痛呈进行性加重，有夜痛症，经过对症处理又不能缓解疼痛。若属脊髓、马尾部肿瘤，可伴有大小便失禁、马鞍区（即会阴部）麻木刺痛，双下肢瘫痪等。

3. 腰椎结核 腰椎结核有腰痛伴低热、贫血、消瘦等症状，同时血沉增快，拾物试验阳性；X线检查可见骨质破坏，腰大肌脓肿。

4. 肾周围炎 肾周围炎腰痛伴发热，血白细胞数增高，尿常规检查有白细胞，肾区叩击痛。

5. 妇科疾病 妇科疾病出现的腰痛，常伴月经周期改变。

【治疗】

（一） 药物疗法

1. 内治法

（1）中药辨证施治

风寒痹阻型：治宜祛风散寒除湿，方用羌活胜湿汤或独活寄生汤加减。

血瘀气滞型：治宜舒筋活络，活血行气，方用舒筋活血汤或身痛逐瘀汤加减。

气血两虚型：治宜补益气血，舒筋活络，方用八珍汤或当归补血汤加减。

（2）中成药 芪仲腰舒丸、养血止痛丸、金乌骨通胶囊、安络痛片、三七活血片等。

（3）西药 可给予非甾体类抗炎药口服，如双氯芬酸钠缓释胶囊、洛索洛芬钠、萘丁美酮胶囊、尼美舒利等，但长期服用需关注胃肠道反应。

2. 外治法

（1）外用药 外用活血接骨止痛膏、舒筋活血祛痛膏、吲哚美辛巴布膏等。

（2）中药熏洗 采用自制温控中药熏洗床进行治疗。操作方法：患者仰卧于熏洗床上，以腰背部疼痛区域为中心，对准熏洗窗，每次30分钟，每日2次，两次熏洗间隔4小时以上，患者根据个人耐受性调整熏洗温度，一般温度控制在58℃±2℃，最高不宜超过65℃，以防止烫伤。中药熏洗10~14天。药用以活血通络、散寒除湿类药物为主。

（3）中药湿热敷 需借助TDP灯进行治疗。操作方法：事先根据患者病情进行中医辨证，开具中药处方，并将中药熬制成药汁备用。患者俯卧于治疗床上，以腰背部疼痛区域为中心，用较大的纱布垫浸泡中药药汁，取出纱布垫，拧至药汁不再滴下，将该药垫覆盖于腰背部疼痛区域，并用 TDP 灯进行加热。一般每次 30 分钟，每日 2 次，两次热敷间隔 4 小时以上。患者根据个人耐受性调整 TDP 灯的高度以调整温度，一般温度控制在 50℃±2℃，最高不宜超过 55℃，以防止烫伤。中药以活血通络、散寒除湿类药物为主。

（二） 手法治疗

本病主要以理筋手法为主，可有效促进局部血液循环，加速病理产物代谢，促使局部软组织修复，达到治疗和改善局部疼痛的目的。

1. 平乐正骨手法 患者取俯卧位或坐位，术者站于患者一侧，在腰背部施以拿法、㨰揉及点穴类手法，手法以稳着透达为要领。

2. 平乐正骨展筋丹揉药法 该法适用于第三腰椎横突综合征有固定痛点者。操作方法：术者沉肩、垂肘、悬腕，以拇指螺纹面蘸少许展筋丹，以掌指关节运动带动拇指螺纹面在穴位上以画圆的方式运动（顺时针或逆时针均可），要求拇指螺纹面与穴区或痛区皮肤轻轻接触，运动时同皮肤摩擦，但不能带动皮肤，揉药范围约 1 元硬币大小，频率为每分钟 100~120 次，每穴操作 2~3 分钟，以局部皮肤微感发热即可。取穴以痛为腧，辨证选穴。

（三） 物理疗法

物理疗法主要有 TDP 灯、低频脉冲电磁场和超短波治疗，配合外用药物（如展筋酊、扶他林软膏、红花油等）外搽患部，每日 2 次，每次 30 分钟，7 天为 1 个疗程。

（四） 针灸疗法

本病主要以局部取穴、足太阳膀胱经及阿是穴为主，常取肾俞、腰阳关、大肠俞、小肠俞、环跳、委中等穴，每日 1 次，2 周为 1 个疗程。

亦可在痛点（阿是穴）深刺达病区，用强刺激手法，捻动针柄以提高针感，已有酸、麻、胀、窜等"得气"征象时，可留针 10~15 分钟。10 次为 1 个疗程，一般需 1~2 疗程。

（五） 针刀疗法

患者俯卧位，定位病变侧腰 3 横突压痛点，按压局部患者即有明显疼痛、胀困不适。局部常规消毒、铺巾，龙胆紫做标记，应用朱氏 4 号针刀治疗。经痛点表皮垂直进针，针刀刺入方向应与横突处结节或硬条索长轴方向一致，与局部相应层次的肌纤维走向一致，缓慢进针，待针刀抵至横突附近时，手下可感觉到筋膜阻力明显增大，然后继续缓慢进针至横突处，围绕横突纵向、横向环形切割 3~6 刀，感觉针下张力明显降低即可。每周 1 次，3 次为 1 个疗程。

（六） 封闭疗法

1. 局部注射 ①定点：用手触摸腰背部单侧竖脊肌腰 3 横突处压痛点，在压痛点处多可触及硬结条索状物，此即为治疗点，做好标记。②操作：常规消毒后，用 5mL

注射器吸取曲安奈德悬混液 25mg+2%利多卡因 2mL+维生素 B$_{12}$针剂 0.5mg，从标记点垂直进针。注射时医生先以左手拇指触到横突尖为指示目标，然后沿拇指尖刺入 3～5cm，如有骨性感觉，即证明刺中横突尖。此时患者多有局部胀、酸、困重等不适感，回抽无血液后再将药物注入。如果注射准确，注入药物后弯腰及压痛点可完全无痛。

2. 臭氧注射 仍采取局部注射定点方法，用 40μg/mL 臭氧 5mL 替代注射混合液即可，其余步骤同局部注射操作方法。

（七） 功能疗法

本病的功能锻炼主要以腰背肌锻炼为主，主要有倒走、拱桥、小燕飞等。日常生活中注意保护，防止腰部受凉劳累、急性扭伤、长时间久坐久站、负重等。

六、 腰椎管狭窄症

【概述】

腰椎管狭窄症又称腰椎椎管狭窄综合征，是指椎间盘突出、椎体滑脱、后纵韧带骨化、黄韧带肥厚、关节突内聚等原因引起的椎管管腔、侧隐窝及椎间孔狭窄，从而刺激或压迫脊髓、神经根、动脉血管而引起的一系列症状。其不包括单纯椎间盘突出、感染或新生物所致的椎管内占位病变引起的狭窄。本病多见于中老年人，一般发生于 40～60 岁，男性患者较女性患者多见，体力劳动者多见。

本病发病多缓慢，病程较长，病情为进行性加重。有或无外伤史。先天性腰椎管狭窄症多发生于青年人，后天性多见于中年以上的患者。主要临床特征是间歇性跛行，慢性反复的腰痛，一侧、双侧或两下肢交替性放射痛，行走或腰过伸时疼痛加重，休息或腰前屈时减轻或消失。

【中医病因病机及西医病因病理】

（一） 中医病因病机

本病属于中医学"腰腿痛"范畴。中医学认为，先天肾气不足、肾气虚衰及劳役伤肾为本病发病的内在原因。此外，反复遭受外伤、慢性劳损，以及风寒湿邪的侵袭为其发病的常见外因。其主要病理机制是肾虚不固，风寒湿邪阻络，气滞血凝，以致腰腿痹阻疼痛。

（二） 西医病因病理

本病主要是由于先天性或后天性等各种原因致使椎管前后、左右内径缩小或断面形状异常，而使腰椎椎管狭窄。本病的发病原因多种多样，一般分为先天性腰椎管狭窄与后天性腰椎管狭窄两大类。先天性狭窄包括特发性、软骨发育不全性腰椎管狭窄，这种狭窄表现为椎管的前后径和横径呈均匀一致性狭窄，先天性椎管狭窄临床上少见。后天性狭窄最常见的原因是腰椎退行性变，如腰椎骨质增生、黄韧带及椎板肥厚、小关节突肥大、椎间盘退变等原因使椎管容积狭小。此外，陈旧性腰椎间盘突出、脊椎滑脱、腰椎骨折脱位复位不良、脊柱融合术后或椎板切除术后等，也可引起腰椎管狭窄。由于椎管容积缩小，因而压迫马尾神经与神经根而产生腰腿痛。

（三） 平乐正骨学说

本病的病因病机核心为腰椎管内环境平衡失调。一是力学失衡：其一，腰椎出现椎间盘突出、椎体滑脱等病变后，行走过程或站立位时，其腰部椎体处于轻度失稳状态，其力线失稳导致椎管进行性狭窄，故出现临床症状；而黄韧带肥厚、后纵韧带钙化、关节突内聚等造成的椎管狭窄，因其病程进展非常缓慢，故其症状发生亦较为轻微。其二，腰椎管内神经持续受压，处于缺血缺氧状态，致其支配的腰背、下肢肌群反射性痉挛，二者共同作用，使肌纤维损伤，气滞血瘀，经络痹阻不通，下肢疼痛。二是气血失衡：正气不足、荣卫气虚，气虚血瘀，血不荣筋，妄加劳作，风寒湿邪乘虚而入，痹阻经络而作痛，形成本虚标实之证。

【临床表现】

（一） 病史

本病一般有腰部劳损、椎间盘突出病史，以及外伤或外感风寒等病史。

（二） 症状

患者的主要症状为腰痛、腿痛和间歇性跛行。腰痛主要在下腰部及骶部，腰痛的特点多显现于站立位或走路过久时，若躺下或蹲位及骑自行车时，疼痛多能缓解或自行消失，局部多呈现酸胀疼痛，没有固定的压痛点。腿痛主要因腰骶神经根受压所致，常累及两侧，亦可单侧或左右交替出现。间歇性跛行为本病的主要特征，在站立或行走时出现腰痛、腿痛，患侧或双下肢麻木无力，当停止行走或蹲下休息时，疼痛亦随之减轻或缓解。若继续行走，症状又重新出现。病情严重者，可引起尿急或排尿困难，双下肢不全瘫，鞍区麻木，肢体感觉减退。

（三） 体征

症状和体征不一致也是本病的特点之一。在患者伸腰运动或活动后立即检查，体征可明显些。有的出现类似椎间盘突出症表现，有脊柱生理前凸度减弱或侧弯，但多较轻。直腿抬高试验阳性者少，常为两侧轻或一侧轻一侧重。部分患者可出现下肢肌肉萎缩，以胫前肌及伸踇肌最明显，小腿外侧针刺痛觉减退或消失为常见，跟腱反射消失、膝反射无变化。如果有马尾神经受压，可出现马鞍区麻木、肛门括约肌松弛无力或男性阳痿。

（四） 中医辨证分型表现

1. 风寒痹阻型 腰腿酸胀重，时轻时重，拘急不舒，遇冷加重，得热痛缓，舌质淡、苔白滑，脉沉紧。

2. 血瘀气滞型 慢性下腰腿痛，间歇性跛行，痛有定处，痛处拒按，舌质紫暗、苔薄，脉弦涩。

3. 气血两虚型　腰痛，疼痛缠绵，不能久行久坐久立，下肢麻木，面色少华，神疲乏力，舌质紫暗、苔薄，脉细濡。

4. 肾气亏虚型　腰部酸痛，腿膝无力，遇劳更甚，卧则减轻，形羸气短，肌肉瘦削，舌质淡、苔薄，脉沉细。

【辅助检查】

1. X 线检查　X 线平片可见椎体后缘骨质增生、椎间隙变窄、后纵韧带钙化、小关节突肥大、关节面硬化、假性椎体滑脱，脊柱侧弯，生理前凸加大或减小等变化，对本病的诊断有一定的参考价值。

2. CT 检查　可清楚地显示椎管前后径和横径的大小、侧隐窝及神经根管的情况，可观察椎体后缘、关节突骨赘和黄韧带肥厚等情况。一般腰椎管矢状径小于 10mm，侧隐窝小于 3mm 即可诊断为本病。采用 CT 检查可准确地测定椎管的形态和管径，对诊断本病有重要价值。

3. 脊髓造影　对中央型腰椎管狭窄症有诊断价值。可显示椎管横径及矢状径变小，造影剂通过缓慢，有时出现分滴通过现象，应用水溶性造影剂正位摄影可见神经根轴缺失或侧方充盈缺损，有时可见单侧或双侧呈齿状缺损；侧位可见造影剂在背侧缺损。另外，脊髓造影可以排除腰椎管内肿瘤。

4. MRI 检查　能确定狭窄的部位、范围、狭窄程度，可显示对脊髓压迫的程度，了解脊髓有无萎缩变性，还可显示神经根受压的情况。

【诊断及鉴别诊断】

（一）　诊断

本病依据病史、症状、体征，以及辅助检查，即可做出诊断。

（二）　鉴别诊断

1. 血栓闭塞性脉管炎　血栓闭塞性脉管炎属于慢性、进行性动静脉同时受累的全身性疾病，表现为下肢麻木、酸胀、疼痛和间歇性跛行，足背动脉和胫后动脉搏动减弱或消失，后期可产生肢体远端溃疡或坏死。腰椎管狭窄症的患者，其足背、胫后动脉搏动无异常。

2. 腰椎间盘突出症　腰椎间盘突出症多见于青壮年，起病较急，有反复发作病史，腰痛并有放射性腿痛。体征上有脊柱侧弯，脊柱腰段生理性前凸减弱或消失。在下腰部棘突旁多有明显压痛且向单侧下肢放射，直腿抬高试验及加强试验阳性。借助 CT 或 MRI 检查可进一步明确诊断。

3. 腰椎硬脊膜囊缩窄症　腰椎硬脊膜囊缩窄症临床表现与腰椎管狭窄症和腰椎间盘突出症类似。但如有以下表现者，则应考虑有腰椎硬膜囊缩窄症的可能：腰痛伴双下肢程度不等的疼痛和麻木，间歇性跛行同时会阴部有异样感或麻木者；小腿下段或足背外侧感觉减退，足踇趾肌力减弱或跟腱反射减弱，而直腿抬高试验阴性；有上述表现而又有腰椎间盘突出症手术史；脊髓造影显示在腰 4、5 及腰 5、骶 1 间隙明显变窄或造影剂中断，脊髓造影不显影。

【治疗】

（一） 药物疗法

1. 内治法

（1）中药辨证施治

风寒痹阻型：治宜祛风散寒除湿，方用羌活胜湿汤或独活寄生汤加减。

血瘀气滞型：治宜活血行气，通滞散瘀，方用舒筋活血汤或身痛逐瘀汤加减。

气血两虚型：治宜补益气血，舒筋活络，方用八珍汤或当归补血汤加减。

肾气亏虚型：治宜培补肝肾，通络止痛，方用壮腰补筋汤加减。

（2）中成药 芪仲腰舒丸、丹鹿通督片、舒筋健腰丸、三七伤药片等。

（3）西药 可给予非甾体类抗炎药口服，如双氯芬酸钠缓释胶囊、洛索洛芬钠、萘丁美酮、尼美舒利等，但长期服用需关注胃肠道反应。

2. 外治法

（1）中药熏洗 采用自制温控中药熏洗床进行治疗。操作方法：患者仰卧于熏洗床上，以腰背部疼痛区域为中心，对准熏洗窗，每次 30 分钟，每日 2 次，两次熏洗间隔 4 小时以上，患者根据个人耐受性调整熏洗温度，一般温度控制在 58℃±2℃，最高不宜超过 65℃，以防止烫伤。中药熏洗 10~14 天。中药以活血通络、散寒除湿类药物为主。

（2）中药湿热敷 需借助 TDP 灯进行治疗。操作方法：须事先根据患者病情进行中医辨证，开具中药处方，并将中药熬制成药汁备用。患者俯卧于治疗床上，以腰背部疼痛区域为中心，用较大的纱布垫浸泡中药药汁，取出纱布垫，拧至药汁不再滴下，将该药垫覆盖于腰背部疼痛区域，并用 TDP 灯进行加热。一般每次 30 分钟，每日 2 次，两次热敷间隔 4 小时以上。患者根据个人耐受性调整 TDP 灯的高度以调整温度，一般温度控制在 50℃±2℃，最高不宜超过 55℃，以防止烫伤。中药以活血通络、散寒除湿类药物为主。

（二） 手法治疗

本病主要以点穴理筋手法为主，亦可酌情使用腰部三扳法、抖腰法等手法，但手法应和缓，不可粗暴。手法可有效促进局部血液循环，加速病理产物代谢，促使局部组织松解，达到治疗和改善椎管狭窄所致症状的目的。

1. 平乐正骨手法 "二步十法"是河南省名中医鲍铁周根据长期临床经验结合现代脊柱生物力学原理创制而成。十法是指"推拿按搎揉，扳盘运抖摇"，前五法为放松手法，为第一步，后五法为治疗手法，为第二步。通过二步十法的治疗，首先可以达到松解腰椎局部神经根粘连、减少神经根周围刺激的目的；其次改善腰椎局部的血液循环，通过改善脊柱周围肌群的血液循环，达到促进椎管内血液运行，并能促进椎管附近血管微循环速度加快，改善局部缺血缺氧状态；再次，通过对腰椎前后髋部周围肌肉的松解，可以改善周围肌肉的僵硬状态；最后，通过对末梢神经的刺激，兴奋周围神经，从而促进神经根和马尾神经功能的恢复。

2. 平乐正骨展筋丹揉药法　该法适用于各型腰椎管狭窄症患者，尤其适用于腰椎管狭窄症腰部有固定痛点者。操作方法：术者沉肩、垂肘、悬腕，以拇指螺纹面蘸少许展筋丹，以掌指关节运动带动拇指螺纹面在穴位上以画圆的方式运动（顺时针或逆时针均可），要求拇指螺纹面与穴区或痛区皮肤轻轻接触，运动时同皮肤摩擦，但不能带动皮肤，揉药范围约1元硬币大小，频率为每分钟100~120次，每穴操作2~3分钟，以局部皮肤微感发热即可。取穴以痛为腧，辨证选穴。

（三）　牵引疗法

本病采用牵引疗法多以放松腰部软组织为主，故采用仰卧三屈位顺势牵引法。一般以腰椎前屈5°~15°为宜，重量多为20~28kg，每日2次，每次30~40分钟，两次牵引间隔需超过4小时。

（四）　物理疗法

物理疗法主要有TDP灯、低频脉冲电磁场和超短波治疗，配合外用药物（如扶他林软膏、红花油、展筋酊等）外搽患部，每日2次，每次30分钟，7天为1个疗程。

（五）　针灸疗法

本病主要以局部取穴、足太阳膀胱经及阿是穴为主，常取肾俞、腰阳关、气海俞、次髎、环跳、命门、委中等穴，每日1次，2周为1个疗程。

（六）　针刀疗法

针刀疗法适合各型腰椎管狭窄症患者，目的主要在于减张减压。

操作方法：患者俯卧位，局部常规消毒、铺巾，龙胆紫做标记，应用朱氏4号针刀治疗。每周1次，3次为1个疗程。在病变阶段棘间隙旁开1cm处，经皮肤表面垂直进针，刀刃方向与脊柱方向平行，进针至关节突处，抵达骨膜后回撤至筋膜层，做纵形切割3~5刀。感觉针下松动即可。

（七）　封闭疗法

本病多采用骶管推注。

操作方法：①定点：用手触摸骶管裂口，做好标记。②常规消毒后，用50mL注射器吸取曲安奈德悬混液25mg+2%利多卡因2mL+维生素B_{12}针剂0.5mg+生理盐水40mL，从标记点垂直进针，突破骶尾韧带后有明显落空感，停止进针，或调整针尖方向向头部倾斜45°后再推进少许，回抽无血后即可缓慢推注。每周1次，3~5次为1个疗程。

（八）　功能疗法

本病主要以腰背肌、腹肌锻炼为主，加强腰腹肌锻炼，使腰骶角减少，恢复正常姿势，以增加椎管的管径，缓解压迫。主要有仰卧滚床、改良仰卧起坐、小燕飞等。

（九）　手术治疗

对于症状明显，经系统正规疗程保守治疗无效者，合并有明确的神经损伤或肌无力、肌萎缩及二便功能障碍者，应行手术治疗。半（全）椎板切除、椎管成形扩大术、神经根孔扩大减压术均可根据病情选择。对于 50 岁以下而腰椎不稳或切除范围较广者，可同时或二期行脊柱融合术。术后一般卧床 2~3 周，脊柱融合术后需卧床 2~3 个月。

七、腰椎滑脱与峡部不连

【概述】

脊柱的椎弓上下两侧各有一上关节突和一下关节突。椎弓上、下关节突之间的部分称为峡部，椎弓峡部骨质连续性中断者称为峡部不连或峡部裂。若双侧峡部不连，则将整个脊椎分成两个部分：一部分包括椎体、椎弓根、横突和上关节突；另一部分包括椎板、棘突和下关节突。椎体间因骨性连接异常而发生上位椎体在下位椎体上面滑移者称为脊椎滑脱。峡部不连乃脊椎滑脱的前期病变，但双侧峡部不连不一定都伴有脊椎滑脱，若双侧峡部断裂之后，椎体、椎弓根及上关节突和横突在下位椎体上面向前滑移者称为峡部不连性脊椎脱落，又称真性滑脱。临床上将无峡部不连而因脊椎骨性关节炎所致的脊椎滑脱者称为退变性脊椎滑脱，又称假性滑脱。

椎弓峡部不连多为双侧性，但也可发生于一侧，其出现率一般占成人的 5% 左右，约 45% 的峡部不连病例有滑脱。许多人认为本病发病与年龄有关，年龄愈大发病率愈高，男性较女性为多见。好发部位以第五腰椎最多，约占所有病例的 86%，第四腰椎次之，约占 9%。本病是一个引起慢性腰腿痛的常见疾病。

【中医病因病机及西医病因病理】

（一）　中医病因病机

本病归属于中医学"腰痛病""腰腿痛"范畴。中医学认为，本病的病因病机一是肾精不足、发育不良，易引发本病，最重要的因素是先天精气不足；二是劳损过度，损伤肾气，气血不足，筋骨失养而引发本病；三跌仆闪挫，肝肾俱伤，故出现腰部酸软疼痛、足下痿弱不用。

（二）　西医病因病理

腰椎滑脱是指椎体向前滑脱，个别也有向后滑脱。椎体滑脱是因峡部不连而致，最常见的部位是腰骶部。因腰椎有正常生理前凸、骶骨有生理后凸，两个弧形在腰 5、骶 1 处连接，成为一转折点，称骶骨角。躯干的重力加在骶骨角上，有一向前的分力，形成腰骶间的剪力，使腰 5 和腰 4 有向前滑脱的趋势。正常的上椎体的下关节突与下椎体的上关节突相互交锁，防止脊柱向前滑动。如双侧椎弓峡部不连，腰椎失去了正常的稳定，即使轻度的外伤，或积累性劳损，也可使腰椎的椎体连同以上的脊柱向前滑脱移位。这种滑脱可压迫硬脊膜、马尾或神经根，而产生腰痛或腰腿痛。

临床上根据椎体移位的程度，腰椎滑脱可分为4度。将滑脱椎体下面的椎体上缘自后向前分成4段，滑脱椎体后缘前移至第几段则称为几度滑脱。

腰椎弓峡部不连的重要病理特征是腰椎弓峡部缺损或断裂，产生不连的原因，一种认为系腰椎弓峡部有先天性缺损或结构薄弱，另一种认为系急性外伤致峡部断裂，第三种认为系属于一种应力性疲劳骨折。目前多数学者认为是在先天性发育不良的基础上，因慢性劳损而产生的一种应力性疲劳骨折，即真正最为多见的乃是由于退行性变所致者，约占全部脊椎崩裂的60%以上。

（三）　平乐正骨学说

本病的病因病机核心为腰背部平衡失调。一是力学失衡：长期的伏案或弯腰劳作，上身体重垂力前置，其一，腰背部姿势性静力及动力失衡，腰背肌群长时间处于牵拉紧张状态，甚至痉挛；其二，腰背部后支处于持续牵张状态，致其支配的腰背肌群反射性痉挛，二者共同作用，久之则肌纤维损伤，气滞血瘀，经络痹阻不通，局部僵硬疼痛。二是气血失衡：正气不足、荣卫气虚，气虚血瘀，血不荣筋，加之裸露当风，风寒湿邪乘虚而入，痹阻经络而作痛，形成本虚标实之证。

【临床表现】

（一）　病史

本病一般有腰部劳损、外伤史，或腰椎间盘突出症等病史。

（二）　症状

腰椎滑脱的主要症状是慢性腰痛，有时疼痛放射到骶髂部，甚至可放射到下肢，站立或弯腰时疼痛加重，卧床减轻。极少数重症患者可有马尾神经受压，下肢乏力，感觉改变和大小便障碍。峡部不连而无滑脱者，有时无症状，有的出现较轻的腰痛。

（三）　体征

单纯峡部不连者体征较少，可有游离椎弓的棘突压痛，峡部不连处深压痛，腰后伸痛，棘突或骶棘肌可有压痛。

椎体前滑脱，可有站立时腰前凸、臀后突明显，腹部下垂及腰部变短。滑脱棘突及其上下韧带常有压痛。重压、叩击腰椎滑脱处可引起腰部及双侧坐骨神经痛，腰部活动可轻度受限。

特殊体征：滑脱或前突重者相邻椎体棘突交接处可出现凹陷或横纹，椎体棘突可呈台阶状。侧卧位触诊其滑脱椎体棘突，患者极度前屈、背伸腰部时可触及棘突相对滑动。

（四）　中医辨证分型表现

1. 风寒痹阻型　腰骶部酸胀疼痛，时轻时重，拘急不舒。偏寒者得热痛缓，遇寒痛增，舌淡、苔白滑，脉沉紧；偏湿者腰痛重着，肢体麻木，舌质红、苔黄腻，脉濡数。

2. 气滞血瘀型　多有明显的外伤史，腰骶部刺痛或胀痛，痛有定处，日轻夜重，俯仰受限，转侧步履困难，舌红或紫暗，脉弦细。

3. 肝肾亏虚型　腰骶部酸痛，腿膝乏力，遇劳更甚，卧则减轻，喜按喜揉。

【辅助检查】

1. X 线检查　可观察脊椎滑脱的程度。无明显滑脱者可见峡部有裂隙，有时正、侧位 X 线片难以看到峡部崩裂，则可拍摄下腰和骶部斜位片。有腰椎脱落者，下腰部 X 线侧位片可更清楚地了解脊椎滑脱的程度。

2. CT 检查　对椎弓根峡部不连的诊断率高，在 CT 片相应层面上可见椎弓根峡部断裂，并可显示侧隐窝狭窄及神经根受压情况。连同上、下椎间隙一并检查，可显示脊柱滑脱处神经根受压情况，以及是否合并椎间盘突出。

3. MRI 检查　可获得脊柱的三维全貌结构，观察椎管内外的解剖状态有无变异。矢状面可显示椎体移位和椎弓根峡部不连处软组织影像，横断面显示与 CT 相同，但不如 CT 清楚。

【诊断及鉴别诊断】

（一）　诊断

腰椎峡部不连与腰椎滑脱的诊断，主要依靠病史、临床表现与影像学资料。此外，临床还需检查有无其他下腰痛的体征，如腰椎间盘突出症、背肌或韧带的扭伤与劳损等。

（二）　鉴别诊断

1. 椎间盘纤维环破裂症　在单纯脊椎滑脱者，腰椎前凸增大，腰部凹陷，上棘突滑移，但脊椎滑脱合并有马尾神经压迫症状时，可出现坐骨神经分布区放射性疼痛及麻木。检查可见足趾背伸力量减弱，腱反射异常及直腿抬高试验阳性，特别当两侧下肢都出现症状并有鞍区麻木时，与中央型椎间盘纤维环破裂症甚为相似。两者根据影像学检查即可鉴别。有时脊椎滑脱患者可同时合并椎间盘纤维环破裂，患者出现神经症状，可能与两者均有关系，也可能是某一个占主要地位，应根据临床症状仔细分析，必要时也可行脊髓造影。

2. 腰骶关节突关节紊乱症　腰骶关节突关节紊乱症是第 5 腰椎峡部上受第 4 腰椎下关节突向下挤压，下受第 1 骶椎上关节突向上突顶，致使关节突间关系发生紊乱，患者有慢性腰痛或有阵发性急性发作，合并一侧或双侧坐骨神经痛。一般患者的腰痛较腿痛严重，存在腰段脊椎生理性前凸，直腿抬高试验正常或接近正常。在斜位 X 线片可看到关节突关节关系紊乱，有时可出现假性滑脱，无峡部不连现象。

【治疗】

（一）药物疗法

1. 内治法

（1）中药辨证施治

风寒痹阻型：治宜祛风散寒除湿，方用羌活胜湿汤或独活寄生汤加减。

气滞血瘀型：治宜舒筋活络，活血行气，方用舒筋活血汤或身痛逐瘀汤加减。

肝肾亏虚型：治宜滋补肝肾，活血止痛，方用补肾活血汤加减。

（2）中成药　可给予芪仲腰舒丸、三七接骨丸、筋骨痛消丸、腰痛宁、金乌骨通胶囊等。

（3）西药　可给予非甾体类抗炎药口服，如双氯芬酸钠缓释胶囊、洛索洛芬钠、萘丁美酮、曲马多片等，但长期服用需关注胃肠道反应。

2. 外治法

（1）中药熏洗　采用自制温控中药熏洗床进行治疗。操作方法：患者仰卧于熏洗床上，以腰部疼痛区域为中心，对准熏洗窗，每次 30 分钟，每日 2 次，两次熏洗间隔 4 小时以上，患者根据个人耐受性调整熏洗温度，一般温度控制在 58℃±2℃，最高不宜超过 65℃，以防止烫伤。中药熏洗 10~14 天。中药以活血通络、散寒除湿类药物为主。

（2）中药湿热敷　需借助 TDP 灯进行治疗。操作方法：须事先根据患者病情进行中医辨证，开具中药处方，并将中药熬制成药汁备用。患者俯卧于治疗床上，以腰背部疼痛区域为中心，用较大的纱布垫浸泡中药药汁，取出纱布垫，拧至药汁不再滴下，将该药垫覆盖于腰背部疼痛区域，并用 TDP 灯进行加热。一般每次 30 分钟，每日 2 次，两次热敷间隔 4 小时以上。患者根据个人耐受性调整 TDP 灯的高度以调整温度，一般温度控制在 50℃±2℃，最高不宜超过 55℃，以防止烫伤。中药以活血通络、散寒除湿类药物为主。

（3）中药离子导入疗法　中药离子导入疗法治疗本病对缓解腰痛及下肢痛有显著疗效，对于局部力学失衡所致的韧带筋膜、肌肉的劳损性水肿，炎症改变也能起到消炎散肿的作用，尤其对腰痛初次发作，病情较轻及病程较短者配合其他保守疗法可获得满意效果。操作方法：中药组方桃仁、红花、牛膝、川续断、杜仲、透骨草、防己各 20g，细辛 10g。上药加水 1500mL，浸泡 1 小时后，文火煮 30 分钟，过滤浓缩药液至 500mL 备用。治疗时取 30mL 药液将一小块绒布浸透，置于腰痛处，上置铅板衬垫与电疗机阳极连接，而阴极衬垫置于疼痛的一侧肢体委中穴处。一般通电 30 分钟，电流量 10~15mA，每日 1 次，10 次为 1 个疗程。间隔 3~5 天后可再行第 2 个疗程。

（二）手法治疗

手法具有促进局部气血流畅、缓解肌肉痉挛和整复腰椎滑脱的作用。但手法须刚柔和缓，轻快稳妥，力度适当，切忌强力按压和扭转腰部，以免造成更严重的损害。

1. 平乐正骨手法

（1）推理骶棘肌法　患者俯卧位，两下肢伸直。术者立于其一侧，用两手掌或大鱼际，自上而下反复推理腰部的骶脊肌，直至骶骨背面或臀部的股骨大转子附近，并以两手拇指分别点按两侧志室穴和腰眼穴。

（2）腰部牵拉法　患者俯卧位，两手紧抱床头。术者立于床尾，两手分别握住其双踝部，沿纵轴方向进行对抗牵引。

（3）腰部屈曲滚摇法　患者仰卧位，两髋膝屈曲，使两膝靠近腹部。术者一手扶两膝部，一手扶两踝部，使腰部过度屈曲，再将双下肢用力牵拉伸直。

2. 复位手法

（1）旋转复位法　可采用坐姿旋转复位手法。患者坐位，术者立于其后，一手拇指拨动偏歪的棘突，向对侧用力顶压，另一手从同侧腋下绕过，手掌按压颈背部，两手做腰部前屈旋转活动，拨正偏歪的棘突，有时症状和体征可即刻减轻。

（2）卧位复位法　对于急性的腰椎滑脱者或滑脱不久的年幼患者，可在硬膜外麻醉下行牵引下复位。患者俯卧位，两名助手固定其腋下，另两名助手持续以恒定力量牵引其双侧下肢，可在上腹部加垫。术者上肢垂直于患者脊柱，双掌重叠按压于滑脱椎体的下位椎体棘突，瞬间向下发力。如复位成功，则术者可感到下位椎体棘突向前移动或关节突弹响。

3. 三维整脊床整复复位　对于急性腰椎滑脱者或滑脱不久的年幼患者，亦可在硬膜外麻醉下行三维整脊床整复复位。患者俯卧位于三维整脊床，助手固定患者上体，定位其滑脱椎体，而后固定其髋部及下肢。另一名助手设定输入相关数据，准备触发三维整脊开关。术者上肢垂直于患者脊柱，双掌重叠按压于滑脱椎体的下位椎体棘突，于助手触发整脊床开关时瞬间向下发力。如单侧下肢症状明显，可辅以小角度旋转复位；如双侧下肢均有症状，则不需旋转。如复位成功，则术者可感下位椎体棘突向前移动或关节突弹响。

4. 平乐正骨展筋丹揉药法　术者沉肩、垂肘、悬腕，以拇指螺纹面蘸少许展筋丹，以掌指关节运动带动拇指螺纹面在穴位上以画圆的方式运动（顺时针或逆时针均可），要求拇指螺纹面与穴区或痛区皮肤轻轻接触，运动时同皮肤摩擦，但不能带动皮肤，揉药范围约 1 元硬币大小，频率为每分钟 100~120 次，每穴操作 2~3 分钟，以局部皮肤微感发热即可。取穴以痛为腧，辨证选穴。

（三）　固定疗法

急性外伤性腰椎滑脱，或年幼的腰椎弓崩裂患者，经手法复位满意后，可施行双侧石膏裤固定。症状较轻的患者，可用宽腰带或腰围固定以加强腰部的稳定性。

（四）　牵引疗法

腰椎滑脱牵引多以放松腰背部软组织、椎管内减张减压为主，牵引一定程度上亦可促进椎体间"复位"。其牵引多以仰卧三屈位牵引为主，一般以前屈 5°～15°为宜，重量多为 16～24kg，每日 2 次，每次 30～40 分钟，两次牵引间隔需超过 4 小时。

（五）　物理疗法

物理疗法主要有 TDP 灯、低频脉冲电磁场和超短波治疗，配合外用药物（如扶他林软膏、红花油、展筋酊等）外搽患部，每日 2 次，每次 30 分钟，7 天为 1 个疗程。

（六）　针灸疗法

腰椎滑脱主要以局部取穴、足太阳膀胱经及阿是穴为主，常取肾俞、命门、腰阳关、关元俞、小肠俞、环跳、委中等穴，每日 1 次，2 周为 1 个疗程。

（七）　封闭疗法

1. 骶管推注　①定点：用手触摸骶管裂口，做好标记。②操作：常规消毒后，用 50mL 注射器吸取曲安奈德悬混液 25mg+2% 利多卡因 2mL+维生素 B$_{12}$针剂 0.5mg+生理盐水 40mL，从标记点垂直进针，突破骶尾韧带后有明显落空感，停止进针，或调整针尖方向向头部倾斜 45°后再推进少许，回抽无血后即可缓慢推注。每周 1 次，3～5 次为 1 个疗程。

2. 侧隐窝注射　①定点：用手触摸滑脱椎体棘突间隙，旁开 0.5cm，即为注射治疗点。做好标记。②操作：常规消毒后，用 5mL 注射器吸取曲安奈德悬混液 25mg+2% 利多卡因 2mL+维生素 B$_{12}$针剂 0.5mg，从标记点垂直进针，在皮层注药后刺至侧隐窝，回抽无脑脊液及血，即可注入药物。

3. 臭氧注射　可采取穴位注射定点方法，注射时用 40μg/mL 臭氧 10mL 替代注射混合液即可。

（八）　功能疗法

腰椎滑脱主要以腰、腹肌锻炼为主，主要有仰卧滚床、改良仰卧起坐、小燕飞等。

八、腰肌劳损

【概述】

腰肌劳损是引起慢性腰痛的常见疾患之一。为便于对损伤的部位和具体组织分别施治，这里所论述的主要是指腰部肌肉、筋膜的慢性积累性损伤。本病一般无明显外伤，多由腰部急性损伤治疗不及时、治疗不当或反复受伤后遗留所致。

【中医病因病机及西医病因病理】

（一）　中医病因病机

中医学认为，本病因感受外邪，寒湿留着，肾气本虚，复因劳作后汗出过多或冒雨涉水，或汗出当风，或久居湿地，使寒湿入侵，痹阻经络，以致筋脉不和，气滞瘀阻而发病。或过度劳累，反复损伤，伤及肾气，肾精不能充养筋骨、经络，局部气机不畅、瘀血留滞，致筋脉不舒，筋挛疼痛。或因肾虚精亏，经脉失养，年高肾衰，精血亏耗，或先天禀赋不足，或劳欲过度，或慢性疾病迁延日久，致肾虚精亏，不能濡养经脉而发病。

（二） 西医病因病理

西医学认为，本病是以腰背部软组织纤维化改变为特征的一种局部非特异炎症性疾病。本病的发病原因较多，常见的有长期从事腰部持力或弯腰活动工作，以及长期的腰部姿势不良等，都可引起腰背肌肉筋膜劳损，或者筋膜松弛，或有慢性的撕裂伤，或有瘀血凝滞，以致腰痛难愈。亦有腰部急性扭挫伤之后，未能获得及时而有效的治疗，或治疗不彻底，或反复轻微损伤，因损伤的肌肉筋膜发生粘连，迁延而成为慢性腰痛。腰椎有先天性畸形和解剖缺陷者，可引起腰背部肌力平衡失调，亦可造成腰部肌肉筋膜的劳损。

（三） 平乐正骨学说

本病的病因病机核心为腰背部平衡失调。一是力学失衡：长期的低头劳作，头部重垂力前置，其一，腰部姿势性静力及动力失衡，腰背肌群长时间处于牵拉紧张状态，甚至痉挛；其二，腰神经后支处于持续牵张状态，致其支配的腰背肌群反射性痉挛，二者共同作用，久之则肌纤维损伤，气滞血瘀，经络痹阻不通，局部僵硬疼痛。二是气血失衡：正气不足、荣卫气虚，气虚血瘀，血不荣筋，加之腰背部多裸露当风，风寒湿邪乘虚而入，痹阻经络而作痛，形成本虚标实之证。

【临床表现】

（一） 病史

本病一般有腰背部长期不良姿势、急性腰扭伤后治疗不当，或外感风寒等病史。

（二） 症状

腰背部、腰骶部酸困疼痛，部分患者可有下肢牵拉性疼痛。疼痛多为钝痛，可局限于一个部位，亦可散布整个腰部。疼痛常与天气变化有关，阴雨天及劳累后可使症状加重。

（三） 体征

腰背部可有广泛压痛，或有固定压痛点。腰背部肌肉僵硬，沿骶棘肌行走方向偶可触及条索状改变，腰部外观及活动无明显异常。

（四） 中医辨证分型表现

1. 风寒痹阻型 腰部冷痛重着，静卧不减，舌淡苔白，脉弦紧。

2. 血瘀气滞型 晨起腰背僵硬疼痛，痛有定处，日轻夜重，舌质紫暗、苔薄，脉弦涩。

3. 湿热阻络型　腰痛时有热感，炎热或阴雨天加重，活动后减轻，小便黄赤，舌红、苔黄腻，脉濡数。

4. 肾气亏虚型　腰背隐痛，腿膝乏力，绵绵不绝，时轻时重，劳累后疼痛加重，休息后缓解，舌淡苔少，脉细。

【辅助检查】

X 线检查　拍摄腰椎正侧位 X 线片，不同的年龄段可有腰椎生理曲度异常及腰椎退行性改变的影像学表现。

【诊断及鉴别诊断】

（一）　诊断

本病依据病史、症状、体征，即可做出诊断。

（二）　鉴别诊断

1. 陈旧性腰椎骨折　陈旧性腰椎骨折有外伤史，腰痛伴有不同程度的腰部功能障碍。X 线检查可发现椎体压缩或附近骨折。

2. 腰椎结核　腰椎结核有腰痛伴低热、盗汗、消瘦等全身症状。血沉加快，X 线检查可见腰椎骨质破坏或椎旁脓肿。

3. 腰椎间盘突出症　腰椎间盘突出症有典型的腰痛伴下肢放射痛，腰部活动受限，脊柱侧弯，直腿抬高及加强试验阳性、挺腹试验阳性，有腱反射异常和皮肤感觉障碍等神经根受压表现，可做腰椎 CT 或 MRI 检查助诊。

【治疗】

（一）　药物疗法

1. 内治法

（1）中药辨证施治

风寒痹阻型：治宜祛风散寒除湿，方用羌活胜湿汤或独活寄生汤加减。

血瘀气滞型：治宜活血行气，通滞散瘀，方用舒筋活血汤或身痛逐瘀汤加减。

湿热阻络型：治宜清热化湿，舒筋活络，方用二妙汤加减。

肾气亏虚型：治宜温补肾阳或滋补肾阴，方用金匮肾气汤或六味地黄汤加减。

（2）中成药　可给予筋骨痛消丸、芪仲腰舒丸、仙灵骨葆胶囊、通滞苏润江胶囊等。

（3）西药　可给予非甾体类抗炎药口服，如洛索洛芬钠、萘丁美酮、尼美舒利等，但长期服用需关注胃肠道反应。

2. 外治法

（1）中药熏洗　采用自制温控中药熏洗床进行治疗。操作方法：患者仰卧于熏洗床上，以腰背部疼痛区域为中心，对准熏洗窗，每次 30 分钟，每日 2 次，两次熏洗间隔 4 小时以上，患者根据个人耐受性调整熏洗温度，一般温度控制在 58℃±2℃，最高不宜超过 65℃，以防止烫伤。中药熏洗 10~14 天。中药以活血通络、散寒除湿类药物为主。

（2）中药湿热敷　需借助 TDP 灯进行治疗。操作方法：须事先根据患者病情进行中医辨证，开具中药处方，并将中药熬制成药汁备用。患者俯卧于治疗床上，以腰背部疼痛区域为中心，用较大的纱布垫浸泡中药药汁，取出纱布垫，拧至药汁不再滴下，将该药垫覆盖于腰背部疼痛区域，并用 TDP 灯进行加热。一般每次 30 分钟，每日 2 次，两次热敷间隔 4 小时以上。患者根据个人耐受性调整 TDP 灯的高度以调整温度，一般温度控制在 50℃±2℃，最高不宜超过 55℃，以防止烫伤。中药以活血通络、散寒除湿类药物为主。

（二）手法治疗

本病主要以理筋手法为主，可有效促进局部血液循环，加速病理产物代谢，促使局部软组织修复，达到治疗和改善腰肌劳损的目的。

1. 平乐正骨手法　患者取俯卧位或坐位，术者站于患者一侧，在腰臀部给以拿法、滚揉及点穴类手法施治，手法以稳着透达为要领。

2. 平乐正骨展筋丹揉药法　该法适用于各型腰肌劳损患者，尤其适用于腰肌劳损有固定痛点者。操作方法：术者沉肩、垂肘、悬腕，以拇指螺纹面蘸少许展筋丹，以掌指关节运动带动拇指螺纹面在穴位上以画圆的方式运动（顺时针或逆时针均可），要求拇指螺纹面与穴区或痛区皮肤轻轻接触，运动时同皮肤摩擦，但不能带动皮肤，揉药范围约 1 元硬币大小，频率为每分钟 100~120 次，每穴操作 2~3 分钟，以局部皮肤微感发热即可。取穴以痛为腧，辨证选穴。

（三）牵引疗法

牵引疗法多以放松腰部软组织痉挛为主，多采用卧位顺势牵引，一般以三屈位为宜，重量宜轻不宜重，多为 16~20kg，每日 2 次，每次 30~40 分钟，两次牵引间隔需超过 4 小时。

（四）物理疗法

物理疗法主要有 TDP 灯、低频脉冲电磁场和超短波治疗，配合外用药物（如扶他林软膏、红花油、展筋酊等）外搽患部，每日 2 次，每次 30 分钟，7 天为 1 个疗程。

（五）针灸疗法

本病主要以局部取穴、足太阳膀胱经及阿是穴为主，常取肾俞、大肠俞、小肠俞、膏肓、腰阳关、委中等穴，每日 1 次，2 周为 1 个疗程。

（六）针刀疗法

针刀疗法适合各型腰肌劳损患者。

操作方法：患者俯卧位，局部常规消毒、铺巾，龙胆紫做标记，应用朱氏 4 号针刀治疗。每周 1 次，3 次为 1 个疗程。

1. 腰椎棘突压痛者，经棘突表面进针，与脊柱方向平行，进针至筋膜层，做纵形切割 1~2 刀。

2. 腰背部触及痛性结节者，经痛点表皮进针，进针方向要与结节或硬条索长轴方向一致，与局部相应层次的肌纤维走向一致，深度以穿透筋膜到达结节或硬条索为度，切割 1~2 刀，感觉针下松动即可。

3. 腰、背部僵硬者，在僵硬处取 4~6 点，进针至筋膜层后，用针刀做十字切割，可闻"嚓嚓"声。

（七）　封闭疗法

1. 局部注射　①定点：用手触摸腰背部软组织，寻找压痛点，可触及硬结条索状物者即为治疗点，做好标记。②操作：常规消毒后，用 5mL 注射器吸取曲安奈德悬混液 25mg+2% 利多卡因 2mL+维生素 B_{12} 针剂 0.5mg，从标记点垂直进针，在皮层注药后刺至深筋膜，阻力增大时即停止进针，回抽无血，注射 1/3 药物，再刺破筋膜进针少许，注药，然后退针至筋膜浅层，并向各个方向注射完余药。

2. 臭氧注射　仍采取局部注射法，注射时用 35μg/mL 臭氧 5mL 替代注射混合液即可，其余步骤同局部注射操作方法。

（八）　功能疗法

除了在劳动中注意腰背部体位、避免使腰背肌处于高张力状态的前屈位以外，尚应注意劳动的节奏性。对非此体位无法操作的工作，应选择较为符合腰部生物力学的坐姿，并经常更换，不宜在一种坐姿下持续过久。每间隔 1~2 小时，做一次工间操或类似课间休息的腰背部活动，对本病的防治十分有效。腰肌劳损的功能锻炼主要以腰背肌锻炼为主，主要有拱桥、小燕飞、倒走等。

九、腰背肌筋膜炎

【概述】

腰背肌筋膜炎又称腰背部肌纤维组织炎、肌肉风湿病，是发生于腰背部筋膜、肌肉、韧带、肌腱等软组织的无菌性炎症性疾病。本病好发于中年女性，以产妇及伏案工作者多见。随着电脑的普及、现代生活节奏的加快及工作方式的转变，本病的发病率越来越高。

【中医病因病机及西医病因病理】

（一）　中医病因病机

中医学认为，本病因慢性劳损、正气不足、荣卫虚弱，复感风寒湿邪而成。患者素体荣卫气虚，或久居湿地，或冒湿淋雨，或感受风寒湿邪，引起湿邪客于腰背而行之于足太阳膀胱经，致局部经脉不利，气血阻滞，不通则痛。湿性重着、黏滞，闭阻经络，气血不畅，故见沉重酸困；局部经脉闭阻，气血不畅，血不荣筋，则筋肉失养，久之板硬、活动不利，最终致肌肉萎缩，肌力下降。

（二）　西医病因病理

西医学认为，本病是以腰背部软组织纤维化改变为特征的一种局部非特异炎症性疾病。其病因病理特点主要是：慢性劳损，或外感风寒等因素，使腰背部肌肉痉挛、血管收缩、缺血、水肿，引起局部纤维浆液渗出，炎性致痛物质析出，形成纤维织炎，引发局部疼痛；日久致部分肌筋膜组织纤维机化、粘连、挛缩，形成条索，进而组织僵硬，并导致肌力下降。

（三）　平乐正骨学说

本病的病因病机核心为腰背部平衡失调。一是力学失衡：长期的低头劳作，头部重垂力前置，其一，腰背部姿势性静力及动力失衡，腰背肌群长时间处于牵拉紧张状态，甚至痉挛；其二，腰、后外侧支神经处于持续牵张状态，致其支配的腰背肌群反射性痉挛，二者共同作用，久之则肌纤维损伤，气滞血瘀，经络痹阻不通，局部僵硬疼痛。二是气血失衡：正气不足、荣卫气虚，气虚血瘀，血不荣筋，加之腰背多裸露当风，风寒湿邪乘虚而入，痹阻经络而作痛，形成本虚标实之证。

【临床表现】

（一）　病史

本病一般有腰背部劳损、外伤后治疗不当，或外感风寒等病史。

（二）　症状

腰背部酸困，肌肉僵硬发板，有沉重感，疼痛常与天气变化有关，阴雨天及劳累后可使症状加重。

（三）　体征

腰背部有固定压痛点，且压痛较为广泛。腰背部肌肉僵硬，沿骶棘肌行走方向可触及条索状改变，腰椎活动多无明显异常。

（四）　中医辨证分型表现

1. 风寒痹阻型　腰背疼痛板滞，舌淡苔白，脉弦紧。

2. 血瘀气滞型　晨起腰背僵硬疼痛，痛有定处，舌质紫暗、苔薄，脉弦涩。

3. 气血两虚型　腰背隐痛，时轻时重，劳累后疼痛加重，休息后缓解，舌淡苔少，脉细。

【辅助检查】

X 线检查　拍摄腰椎正侧位 X 线片，不同的年龄段可有腰椎生理曲度异常及腰椎退行性改变的影像学表现。

【诊断及鉴别诊断】

（一）　诊断

本病依据病史、症状、体征，即可做出诊断。

（二）　鉴别诊断

1. 腰肌扭伤　腰肌扭伤患者多有搬抬重物史，有的患者诉可听到腰部撕拉的响声。伤后重者疼痛剧烈，当即不能活动；轻者尚能工作，但休息后或次日疼痛加重，甚至不能起床。检查时见患者腰部僵硬，腰前凸消失，可有脊柱侧弯及骶棘肌痉挛。在损伤部位可找到明显压痛点。

2. 腰椎间盘突出症　腰椎间盘突出症多见，应特别注意鉴别。其要点是：①发病年龄：以 30~40 岁的青壮年为多发，老年患者十分少见。②根性症状：均较明显，且有定位症状，呈发作性，卧床后则消失。③腰部症状：较明显，腰部背伸时多引发下肢症状。④MRI 检查：有典型脊神经根受压征象。

3. 风湿病　风湿病，尤其以腰背部症状为主者，注意与腰背肌筋膜炎相鉴别。风湿病具有以下特点：①游走性疼痛。②血细胞沉降率增快。③血清抗链球菌溶血素 O 试验多在 400U 以上。④对抗风湿性药物反应敏感。⑤脊柱活动范围基本不受影响。⑥可见于任何年龄，尤以青少年为多。⑦腰椎 X 线检查骨质多无增生性改变等异常表现。

4. 类风湿关节炎　类负湿关节炎早期，当脊柱尚未发生明显改变时，与腰背肌筋膜炎较难鉴别。类风湿关节炎特点如下：①发病以四肢小关节为多见，如手、足、腕等处可有明显症状。②在脊柱腰骶部出现症状者少，而以腰椎出现症状者为多。③对金制剂治疗反应敏感。④类风湿因子试验多为阳性。⑤发病年龄较退变性脊柱炎为轻。⑥X 线片无退变性改变。

5. 强直性脊柱炎　强直性脊柱炎可根据以下特点进行鉴别：①多从骶髂关节开始发病。②腰椎、胸椎、骨盆可同时受累。③血细胞沉降率较快，尤其在活动期；乳胶试验及 HLA-B27 检查多为阳性。④X 线检查视不同病期而在脊柱出现相应特点：早期为骨质疏松、脱钙，渐而显示关节突关节、胸肋关节及肋横突关节形态模糊不清，最后是韧带完全钙化而出现竹节状改变。⑤年龄以青壮年多见，少有 50 岁以上发病者。

【治疗】

（一）　药物疗法

1. 内治法

（1）中药辨证施治

风寒痹阻型：治宜祛风散寒除湿，方用羌活胜湿汤或独活寄生汤加减。

血瘀气滞型：治宜舒筋活络，活血行气，方用舒筋活血汤或身痛逐瘀汤加减。

气血两虚型：治宜补益气血，舒筋活络，方用八珍汤或当归补血汤加减。

（2）中成药　可给予筋骨痛消丸、加味益气丸、腰痛宁胶囊、金乌骨通胶囊、安络痛片等。

（3）西药　可给予非甾体类抗炎药口服，如塞来昔布胶囊、洛索洛芬钠、萘丁美酮、尼美舒利等，但长期服用需观察胃肠道反应。

2. 外治法

（1）中药熏洗　采用自制温控中药熏洗床进行治疗。操作方法：患者仰卧于熏洗床上，以腰背部疼痛区域为中心，对准熏洗窗，每次 30 分钟，每日 2 次，两次熏洗间隔 4 小时以上，患者根据个人耐受性调整熏洗温度，一般温度控制在 58℃±2℃，最高不宜超过 65℃，以防止烫伤。中药熏洗 10~14 天。中药以活血通络、散寒除湿类药物为主。

（2）中药湿热敷　需借助 TDP 灯进行治疗。操作方法：须事先根据患者病情进行中医辨证，开具中药处方，并将中药熬制成药汁备用。患者俯卧于治疗床上，以腰背部疼痛区域为中心，用较大的纱布垫浸泡中药药汁，取出纱布垫，拧至药汁不再滴下，将该药垫覆盖于腰背部疼痛区域，并用 TDP 灯进行加热。一般每次 30 分钟，每日 2 次，两次热敷间隔 4 小时以上。患者根据个人耐受性调整 TDP 灯的高度以调整温度，一般温度控制在 50℃±2℃，最高不宜超过 55℃，以防止烫伤。中药以活血通络、散寒除湿类药物为主。

（二）　手法治疗

本病主要以理筋手法为主，可有效促进局部血液循环，加速病理产物代谢，促使局部软组织修复，达到治疗和改善腰背肌筋膜炎的目的。

1. 平乐正骨手法　患者取俯卧位或坐位，术者站于患者一侧，在腰背部给以推拿、擦揉及点穴类手法施治，手法以稳着透达为要领。

2. 平乐正骨展筋丹揉药法　该法适用于各型腰背肌筋膜炎患者，尤其适用于腰背肌筋膜炎有固定痛点者。操作方法：术者沉肩、垂肘、悬腕，以拇指螺纹面蘸少许展筋丹，以掌指关节运动带动拇指螺纹面在痛区以画圆的方式运动（顺时针或逆时针均可），要求拇指螺纹面与痛区皮肤轻轻接触，运动时同皮肤摩擦，但不能带动皮肤，揉药范围约 1 元硬币大小，频率为每分钟 100~120 次，每穴操作 2~3 分钟，以局部皮肤微感发热即可。取穴以痛为腧，辨证选穴。

（三）　牵引疗法

牵引疗法多以放松腰部软组织痉挛为主，多采用卧位顺势牵引，一般以前屈5°~15°为宜，重量宜轻不宜重，多为 16~24kg，每日 2 次，每次 30~40 分钟，两次牵引间隔需超过 4 小时。

（四）　物理疗法

物理疗法主要有 TDP 灯、低频脉冲电磁场和超短波治疗，配合外用药物（如扶他林软膏、红花油、展筋酊等）外搽患部，每日 2 次，每次 30 分钟，7 天为 1 个疗程。

（五）　针灸疗法

本病主要以局部取穴、足太阳膀胱经及阿是穴为主，常取肾俞、腰阳关、大肠俞、小肠俞、膏肓、委中等穴，每日 1 次，2 周为 1 个疗程。

（六）　针刀疗法

针刀疗法适合各型腰背肌筋膜炎患者。

操作方法：患者俯卧位，局部常规消毒、铺巾，龙胆紫做标记，应用朱氏 4 号针刀治疗。每周 1 次，3 次为 1 个疗程。

1. 腰椎棘突压痛者，经棘突表面进针，与脊柱方向平行，进针至筋膜层，做纵形切割 1~2 刀。

2. 骨盆后上缘压痛者，经髂后上棘、骨盆后上缘，与皮肤呈 90°，紧贴骨面进针，到达筋膜层后做针刀纵行疏通、横行剥离。

3. 腰背部触及痛性结节者，经痛点表皮进针，进针方向要与结节或硬条索长轴方向一致，与局部相应层次的肌纤维走向一致，深度以穿透筋膜到达结节或硬条索为度，切割 1~2 刀，感觉针下松动即可。

4. 腰、背部僵硬者，在僵硬处取 4~6 点，进针至筋膜层后，用针刀做十字切割，可闻"嚓嚓"声。

（七）　封闭疗法

1. 局部注射　①定点：用手触摸腰背部软组织，寻找压痛点，可触及硬结条索状物者即为治疗点，做好标记。②操作：常规消毒后，用 5mL 注射器吸取曲安奈德悬混液 25mg+2% 利多卡因 2mL+维生素 B_{12} 针剂 0.5mg，从标记点垂直进针，在皮层注药后刺至深筋膜，回抽无血，注射 1/3 药物，再刺破筋膜进针少许，注药，然后退针至筋膜浅层，并向各个方向注射完余药。

2. 臭氧注射　仍采取局部注射法，用 35μg/mL 臭氧 5mL 替代注射混合液即可，其余步骤同局部注射操作方法。

（八）　功能疗法

本病主要以腰背肌锻炼为主，主要有倒走、小燕飞、拱桥、叩击腰背部等。

第四节　骶尾部筋伤

一、　骶尾韧带损伤

【概述】

骶尾韧带损伤包括骶结节韧带病变、骶棘韧带病变，以及骶尾背侧、腹侧韧带病变所引起的各种症状。韧带损伤一般是巨大外力超过了韧带的生理应受范畴，致使周围的软组织挫伤、周围的骨关节发生错缝等的一系列过程。本病正是如此，是因直接或间接的外力损伤所致。本病一般首选非手术治疗，简单便捷，安全可靠。

【中医病因病机及西医病因病理】

（一）　**中医病因病机**

本病属中医学"伤筋"范畴，多因慢性劳损或外伤等引起，其主要病机是气滞血瘀，脉络不通，瘀血阻滞则肿胀，气滞不通则痛。

（二）　**西医病因病理**

西医学认为，骶尾韧带由于外伤或劳损发生病变，除引起骶尾部深处疼痛以外，由于对骶丛的刺激，也可引起下肢疼痛，很容易误诊为腰椎间盘突出症。而且骶结节韧带由于对坐骨神经的刺激，有时也可引起患侧下肢疼痛。因此，对一些久治不愈的下肢痛患者要注意鉴别是否存在骶尾韧带损伤。

（三）　**平乐正骨学说**

本病的病因病机核心为筋骨气血平衡失调：其一，筋骨平衡失调：由于外伤或劳损引起局部肌肉痉挛收缩，牵拉骶尾部产生疼痛，疼痛又导致局部组织痉挛的恶性循环。其二，气血平衡失调：外伤必然导致气滞血瘀，气血平衡失调可导致骶尾部局部内环境的平衡失调，从而产生炎症、水肿等，致使尾骨周围的神经末梢受压及局部的循环障碍，影响组织的代谢而产生疼痛。

【临床表现】

（一）　**病史**

本病一般有骶尾部劳损、外伤后治疗不当等病史。

（二）　**症状**

骶尾部疼痛为主要表现，偶见下肢疼痛。

（三）　**体征**

在坐骨结节内侧面或骶尾侧缘可寻及明显压痛点。骶尾背侧韧带病变引起的骶尾部疼痛，在骶骨下部及尾部背侧可扪及明显压痛。骶棘韧带与骶尾腹侧韧带损伤引起的骶尾部疼痛较深，在骶尾背侧一般找不到压痛点，此时可行肛门指诊，戴手套后手指沿骶尾骨前面检查时，可扪及明显的条索状阳性物，该阳性物明显压痛。

（四）　**中医辨证分型表现**

1. 风寒痹阻型　骶尾疼痛板滞，舌淡苔白，脉弦紧。

2. 血瘀气滞型　痛处固定，夜间疼痛加重，舌质紫暗、苔薄，脉弦涩。

3. 气血两虚型　骶尾部隐痛，时轻时重，劳累后疼痛加重，休息后缓解，舌淡苔少，脉细。

【辅助检查】

X 线检查　一般拍摄尾骨正侧位 X 线片。

【诊断及鉴别诊断】

（一）诊断

本病依据病史、症状、体征，即可做出诊断。

（二）鉴别诊断

本病需与腰骶关节损伤鉴别。两者都有腰骶部疼痛，但腰骶关节损伤多数伴有外伤史，多因腰部屈伸或旋转时用力不当所致。腰部僵直，呈板状，脊柱侧弯；腰骶部有深压痛和叩击痛，尤以双侧关元俞压痛明显；腰骶关节试验阳性。骶尾韧带损伤多数无上述特征。

【治疗】

（一）药物疗法

1. 内治法

（1）中药辨证施治

风寒痹阻型：治宜祛风散寒除湿，方用羌活胜湿汤或独活寄生汤加减。

血瘀气滞型：治宜舒筋活络，活血行气，方用舒筋活血汤或身痛逐瘀汤加减。

气血两虚型：治宜补益气血，舒筋活络，方用八珍汤或当归补血汤加减。

（2）中成药　可给予筋骨痛消丸、金乌骨通胶囊、安络痛片等。

（3）西药　可给予非甾体类抗炎药口服，如塞来昔布胶囊、洛索洛芬钠、萘丁美酮、尼美舒利等，但长期服用需关注胃肠道反应。

2. 外治法　可采用中药湿热敷。操作方法：须事先根据患者病情进行中医辨证，开具中药处方，并将中药熬制成药汁备用。患者俯卧于治疗床上，以骶尾部疼痛区域为中心，用较大的纱布垫浸泡中药药汁，并将该药垫覆盖于骶尾部疼痛区域，并将 TDP 灯对准药垫进行加热，一般每次 30 分钟，每日 2 次，两次热敷间隔 4 小时以上，患者根据个人耐受性调整 TDP 灯的高度以调整温度，一般温度控制在 50℃±2℃，最高不宜超过 55℃，以防止烫伤。药用以活血通络、行气止痛类药物为主。

（二）手法治疗

本病主要以展筋丹揉药治疗，每日 2~3 次，10 天为 1 个疗程。

操作方法：术者沉肩、垂肘、悬腕，拇指螺纹面蘸少许展筋丹，以掌指关节运动带动拇指螺纹面在骶尾部疼痛区域以画圆的方式运动，要求拇指螺纹面与痛区皮肤轻轻接触，运动时同皮肤摩擦，但不能带动皮肤，揉药范围约 1 元硬币大小，频率为每分钟 100~120 次，每穴操作 2~3 分钟，局部皮肤微感发热即可。取穴以痛为腧，辨证选穴。

（三）物理疗法

物理疗法主要有 TDP 灯、低频脉冲电磁场和超短波治疗，配合外用药物（如扶他林软膏、红花油、展筋酊等）外搽患部，每日 2 次，每次 30 分钟，7 天为 1 个疗程。

（四） 针灸疗法

本病主要以局部取穴、足太阳膀胱经及阿是穴为主，常取次髎、秩边、环跳、阿是穴等穴，每日 1 次，2 周为 1 个疗程。

（五） 封闭疗法

对手法治疗无效的少数患者可进行封闭疗法。沿尾骨旁刺入，达尾骨前的骶尾腹侧韧带注药，若骶棘韧带病变则沿骶骨前面向上斜刺注药。也可采用肛门后穿刺，紧贴尾骨及骶骨前面进针，扇状注射配伍的合剂 10mL（一般为曲安奈德注射液 10mg+维生素 B_{12} 1mg+利多卡因注射液 1mL+0.9% 氯化钠注射液 6mL）。骶尾背侧韧带病变，在压痛部位进行注射即可。

二、 尾骨痛

【概述】

尾骨痛是骶骨下部、尾骨及其周围部位疼痛的综合征。其致病原因很多，主要因素来自尾骨本身及尾骨周围软组织的渗出、水肿、激化、变性、痉挛等引起的疼痛，如尾骨或骶尾关节的损伤、感染、肿瘤、分娩后、肛门直肠手术后、妇科手术及尾骨周围自发性疼痛等。多数的尾骨痛经保守治疗后可缓解及痊愈，少数需行手术治疗。本病临床较为常见，女性发病比男性高，男女之比约为 1：5.3。

【中医病因病机及西医病因病理】

（一） 中医病因病机

本病属中医学"痹症"范畴，或因跌打损伤，或因长期气血不和，或因风寒侵袭等，导致气血瘀滞，气血为邪所闭，不得通行而为病。

（二） 西医病因病理

西医学认为，引起本病常见原因是外伤、尾骨骨折、脱位或者挫伤痊愈后，部分患者往往遗有尾骨痛。这是由于尾骨损伤后，组织出血、水肿，形成纤维组织和瘢痕，尾骨周围的神经末梢受压及局部循环障碍，影响组织的代谢，局部组织痉挛，牵拉尾骨，使疼痛增加。其次，长期的坐位，压迫尾骨周围组织，或慢性尾部劳损，同样使尾骨周围组织发生粘连或纤维化，压迫尾骨附近的神经丛，导致疼痛的产生。

（三） 平乐正骨学说

本病的病因病机核心为筋骨气血平衡失调。其一，筋骨平衡失调：由于外伤或劳损引起局部肌肉痉挛收缩，形成局部组织痉挛，牵拉尾骨产生疼痛，疼痛又导致局部组织痉挛的恶性循环。其二，气血平衡失调：外伤必然导致气滞血瘀，气血平衡失调可导致尾骨局部内环境的平衡失调，从而产生炎症、水肿等，致使尾骨周围的神经末梢受压及局部的循环障碍，影响组织的代谢而产生疼痛。

【临床表现】

（一）　病史

本病一般有骶尾部劳损、外伤后治疗不当或外感风寒等病史。

（二）　症状

本病的主要症状是尾部疼痛，多为局限性，尤以坐硬板凳、咳嗽、排大便时疼痛更为显著。

（三）　体征

局部无肿胀，在骶尾联合处有明显压痛，挤压尾骨尖往往疼痛不增加。检查起立至坐位的缓慢动作，以辨别病因，有的患者自坐位慢慢起立或自站立位慢慢坐下的一刹那，可有剧烈的疼痛。注意同时检查下腰部、腰骶关节及骶髂关节，排除由此引起的骶尾部疼痛。另需行肛门指诊、直肠检查，必要时行直肠镜检查。

（四）　中医辨证分型表现

1. 风寒痹阻型　骶尾部疼痛僵硬，舌淡苔白，脉弦紧。

2. 气滞血瘀型　骶尾部疼痛，部位固定不移，按之加重，夜间疼痛明显，舌质紫暗、苔薄，脉弦涩。

3. 气血两虚型　尾骨部隐痛，时轻时重，劳累后疼痛加重，休息后缓解，舌淡苔少，脉细。

【辅助检查】

X 线检查　拍摄尾骨侧位 X 线片，一般多无异常，可用于鉴别尾骨骨折、挫伤、脱位等其他尾骨病变。

【诊断及鉴别诊断】

（一）　诊断

本病依据病史、症状、体征，即可做出诊断。

（二）　鉴别诊断

本病需与尾部的骨性病变鉴别。两者都可有尾骨部的疼痛等，但尾骨关节结核、骨髓炎、肿瘤等，这些疾病都有尾骨等不同程度损伤，经过 X 线、MRI 等检查可确诊。

【治疗】

（一）　药物疗法

1. 内治法

（1）中药辨证施治

风寒痹阻型：治宜祛风散寒除湿，方用羌活胜湿汤或独活寄生汤加减。

气滞血瘀型：治宜舒筋通络，活血行气，方用活血祛瘀汤或身痛逐瘀汤加减。

气血两虚型：治宜补益气血，舒筋活络，方用八珍汤或当归补血汤加减。

（2）中成药　可给予筋骨痛消丸、颈复康、金乌骨通胶囊、安络痛片等。

（3）西药　可给予非甾体类抗炎药口服，如塞来昔布胶囊、洛索洛芬钠、萘丁美酮、尼美舒利等，但长期服用需关注胃肠道反应。

2. 外治法

（1）可给予舒筋活血祛通膏等贴敷。

（2）亦可采用中药湿热敷。操作方法：须事先根据患者病情进行中医辨证，开具中药处方，并将中药熬制成药汁备用。患者俯卧于治疗床上，以尾骨部疼痛区域为中心，用较大的纱布垫浸泡中药药汁，并将该药垫覆盖于尾骨部疼痛区域，并将 TDP 灯对准药垫进行加热，一般每次 30 分钟，每日 2 次，两次热敷间隔 4 小时以上，患者根据个人耐受性调整 TDP 灯的高度以调整温度，一般温度控制在 50℃±2℃，最高不宜超过 55℃，以防止烫伤。药用以活血化瘀、通络止痛类药物为主。

（二）　手法治疗

手法治疗的目的是减轻疼痛，缓解肌肉痉挛，疏通经络，舒筋活血，防止粘连。

1. 平乐正骨手法　患者取左侧卧位，髋、膝关节尽量屈曲。术者右手戴手套，以右手食指伸入肛门内，直接放至尾骨、骶骨下部。然后手指向左右方向按摩骶尾骨两侧，以及附着于尾骨两侧的肌肉，对缓解肌肉痉挛很有帮助。手法初始时宜轻，以后逐渐加重力量。

2. 平乐正骨展筋丹揉药法　该法适用于各型尾骨痛患者，尤其适用于尾骨痛有固定痛点者。术者沉肩、悬腕、垂肘，拇指螺纹面蘸少许展筋丹，以掌关节运动带动拇指螺纹面在尾骨部疼痛区域以画圆的方式运动，要求拇指螺纹面与痛区皮肤轻轻接触，运动时同皮肤摩擦，但不能带动皮肤，揉药范围约 1 元硬币大小，频率为每分钟 100~120 次，每穴操作 2~3 分钟，以局部皮肤微感发热即可。

（三）　物理疗法

物理疗法主要有 TDP 灯、低频脉冲电磁场和超短波治疗，配合外用药物（如扶他林软膏、红花油、展筋酊等）外搽患部，每日 2 次，每次 30 分钟，7 天为 1 个疗程。

（四）　针灸疗法

本病主要以局部取穴、足太阳膀胱经及阿是穴为主，常取秩边、次髎、阿是穴、委中等穴，每日 1 次，2 周为 1 个疗程。

（五）　功能疗法

积极进行体育锻炼，特别是姿势训练，锻炼臀肌，增强臀肌力量，可使骨盆向后倾，尾骨产生前移，减少尾骨受伤的机会。

（六）　手术治疗

本病可行尾骨切除手术治疗，但手术需慎重，只有长期患有尾骨疼痛，症状较重且经系统保守治疗无效者，方可考虑手术治疗。

三、 骶髂关节炎

【概述】

骶髂关节炎是腰腿痛的常见病因之一，是发生于骶髂关节处的一种无菌性炎症。本病好发于成年女性，以产后妇女多见，目前认为与腰骶部长期劳损、局部缺血及代偿性反应有关。

【中医病因病机及西医病因病理】

（一） 中医病因病机

本病属中医学"腰痛""痹症"范畴，因慢性劳损、正气不足、荣卫虚弱致使寒、热、湿等邪客于络脉而致。再者，患者素体肝肾亏虚，筋骨失养，兼受风寒湿侵袭或劳损而致瘀血留滞，邪闭络阻，气虚血瘀，局部经脉不利，不通则痛。

（二） 西医病因病理

骶髂关节是由骶骨和髂骨组成，两个耳状面覆以关节软骨，周围衬以滑膜，呈裂隙状。髂侧为透明软骨，骶侧为纤维软骨且较髂侧薄。骶髂关节分为后上方关节的滑膜部和前下方韧带部。关节活动小，滑膜部位较深，骶骨耳状面约位于上 3 个骶骨外侧，关节面前宽后窄，有很多凸起与凹陷。关节间隙狭窄，呈不规则的后内走向，其与矢状面的夹角在上缘最大，为 $30° \sim 50°$；向下逐渐减小，至下缘为 $0° \sim 10°$。因而，长期的劳损或外伤等因素刺激骶髂关节的滑膜组织等产生无菌性炎症，继而刺激骶髂关节周围软组织等产生大量的致炎物质及酸性物质，累积日久，可见骶髂关节部隐痛或酸痛不适。

（三） 平乐正骨学说

本病的病因病机一是气血平衡失调：患者素体体虚或正气不足，气虚血瘀，血不荣筋，骶髂关节松弛，加之寒热湿邪客于络脉而致瘀血留滞，邪闭络阻，气血失衡。二是筋为机体活动的动力、联络之纽带，气血运行不畅、筋骨失养，筋之运行位置、解剖结构就会发生变化，筋之约束骨骼和稳定关节的功能减弱甚至丧失，导致筋骨失衡。

【临床表现】

（一） 病史

本病一般有劳损，或慢性胃肠道炎症，或盆腔炎等病史。

（二） 症状

腰、骶、腿疼痛、酸沉、麻木、发软，站立位屈伸腰部时疼痛加重，女性患者多伴有妇科症状，如下腹隐痛、会阴部不适感等；伴有骶髂关节错缝的患者多有不同程度的歪臀跛行，腰脊柱有侧弯畸形，患侧骶棘肌、髂胫束、臀中肌、梨状肌僵硬感、萎缩，大腿内收肌紧张。

（三） 体征

在骶髂关节附近或病变部位有局限压痛点或叩击痛。骨盆挤压及分离试验、骨盆旋转试验为阳性。

（四） 中医辨证分型表现

1. 风寒痹阻型 骶髂部疼痛凝滞，畏寒肢冷，舌淡苔白，脉弦紧。

2. 血瘀气滞型 骶髂部固定疼痛，痛有定处，压之加重，舌质紫暗、苔薄，脉弦涩。

3. 气血两虚型 骶髂部隐痛，劳累后疼痛加重，休息后缓解，舌淡苔少，脉细。

【辅助检查】

1. X线检查 根据骨盆X线平片，骶髂关节炎可分为5级（通常采用1966年纽约标准的五级划分法）：0级为正常。Ⅰ级为可疑变化。Ⅱ级可见微小异常，局限性侵蚀、硬化，关节间隙无改变。Ⅲ级为肯定异常，中度或进行性骶髂关节炎，伴有以下一项（或以上）变化：侵蚀、硬化、关节间隙增宽、狭窄或部分强直。Ⅳ级为严重异常，完全性关节强直。

2. MRI检查 由Braun等参照修订的纽约标准提出的慢性指数分级被广泛应用：①0级：骶髂关节无慢性炎症改变。②Ⅰ级：轻度软骨下骨质硬化，无关节间隙模糊，无或伴关节旁脂肪沉积；和（或）每层<2处骨质侵蚀；关节间隙在正常范围（4.2±7mm）。③Ⅱ级：中度软骨下骨板硬化，<1/3关节面模糊，无或伴关节旁脂肪沉积；和（或）每层>2处骨质侵蚀；无因侵蚀灶融合而致关节腔假性扩大或狭窄。④Ⅲ级：明显软骨下骨板硬化，>1/3关节腔模糊，伴关节旁脂肪沉积；和（或）因骨质侵蚀致关节腔假性扩大；和（或）因关节面骨性突起致<1/4关节腔狭窄。⑤Ⅳ级：明确>1/4关节腔强直，强直的关节腔被类骨髓组织填充。

【诊断及鉴别诊断】

（一） 诊断

本病依据病史、症状、体征，即可做出诊断。

（二） 鉴别诊断

1. 强直性脊柱炎 二者皆可见骶髂关节处疼痛及腰部疼痛，但强直性脊柱炎常伴有脊柱的强直性改变，可累及颈椎，以活动度的严重受限为主要特征，实验室检查多见HLA-B27阳性，血沉及C-反应蛋白明显升高。但骶髂关节炎实验室检查多数正常，以腰、骶、腿疼痛、酸沉、麻木、发软为主要表现。

2. 腰椎间盘突出症 二者都可见髂后上嵴处压痛、叩击痛，活动受限等；但腰椎间盘突出症多数有腰椎神经根受累症状，查体可见直腿抬高试验阳性等椎管内病变神经牵拉体征，同时依据腰椎CT或MRI检查可见相应节段椎间盘突出。

【治疗】

（一）　药物疗法

1. 内治法

（1）中药辨证施治

风寒痹阻型：治宜祛风散寒除湿，方用羌活胜湿汤或独活寄生汤加减。

血瘀气滞型：治宜舒筋通络，活血行气，用舒筋活血汤或身痛逐瘀汤加减。

气血两虚型：治宜补益气血，舒筋活络，方用八珍汤或当归补血汤加减。

（2）中成药　可给予筋骨痛消丸、金乌骨通胶囊、安络痛片等。

（3）西药　可给予非甾体类抗炎药口服，如氯诺昔康、美洛昔康、醋氯芬酸等，长期服用需关注胃肠道反应。

2. 外治法

（1）中药湿热敷　须事先根据患者病情进行中医辨证，开具中药处方，并将中药熬制成药汁备用。患者俯卧于治疗床上，以骶髂部疼痛区域为中心，用较大的纱布垫浸泡中药药汁，并将该药垫覆盖于骶髂部疼痛区域，并将 TDP 灯对准药垫进行加热，一般每次 30 分钟，每日 2 次，两次热敷间隔 4 小时以上，患者根据个人耐受性调整 TDP 灯的高度以调整温度，一般温度控制在 50℃±2℃，最高不宜超过 55℃，以防止烫伤。药用以活血通络、散寒除痹类药物为主。

（2）中药熏洗　采用自制温控中药熏洗床进行治疗。操作方法：患者仰卧于熏洗床上，以骶髂部疼痛区域为中心，对准熏洗窗，每次 30 分钟，每日 2 次，两次熏洗间隔 4 小时以上，患者根据个人耐受性调整熏洗温度，一般温度控制在 58℃±2℃，最高不宜超过 65℃，以防止烫伤。中药熏洗 10~14 天。药用以活血通络、散寒除痹类药物为主。

（二）　手法治疗

本病主要以理筋手法为主，可有效促进局部血液循环，加速病理产物代谢，促使局部软组织修复，达到治疗骶髂关节炎的目的。

1. 平乐正骨手法　患者取俯卧位，术者站于患者一侧，在腰背部及骶髂关节部给以推拿、滚揉及点穴类手法，手法以稳着透达为要领。

2. 平乐正骨展筋丹揉药法　该法适用于各型骶髂关节炎患者，尤其适用于骶髂关节炎有固定痛点者。操作方法：术者沉肩、垂肘、悬腕，拇指螺纹面蘸少许展筋丹，以掌指关节运动带动拇指螺纹面在骶髂部疼痛区域以画圆的方式运动，要求拇指螺纹面与痛区皮肤轻轻接触，运动时同皮肤摩擦，但不能带动皮肤，揉药范围约 1 元硬币大小，频率为每分钟 100~120 次，每穴操作 2~3 分钟，局部皮肤微感发热即可。取穴以痛为腧，辨证选穴。

（三）　物理疗法

物理疗法主要有 TDP 灯、低频脉冲电磁场和超短波治疗，配合外用药物（如扶他林软膏、红花油、展筋酊等）外搽患部，每日 2 次，每次 30 分钟，7 天为 1 个疗程。

（四）　针灸疗法

1. 针刺法　本病主要以局部取穴、足太阳膀胱经及阿是穴为主，常取肾俞、秩边、委中、次髎、阿是穴等穴，每日 1 次，2 周为 1 个疗程。

2. 温针灸　温针灸取穴同针刺取穴，待各穴进针、行针得气后于针尾部放置 2~3cm 艾炷，点燃至缓缓燃尽，然后更换艾炷一壮再次燃尽即可。每日 1 次，5~7 天为 1 个疗程。

3. 隔姜灸　以痛为腧，取穴 2~3 个，每个穴位行 2~3 壮即可，每日 1 次，7 次为 1 个疗程。注意避免烫伤。

（五）　其他疗法

1. 可选用臭氧注射治疗。

2. 骶髂关节炎的功能锻炼主要以腰臀肌锻炼为主，方法为小燕飞式，两侧交替进行。

四、　骶髂关节错缝

【概述】

骶髂关节错缝是指骶骨与髂骨的耳状关节面所构成的关节，因外力而造成的微小移动，不能自行复位且引起疼痛和功能障碍而言。骶髂关节是骨盆中微动关节，有完整的关节结构，又称为滑动关节。其活动范围较微小，关节面不平，有凹陷和隆起相吻合，并依靠骶髂关节前、后韧带和骶髂间韧带加以稳定。本病各年龄段均可发病，多见于重体力劳作者、中老年及孕产妇。

【中医病因病机及西医病因病理】

（一）　中医病因病机

中医学认为，本病因正气虚弱、用力不当、暴力跌仆而致；或产后气血虚弱，不能荣筋束筋而致筋弛骨错；或患者年老正气渐弱，气虚血瘀，筋骨失养，加之用力不当而致骨缝开错。

（二）　西医病因病理

西医学认为，本病病因多为突然跌倒，单侧臀部着地，上身的重力和地面的反作用力，交集于骶髂关节部位，迫使髂骨向上向内脊中线方向错缝。如负重行走、单侧下肢蹬空（若掉入坑内），或绊于石块或障碍物上，或单侧下肢突然负重，如打球、跳高、单足着地等，皆可使骶髂关节前后旋转，或向前向后推挤致伤。孕期妇女因内分泌改变使韧带松弛及体重增加，此时受到扭转、牵拉、碰撞或滑跌等导致骶髂关节错缝。

（三） 平乐正骨学说

本病的病因病机核心为骶髂部平衡失调。一是力学失衡：突然跌倒，或突然负重、踏空等间接外力，是引起关节错缝的主要原因，因超过关节活动的正常范围，可致关节囊或韧带受伤，形成关节错缝。二是气血失衡：素体体虚或正气不足，气虚血瘀，血不荣筋，骶髂关节松弛，加之暴力跌仆或扭转、牵拉等外力作用，致使骨缝开错，气血瘀滞，为肿为痛及关节活动不利。

【临床表现】

（一） 病史

本病一般有闪挫跌伤等外伤史，或劳损史、孕产史等。

（二） 症状

下腰、臀部疼痛或伴受累侧下肢酸困无力，行动受限、跛行，行走需扶拐，翻身、弯腰、仰卧甚则大声谈笑均可使疼痛加剧，并自觉一侧腿长或腿短。

（三） 体征

痛点位于髂后上棘下方，新伤者患部可有肿胀，陈伤者可触及筋结筋块。触摸双侧髂嵴不等高，部分患者测量双下肢不等长（0.3~2cm）方有诊断意义。床边试验，骨盆挤压、分离试验，单髋后伸试验，"4"字试验等阳性。

（四） 中医辨证分型表现

1. 血瘀气滞型 骶髂部疼痛，痛点固定，压之加重，舌质紫暗、苔薄，脉弦涩。

2. 气血两虚型 骶髂部隐痛，部位不定，休息缓解，舌淡苔少，脉细。

（五） 西医分型表现

本病依据受伤机制及错缝方向不同，可分为 2 型。

1. 前错缝 受累下肢变长，骶髂关节稍凹陷。

2. 后错缝 受累下肢短缩，骶髂关节稍高凸。

【辅助检查】

X 线检查 拍摄骨盆 X 线平片多数正常，错缝明显者可见骶髂关节缝变宽或变窄、骶髂关节上缘不连续等，陈旧性损伤者有关节边缘骨质增生、硬化等影像学改变。必要时可行骶髂关节 CT 检查。

【诊断及鉴别诊断】

（一） 诊断

本病依据病史、症状、体征，即可做出诊断。

（二） 鉴别诊断

1. 腰椎间盘突出症 二者都可见髂后上嵴处压痛、叩击痛，行动受限，跛行等。

但腰椎间盘突出症多数有腰椎神经根受累症状，腰椎 CT 或 MRI 检查可见椎间盘突出等。

2. 股骨头坏死　二者均可出现髋周部疼痛，行动受限，髋关节外展内旋受限，"4"字试验阳性。但股骨头坏死病因较多，多数隐匿发病，病程较长，同时可伴有膝关节处疼痛，早期 X 线检查无异常，但髋关节 MRI 检查可见缺血坏死病变。

【治疗】

（一）　**药物疗法**

1. 内治法

（1）中药辨证施治

血瘀气滞型：治宜舒筋通络，活血行气，方用舒筋活血汤或身痛逐瘀汤加减。

气血两虚型：治宜补益气血，舒筋活络，方用八珍汤或当归补血汤加减。

（2）中成药　可给予养血止痛丸、加味益气丸、安络痛片等。

（3）西药　可给予非甾体类抗炎药及中枢性肌松剂口服，如塞来昔布、洛索洛芬钠或氯唑沙宗、美索巴莫等，但长期服用均需关注胃肠道反应。

2. 外治法

（1）中药湿热敷　须事先根据患者病情进行中医辨证，开具中药处方，并将中药熬制成药汁备用。患者俯卧或侧卧于治疗床上，以腰臀部疼痛区域为中心，用较大的纱布垫浸泡中药药汁，并将该药垫覆盖于腰臀部疼痛区域，并将 TDP 灯对准药垫进行加热，一般每次 30 分钟，每日 2 次，两次热敷间隔 4 小时以上，患者根据个人耐受性调整 TDP 灯的高度以调整温度，一般温度控制在 50℃±2℃，最高不宜超过 55℃，以防止烫伤。药用以活血通络、消肿止痛药物为主。

（2）中药熏洗　采用自制温控中药熏洗床进行治疗。操作方法：患者仰卧于熏洗床上，以腰臀部疼痛区域为中心，对准熏洗窗，每次 30 分钟，每日 2 次，两次熏洗间隔 4 小时以上，患者根据个人耐受性调整熏洗温度，一般温度控制在 58℃±2℃，最高不宜超过 65℃，以防止烫伤。中药熏洗 7~10 天为 1 个疗程。药用以活血通络、消肿止痛药物为主。

（二）　**手法治疗**

本病主要以手法复位为主，可有效促进局部血液循环，加速病理产物代谢，促使局部软组织修复，达到治疗和缓解骶髂关节处肌肉痉挛的目的。

1. 平乐正骨复位手法

（1）前错缝　采用旋转顿推复位法：患者仰卧板床上，术者站于患侧，一手按压于患侧髂前上棘处以固定，另一手由健侧插入患者背后，扳拉健侧髋部向前，且向患侧旋转，双手同时发力，猛然将错缝复合，即可听到弹响声或弹动感。

（2）后错缝　采用顿推复位法：患者仰卧于板床上，术者站于健侧，令患肢关节屈曲，术者一手托持患侧膝关节使患髋过伸，一手按压患处，推骶髂关节向前，两手同时猛然用力，即可听到弹响声或感到弹动感。患者疼痛消失或大减，表明复位成功。

复位后无须固定，卧床休息数日即愈，也可局部外贴活血接骨止痛膏等或给予消炎止痛、脱水消肿、活血化瘀药物联合静滴 3~5 天即可。

2. 平乐正骨展筋丹揉药法　该法适用于各型骶髂关节错缝患者，尤其适用于骶髂关节错缝有固定痛点者。操作方法：术者沉肩、垂肘、悬腕，拇指螺纹面蘸少许展筋丹，以掌指关节运动带动拇指螺纹面在腰臀部疼痛区域以画圆的方式运动，要求拇指螺纹面与痛区皮肤轻轻接触，运动时同皮肤摩擦，但不能带动皮肤，揉药范围约 1 元硬币大小，频率为每分钟 100~120 次，每穴操作 2~3 分钟，局部皮肤微感发热即可。取穴以痛为腧，辨证选穴。

（三）　牵引疗法

牵引疗法多以放松髋关节部软组织痉挛为主，多采用下肢皮牵引，但牵引带需将大腿下端及小腿同时绑扎，多取仰卧中立外展位，一般以外展 5°~15° 为宜，重量宜轻不宜重，多为 4~8kg，每日 2 次，每次 40~60 分钟，两次牵引间隔需超过 4~6 小时。

（四）　物理疗法

物理疗法主要有 TDP 灯、低频脉冲电磁场和超短波治疗，配合外用药物（如扶他林软膏、红花油、展筋酊等）外搽患部，每日 2 次，每次 30 分钟，7 天为 1 个疗程。

（五）　针灸疗法

本病主要以局部取穴、督脉及阿是穴为主，常取腰阳关、环跳、次髎、秩边等穴，每日 1 次，2 周为 1 个疗程。

（六）　封闭疗法

1. 局部注射　①定点：用手触摸患侧髂后上棘处，寻找压痛点，按压疼痛加重处即为治疗点，做好标记。②操作：常规消毒后，用 20mL 注射器吸取曲安奈德悬混液 25mg+2% 利多卡因 2mL+维生素 B_{12} 针剂 1mg+生理盐水 10mL，弃掉原针头，更换为 9 号腰穿针，从标记点垂直进针，沿髂嵴缝隙在皮层注药后刺至深筋膜，有"沙沙"响声时注射 1/10 药物，再刺破筋膜至关节腔处进针少许，注射完余药。

2. 臭氧注射　仍采取局部注射法，用 35μg/mL 臭氧 20mL 替代封闭混合液即可，其余步骤同局部封闭操作方法。

（七）　功能疗法

本病的功能锻炼以腰臀部锻炼为主，主要有小燕飞、股四头肌等长收缩锻炼等。

五、 尾骨滑囊炎

【概述】

尾骨滑囊炎是尾骨滑囊受到过重的压力，或是受到关节或关节附近组织损伤的刺激并发炎后形成的滑囊炎。本病一般好发于中老年，随着现代化办公的普及，大多数职员都有长期久坐的不良习惯，本病的发生将越来越多。

【中医病因病机及西医病因病理】

（一）中医病因病机

中医学认为，本病是因慢性劳损或外伤后治疗不当或感受风寒，气虚血瘀或血瘀气滞，不通则痛所致。

（二）西医病因病理

西医学认为，本病多因反复劳损摩擦，尾骨滑囊的充血、水肿、渗出、变性及增生性改变所致。其发病与长期过久的坐位工作及臀部脂肪组织缺失有关，特别是体质较瘦弱者，由于尾骨滑囊长期被压迫和摩擦，囊壁渐渐增厚或纤维化而引起症状。或因剧烈活动使附着在尾骨的肌腱损伤，从而牵拉损伤滑囊或肌腱损伤处的瘢痕，刺激周围滑囊，亦可致本病。

（三）平乐正骨学说

本病的病因病机核心为气血失衡，因慢性劳损或外伤治疗不当后气血不平衡所致。气血失衡，导致骶尾部周围内环境失衡，周围软组织充血、水肿发生炎变，炎症物质刺激而发生疼痛。

【临床表现】

（一）病史

本病一般有骶尾部劳损、外伤后治疗不当、跌坐伤等病史。

（二）症状

本病以骶尾部疼痛为主，尾部疼痛坐时尤甚，严重者不能坐下。但疼痛局限，不向他处放射。日久臀尖部酸胀不适。

（三）体征

关节附近的骨突处有呈圆形或椭圆形、边缘清楚、大小不等的肿块，急性者疼痛，压痛明显，慢性者则较轻。浅表性滑囊可测出有波动感，深部滑囊或因囊内压较高时常不易触及波动，穿刺可得黏液或血性黏液，有助于确诊。

（四）中医辨证分型表现

1. 血瘀气滞型　晨起后骶尾部僵硬疼痛，痛有定处，舌质紫暗、苔薄，脉弦涩。

2. 气虚血瘀型　骶尾部隐痛，晚上刺痛，舌淡苔薄，脉弱或弦紧。

【辅助检查】

X 线检查　拍摄尾骨正侧位 X 线片，一般无异常。多用于与他病进行鉴别诊断。

【诊断及鉴别诊断】

（一）　**诊断**

本病依据病史、症状、体征，即可做出诊断。

（二）　**鉴别诊断**

本病需与尾骨骨折相鉴别。两者都有尾骨处疼痛。但尾骨骨折尾骨处疼痛及压痛明显；下蹲站起困难，咳嗽、打喷嚏、上下楼梯及排便时疼痛加剧。部分患者有直肠刺激征，有肛门坠胀、大便稀溏、排便次数增多或便秘。且 X 线检查见尾骨尖偏离耻骨联合中心，尾骨生理弧度改变，关节间隙不对称，骨质连续性中断。而尾骨滑囊炎不具备以上特点。

【治疗】

（一）　**药物疗法**

1. 内治法

（1）中药辨证施治

血瘀气滞型：治宜舒筋活络，活血行气，方用舒筋活血汤或身痛逐瘀汤加减。

气虚血瘀型：治宜补益气血，舒筋活络，活血化瘀，方用八珍汤或当归补血汤加减。

（2）中成药　可给予筋骨痛消丸、肿节风分散片等。

（3）西药　可给予非甾体类抗炎药口服，如塞来昔布、双氯芬酸钠等，但长期服用需关注胃肠道反应。

2. 外治法　可采用中药湿热敷。该法须事先根据患者病情进行中医辨证，开具中药处方，并将中药熬制成药汁备用。患者俯卧于治疗床上，以骶尾部疼痛区域为中心，用较大的纱布垫浸泡中药药汁，并将该药垫覆盖于骶尾部疼痛区域，并将 TDP 灯对准药垫进行加热，一般每次 30 分钟，每日 2 次，两次热敷间隔 4 小时以上，患者根据个人耐受性调整 TDP 灯的高度以调整温度，一般温度控制在 50℃±2℃，最高不宜超过55℃，以防止烫伤。药用以活血通络、散寒除湿类药物为主。

（二）　**物理疗法**

物理疗法主要有 TDP 灯、低频脉冲电磁场和超短波治疗，配合外用药物（如扶他林软膏、红花油、展筋酊等）外搽患部，每日 2 次，每次 30 分钟，7 天为 1 个疗程。

（三）　**针灸疗法**

本病主要以局部取穴、督脉及阿是穴为主，常取委中、次髎、殷门、长强等穴，每日 1 次，2 周为 1 个疗程。

（四）　封闭疗法

封闭疗法适合于滑囊炎久治不愈者。

操作方法：抽出滑液，然后向滑囊内注入糖皮质激素长效制剂或去炎松混合至少3~5mL 局部麻醉剂，在局部麻醉剂（如 1%利多卡因）浸润麻醉后注入滑囊。确定病因时必须除外感染因素。炎症过程顽固的患者需要反复抽液和注入药物。

第十四章　周围神经卡压综合征

第一节　肩胛上神经卡压症

【概述】

肩胛上神经卡压症是肩部疼痛最常见的原因之一。国外有学者认为本病占所有肩痛患者的 1%~2%。患者常有肩周区弥散的钝痛，位于肩后外侧部，可向颈后及臂部放射，但放射痛常位于上臂后侧，患者常感肩外展、外旋无力。

【中医病因病机及西医病因病理】

（一）　中医病因病机

中医学认为，本病以风寒湿热及病理产物痰瘀为患，其病机为正气内虚而外感风寒湿热，致经络气血阻滞。

（二）　西医病因病理

西医学认为，外伤劳损、姿势不当或一些人为的损伤，致使某些特定的解剖部位充血水肿、炎性渗出，软组织增生肥厚，出现骨纤维管道狭窄，皮神经卡压。

（三）　平乐正骨学说

本病归属痹症范畴。痹者，闭塞不通也，系由慢性劳损致气血运行受阻，气血瘀滞，经脉闭阻，津液运行不畅，筋骨关节失其濡养。或正气不足，腠理不固，风寒湿邪乘虚侵袭，痹着筋骨。此病虚实夹杂，内外合因。

【临床表现】

（一）　病史

大多数患者均有直接的或间接的肩部外伤史。

（二）　症状

肩部酸、胀、钝痛，可沿肩肱后放射至手部，亦可向肩胛下部放射。疼痛和肩部主动活动有关，被动活动多不产生疼痛。

（三）　体征

肩外展、外旋无力，冈上肌、冈下肌萎缩，三角肌亦可因废用、少用而有萎缩；于肩胛骨内上角内侧压痛最明显，冈上、下窝处亦有压痛。无皮肤感觉障碍。

特殊体征：上臂交叉试验阳性，即两上肢伸直前屈 90°在胸前交叉，可诱发患侧肩背部疼痛。

【辅助检查】

肌电图检查 可见冈上肌、冈下肌有失神经支配电位，以及肩胛上神经运动纤维传导速度下降，而三角肌为正常电生理。

【诊断及鉴别诊断】

（一） **诊断**

颈肩部酸痛，冈上肌、冈下肌萎缩、外展无力，上臂交叉试验阳性，即可诊断，肌电图检查可确诊。

（二） **鉴别诊断**

1. 颈 5 神经根卡压 颈 5 神经根卡压疼痛性质与肩胛上神经卡压症相似，但常常腋神经同时受累，压痛点主要在颈部、胸锁乳突肌后缘中点。

2. 颈椎病 颈椎病表现为周围神经受累，以臂桡侧麻痛、无力为主，颈部活动与上臂疼痛有关，叩顶试验阳性，颈肩牵拉试验阳性，颈部 X 线片、颈部 MRI 检查有助于鉴别。

3. 肩周炎 肩周炎多见于 50 岁左右的中年人，主要表现为肩关节酸痛、活动受限，被动活动亦受限，肩前即肱二头肌长头腱鞘处压痛明显。

4. 肩关节冲击征 肩关节冲击征的肩关节疼痛有 80°～120°的疼痛弧，压痛主要在肩峰下。

【治疗】

（一） **手法治疗**

患者取坐位，医者立其后，以左侧为例，医者用右手拇指指端，在痛点处从上至下顺肌纤维方向分筋、理筋、按揉弹拨；也可用右手握空拳，掌心向下，第 5 掌指关节对准施术部位，左手压在右手上从上至下按揉滚动，力量由轻到重，以患者能耐受为度。手法每次 15~20 分钟，每日 1 次，7~10 次为 1 个疗程。

（二） **封闭疗法**

从背部压痛点最明显处穿刺抵肩胛骨，逐渐上、下、左、右移动针尖，至肩胛切迹处或针刺最酸痛处注入药物。常用曲安奈德 2mL+0.5% 布比卡因 2mL，每 2 周 1 次。

（三） **物理疗法**

1. 激光照射 用 25W 氦-氖激光照射肩部压痛点，每次 20 分钟，每日 2 次。

2. 红外线照射 照射肩部压痛点，每次 20 分钟，每日 2 次。

（四） **针刀疗法**

针刀疗法适用于肩胛上神经冈下支卡压症。在行针刀治疗时，入刀点紧靠肩胛冈后缘上方，距肩胛冈内侧端 76.4mm、距肩胛骨下角 127.5mm 处，于皮肤垂直方向进入后，刀刃方向保持与肩胛骨下角和冈盂切迹连线相平行，进入 40~50mm 即可到达骨面，再退出少许行纵切开剥离手法，刀刃剥离切割的范围不少于 8mm，以期充分切断肩胛下横韧带，达到解除嵌压之目的。

（五）　手术治疗

经保守治疗无效或急性损伤者，可行手术治疗。

第二节　胸廓出口综合征

【概述】

胸廓出口综合征是指胸廓出口区的臂丛神经、锁骨下动静脉由于骨折、骨痂形成、肌肉紧张等各种原因出现受压、刺激而引起的一组综合征。根据其受压原因不同，可分别称为颈肋综合征、前斜角肌综合征、肋锁综合征和过度外展综合征等。要严格鉴别本组综合征有时比较困难，故临床往往将其统称为胸廓出口综合征。

【中医病因病机及西医病因病理】

（一）　中医病因病机

中医学对于本病无特殊记载，多散布在"肩臂痛""伤筋"等疾病中。中医学认为，引起本病的内因是平素肝肾亏损，筋骨失养，骨折损伤不能愈合，长期疲劳损伤，致肩部周围肌肉痿软无力而松弛，使肩下垂、肋锁间隙变窄；外因是局部外伤或风寒湿邪侵入而引发本病。

（二）　西医病因病理

1. 先天性发育异常　先天性发育异常造成胸廓出口间隙狭窄。第 7 颈椎横突先天性肥大过长；锁骨发育异常；颈肋的出现多在第 7 颈椎，表现为长短不一，其末端多有一先天性纤维带与第 1 肋近端相连，紧靠于神经血管束下面，故有颈肋变异者，常因肩带肌肉松弛而引起颈肋或纤维带和第 1 肋骨对神经血管束的挤压。这些先天变异，是造成血管神经受压的解剖学基础。

2. 外伤　外伤导致锁骨骨折移位过大，骨痂生长过多，也可由于骨折后碎骨块的存在，造成胸廓出口狭窄，导致神经血管受压出现症状。

3. 前、中斜角肌间隙狭窄　臂丛下干神经及其内侧的锁骨下动脉共同通过一个由前、中斜角肌和第 1 肋骨所形成的三角形间隙到达上肢。当前斜角肌运动及外伤过程中出现痉挛时，前、中斜角肌间隙变得狭窄；也可因前斜角肌在第 1 肋骨附着部有先天性肥大或前、中斜角肌先天性分离不全，一旦颈肩部筋肉劳损、萎缩时，则易发生本病。外伤或神经根型颈椎病也可使斜角肌痉挛、变性、肥大，导致间隙变窄，挤压锁骨下动脉和臂丛神经。

4. 职业劳损 本病可因职业原因引起胸腔出口区组织的损伤而发病。长期从事打字工作、经常提拉重物，使肩下垂，肋锁间隙缩小而牵拉或压迫臂丛神经和锁骨下动脉引起症状；因长期过度做上臂外展活动而引起肩部筋肉劳损，如打乒乓球、仰泳等，致使血管神经束在喙突下通道受到胸小肌和喙突的挤压、摩擦而引起症状。

5. 其他因素 年老体弱者出现肩部下垂，使锁骨下移，导致胸廓出口狭窄。

（三） 平乐正骨学说

胸廓出口亦称胸廓上口，是由第 1 肋骨、锁骨和胸骨与第 1 胸椎构成的向颈根部延伸的间隙，臂丛神经、锁骨下动脉、静脉和前、中斜角肌等由此通过，锁骨下动脉和臂丛神经位于前、中斜角肌之间，锁骨下静脉位于前斜角肌的前方与锁骨下肌之间，它们又均从第 1 肋骨与锁骨之间通过。正常情况下，此间隙可以容纳这些神经、血管通过而不产生压迫刺激症状，但当胸廓出口区的各种组织因解剖变异或损伤而引起这些间隙变窄时，即胸廓出口力学平衡破坏，压迫单个或多个神经、血管而产生症状。气血失衡也是本病发病的重要原因，正所谓"正气存内，邪不可干"，全身功能下降，肝肾亏虚，气血不足，局部筋骨之间不能维持平衡，造成肌肉无力，骨骼关节错位，局部位置关系发生改变，胸椎、锁骨力线改变，前、中斜角肌拉力过大而引发症状。因此，恢复颈胸段力学平衡、筋骨平衡、气血平衡是改善胸廓出口狭窄的重要因素。

【临床表现】

（一） 病史

多数患者有颈肩部劳损或外伤史。

（二） 症状

1. 臂丛下干神经受压症状 一侧颈肩臂手疼痛、麻木、感觉障碍及无力。若神经受压，其症状主要是患侧前臂和手指尺神经分布区疼痛，重者出现麻木、感觉减退和手内在小肌萎缩等症状。

2. 动静脉受压症状 多出现上肢的缺血性疼痛、套状感觉异常，上举无力、易疲劳、手部发凉，活动或受凉时可使症状加重；若静脉受压，则出现上肢远端水肿、皮肤发绀等症状。

（三） 体征

本病患者多存在"含胸低头畸形"。多数疼痛点表现在锁骨上窝及前中斜角肌间隙部位，局部叩击按压可诱发上肢症状加重。检查患者时头颈部及上肢肩部活动范围正常。

1. 臂丛神经牵拉试验 患者坐位，术者一手扶按其头部患侧，另一手握其患肢手腕部，向相反方向的牵拉用力，若出现患肢放射性麻痛则为阳性。

2. 阿德森（Adson）试验 又称深吸气试验，患者坐位，肢体垂于身旁或放于双膝上，深吸气，头后伸并将下颌转向患侧，继而转向健侧，使前斜角肌紧张，在任一位置出现患侧桡动脉搏动减弱或消失为阳性。

3. 挺胸试验　患者站位，尽量将肩部移向后下方，使患侧锁骨向下移动，头部上移，做挺胸状，锁骨下动脉、静脉被挤压于第 1 肋骨与锁骨之间，若桡动脉搏动减弱或消失，则为阳性。

4. 上肢过度外展试验　将患肢被动过度外展，若有桡动脉搏动减弱或消失，受累神经的相应部位出现疼痛、麻木感为阳性，提示锁骨下动脉和臂丛神经在喙突下被挤压。

5. 上肢外展握拳试验　嘱患者双上肢伸直外展90°并外旋，双手连续做握拳、展开动作，如患肢自远端向近端出现刺痛、无力、麻木等症状并自动下落，而健侧未出现此症状，维持 1 分钟以上，此检查阳性。

（四）　中医辨证分型表现

1. 风寒湿痹型　颈肩臂疼痛、麻木，颈部活动不利、僵硬，恶风寒，无汗，全身发紧，口不渴，舌质淡红、苔薄白，脉弦紧。

2. 血瘀气滞型　锁骨上窝疼痛，上肢疼痛麻木、有刺痛，痛有定处，或上肢固定区域麻木等，舌质紫暗，或有瘀点，脉弦涩或细涩。

3. 肝肾亏虚型　上肢酸困疼痛麻木，可向手部放射，常因劳累或寒冷后而加重，可同时兼有腰酸膝软、倦怠乏力的症状，舌质暗红，脉沉细弱。

（五）　西医分型表现

1. 颈肋和前斜角肌综合征　不仅有一侧颈肩臂手疼痛、麻木、感觉障碍及无力等症状，可在锁骨上窝区触及骨突，或痉挛肥厚的前斜角肌压痛阳性，或引起上肢的放射性疼痛、麻木等，臂丛神经牵拉试验、阿德森试验阳性，X 线片可见颈肋畸形。

2. 肋锁综合征　多出现一过性的上肢疼痛和供血不足等症状，多在手提重物使肩下垂时出现，臂丛神经牵拉试验阳性，挺胸试验阳性。

3. 肩过度外展综合征　是在上肢伸直并外展时出现症状，按压和叩击喙突下部出现疼痛或引起上肢的放射性疼痛，上肢过度外展试验阳性。

【辅助检查】

1. X 线检查　颈椎的 X 线检查可查看颈胸椎曲度异常，颈椎发育异常，如融椎、颈肋、横突过长等。

2. CT 检查　颈椎的 CT 检查可观察胸廓出口绝对容积大小，椎体滑脱、骨折、错位，以及锁骨骨痂生长情况等。

3. 肌电图检查　肌电图检查有助于鉴别肌源性或神经源性病变，或臂丛神经损伤的具体分支。区分神经根损伤、神经干损伤还是某部位的神经卡压综合征。

4. MRI 检查　MRI 检查可查看局部神经水肿及排除局部肿瘤等情况。

【诊断及鉴别诊断】

（一） **诊断**

1. 多见于 30 岁以上瘦弱女性，多数患者有肩部劳损或外伤史。

2. 神经症状：主要是患侧前臂和手指的尺神经分布区疼痛、麻木、感觉减退，甚至手内在小肌肉萎缩等。

3. 动脉受压症状：多出现上肢的缺血性疼痛、套状感觉异常、手部发凉，活动或受凉时症状加重；若静脉受压，则出现上肢远端水肿、发绀等症状。

4. X 线检查颈椎正侧位、胸部正位 X 线片，有助于确定有无颈肋、第 7 颈椎横突过长、锁骨或第 1 肋骨畸形及肺上沟癌。

5. 肌电图检查有助于鉴别肌源性或神经源性病变，或臂丛神经损伤的具体分支。

（二） **鉴别诊断**

1. 颈椎病　颈椎病表现为颈部疼痛、活动受限明显，常伴有头痛、头晕，压痛局限在颈部，无明显锁骨下动脉、静脉受压表现，神经根型颈椎病可出现上肢酸困、疼痛、麻木等不适症状，但椎间孔挤压试验阳性，X 线检查多显示颈椎退行性改变。而胸廓出口综合征患者椎间孔挤压试验多为阴性。

2. 尺神经肘、腕管综合征　尺神经肘、腕管综合征压痛局限在肱骨内上髁与鹰嘴之间的肘管或腕尺侧钩骨与豌豆骨间的腕管区，Tinel 征主要表现在肘、腕尺管附近，胸廓出口处检查阴性，臂丛神经牵拉试验、阿德森试验、挺胸试验及上肢过度外展试验均阴性。

3. 雷诺病　雷诺病也可表现为阵发性上肢疼痛、麻木及皮肤苍白、发绀、潮红等改变，但一般均为双侧对称性，是动脉血管本身病变，而且与颈肩部活动无关。

4. 肺尖癌　肺尖部肿瘤可侵犯臂丛神经及血管而引起症状，胸部 X 线检查可发现肺尖部肿瘤病变。

5. 肩周炎　肩周炎多在 50 岁前后发病，两者均与外伤有关。但肩周炎外伤多在肩部韧带的撞击及牵扯伤，症状多牵扯至肘部，肩部症状以疼痛、活动受限为主。

【治疗】

（一） **药物疗法**

1. 内治法

（1）中药辨证施治

风寒湿痹型：治宜祛风散寒除湿，通络蠲痹止痛，方用蠲痹汤加减。

血瘀气滞型：治宜活血行气，通络止痛，方用桃红四物汤合当归四逆汤加减。

肝肾亏虚型：治宜滋补肝肾，强壮筋骨，通经止痛，方用补肾壮筋汤加减。

（2）中成药　急性期以活血化瘀为主，可用颈痛消丸、颈痛颗粒等；损伤后期宜用养血止痛丸、加味益气丸、大活络丹、小活络丹等。

（3）西药　选择适当的非甾体类抗炎药能起到快速抗炎、止痛的作用，对于本病疼痛较为明显患者可以选用。神经损伤后可用维生素 B_{12}、甲钴胺等，有助于神经损伤的恢复。

2. 外治法　中药热敷及中药熏洗疗法对于本病有良好的治疗作用。常用药方：透骨草、伸筋草各 30g，威灵仙、五加皮、千年健、三棱、莪术各 20g，艾叶、川椒、红花各 10g。可以将锁骨上窝区域暴露于熏洗雾化孔，用毛巾被掩盖，避免药汽散发，温度以个体耐受为度，每日 2 次，每次 30 分钟。也可以将药物置于包裹内，水煮或笼蒸后外敷于患处，每日 2 次，达到活血化瘀、通络止痛、祛风散寒之功效。也可以使用中药酊剂、中药热熨等方法，均有较好的治疗作用。

（二）　手法治疗

1. 推拿手法　患者坐位，术者用㨰、揉、推、拿等手法在患者颈肩部筋肉疼痛部位行放松治疗，然后重点对胸廓出口处的压痛点进行点穴治疗，尤其对痉挛、肥厚的前斜角肌及局部的纤维条索等组织行弹拨、推揉等治疗，以解痉止痛、松解粘连，达到活血化瘀、消肿止痛的目的。最后点按风池、天鼎、缺盆、天宗、小海、腕骨等穴以通络止痛。后期可以对上肢进行牵抖手法，减轻局部神经的刺激。

2. 平乐正骨展筋丹揉药法　该法适用于各型胸廓出口综合征患者。操作方法：术者沉肩、垂肘、悬腕，拇指螺纹面蘸少许展筋丹，以掌指关节运动带动拇指螺纹面在穴位或痛区以画圆的方式运动，要求拇指螺纹面与穴区或痛区皮肤轻轻接触，与皮肤摩擦，但不能带动皮肤，揉药范围约为 1 元硬币大小，频率为每分钟 100~120 次，每穴操作 2~3 分钟，局部皮肤微感发热即可。主穴取肩井、阿是穴、曲池等。

（三）　牵引疗法

颈椎牵引对于本病有明显疗效。颈椎生物力线的改变，颈胸段的应力线的改变可导致本病进一步发展。因此，颈椎牵引治疗可以帮助胸廓出口扩大。

（四）　物理疗法

对于病变局部进行理疗，可缓解肌肉痉挛，增加局部血液循环，起到消炎止痛的作用。

（五）　针灸疗法

针灸治疗对神经受压者也有一定疗效，以痛为腧，选取阿是穴、风池、腕骨、少海、合谷、手三里等穴。疼痛明显者配合电针止痛效果较好，后期麻木无力者考虑配合温针治疗。

（六）　固定疗法

对于急性患者，可以行三角巾悬吊固定患肢，以减轻局部神经血管刺激，促进局部炎性渗出的吸收。

（七） 封闭疗法

对局部神经干的卡压区进行封闭治疗，对于本病急性炎症期效果良好。常用药物：利多卡因、维生素 B_{12}、维生素 B_1、地塞米松等，药物混合液局部痛点封闭。对于慢性恢复期患者可以应用上述药物进行穴位注射治疗。

（八） 功能疗法

除避免引起症状加重的动作之外，可以进行颈部及上肢的全方位功能锻炼。特别是肩部的功能锻炼可以增强肌力，避免颈肩部肌肉无力，出现肩下垂等情况，对于本病的恢复有良好作用。

（九） 手术治疗

对少数症状严重、经非手术治疗无效者，根据不同的病变性质，可施行针对性手术治疗。如前斜角肌肥大者，行前斜角肌切断术或部分切除术；有颈肋者切除颈肋或将其纤维带切除；有肋锁间隙狭窄或第 1 肋骨畸形者，可行第 1 肋骨切除。

第三节　肘管综合征

【概述】

肱骨内上髁与尺骨鹰嘴之间由肌纤维筋膜覆盖形成的骨纤维性鞘管，称肘管。其管顶为尺侧腕屈肌，管底为肱骨内上髁后面的骨性凹陷——尺神经沟。尺神经由肘管内通过，并由神经外膜上的纤维系带固定于管壁上。尺神经在肘管内受压而引起神经症状者，称肘管综合征。

【中医病因病机及西医病因病理】

（一） 中医病因病机

中医学认为，本病多因肘部损伤，尺神经于肘管处受压、牵扯及磨损，造成局部脉络损伤，气血凝滞不通，相应组织失去气血津液濡养，而致麻木或不仁。气滞日久则失却温分肉、肥腠理之功能，供应区域缺乏濡养滋润，故可见麻木不适、肌肉萎缩。气血凝滞，不通则痛；局部组织缺乏气血津液之濡养，不荣则痛，故见疼痛。经脉痹阻不通，筋脉肌肉失去温养；脾胃虚弱，生化无源，日久累及于肾，而出现脾肾俱亏之症。

（二） 西医病因病理

1. 先天变异，如先天性尺侧腕屈肌腱膜紧张、肥厚，或先天性纤维筋膜弓形成等，致肘管纤维壁紧张、狭窄，纤维筋膜嵴形成，卡压尺神经而引起症状。

2. 肘关节病变，如关节内囊状突出、关节边缘骨质增生及类风湿性滑膜炎，均可造成肘管狭窄，压迫尺神经而产生症状。

3. 肱骨髁部病变，如骨折或骨骺发育不良、肘外翻畸形等，致肘管粗糙不平，容积减少，磨损、压迫、牵拉尺神经而产生症状。

4. 尺神经固着不良，肘管纤维壁宽松或薄弱，尺神经活动度增加，致屈肘时尺神经滑向前方，甚至滑过内上髁，伸肘时又复位，反复磨损，导致尺神经组织充血、水肿而产生症状。

5. 腱鞘囊肿、脂肪瘤以及与尺神经伴行于肘管内的尺侧后返动脉病变等，均可致肘管内容物增多，压力增高，压迫尺神经而产生症状。

（三）　平乐正骨学说

气属阳，主动，主煦之；血属阴，主静，主濡之。气中有血，血中有气，气与血不可须臾相离，二者保持着相互依存、动态平衡的关系。气血平衡，则机体安；气血失衡，则病患生。损伤首犯气血，气血乱则伤病生。本病是由于肘管处压力增高，气血不畅，日久造成局部脉络损伤，气血亏虚，无力推动，营卫不通，血行不畅，筋肉失养而造成气血失衡；神经损伤日久，经脉痹阻不通，肢体痿软无力，渐伤脾胃，脾胃虚弱，生化无源，气血日衰，累及于肾，而造成脏腑功能失衡。

【临床表现】

（一）　症状和体征

本病起病缓慢，早期表现为患肢沉重、无力，易疲劳等模糊症状。逐渐出现尺神经分布区症状，如小指、手和前臂尺侧麻木不适、疼痛，写字等精细动作不灵便。症状较重、病程较长者，尺神经支配的小鱼际肌、骨间肌及第3、4蚓状肌萎缩，出现爪形手畸形；无名指、小指屈曲力量减弱或消失。可触及肘管处饱满，尺神经粗硬。叩击时反应过敏，有明显麻木和窜痛感。任何抬举上肢动作，都会加重症状。

（二）　中医辨证分型表现

1. 气滞血瘀型　创伤后卫气不固，运化无力，血滞不散，经脉痹阻不通，筋骨失于濡养，骨节不利，舌质淡、苔薄白，脉细涩。

2. 气血亏虚型　损伤日久，气血虚少，气虚推动无力，营卫不通，血行不畅，血虚筋肉失于濡养，致气血运行迟滞，舌质淡、苔薄白，脉沉细无力。

3. 脾肾亏虚型　神经损伤日久，经脉痹阻不通，筋脉筋肉失去濡养，肢体痿软无力，渐伤脾胃，脾胃虚弱，生化无源，气血日衰，累及于肾。舌质淡白、体胖、苔白，脉沉细无力或涩而弱。

【辅助检查】

1. X线检查　若为骨折、增生或骨骺发育不良所致，可见骨痂、骨赘或肘外翻畸形等征象。

2. 肌电图检查　可测得尺神经干性损伤。

【诊断及鉴别诊断】

（一）　诊断

1. 起病缓慢，早期表现为患肢沉重、无力、易疲劳等模糊症状。

2. 逐渐出现尺神经分布区麻木不适、疼痛，写字等精细动作不灵便，甚至肌肉萎缩、力量减弱至消失。

3. 可触及肘管处饱满，尺神经粗硬。叩击时反应过敏，有明显麻木和窜痛感。

（二） 鉴别诊断

本病需与神经根型颈椎病相鉴别。神经根型颈椎病主要是尺神经受压的症状，但是其颈部有颈椎病的症状和体征，同时颈椎 X 线片多有改变。

【治疗】

（一） 药物疗法

1. 内治法

（1）中药辨证施治

气滞血瘀型：治宜活血化瘀，散结通络，方用桃红四物汤加减。

气血亏虚型：治宜益气养血，疏经通络，补中益气，方用黄芪桂枝五物汤加减。

脾肾亏虚型：治宜温补脾肾，通经活络，方用四君子汤加全蝎、僵蚕、五加皮等。

（2）中成药　口服养血止痛丸，每日 3 次，每次 1 包，服用 20 天。

2. 外治法　海桐皮水煎温洗；或舒筋活血祛痛膏烊化后贴局部，或展筋酊 20mL 加热水 500mL，局部热敷，每日 1 次。

（二） 手法治疗

1. 平乐正骨手法　以解除尺神经的压迫、舒解疼痛为目的。患者端坐，肘微屈曲，医者站于患侧旁。一手托住患侧前臂，另一手拇指指腹于筋结处做轻柔按摩，然后拇指尖在该处做弹拨等强刺激手法。然后医者一手握患肢腕部，另一手拇指置于肱骨内上髁肘管上，随肘关节屈伸拇指向下推按，再以食指或中指于患侧锁骨中点上 1cm 处按压，以患肢远端出现麻木感为佳。

2. 平乐正骨展筋丹揉药法　术者沉肩、悬腕、垂肘，拇指螺纹面蘸少许展筋丹，以掌关节运动带动拇指螺纹面在肱骨大小结节部以画圆的方式运动，要求拇指螺纹面与痛区皮肤轻轻接触，运动时同皮肤摩擦，但不能带动皮肤，揉药范围约 1 元硬币大小，频率为每分钟 100~120 次，每穴操作 2~3 分钟，以局部皮肤微感发热即可。

（三） 针灸疗法

本病取穴肩贞、小海、支正、养老、后溪、通里、神门。手法泻补兼施，以泻为主。配合艾灸以温经通络，活血止痛。

（四） 固定疗法

对于症状较重的患者，可将肘关节暂时制动于伸肘位 3~4 周，目的在于减少尺神经刺激。

（五）　封闭疗法

可用氢化可的松 25mg 加 1%普鲁卡因 2mL 行肘管内封闭，每周 1 次。

（六）　功能疗法

随时做握拳伸掌及分指夹物运动，以防止肌肉麻痹萎缩，促使麻痹肌肉的康复。

（七）　手术治疗

必要时行肘管减压术、尺神经前移术或内上髁截骨术。

第四节　旋后肌综合征

【概述】

旋后肌起自尺骨的近侧部，肌纤维斜向外下，且分为深浅两层向前包绕桡骨，止于桡骨上 1/3 的前面。其浅层近侧缘在桡骨前面形成腱弓，即旋后肌腱弓，桡神经深支经由此部进入旋后肌深浅两层之间而远行，支配旋后肌、指总伸肌、小指固有伸肌、尺侧腕伸肌、拇长展肌、拇短伸肌、拇长伸肌及食指固有伸肌。桡神经经过旋后肌部受压所产生的肌力减弱及麻痹等症状，称旋后肌综合征，又称前臂骨间背侧神经卡压综合征，或桡管综合征。

【中医病因病机及西医病因病理】

（一）　中医病因病机

中医学认为，本病是由于外伤劳损作用于旋后肌，超过旋后肌承受能力，致旋后肌经脉、筋肉受损，血液难循常道，溢于脉外而成瘀血，阻滞局部，不通则痛；筋肉受损，气血运行不畅，局部组织得不到气血津液濡养，不荣则痛；瘀滞肢节，经络受阻，日久则脉道不通，气血运行不畅，掣引肢臂，出现麻木疼痛。

（二）　西医病因病理

旋后肌腱弓先天性肥厚，或外伤、劳损、炎性刺激或退变所致的旋后肌腱弓增生肥厚，压迫桡神经深支；桡骨上 1/3 恰位于旋后肌部，桡骨上 1/3 骨折向前成角畸形也可压迫旋后肌中的桡神经深支；经常从事旋后肌活动者，可导致旋后肌肥大，甚或劳损、挛缩及损伤粘连压迫桡神经深支；局部占位病变如血管瘤、脂肪瘤等压迫桡神经深支。以上诸因均可压迫桡神经深支，使其血脉闭阻，气血循行障碍而发病。

（三）　平乐正骨学说

本病的病因病机为经脉失常，气血运行受阻，机体抵抗力减弱，外邪或疼痛刺激通过经络内属于脏腑、外络于肢节的联络作用，向内入脏入腑，影响脏腑的功能，造成脏腑功能失衡。人体以五脏为中心，人身之精、气、血、津液的生成和输布均根于五脏六腑，脏腑功能失衡，日久则气血虚少，营卫推动无力，血行不畅，筋骨失去濡养；或外感风寒湿邪，闭阻经脉，导致经络痹阻，气血运行不畅，不通则痛。

【临床表现】

（一） 症状和体征

本病起病缓慢，多有不同程度的旋后肌损伤史。最常见症状是：肘外侧及前臂近端伸肌群疼痛，劳累后加重，可向近端放射，握力减弱，有时桡神经支配区有麻木感。

（二） 中医辨证分型表现

1. 劳损型 多与工作中肘关节的旋后动作有关，久则诸肌逐渐减弱。表现为劳累后加重，休息后减轻，舌质淡苔白，脉沉缓无力。

2. 风寒湿型 患侧前臂及手重着，背侧方向运动无力，遇寒加重，得温则减，舌质淡、苔白滑或腻。

3. 瘀滞型 有急性损伤史，肘外侧及前臂近端伸肌群处疼痛、肿胀、灼热，活动痛甚，压痛或触及肿物。舌红苔薄黄，脉弦滑或弦细。

【辅助检查】

1. X 线检查 若为骨折畸形愈合压迫所致，可见骨折畸形征象。

2. 肌电图检查 可测得桡神经干性损伤。

【诊断及鉴别诊断】

（一） 诊断

根据病史、症状和体征，结合 X 线及肌电图检查，即可确诊。

（二） 鉴别诊断

1. 桡神经高位损伤 桡神经若在肱桡关节平面以上损伤，如髁上骨折、臂丛神经损伤、胸廓出口综合征及颈椎病等，不仅表现有桡神经支配区的运动障碍，而且还表现有感觉障碍。

2. 肱骨外上髁炎 某些所谓顽固性网球肘，对封闭治疗效果不好，要考虑是否为旋后肌综合征。它们之间的鉴别要点为：肱骨外上髁炎的疼痛和压痛在外上髁，比较局限，而且没有运动障碍。旋后肌综合征压痛在桡骨头区明显，前臂旋后时肘部痛，伸直肘关节，使中指抗阻力伸直时，肘部疼痛加重。另外，肌力减弱，前臂肌萎缩，肌电图检查呈现神经源性损害也支持对旋后肌综合征的诊断。

【治疗】

（一） 药物疗法

1. 内治法

（1）中药辨证施治

劳损型：治宜补益肝肾，强筋壮骨，方用黄芪桂枝五物汤加减。

风寒湿型：治宜祛风散寒，除湿通络，方用蠲痹汤加减。

瘀滞型：治宜活血化瘀，消肿止痛，方用和营止痛汤加减。

（2）中成药 口服养血止痛丸合加味益气丸。

2. 外治法 用展筋丹少许置局部，以拇指顺时针研揉按摩；或活血止痛膏烊化后贴局部；也可用温水 500mL 加展筋酊 20mL 局部温热敷。

（二） 手法治疗

1. 推拨分筋法 以拇指指腹点按于痛性结节上，深压至骨，稳力深压片刻后，以指腹前部上下左右推拨各 5 次，再轻按顺理各 3 次，最后点按合谷穴结束，隔日 1 次。主要作用为松解粘连，舒筋活络止痛。可于每次手法完成 1 小时后配合展筋酊温水热敷，以增加疗效。

2. 揉摩行气法 由近至远反复揉摩麻痹肌肉，每日 2 次。以行气活血，疏通经络，促进麻痹肌肉的康复。

（三） 针灸疗法

针灸治疗可活血行气，通经活络。取穴臂臑、曲池、手三里、列缺、合谷。泻补兼施，以平泻为主。

（四） 固定疗法

急性期患者，可用三角巾悬吊或石膏托固定，以促进局部炎症吸收、肿胀消退。

（五） 封闭疗法

封闭疗法可活血化瘀，通经活络。操作方法：在严格无菌条件下，取麝香注射液 1~2mL 于痛点进行封闭注射。每周 1 次。

（六） 功能疗法

每天随时做伸腕、伸掌指、伸拇指运动，次数越多越好，以维持肌肉功能，防止肌肉萎缩，促进麻痹肌肉的康复。

（七） 手术治疗

上述治疗无效者，可行手术松解受压的桡神经深支。

第五节 旋前圆肌综合征

【概述】

旋前圆肌分为深浅两头，分别起自尺骨上端内侧和肱骨内上髁，向前斜向下外，止于桡骨中 1/3 外侧面。正中神经在前臂近端穿过旋前圆肌深浅两头之间，紧接着由指浅屈肌内、外侧头之间穿入指浅屈肌深面远行。支配食、中指深屈肌，拇长屈肌及旋前方肌。旋前圆肌深浅两头与指浅屈肌内外两头所形成的腱弓紧密相连，正中神经由此通过，易受压而产生所支配肌肉的运动功能障碍，即旋前圆肌综合征。

【中医病因病机及西医病因病理】

（一） 中医病因病机

同旋后肌综合征。

（二）　西医病因病理

旋前圆肌、指浅屈肌毗邻部腱性组织发育异常，紧张或增厚；外伤、劳损导致局部瘢痕形成，粘连、增生卡压神经，为最常见的原因；尺骨上段骨折向前移位或成角畸形压迫神经；局部软组织肿物，如血管瘤、脂肪瘤等压迫神经。以上诸因均可致神经卡压，经脉不通，气血循行不畅而出现一系列症状。

（三）　平乐正骨学说

同旋后肌综合征。

【临床表现】

（一）　病史

本病前臂可有不同程度的外伤或劳累史。

（二）　症状和体征

旋前圆肌处疼痛，多因前臂或手部劳动或运动过度诱发，经休息或局部制动后缓解。前臂旋前和屈腕抗阻力时，前臂近端疼痛加重，则为正中神经在旋前圆肌平面受压；前臂旋后和屈肘抗阻力时，前臂近端疼痛加重，则为正中神经在肱二头肌腱膜处受压。

【辅助检查】

1. X 线检查　除骨折畸形愈合所致者可见骨折畸形征之外，余无明显异常。

2. 肌电图检查　可测得正中神经干性损伤。

【诊断及鉴别诊断】

（一）　诊断

本病根据病史、症状及体征，即可确诊。

（二）　鉴别诊断

本病需与腕管综合征进行鉴别。两者均有腕部和前臂痛，大鱼际肌肌力减弱，桡侧 3 个半手指麻木或感觉异常。但旋前圆肌综合征无夜间痛，腕部 Tinel 征阴性，腕部神经传导速度正常，掌皮支区感觉减退。

【治疗】

本病的治疗同旋后肌综合征。但针灸治疗的常用穴位为天泉、曲泽、曲池、郄门、内关、鱼际等。

第六节　迟发型尺神经炎

【概述】

尺神经与肱骨内上髁关节密切，凡肘部损伤及其后遗症很容易波及尺神经。

【中医病因病机及西医病因病理】

（一）　中医病因病机

中医学认为，本病的发生多因长期劳累或外力，致右上肢气血受损，气为血帅，血为气母，气行则血行，血瘀则气滞。气能行血、摄血，气旺则可使血在脉内运行不息，濡养全身脏腑官窍；血可载气，血活则可使气流周身无所不到，温分肉、肥腠理、利关节。气血互根互用，生理上相互为用，病理上相互影响，损伤后局部气血运行不畅，不通则痛；气血不通，筋肉经脉得不到气血津液的濡养，不荣则痛，故而出现酸困疼痛；气血运行不畅，经气不舒，温分肉、肥腠理、利关节之功能障碍，则出现麻木、肌肉萎缩。

（二）　西医病因病理

西医学认为，发生本病的原因多与肘部骨折及其后遗畸形或骨异常增生有关，如肱骨外上髁骨折后的肘外翻畸形、内上髁骨折后复位不佳或瘢痕增生、肘关节骨化性肌炎等，均可使尺神经受到牵拉或压迫而引起损伤。

（三）　平乐正骨学说

本病多因劳损或外来暴力，伤及筋骨，导致脏腑、经络、气血的失衡，而出现病理变化。筋骨与五脏六腑联系密切，肝主筋，肾主骨，肝主运动，主藏血；肾主藏精，主生髓；肝肾同源，精血互化，筋骨互用。肝肾亏虚则筋骨运动不灵，肝血不足，血不养筋，则肢体麻木；筋肉受伤，经络亦损，血溢脉外，筋骨失去濡养；气血运行无力，累及脏腑，脏腑功能下降，使气血更虚，此为脏腑功能失衡。

【临床表现】

（一）　病史

本病有外伤史或劳损病史。

（二）　症状和体征

本病引起尺神经麻痹症状，手尺侧部麻木、疼痛，病程较久者则可感觉完全丧失；受尺神经支配肌肉肌力减弱，晚期出现爪形手畸形，小鱼际肌及骨间肌萎缩。可扪及肘部粗大的尺神经，Tinel 征阳性。

【辅助检查】

1. X 线检查　拍摄肘关节正侧位 X 线片示：肱骨外上髁骨折后的肘外翻畸形或肘关节骨化性肌炎的改变。

2. 肌电图检查　尺神经支配肌肉肌力减弱。

【诊断及鉴别诊断】

（一）　诊断

本病根据病史、症状、体征，即可做出诊断。

（二）　鉴别诊断

本病需与神经根型颈椎病进行鉴别。神经根型颈椎病其范围与受累椎节的脊神经根分布区域相一致。与根性痛相伴随的是该神经根分布区的其他感觉障碍，其中以手指麻木、指尖感觉过敏及皮肤感觉减退等多见。

【治疗】

（一）　药物疗法

1. 内治法

（1）中药辨证施治　治宜活血化瘀，舒筋通络，方用桃红四物汤加减。

（2）中成药　口服养血止痛丸，每次 1 包，每日 3 次。

（3）西药　予以消炎、对症止痛、营养神经等治疗。

2. 外治法　同肘管综合征。

（二）　手法治疗

1. 平乐正骨手法　患者取坐位，术者站于患者一侧，在肘部给以推拿及点穴类手法施治，手法以稳着透达为要领。

2. 平乐正骨展筋丹揉药法　术者沉肩、悬腕、垂肘，拇指螺纹面蘸少许展筋丹，以掌关节运动带动拇指螺纹面在穴位上以画圆的方式运动，要求拇指螺纹面与穴区皮肤轻轻接触，运动时同皮肤摩擦，但不能带动皮肤，揉药范围约 1 元硬币大小，频率为每分钟 100~120 次，每穴操作 2~3 分钟，局部皮肤微感发热即可。取穴以痛为腧，辨证选穴。

（三）　功能疗法

同肘管综合征。

（四）　针灸疗法

同肘管综合征。

第七节　腕管综合征

【概述】

腕管综合征是现代临床常见的神经卡压疾病之一，成人的发病率男性达到 0.6%，女性达到 5.8%，常见于腕部活动较多的脑力与体力劳动者。近年来随着计算机的大量应用，鼠标、键盘的操作使得本病的发病率逐年增加。

【中医病因病机及西医病因病理】

（一）　中医病因病机

中医学认为，本病属"伤筋"范畴，多因感受外邪，或急性外伤、慢性劳损等，损伤筋络，使经络受阻，血行不畅，造成"不通则痛""不荣则痛""气血虚少而麻木"等症状。

（二）　西医病因病理

西医学认为，本病是由于腕管内组织增生或移位，压力增高，腕管狭窄，使正中神经在腕管内受到压迫所引起的桡侧三个半手指麻木、疼痛等神经症状。

（三）　平乐正骨学说

本病与痹症相似。痹者，闭塞不通也，系由慢性劳损，致气血运行受阻，气血瘀滞，经脉闭阻，津液运行不畅，筋骨关节失其濡养。或正气不足，腠理不固，风寒湿邪乘虚侵袭，痹着筋骨。本病虚实夹杂，内外合因。

【临床表现】

（一）　病史

本病有急性损伤和慢性劳损史。

（二）　症状

拇、食、中指疼痛和麻木，以中指最显著，往往表现为指端的感觉障碍，而手掌的感觉正常。手指的疼痛以夜间更明显。

（三）　体征

可出现拇短展肌及拇对掌肌的肌力减弱或麻痹，进一步造成鱼际部肌肉萎缩。

Tinel 征阳性：Tinel 征亦称手掌叩击试验。叩击腕关节掌侧正中，若出现桡侧三个半手指麻木或疼痛，则为 Tinel 征阳性，提示正中神经受压。

屈腕试验阳性：肘关节置于检查台上，前臂与台面垂直，自然屈腕 1 分钟，若出现桡侧三个半手指麻木或疼痛则为阳性，提示正中神经受压。

【辅助检查】

1. 肌电图检查　特别是神经传导时间的测定对诊断有帮助。观察运动纤维的电传导，从腕掌侧至拇短展肌和拇对掌肌，正常潜伏期应<5ms，而在腕管综合征时，其传导时间延长可达 20ms。传导时间延长对诊断有重大的意义，但正常者不能排除腕管综合征，因为病程短者其传导时间可以正常。

2. X 线检查　X 线摄片检查可排除腕关节骨性改变。

【诊断及鉴别诊断】

（一）　诊断

本病有典型的临床症状和体征，对诊断并无困难。对诊断有疑问时，可行肌电图检查。

（二）　鉴别诊断

1. 末梢神经炎　末梢神经炎以手指麻木为主，疼痛较轻，多为双手，呈对称性感觉障碍，鉴别难度不大。

2. 神经根型颈椎病　二者均可有手指麻木、疼痛，但治疗完全不同。同时，二者有可能同时存在，即同一患者同时患颈椎病及腕管综合征，需要仔细区分，分别治疗才能取得良好疗效。神经根型颈椎病的特点是疼痛呈放射性，从颈部、肩部向远端放射。患者同时有颈部、肩部、上肢及手的症状。疼痛与颈部活动有一定关系。颈椎 X 线片及 CT 检查可显示颈椎退行性变，相应神经根孔狭窄。疼痛及感觉障碍范围广。肌电图可提供鉴别诊断依据。腕管综合征表现为夜间手指疼痛，屈腕试验阳性，肌电图检查从近侧腕横纹到大鱼际的正中神经传导速度延长。

【治疗】

（一） 药物疗法

1. 内治法

（1）中药辨证施治　治宜通经活络，理气止痛，方用生四物汤合黄芪桂枝五物汤加减。

（2）中成药　口服养血止痛丸、丹栀逍遥散、小活络片。

2. 外治法　以补阳还五汤、海桐皮汤、温经活血散等为主方加减配伍，在患腕处进行熏洗或热敷，以促进局部血液循环，消散滑膜组织中的瘀血和水肿，从而降低腕管内压力，减轻神经压迫症状，在早期腕管综合征的病例中应用甚广。

（二） 手法治疗

本病可运用点穴、一指禅推法、摇法、擦法等舒筋通络、活血化瘀，并运用整复手法减轻腕管内压力。选取阳溪、阳池、阳谷穴，并结合辨经取穴，每个穴位手法操作 1~2 分钟；并与神经、韧带或肌腱纤维成垂直方向，左右揉拨 3~5 分钟，然后缓慢向上推动，反复操作 3~5 遍，使狭窄的腕管松解，粘连分离，从而消除疼痛。治疗的具体手法虽各有不同，但都是以活血散瘀、消肿止痛、疏通经络、调和气血为原则，使离位或受压的肌腱得以复位，以解除神经、血管的压迫，达到"荣则不麻""通则不痛"的目的。

（三） 针灸疗法

针刺或结合电针、温针、艾灸、穴位注射等对相关穴位进行刺激，以疏通经络，活血化瘀。选取内关、大陵、鱼际进行电针刺激，并结合大陵穴处穴位注射，起消炎、退肿、镇痛、解痉之效；在局部用药，可直达病所，减少用药量及用药次数。温针灸可改善局部的血液循环，促进局部炎症的吸收，从而有效降低腕管内压，解除正中神经的压迫，促进正中神经功能的恢复。临床观察也表明，对早期的腕管综合征患者采用温针灸治疗可以取得较好的效果。

（四） 针刀疗法

针刀治疗腕管综合征疗效显著。针刀可使粘连的肌腱与韧带剥离，肌肉得到松解，受压的血管神经复原，改变局部的压力，改善血液循环，以加强新陈代谢，增加营养供给，使剥离的瘢痕组织尽快吸收，肌肉韧带得到修复，神经血管不再受压，疼痛消失。

（五）　固定疗法

夜间屈腕位疼痛者可用石膏托、支架保护腕关节于中立位或轻度背伸位1~2周。

（六）　封闭疗法

用曲安奈德2mL加1%普鲁卡因2mL腕管内封闭，但不注射在正中神经内。每周1次，一般2~3周为1个疗程。如第一次注射无效，则不必再注射。对于绝经期妇女患者，由于腕管内结缔组织肿胀、渗液而压迫的病例，用利尿剂亦能有所缓解。

（七）　手术治疗

对于病程长，已有肌萎缩者，或经保守治疗无效或临床疑有肿瘤压迫者，则需手术切开腕横韧带减压，并探查病因、测量腕横韧带的厚度、排除增生的腱周滑膜、探查腕管底部有无肿物或骨性突起。

第八节　腕尺管综合征

【概述】

腕尺管综合征也称Guyon's综合征，指尺神经在腕部尺侧骨性纤维管道中由于任何因素导致卡压而引起的感觉、运动功能障碍的症状和体征。

【中医病因病机及西医病因病理】

（一）　中医病因病机

本病属中医学"痿病"范畴，病位在肝、脾、肾，多因先天不足或后天失养，损伤脾胃致气血精津亏耗，筋骨肌肉失养，而肌肉萎缩。

（二）　西医病因病理

西医学认为，本病是由于腕尺管内容物增多、管内容积减少、管形状改变、先天性解剖异常、职业慢性损伤、尺动脉炎等，使尺神经在腕尺管内受到压迫，引起相应临床表现。

（三）　平乐正骨学说

本病与痹症相似。痹者，闭塞不通也，系由慢性劳损，致气血运行受阻，气血瘀滞，经脉闭阻，津液运行不畅，筋骨关节失其濡养。或正气不足，腠理不固，风寒湿邪乘虚侵袭，痹着筋骨。本病虚实夹杂，内外合因。

【临床表现】

（一）　病史

本病中年男性多见，劳动者或有掌腕部外伤史、骨折史。

（二）　症状和体征

尺神经在腕尺管内分深、浅两支，腕尺管远端又被桥形腱弓分隔，故尺神经主干及其分支在腕部不同部位受压时，就会有不同的临床表现。为了便于根据临床表现来判定尺神经的受压部位，将腕尺管分为 3 个区（Gross 法）。

1. 第 1 区　指尺神经分出深、浅两支之前的部分。神经受压后表现为尺神经主干损伤，既有运动障碍，又有感觉障碍。

2. 第 2 区　指尺神经深支在管内走行的部分。神经受压后表现为单纯运动障碍。局部检查：①小鱼际肌和骨间肌有不同程度的萎缩，大鱼际肌尺侧部分萎缩。肌力减弱或丧失，2~5 指内收、外展受限。②无名指、小指爪形手畸形。③夹纸试验阳性：检查者将一纸片放在患者手指间，让患者用力夹紧，如检查者能轻易地抽出纸片，即为阳性。

3. 第 3 区　指尺神经浅支在管内走行的部分。神经受压后主要表现为感觉障碍。检查可发现尺侧 1 个半手指掌侧感觉减退，或小指中远节掌侧感觉减退或消失。

【辅助检查】

1. 肌电图检查　有助于明确诊断。

2. X 线检查　如疑有钩骨骨折者，除摄正侧位 X 线片外，还需拍摄腕管位 X 线片或 CT 检查确诊。

【诊断及鉴别诊断】

（一）　诊断

当骨间肌和第 3、4 蚓状肌瘫痪时，临床可出现爪形手畸形。但无名指、小指背侧皮肤感觉正常，此点很主要。因为该处是由尺神经手背支支配，它由前臂远端分出，绕经尺骨尺侧及背侧达背尺侧一个半指的皮肤，因不经腕尺管，故临床上不受影响，这也是与肘关节及前臂部尺神经病变的主要鉴别点。如疑有钩骨骨折，除摄正侧位 X 线片之外，还需摄腕管位 X 线片，以确认有无钩骨骨折。肌电图检查，尤其是感觉和运动传导速度的测定，有助于明确诊断。

（二）　鉴别诊断

1. 肘尺管综合征　肘尺管综合征手背亦有感觉减退，而腕尺管综合征手背感觉正常，鉴别难度不大。

2. 颈椎病　二者均可有手指麻木、疼痛。颈椎病的特点是疼痛呈放射性，从颈部、肩部向远端放射，前臂尺侧可有感觉减退。患者同时有颈部、肩部、上肢及手的症状。疼痛与颈部活动有一定关系。颈椎 X 线片及 CT 检查可显示颈椎退行性变，相应神经根孔狭窄，疼痛及感觉障碍范围广。

【治疗】

本病的治疗同腕管综合征。

第九节 梨状肌综合征

【概述】

梨状肌综合征是由于梨状肌损伤、炎症，刺激或压迫坐骨神经引起臀后及大腿后外侧疼痛、麻痹为特征的综合征，为临床常见腰腿痛病症之一。梨状肌起自于第 2、3、4 骶椎前面骶前孔外侧和坐骨结节韧带，向外下穿出坐骨大孔，止于股骨大粗隆内上方，将坐骨大孔分为上、下两个部分，称为梨状肌上孔和梨状肌下孔。坐骨神经自梨状肌下缘出骨盆，沿大腿后侧向下行走，支配大腿后侧肌、小腿肌及小腿外侧和足背外侧皮肤，但有的发生解剖变异，坐骨神经由梨状肌内通过。一旦梨状肌出现异常，即可影响或压迫坐骨神经而出现相应症状。

【中医病因病机及西医病因病理】

（一） 中医病因病机

本病的发病原因，大致为先天变异，或后天肩挑、扛抬重物，或劳动时体位不正及摔伤，以致梨状肌挫闪扭伤，形成瘀血压迫和刺激坐骨神经，从而导致臀部疼痛。患者感受风寒或居处潮湿，使脉络痹阻，经脉失濡，导致梨状肌退化形成慢性炎症，刺激和压迫坐骨神经，亦可引起臀腿疼痛。

（二） 西医病因病理

西医学认为，本病多由间接外力所致，如闪、扭、跨越、反复下蹲等动作及慢性劳损、感受风寒侵袭等引起的一种局部非特异炎症性疾病。其病因病理特点主要是：间接外力、慢性劳损或外感风寒等因素，使梨状肌受到牵拉损伤，导致梨状肌水肿、肥厚、变性、挛缩，进而压迫坐骨神经及其营养血管引起的一系列症状。另外，一些妇女由于盆腔炎、卵巢或附件炎等波及梨状肌，也可引起本病。

（三） 平乐正骨学说

本病的病因病机核心为臀部平衡失调。一是力学失衡：因臀部扭伤或劳损，使局部筋脉损伤，气血凝滞，梨状肌水肿、痉挛、肥厚、粘连，压迫坐骨神经而产生症状。二是气血失衡：劳累之后，腠理空疏，或坐卧湿地，风寒湿邪乘虚侵入机体，阻闭局部经络，气血循行障碍而发病，形成本虚标实之证。

【临床表现】

（一） 病史

本病一般有臀部外伤、劳损或劳累后受凉等病史。

（二） 症状

臀腿疼痛剧烈，或为酸疼，严重者呈刀割样或跳脓样疼痛，小腿后外侧有放射性疼痛，并伴有麻木感，患肢自觉变短、跛行，呈强迫体位，走路身体半屈曲，鸭步移行步态,严重病例可有阴囊睾丸抽痛,咳嗽、大小便增加腹压时疼痛加剧。

(三) 体征

臀部常可触及痉挛的梨状肌,呈条索状,有明显压痛及向同侧下肢后外侧放射痛。髋关节内收、内旋时症状加重,直腿抬高试验常为阳性,梨状肌抗阻力(张力)试验阳性。

(四) 中医辨证分型表现

1. 损伤型　以臀部疼痛为主,痛有定处,严重者呈刀割样或跳脓样疼痛,小腿后外侧有放射性疼痛、跛行,呈强迫体位等,舌质紫暗、苔薄,脉弦涩。

2. 风寒湿痹型　臀部沉困疼痛,伴同侧下肢后外侧窜痛,劳累后及阴雨天症状加重,休息后减轻等,舌淡苔白,脉弦紧。

【辅助检查】

X 线检查　多无明显异常,常用于与其他疾病的鉴别诊断。

【诊断及鉴别诊断】

(一) 诊断

本病依据病史、症状、体征,即可做出诊断。

(二) 鉴别诊断

1. 腰椎间盘突出症　腰椎间盘突出症每发生于 20~40 岁的青壮年,引起椎间盘突出的重要因素为外伤,以下腰部疼痛伴一侧下肢疼痛为主要特点,可有腰部脊柱偏歪,在 L4、L5 或 L5、S1 棘突旁有明显压痛,受压的坐骨神经由臀部向下呈放射性疼痛,极少向腰部放射。

2. 腰椎管狭窄症　腰椎管狭窄症有以间歇性跛行为主症者和以坐骨神经痛为主症者,前者不能久站和走远路,走久则会出现下肢麻木无力,休息下蹲后好转;后者有长期下腰痛病史,临床症状有腿痛伴麻木,每在下蹲或躺卧后恢复,多为两侧,或左右交替出现,直腿抬高试验均为阴性。

【治疗】

(一) 药物疗法

1. 中药辨证施治

损伤型:治宜活血舒筋,通经止痛,方用舒筋活血汤加减。

风寒湿痹型:治宜温经散寒,祛风湿止痛,方用独活寄生汤加减。

2. 中成药　可给予筋骨痛消丸、加味益气丸、小活络片、安络痛片等。

3. 西药　可给予非甾体类抗炎药口服,如塞来昔布、洛索洛芬钠、萘丁美酮、尼美舒利等,但长期服用需关注胃肠道反应。

(二) 手法治疗

本病主要以理筋手法为主,可有效促进局部血液循环,加速病理产物代谢,促使局部软组织修复，达到治疗和改善梨状肌综合征的目的。

1. 平乐正骨手法　患者取俯卧位，医者立于患侧，以拇指指腹深按于梨状肌痛点，深压片刻，使其有舒适感，然后触摸钝厚变硬的梨状肌，沿着肌纤维垂直方向来回弹拨梨状肌。弹拨 10~20 次后再按痛点，沿着梨状肌的走向由外侧向内侧推按，然后按住踝部牵抖下肢而结束。每周 1~2 次。

2. 平乐正骨展筋丹揉药法　该法适用于各型梨状肌综合征患者，尤其适用于梨状肌综合征有固定痛点者。操作方法：术者沉肩、悬腕、垂肘，拇指螺纹面蘸少许展筋丹，以掌关节运动带动拇指螺纹面在梨状肌痛点以画圆的方式运动，要求拇指螺纹面与痛区皮肤轻轻接触，运动时同皮肤摩擦，但不能带动皮肤，揉药范围约 1 元硬币大小，频率为每分钟 100~120 次，每穴操作 2~3 分钟，局部皮肤微感发热即可。

（三）　物理疗法

物理疗法主要有 TDP 灯、低频脉冲电磁场和超短波治疗，配合外用药物（如扶他林软膏、红花油、展筋酊等）外搽患部，每日 2 次，每次 30 分钟，7 天为 1 个疗程。

（四）　针灸疗法

本病主要以局部取阿是穴，或沿疼痛的经脉取穴，可强刺激，每日 1 次，2 周为 1 个疗程。

（五）　针刀疗法

针刀疗法适合各型梨状肌综合征患者。

操作方法：在压痛最敏感点或条索状改变处，紫药水标记，常规皮肤消毒，铺洞巾，戴消毒手套，持朱氏 2 号针刀，按"四部进针法"进针至酸胀困痛最明显点，实行梨状肌纵行疏通剥离，横向摆动剥离，1 周 1 次，3~5 次为 1 个疗程。根据情况，可单独行针刀治疗，亦可配合其他疗法。

（六）　封闭疗法

必须在严格无菌条件下进行。

1. 麝香注射液 5mL，痛点封闭。

2. 泼尼松龙 12.5~25mg 加 1% 普鲁卡因 4~6mL 痛点封闭。每周 1 次，共 3~4 次。

3. 臭氧注射：用 35μg/mL 臭氧 5mL，进行局部定点封闭治疗。

第十节　股神经卡压综合征

【概述】

股神经卡压综合征是指股神经在腹股沟区的肌腔隙内受压而引起的一系列症状和体征。本征并非罕见，常被误诊为椎间盘脱出症、髋关节炎、皮神经炎、肌纤维炎等而延误治疗。

髂耻骨梳韧带一端附着于腹股沟韧带，另一端自后内侧附着于髂耻骨隆起，将腹股沟韧带与髂骨间隙分为外侧肌腔隙和内侧肌腔隙。其前壁为腹股沟韧带，内侧壁为髂耻骨梳韧带，后外侧壁为髂骨。股神经和髂腰肌通过该肌腔隙。股神经有许多分支，其皮神经有股中间皮神经、股内侧皮神经及隐神经等，肌支分配至股四头肌、耻骨肌和缝匠肌等。一旦受累将出现一系列症状。

【中医病因病机及西医病因病理】

（一）　中医病因病机

中医学认为，本病多因风寒湿邪入侵，局部经络闭阻，气血循行不畅而发病。或因闪扭等损伤，发病急骤；或有长期从事屈髋工作史，发病缓慢。

（二）　西医病因病理

西医学认为，本病因长期从事屈髋工作而引起的慢性劳损，导致髂腰肌充血、水肿、渗出、增生及股神经粘连，致肌腔隙内容物增多，是股神经卡压的常见原因。或者因急性闪扭损伤，致髂腰肌出血而使肌腔隙内容物增多，导致急性股神经卡压。

（三）　平乐正骨学说

本病一是外感六淫导致筋伤，使筋骨平衡关系遭到破坏，导致关节失稳、无力、失养、活动异常。二是肝肾失调，导致筋骨失衡，肾精不足，则肝血生化无源；肝之阴血不足，无以滋养肾精，则肾精亏虚，造成肝所主之筋和肾所主之骨皆失养，出现筋骨同病。

【临床表现】

（一）　病史

本病一般多有髋关节过伸运动时髂腰肌牵拉伤或外感风寒等病史。

（二）　症状

早期或急性卡压时表现为大腿前内侧、小腿及足内侧疼痛、麻木、痛觉过敏，屈髋时加重，腹股沟区动脉外侧有压痛，并向上述区域放射。股神经紧张试验阳性。后期或慢性卡压则表现为上述区域感觉减退、麻木、疼痛，股四头肌萎缩，肌力降低等。患者常因患侧髂窝部疼痛，患髋不能伸直，呈外展、外旋位。

【辅助检查】

X 线检查　常无阳性发现。

【诊断及鉴别诊断】

（一）　诊断

有外伤史，一般外伤后发病，常为突发而渐加重。局部包满感压痛明显，患髋不能伸直，呈外展、外旋位，继之出现伸膝力弱，膝腱反射由弱到消失，股四头肌逐渐无力而麻痹，继之出现萎缩。

（二）　鉴别诊断

1. 腰 1～2 及 3～4 椎间盘突出症　腰 1～2 及 3～4 椎间盘突出症表现为股神经症状，但尚有腰部的固定压痛点及放射痛，腹股沟区可无压痛。X 线片和 CT 扫描可明确诊断。

2. 腰椎结核　腰椎结核的脓液可沿腰大肌及其筋膜流注至腹股沟，刺激股神经而出现症状。有典型的腰部症状，并有典型的 X 线表现。

3. 腹股沟部的淋巴结炎　腹股沟部的淋巴结炎也可刺激股神经而出现症状，但有明显的淋巴结肿大。

4. 下肢深部静脉炎　肌电图表现有助于鉴别。

【治疗】

（一）　药物疗法

1. 急性损伤型　内服药同梨状肌综合征。外用药可局部搽涂展筋酊以活血消肿。

2. 慢性劳损型　内服益气养血活络类药物，可用加味益气丸和小活络丸同服；局部用展筋丹研揉。

3. 风寒湿痹型　可服独活寄生汤加僵蚕、地龙，外搽温经活血酒，以温经散寒，祛风通痹。

（二）　针灸疗法

本病可选用伏兔、阴陵泉、足三里、三阴交等，可用平补平泻手法。并可配合艾灸或隔姜灸，以增强温通经络、祛风止痛之功。

（三）　封闭疗法

1. 当归麝香注射液 5mL，局部封闭，每周 2 次。

2. 泼尼松龙 12.5～25mg 加 1%利多卡因 6mL，局部封闭，每周 1～2 次，多可缓解症状。

3. 也可采用维生素 B_1、B_{12} 等神经营养类药物，局部封闭。

（四）　手术治疗

经上述非手术治疗方法无效者，可行手术扩大肌腔隙并行股神经松解术。

第十一节　踝管综合征

【概述】

踝管综合征亦称跗管综合征或跖管综合征，是指胫神经或其分支、终末支在内踝后下方的踝管内受到挤压而产生的局部或足底放射性疼痛、麻木的神经症候群。凡是能引起踝管内压力增高的因素都可能成为本病的病因。在诸多原因中，以外伤后遗症最多见。

【中医病因病机及西医病因病理】

（一） **中医病因病机**

本病属中医学"痹症"范畴。中医学认为，本病的病机主要为跌仆闪挫、经筋受损，或寒湿外袭，流注经筋，导致经脉不通、气血不畅。

（二） **西医病因病理**

踝管为一纤维骨性通道，起于小腿后内侧，行经内踝后方。其前壁为胫骨远端，后壁为距骨及跟骨后部。踝管内容物包括胫神经、胫后动脉和静脉、胫后肌腱、姆长屈肌腱、趾长屈肌腱。因为踝管是纤维骨性通道，容量固定，缺乏弹性，故任何造成踝管空间变小或内容物增多、体积增大的因素均可导致胫神经受压，引起症状。临床上发现的原因有如下几种。

1. 踝管变形　①因内踝、距骨、跟骨骨折畸形愈合，或踝关节、距下关节脱位形成的骨性突起及其并发的水肿及瘢痕。②伴有距骨骨融合症的骨突。③足部畸形：扁平足、跟骨外翻、距骨内陷及旋转等，可导致踝管变形、容积减小。

2. 踝管内组织异常　①神经节病变。②神经鞘瘤。③脂肪瘤。④各种原因造成的腱鞘炎、腱鞘囊肿、增生性滑膜炎，如慢性劳损、风湿性关节炎、针灸或外固定钉安置不当造成的医源性损伤。⑤存在变异肌肉，如趾长屈肌肌腹低位。⑥血管异常，如胫后静脉瘤。

（三） **平乐正骨学说**

本病属痹症范畴，多为跌仆闪挫或寒湿之邪引起。外伤跌仆导致局部筋脉受损，血溢脉外，形成瘀血，血瘀则气滞，气血不通，阻滞经络，或寒湿之邪侵入肌肤经络，使经络凝滞壅塞，闭阻不通，气血运行不畅，不通则痛，久之皮肤骨肉失养，出现麻木等症，甚至出现皮下瘀斑、关节周围结节等。根据这一理论，采用活血化瘀药物治疗，使足跟处血管扩张，局部微循环改善，清除或减轻局部软组织水肿及无菌性炎症，松弛周围软组织的粘连，缓解甚至消除疼痛。

【临床表现】

（一） **病史**

本病无明显诱因自然发病，多数既往有外伤史。

（二） **症状**

本病临床表现可有多种变化。通常患者诉足底有弥漫的放射痛、灼热痛、刺痛或是麻木感。1/3 的患者存在向近端放射痛，这种现象被称为 Valleix 现象。轻者常在行走、久站或劳累后，内踝下方有不舒服感觉，局部有压痛。重者足底部和跟骨内侧出现麻木或蚁行感，踝管部有梭形肿块，叩压可引起明显疼痛并可向足底放射。通常，踝管综合征的症状非常弥散，不会局限于踝周某一具体的肌腱。一些患者可能主诉症状位于踝部后内侧，或整个足部感觉异常。症状可于活动、锻炼时加剧，休息后好转。

一些患者存在夜间痛。长期有症状性神经卡压可致足趾皮肤干燥、发亮，汗毛脱落与足部肌肉萎缩等。

（三）　体征

叩诊胫神经或其踝管内的分支可诱发感觉异常。直接压迫胫神经在踝管内的节段可诱发足底症状。通常应持续加压 30 秒或更久才能诱发患者症状。站立和行走姿势可能会发现扁平外翻足或前足外展，两者都可增加踝管内胫神经压力。沿着整个踝管触诊有无占位性病变，如腱鞘囊肿。

（四）　中医辨证分型表现

1. 血瘀气滞型　由外伤、劳损所致，轻者步行或久坐后内踝后方出现酸胀不适，休息后消失，重者足底灼痛、麻木或蚁行感，夜重日轻，舌红苔薄，脉弦。

2. 肝血不足型　局部皮肤发白、发凉、干燥、漫肿或见发亮变薄，趾甲失泽变脆，足底肌萎缩，内踝后方压痛，伴放射状麻木感，舌淡，脉弦细。

【辅助检查】

1. X 线检查　可发现主要的骨骼病变，如骨赘或跗骨联合。

2. CT 检查　有助于进一步评估可疑的骨骼病变。

3. MRI 检查　可以发现由占位性病变或静脉曲张引起的踝管内容物撞击。

4. 肌电图检查　在诊断踝管综合征时有高达 90% 的准确度。包括运动和感觉神经传导检查及肌电检查。阳性表现为踝管内或远端的传导减慢及内在肌纤颤电位。

【治疗】

（一）　药物疗法

1. 内治法

（1）中药辨证施治　治宜通经活络，行气止痛，方用舒筋活血汤加减。

（2）中成药　口服养血止痛丸合加味益气丸，或小活络片。

（3）西药　口服非甾体类抗炎药。

2. 外治法　采用活血化瘀、通络止痛之中药外敷或熏洗，能直接用于病变部位，改善局部微循环，可获得较好的疗效。本法特别适用于有踝部外伤等。

（二）　手法治疗

手法治疗可舒通经络，宣通气血，松解粘连，加速局部血液循环，促进炎症吸收，降低踝管内压力，从而改变和消除临床症状，对急性期就诊患者疗效尤为显著。

（三）　针灸疗法

1. 电针疗法　针刺配合脉冲电流的刺激，可降低局部炎性渗出，减轻局部充血、水肿，促进患处血液循环，加速患处炎性渗出物吸收。

2. 温针灸疗法　艾绒燃烧时的热力通过针身传入体内，发挥毫针与温热刺激的双重作用，加强局部血液循环，增强细胞的吞噬功能，消除局部炎症、水肿。

（四） 封闭疗法

封闭疗法是将药物直接注射到踝管组织中，直接起到消炎、镇痛、解除粘连的作用。本法特别适用于踝关节滑膜炎、踇长屈肌腱鞘炎及周围滑囊炎等引起的炎症、肿胀、增生、腱鞘粘连。

（五） 针刀疗法

针刀疗法既有针灸疏通经络气血、镇痛的功能，又有闭合手术之功效，比神经松解术创伤小。利用针刀治疗本病，可将粘连筋束、纤维组织彻底松解，疏通经络气血，重建局部血液循环，使炎性物质及有害代谢产物得以清除，而使病症痊愈。但此法不能行神经外松解及神经束间松解，可能松解不彻底。

（六） 手术治疗

在非手术治疗无效的情况下，可行切开减压或神经松解术，能有效解除神经周围的纤维瘢痕和各种机械性压迫，改善神经局部血运，降低神经内压。